CB047286

Procedimentos em Dermatologia
Volume I - Reconstrução

Thieme Revinter

Procedimentos em Dermatologia
Volume I - Reconstrução

David H. Ciocon, MD
Director of Procedural Dermatology and Dermatologic Surgery
Associate Professor of Medicine
Director of Clinical Operations
Division of Dermatology
Montefiore Medical Center
Albert Einstein College of Medicine
Bronx, New York, USA

Yoon-Soo Cindy Bae, MD
Mohs Micrographic Surgeon and Dermatologic Oncologist
Cosmetic and Laser Surgeon
Laser & Skin Surgery Center New York;
Clinical Assistant Professor of Dermatology
New York University Grossman Scholl of Medicine
The Ronald O. Perelman Department of Dermatology
New York, New York, USA

466 Ilustrações

Thieme
Rio de Janeiro • Stuttgart • New York • Delhi

Dados Internacionais de Catalogação na Publicação (CIP)
(eDOC BRASIL, Belo Horizonte/MG)

C576r
    Ciocon, David H.
        Reconstrução/David H. Ciocon, Yoon-Soo Cindy Bae. – Rio de Janeiro, RJ: Thieme Revinter, 2024.

        21 x 28 cm – (Procedimentos em Dermatologia; v. 1)
        Inclui bibliografia
        Título original: *Procedural Dermatology Vol. I: Reconstruction*
        ISBN   978-65-5572-259-8
        eISBN 978-65-5572-260-4

    1. Cirurgia plástica. 2. Dermatologia. I. Bae, Yoon-Soo Cindy. II. Título.

                                                                            CDD 617.4

Elaborado por Maurício Amormino Júnior – CRB6/2422

Nota: O conhecimento médico está em constante evolução. À medida que a pesquisa e a experiência clínica ampliam o nosso saber, pode ser necessário alterar os métodos de tratamento e medicação. Os autores e editores deste material consultaram fontes tidas como confiáveis, a fim de fornecer informações completas e de acordo com os padrões aceitos no momento da publicação. No entanto, em vista da possibilidade de erro humano por parte dos autores, dos editores ou da casa editorial que traz à luz este trabalho, ou ainda de alterações no conhecimento médico, nem os autores, nem os editores, nem a casa editorial, nem qualquer outra parte que se tenha envolvido na elaboração deste material garantem que as informações aqui contidas sejam totalmente precisas ou completas; tampouco se responsabilizam por quaisquer erros ou omissões ou pelos resultados obtidos em consequência do uso de tais informações. É aconselhável que os leitores confirmem em outras fontes as informações aqui contidas. Sugere-se, por exemplo, que verifiquem a bula de cada medicamento que pretendam administrar, a fim de certificar-se de que as informações contidas nesta publicação são precisas e de que não houve mudanças na dose recomendada ou nas contraindicações. Esta recomendação é especialmente importante no caso de medicamentos novos ou pouco utilizados. Alguns dos nomes de produtos, patentes e design a que nos referimos neste livro são, na verdade, marcas registradas ou nomes protegidos pela legislação referente à propriedade intelectual, ainda que nem sempre o texto faça menção específica a esse fato. Portanto, a ocorrência de um nome sem a designação de sua propriedade não deve ser interpretada como uma indicação, por parte da editora, de que ele se encontra em domínio público.

Revisão Técnica:
ANTONIO JULIANO TRUFINO
Membro Titular da Sociedade Brasileira de Cirurgia Plástica (SBCP)
Membro da American Society of Plastic Surgeons (ASPS)
Mestre em Medicina pela Universidade do Porto, Portugal
Graduado em Medicina pela Universidade Estadual de Londrina (UEL)
Residência Médica em Cirurgia Geral pela Universidade Estadual de Londrina (UEL
Residência Médica em Cirurgia Plástica pelo Hospital Fluminense – Serviço do Prof. Ronaldo Pontes (MEC e SBCP)
Diretor da Clínica Trufino, SP
Cirurgião Plástico do Hospital Fluminense – Serviço do Prof. Ronaldo Pontes, RJ

Copyright © 2023 of the original English language edition by Georg Thieme Verlag KG, Stuttgart, Germany.
Original title: Procedural Dermatology Vol. I: Reconstruction
by David H. Ciocon and Yoon-Soo Cindy Bae

Copyright © 2023 da edição original em inglês de Georg Thieme Verlag KG, Stuttgart, Alemanha.
Título Original: Procedural Dermatology Vol. I: Reconstruction
de David H. Ciocon e Yoon-Soo Cindy Bae

© 2024 Thieme. All rights reserved.
Thieme Revinter Publicações Ltda.
Rua do Matoso, 170
Rio de Janeiro, RJ
CEP 20270-135, Brasil
http://www.ThiemeRevinter.com.br

Thieme USA
http://www.thieme.com

Design de Capa: © Thieme
Créditos Imagem da Capa: © Thieme

Impresso no Brasil por Forma Certa Gráfica Digital Ltda.
5 4 3 2 1
ISBN 978-65-5572-259-8

Também disponível como eBook:
eISBN 978-65-5572-260-4

Todos os direitos reservados. Nenhuma parte desta publicação poderá ser reproduzida ou transmitida por nenhum meio, impresso, eletrônico ou mecânico, incluindo fotocópia, gravação ou qualquer outro tipo de sistema de armazenamento e transmissão de informação, sem prévia autorização por escrito.

Sumário

Prefácio xi

Colaboradores xii

1 Anatomia Facial, do Couro Cabeludo, do Pescoço, das Mãos, das Extremidades Inferiores e dos Órgãos Genitais 1
Shauna Higgins ▪ Marissa B. Lobl ▪ Ashley Wysong

1.1	Introdução 1		1.3.4	Anatomia das Unhas 14
1.2	Cabeça e Pescoço 1		**1.4**	**Extremidades Inferiores** 15
1.2.1	Unidades Cosméticas e Coxins de Gordura Facial 1		1.4.1	Inervação 16
1.2.2	Marcos Superficiais 2		1.4.2	Vasculatura 17
1.2.3	Músculos 3		1.4.3	Unhas dos pés 19
1.2.4	Inervação 4		**1.5**	**Genitália** 19
1.2.5	Vasculatura 8		1.5.1	Anatomia dos Órgãos Genitais Femininos 19
1.2.6	Considerações Especiais 11		1.5.2	Anatomia dos Órgãos Genitais Masculinos 21
1.3	**Mão** 12		**1.6**	**Conclusão** 22
1.3.1	Inervação 12			
1.3.2	Vasculatura 13			
1.3.3	Fáscia e Tecido Mole 14			

2 Reconstrução da Unidade da Testa 25
Ardeshir Edward Nadimi ▪ Sonal A. Parikh ▪ Vishal Anil Patel

2.1	**Introdução** 25		**2.3**	**Defeitos Maciços na Testa** 38
2.1.1	Anatomia 25		**2.4**	**Expansão de Tecidos** 39
2.2	**Subunidades Estéticas** 28		2.4.1	Introdução 39
			2.4.2	Expansão de Tecido Intraoperatório 39
2.2.1	Subunidade Central 30		2.4.3	Expansores de Tecido Internos e Externos 39
2.2.2	Subunidade Lateral 33		**2.5**	**Conclusão** 40
2.2.3	Subunidade da Têmpora 35			
2.2.4	Subunidade da Sobrancelha 37			

3 Reconstrução da Unidade Nasal 41
Ian Maher ▪ Jamie L. Hanson ▪ Gabriel Amon

3.1	**Estrutura e Função** 41		**3.5**	**Reconstrução Local de Subunidades** ... 42
3.2	**Características da Pele** 41		3.5.1	Subunidades Móveis 42
			3.5.2	Subunidades Imóveis 43
3.3	**Subunidades Nasais** 41		3.5.3	Defeitos Grandes ou de Várias Subunidades 48
3.4	**Chaves para o Sucesso** 41		**3.6**	**Conclusão** 50

4 Reconstrução das Unidades Palpebrais ... 54
Anne Barmettler

4.1 **Reconstrução das Pálpebras** ... 54
4.1.1 Localização ... 55
4.1.2 Profundidade ... 55
4.1.3 Tamanho ... 55

4.2 **Unidade da Pálpebra Inferior** ... 55
4.2.1 Defeitos Somente na Pele ... 55
4.2.2 Defeitos de Espessura Total (Defeitos na Pele e no Tarso) ... 56
4.2.3 Pontos Principais ... 60

4.3 **Unidade da Pálpebra Superior** ... 60
4.3.1 Defeitos somente na Pele ... 60
4.3.2 Defeitos de Espessura Total (Defeitos na Pele e no Tarso) ... 60
4.3.3 Pontos Principais ... 61

4.4 **Subunidade Cantal Lateral** ... 61
4.4.1 Pontos Principais ... 61

4.5 **Subunidade Cantal Medial** ... 61
4.5.1 Pontos Principais ... 62

4.6 **Conclusão** ... 62

5 Reconstrução da Bochecha ... 63
Jenna Wald ▪ C. William Hanke

5.1 **Introdução** ... 63
5.2 **Anatomia** ... 63
5.2.1 Tecido Mole ... 63
5.2.2 Inervação ... 64
5.2.3 Suprimento Vascular/Linfático ... 64

5.3 **Considerações Clínicas** ... 64
5.4 **Algoritmo para Reconstrução da Bochecha** ... 65
5.5 **Subunidade Medial** ... 68
5.5.1 Retalho de Avanço ... 68
5.5.2 Retalho de Rotação ... 69
5.5.3 Retalho de Avanço em V-Y ... 70

5.6 **Subunidade Zigomática** ... 71
5.6.1 Fechamento Primário ... 71
5.6.2 Retalho de Avanço em V-Y ... 72

5.7 **Subunidade Lateral** ... 73
5.7.1 Retalho de Avanço com Triângulo de Burow ... 73

5.8 **Subunidade Bucal** ... 74
5.8.1 Fechamento Primário ... 74
5.8.2 Retalho de Transposição ... 75

6 Reconstrução da Unidade do Lábio Superior e Inferior ... 77
Gian Vinelli ▪ Ramone F. Williams ▪ David H. Ciocon ▪ Anne Truitt

6.1 **Considerações Anatômicas** ... 77
6.2 **Abordagem para a Reconstrução da Unidade Labial** ... 79
6.3 **Lábio Superior** ... 79
6.3.1 Subunidade Filtral ... 79
6.3.2 Subunidade Filtral: Somente Vermelhão do Lábio ... 85
6.3.3 Subunidades Laterais ... 86
2.3.4 Vermelhão do Lábio Isoladamente ... 89

6.4 **Reconstrução do Lábio Inferior** ... 89
6.4.1 Lábio Inferior Cutâneo com ou sem Envolvimento do Vermelhão ... 89

6.5 **Somente Envolvimento de Vermelhão** ... 93
6.5.1 Menos de Um Terço do Comprimento do Lábio ... 93
6.5.2 Maior que Um Terço do Comprimento do Lábio ... 94

7	**Reconstrução da Unidade Mental** 97			
	Thomas K. Barlow ▪ Arjun Dayal ▪ Vineet Mishra			

7.1	**Anatomia** 97	7.4	**Queixo Lateral** 104
7.2	**Defeitos e Reparos**................. 99	7.4.1	Pontos-Chave do Queixo Lateral 105
7.3	**Queixo Central**..................... 100	7.5	**Queixo Submental**................... 105
7.3.1	Pontos-Chave do Queixo Central 104		

8	**Reconstrução da Orelha**... 108
	David G. Brodland

8.1	**Conceitos Básicos de Reconstrução da Orelha** .. 108	8.2	**Anti-Hélice e Cavidade Conchal**............... 115
8.1.1	Hélice Superior 110	8.3	**Defeitos na Orelha Posterior** 118
8.1.2	Hélice Média 112		
8.1.3	Lóbulo da Orelha/Hélice Inferior 114		

9	**Reconstrução da Unidade do Pescoço**.. 122
	Merrick A. Brodsky ▪ Saud Aleissa ▪ Anthony Rossi

9.1	**Anatomia do Pescoço** 122	9.2	**Reconstrução** 124
9.1.1	Triângulo Cervical Anterior 122	9.2.1	Fechamento Primário...................... 124
9.1.2	Triângulo Cervical Posterior..................... 122	9.2.2	Cicatrização por Segunda Intenção............ 124
9.1.3	Platisma............................... 123	9.2.3	Enxertos de Pele 124
		9.2.4	Substitutos de Pele........................ 125
		9.2.5	Retalhos de Pele 126
		9.2.6	Complicações 126

10	**Reconstrução do Couro Cabeludo** 128
	Adam J. Tinklepaugh ▪ Rachel Westbay

10.1	**Anatomia do Couro Cabeludo**................ 128	10.4	**Escolha da Abordagem Reconstrutiva** 131
10.1.1	Camadas de Tecido Mole..................... 128	10.4.1	Segunda Intenção......................... 131
10.1.2	Suprimentos Vascular e Linfático 129	10.4.2	Fechamento Primário...................... 132
		10.4.3	Enxerto de Pele.......................... 133
10.2	**Avaliação Pré-Operatória**..................... 130	10.4.4	Retalhos Locais........................... 135
		10.4.5	Retalhos Regionais 139
10.2.1	Avaliação do Paciente 130	10.4.6	Transferência Microcirúrgica de Tecido Livre 140
10.2.2	Avaliação do Defeito 130	10.4.7	Fechamento Fragmentado 141
10.3	**Conceitos Essenciais na Reconstrução do Couro Cabeludo**............................ 130	10.5	**Técnicas Cirúrgicas Adjuvantes**................ 141
		10.5.1	Expansão de Tecidos 141
10.3.1	Metas de Reconstrução 130	10.6	**Algoritmo para Reconstrução do Couro Cabeludo**............................ 142
10.3.2	Princípios Cirúrgicos........................ 130		

11 Reconstrução da Unidade da Mão e Unha após a Cirurgia de Mohs 146
Evelyn R. Reed ▪ Thomas J. Wright ▪ Madison E. Tattini ▪ Shaun D. Mendenhall

11.1	**Introdução** 146	**11.4**	**Superfície Dorsal dos Dedos** 150
11.2	**Malignidades Cutâneas da Mão** 146	11.4.1	Anatomia.. 150
11.2.1	Cânceres de Pele Não Melanoma da Mão........... 146	11.4.2	Reconstrução 152
11.2.2	Tratamento do CPNM da Mão.................... 146	**11.5**	**Polegar** 152
11.2.3	Melanoma da Mão 147	11.5.1	Anatomia.. 152
11.2.4	Tratamento para Melanoma da Mão............. 147	11.5.2	Reconstrução 154
11.3	**Dorso da Mão**................................. 147	**11.6**	**Placa Ungueal e Leito Ungueal** 154
11.3.1	Anatomia.. 147	11.6.1	Anatomia.. 154
11.3.2	Reconstrução 148	11.6.2	Reconstrução 155
		11.7	**Conclusão** 158

12 Reconstrução do Sistema Genital..160
Jenny C. Hu ▪ Richard G. Bennett

12.1	**Anatomia** 160	**12.3**	**Reconstrução** 162
12.1.1	Anatomia da Genitália Externa Masculina........... 160	12.3.1	Reconstrução da Genitália Externa Masculina 162
12.1.2	Anatomia da Genitália Externa Feminina 160	12.3.2	Reconstrução da Genitália Externa Feminina......... 164
12.1.3	Anatomia do Períneo 161	12.3.3	Reconstrução do Períneo........................ 164
12.2	**Anestesia**..................................... 161	**12.4**	**Conclusão** 165

13 Reconstrução da Parte Inferior das Pernas..166
Kira Minkis ▪ Thomas S. Bander ▪ Kristina Navrazhina

13.1	**Introdução** 166	**13.4**	**Cuidados Pós-Operatórios após a Reconstrução da Extremidade Inferior** 174
13.2	**Anatomia da Extremidade Inferior**............ 167	13.4.1	Curativos....................................... 174
13.2.1	Suprimento Arterial 167	13.4.2	Bota de Unna 174
13.2.2	Drenagem Venosa 168	13.4.3	Imobilização Pós-Operatória..................... 179
13.2.3	Inervação Cutânea 168	**13.5**	**Complicações** 179
13.3	**Abordagens Reconstrutivas para Defeitos nas Extremidades Inferiores** 168	13.5.1	Infecção.. 179
13.3.1	Consulta Pré-Operatória 168	13.5.2	Deiscência...................................... 180
13.3.2	Visão Geral das Abordagens Reconstrutivas......... 169	13.5.3	Dermatite de Contato e de Estase 181
13.3.3	Cicatrização por Segunda Intenção................ 169	13.5.4	Hematoma ou Seroma.......................... 181
13.3.4	Reparo Linear 169	13.5.5	Tratamento de Cicatrizes........................ 181
13.3.5	Enxertos de Pele 169	**13.6**	**Conclusão**.................................... 181
13.3.6	Retalhos de Padrão Aleatório 173		
13.3.7	Retalhos Perfurantes 173		

14 Reconstrução de Cicatrizes 185
Jill Waibel ▪ Chloe Gianatasio ▪ Rebecca Lissette Quinonez

14.1	Introdução: Por Que Temos Cicatrizes? 185	14.4.5	Irregularidades Texturais 190
		14.4.6	Cicatrizes Atróficas e Hipopigmentadas 190
14.2	Tipos de Cicatrizes........................ 185	14.4.7	Biópsias de Excisão/Perfuração 191
		14.4.8	*Laser*.................................. 191
14.2.1	Atrófica................................ 185	14.4.9	Administração Assistida por *Laser* 192
14.2.2	Hipertrófica............................. 185	14.4.10	Hipopigmentação......................... 192
14.2.3	Queloide 186	14.4.11	Atrofia 192
14.2.4	Contratura.............................. 186	14.4.12	Enxerto de Gordura 192
		14.4.13	Outras Técnicas (Preenchimento com Ácido Hialurônico, Subcisão) 192
14.3	Prevenção de Cicatrizes 186	14.4.14	Cicatrizes Hipertróficas e Queloides 193
14.3.1	Intervenção Precoce...................... 186	14.4.15	Cirurgia 193
14.3.2	Terapias Passivas e Ativas................. 187	14.4.16	Z-Plastia................................ 193
14.3.3	Enxerto de Pele ou Não Enxerto de Pele........... 188	14.4.17	W-Plastia 194
		14.4.18	*Laser*.................................. 194
14.4	Revisão de Cicatrizes...................... 188	14.4.19	Entrega Assistida por *Laser*. 194
		14.4.20	Terapias Adjuvantes 194
14.4.1	Descoloração 188	14.4.21	Tratamento Combinado.................... 195
14.4.2	Tratamento a *Laser* do Eritema 188		
14.4.3	Tratamento a *Laser* da Pigmentação............ 189	14.5	Conclusão 195
14.4.4	Descoloração em Cicatrizes Hipertróficas e Queloides... 190		

15 Mohs e Melanoma 198
John A. Zitelli

15.1	Melanoma *In Situ* e Melanoma Maligno 198	15.5	Mohs Lento e Outras Excisões em Estágios..... 200
15.2	Tratamento.............................. 198	15.6	Recorrência Local após MMS 201
15.3	Indicações para MMS 199	15.7	Reconstrução após Margens Transparentes de MMS...................... 201
15.4	Cirurgia Micrográfica de Mohs: Procedimento . 199	15.8	Controvérsias 201
15.4.1	Técnica 199		
15.4.2	Margens Positivas........................ 200		

16 Prevenção e Reparo da Disfunção da Válvula Nasal Interna para o Cirurgião Reconstrutivo 204
Parth Patel ▪ Ethan T. Routt ▪ Ziad M. Alshaalan ▪ David H. Ciocon

16.1	Introdução 204	16.6	Técnicas Invasivas: Suturas de Suspensão...... 206
16.2	Modalidades/Opções de Tratamento Disponíveis 205	16.6.1	Suspensão da Válvula Nasal em Direção à Borda Orbital 207
16.3	Indicações e Avaliação da Disfunção da INV 205	16.6.2	Suspensão da Válvula Nasal em Direção ao Lado Lateral do Osso Nasal 207
16.4	Seleção de Pacientes/Considerações 206	16.6.3	Suspensão da Válvula Nasal em Direção ao Tecido Local 207
16.5	Técnicas Não Invasivas 206		

16.7	Técnicas Invasivas: Enxertos de Cartilagem 208	16.9	Instruções Pós-Operatórias 209
16.8	Técnicas Invasivas: Reposicionamento e Realocação do Tecido Cicatricial 209	16.10	Complicações Potenciais e seu Gerenciamento . 209
		16.11	Pérolas/Armadilhas 209

Índice Remissivo 212

Prefácio

A história da cirurgia dermatológica testemunhou uma transformação profunda, mas contínua, nas últimas quatro décadas. Antes da década de 1980, muitas reconstruções cirúrgicas complexas após a cirurgia de Mohs eram terceirizadas para cirurgiões plásticos ou cirurgiões de cabeça e pescoço porque os dermatologistas não tinham o treinamento ou o nível de conforto para realizar esses casos difíceis. Com a evolução do ensino em nível de pós-graduação nos programas de residência e de *fellowship* e por meio de conferências oferecidas pelo American College of Mohs Surgery e pela American Society of Dermatologic Surgery, os dermatologistas têm assumido cada vez mais as rédeas da reconstrução cirúrgica após a cirurgia micrográfica de Mohs, seja na cabeça e no pescoço ou nas áreas delicadas da mão, dos pés e da genitália.

O objetivo deste compêndio é fornecer uma visão geral da situação. Resumo abrangente das mais recentes técnicas de reconstrução cirúrgica após a cirurgia de Mohs com base na localização do defeito. Com base na experiência de especialistas reconhecidos internacionalmente no campo da cirurgia reconstrutiva, adotamos uma abordagem concisa, mas algorítmica, adaptada para o benefício do cirurgião iniciante recém-formado e do cirurgião experiente que busca aprimorar e expandir as técnicas existentes. Embora recomendemos algoritmos como uma forma de formar planos cirúrgicos lógicos e coerentes para defeitos desafiadores em áreas difíceis de tratar, advertimos contra uma abordagem de "livro de receitas". Como em qualquer outra arte da medicina, os casos individuais devem ser tratados de forma individualizada. Os planos de tratamento devem sempre ser adaptados a cada paciente, levando em consideração sua anatomia exclusiva, suas comorbidades, sua idade, sua situação social, seus objetivos de curto e longo prazos e suas percepções e expectativas.

Nas palavras de Isaac Newton, nossos humildes esforços são possíveis apenas por estarmos sobre os ombros de gigantes. Muitas das técnicas descritas neste texto foram desenvolvidas, modificadas e aperfeiçoadas por pioneiros como Richard G. Bennett e John A. Zitelli, que gentilmente concordaram em contribuir com este esforço, entre outros. Somos gratos a todos os nossos colaboradores que doaram seu tempo e sua sabedoria de forma altruísta. Nosso esforço é coletivo, cuja recompensa final vem do compartilhamento e da distribuição do conhecimento. Por fim, eu seria negligente se não estendesse minha mais profunda gratidão à minha coeditora, Dra. Yoon-Soo "Cindy" Bae, que teve a visão e a coragem de conceber essa ideia, que é um trabalho de amizade e profundo respeito mútuo. Obrigado por me convidar para participar dessa incrível jornada.

David H. Ciocon, MD

Colaboradores

SAUD ALEISSA, MD, FAAD
Assistant Professor
Department of Dermatology
King Abdulaziz University Hospital
Jeddah, Saudi Arabia

ZIAD M. ALSHAALAN, MD
Department of Internal Medicine
College of Medicine
Jouf University
Sakaka, Saudi Arabia

GABRIEL AMON, MD
Resident
Department of Dermatology
University of Minnesota Medical School
Minneapolis, Minnesota, USA

THOMAS S. BANDER, MD
Director of Procedural Dermatology
Department of Dermatology
Maine Medical Partners
Portland, Maine, USA

THOMAS K. BARLOW, DO, DHED
Mohs Surgeon
Deseret Dermatology
Saratoga Springs, Utah, USA

ANNE BARMETTLER, MD
Director of Oculoplastics;
Associate Professor of Ophthalmology;
Associate Professor of Surgery
Department of Ophthalmology
Montefiore Medical Center, Albert Einstein College of Medicine
Bronx, New York, USA

RICHARD G. BENNETT, MD
Professor of Clinical Dermatology
Department of Dermatology
UCLA and USC Schools of Medicine
University of Southern California
Los Angeles, California, USA

DAVID G. BRODLAND, MD
Assistant Professor
Department of Dermatology
Zitelli & Brodland Skin Cancer Center
University of Pittsburgh
Pittsburgh, Pennsylvania, USA

MERRICK A. BRODSKY, MD
Mohs Micrographic Surgery and Dermatologic Oncology Fellow
Department of Dermatology
The Ohio State Medical Center
Columbus, Ohio, USA

DAVID H. CIOCON, MD
Director of Procedural Dermatology and Dermatologic Surgery;
Associate Professor of Medicine;
Director of Clinical Operations
Division of Dermatology
Montefiore Medical Center
Albert Einstein College of Medicine
Bronx, New York, USA

ARJUN DAYAL, MD
Attending Dermatologist
Section of Dermatology
Rush Copley Medical Center
Aurora, Illinois, USA

CHLOE GIANATASIO, MS
Director
Department of Scientific Affairs
Efficient CME
Fort Lauderdale, Florida, USA

C. WILLIAM HANKE, MD
Clinical Professor
Department of Otolaryngology
Indiana University School of Medicine
Indianapolis, Indiana, USA

JAMIE L. HANSON, MD
Dermatologist (nonacademic)
Department of Dermatology
Associated Skincare Specialists
Blaine, Minnesota, USA

SHAUNA HIGGINS, MD
Resident Physician
Department of Dermatology
University of Southern California
Los Angeles, California, USA

JENNY C. HU, MD, MPH
Associate Clinical Professor
Department of Dermatology
Keck School of Medicine
University of Southern California
Los Angeles, California, USA

MARISSA B. LOBL, PHD
Medical Student
Department of Dermatology
University of Nebraska Medical Center
Omaha, Nebraska, USA

IAN MAHER, MD
Professor;
Director of Dermatologic Surgery;
Program Director, Mohs Surgery and
  Dermatologic Oncology Fellowship
Department of Dermatology
University of Minnesota;
Medical Director for Dermatology
M Health Fairview
Minneapolis, Minnesota, USA

SHAUN D. MENDENHALL, MD
Assistant Professor of Surgery (Plastics) and
  Orthopaedic Surgery
Divisions of Plastic and Reconstructive Surgery and
  Orthopaedic Surgery
Children's Hospital of Philadelphia
Perelman School of Medicine
University of Pennsylvania
Philadelphia, Pennsylvania, USA

KIRA MINKIS, MD, PHD
Associate Professor of Dermatology
Department of Dermatology
Weill Cornell Medicine
New York, New York, USA

VINEET MISHRA, MD
Associate Professor of Dermatology
Department of Dermatology
University of California San Diego
San Diego, California, USA

ARDESHIR EDWARD NADIMI, MD, FAAD
Mohs Micrographic Surgeon/Cutaneous Oncologist
Private Practice
Centreville, Virginia, USA

KRISTINA NAVRAZHINA, PHD
MD-PhD Student, MS3
Department of Dermatology
Weill Cornell Medicine
New York, New York, USA

SONAL A. PARIKH, MD
Staff Dermatologist and Mohs Surgeon
DermSurgery Associates – The Woodlands
The Woodlands, Texas, USA

PARTH PATEL, MD
Dermatologist
Division of Dermatology
Montefiore Medical Center
Bronx, New York, USA

VISHAL ANIL PATEL, MD, FAAD, FACMS
Director of Cutaneous Oncology
GW Cancer Center;
Director of Dermatologic Surgery
GW Department of Dermatology;
Associate Professor of Dermatology and
  Medicine/Oncology
George Washington University School of
  Medicine & Health Sciences
Washington DC, USA

REBECCA LISSETTE QUINONEZ, MD, MS
Research Fellow
Department of Research Division
Miami Dermatology and Laser Institute
Miami, Florida, USA

EVELYN R. REED, MD
Plastic Surgery Resident
Division of Plastic Surgery
University of Utah
Salt Lake City, Utah, USA

ANTHONY ROSSI, MD, FAAD, FACMS
Assistant Attending
Department of Medicine, Dermatology Service
Memorial Sloan Kettering Cancer Center
New York, New York, USA

ETHAN T. ROUTT, MD
Staff Dermatologist and Mohs Surgeon
Golden Dermatology
Honolulu, Hawaii, USA

MADISON E. TATTINI, BS
Student
University of Utah
Salt Lake City, Utah, USA

ADAM J. TINKLEPAUGH, MD
Assistant Professor of Medicine
Department of Dermatology
School of Medicine
University of Utah
Salt Lake City, Utah, USA

ANNE TRUITT, MD
Staff Dermatologist and Mohs Micrographic Surgeon
Skin Surgery Medical Group
San Diego, California, USA

GIAN VINELLI, MD
Mohs Surgeon
Department of Dermatology
Rochester Regional Health
Rochester, New York, USA

JILL WAIBEL, MD
Subsection Chief
Department of Dermatology
Baptist Hospital;
Clinical Voluntary Assistant Professor
Dr. Phillip Frost Department of Dermatology and Cutaneous Surgery
University of Miami Miller School of Medicine
Miami, Florida, USA

JENNA WALD, MD
Fellow
Department of Dermatology
St. Vincent's Hospital
Indianapolis, Indiana, USA

RACHEL WESTBAY, MD
Clinical Instructor
Mount Sinai School of Medicine
New York, New York, USA

RAMONE F. WILLIAMS, MD, MPHIL
Mohs Surgeon
Department of Dermatology
Harvard Medical School/Massachusetts General Hospital
Boston, Massachusetts, USA

THOMAS J. WRIGHT, MD
Plastic Surgery Resident
Division of Plastic Surgery
University of Utah
Salt Lake City, Utah, USA

ASHLEY WYSONG, MD, MS
Professor and Founding Chair
Department of Dermatology
University of Nebraska
Omaha, Nebraska, USA

JOHN A. ZITELLI, MD
Adjunct Associate Professor
Departments of Dermatology, Otolaryngology, and Plastic Surgery
University of Pittsburgh Medical Center
Pittsburgh, Pennsylvania, USA

Procedimentos em Dermatologia

Volume I - Reconstrução

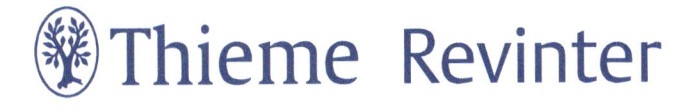

Thieme Revinter

1 Anatomia Facial, do Couro Cabeludo, do Pescoço, das Mãos, das Extremidades Inferiores e dos Órgãos Genitais

Shauna Higgins ▪ Marissa B. Lobl ▪ Ashley Wysong

Resumo
Este capítulo discute as áreas anatômicas da face, do couro cabeludo, do pescoço, das mãos, das extremidades inferiores e da genitália que são relevantes para procedimentos minimamente invasivos e cirúrgicos realizados por indicações médicas, oncológicas e cosméticas.

Palavras-chave: cirurgia dermatológica, procedimentos cosméticos, anatomia, zonas de perigo

1.1 Introdução

A cirurgia dermatológica expandiu-se significativamente com os avanços em procedimentos minimamente invasivos e cirúrgicos para indicações médicas, oncológicas e cosméticas. O conhecimento processualmente relevante da anatomia é crucial para o planejamento de procedimentos, a obtenção de resultados ideais e a minimização de eventos adversos.

1.2 Cabeça e Pescoço

1.2.1 Unidades Cosméticas e Coxins de Gordura Facial

A face é dividida em várias subunidades cosméticas que compartilham características comuns, como cor da pele, textura, espessura e presença ou ausência de pelos.[1] A bochecha, a têmpora, o queixo e as pálpebras existem como unidades próprias e bem definidas, com o nariz e a orelha sendo divididos em várias unidades menores (▶ Fig. 1.1). Nas margens destas unidades existem linhas de junção que incluem a prega melolabial que separa a bochecha do lábio cutâneo superior, a prega mentolabial que divide o queixo do lábio cutâneo inferior, a prega nasolabial, o sulco nasofacial, a linha do cabelo e a linha da mandíbula.[2] Essas unidades cosméticas e suas linhas de junção têm várias implicações cirúrgicas. Por exemplo, as linhas de junção geralmente servem como locais ideais para a colocação de incisões e fechamentos.[2] Os fechamentos cirúrgicos também devem ser geralmente confinados a uma única subunidade cosmética.[1] Quando não for possível, a pele deve ser recrutada de subunidades adjacentes e as linhas de cicatriz devem ser colocadas dentro das linhas de junção ou paralelas às linhas de tensão da pele relaxada.[1] Quando um defeito envolver várias subunidades cosméticas, considere a possibilidade de emparelhar novamente cada subunidade de forma independente.[1] Além disso, quando a maior parte de uma subunidade cosmética tiver sido removida, por exemplo, na extirpação de um tumor, considere a possibilidade de remover a parte restante e substituir toda a unidade.[1]

As subunidades cosméticas e suas junções correspondentes também refletem variações na composição do tecido e na estrutura e no contorno tridimensionais.[2] É essencial avaliar minuciosamente cada paciente quanto a concavidades, convexidades e zonas de transição individuais. Por exemplo, variações na presença e na densidade dos coxins adiposos, como os coxins bucal e orbital, podem influenciar o contorno e podem ter implicações na profundidade e

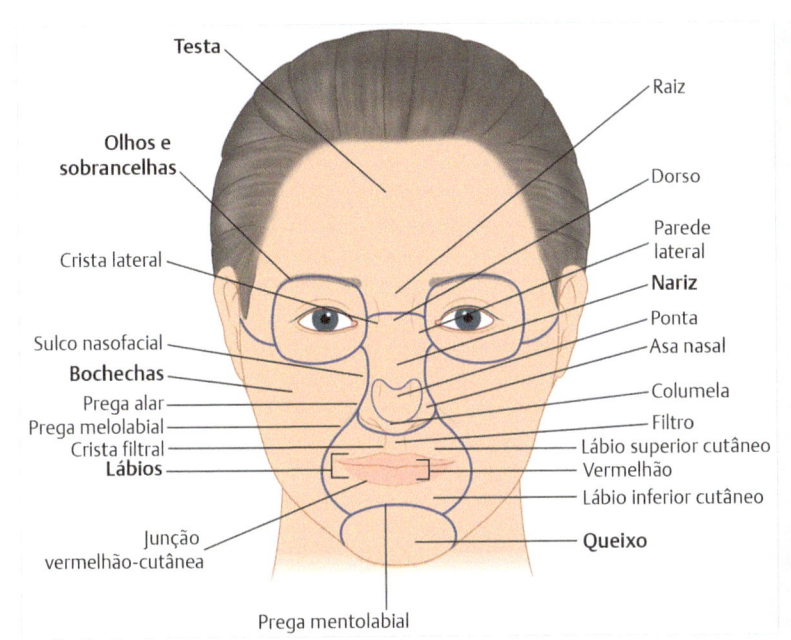

Fig. 1.1 Subunidades cosméticas da face.[2] (Reproduzida com permissão de Robinson JK, Arndt KA, LeBoit PE, Wintroub BU. Atlas of Cutaneous Surgery. Direitos autorais Elsevier, 1995.)

Fig. 1.2 Compartimentos de gordura superficial da face. (Imagem gentilmente cedida pelo Dr. Salvatore Piero Fundaro, Dr. Kwun Cheung Hau e IMCAS Academy.)

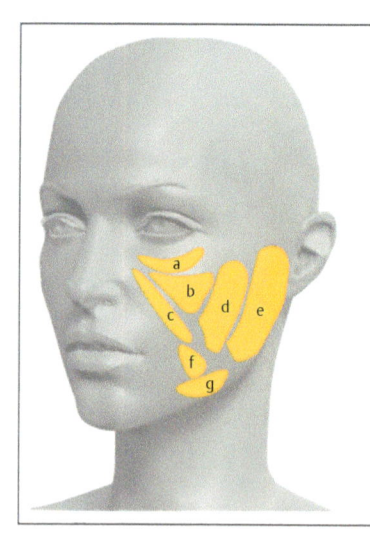

Compartimentos adiposos superficiais:
a) Gordura infraorbital
b) Gordura medial da bochecha
c) Gordura nasolabial
d) Gordura média da bochecha
e) Gordura temporal lateral da bochecha
f) Gordura superior do *jowl*
g) Gordura inferior do *jowl*

na proeminência de linhas de junção. Os resultados de um estudo realizado em 2018 com 30 espécimes de cadáveres revelaram sete compartimentos de gordura facial superficial (subcutânea) bilaterais distintos (excluindo os três compartimentos subcutâneos da testa): nasolabial superficial, bochecha medial superficial, bochecha média superficial, bochecha lateral superficial, *jowl* e temporal superior superficial e temporal inferior superficial.[3] Foi demonstrado que o aumento da idade tem uma influência significativa no deslocamento inferior dos compartimentos nasolabial superficial e *jowl* ($p < 0,001$).[3] Vários desses compartimentos são ilustrados (▶ Fig. 1.2). Wysong *et al.* utilizaram exames de ressonância magnética de homens e mulheres para demonstrar reduções mensuráveis no volume na área infraorbital e nas áreas medial e lateral da bochecha, e concluíram que o tecido mole facial sofre uma deterioração significativa durante o processo de envelhecimento e é diferente entre homens e mulheres.[3-5] Assim, isso inevitavelmente se manifesta em alterações no volume e na frouxidão do tecido que podem ser tratadas com preenchedores de tecido mole injetáveis. É importante observar que um estudo cadavérico de 2018 utilizou a varredura tomográfica computadorizada vertical para simular os efeitos da gravidade e relatou que os compartimentos de gordura superficial (subcutânea) se comportam de forma diferente após a injeção do material de preenchimento.[3] Enquanto o aspecto inferior dos compartimentos nasolabial, da bochecha média e do *jowl* desceu com o preenchimento, esse efeito não foi observado no compartimento da bochecha medial ou lateral ou em qualquer um dos compartimentos temporais superficiais.[3] Assim, em um ambiente clínico, deve-se tomar cuidado ao injetar material volumizador no plano subcutâneo.[3] O direcionamento para compartimentos de gordura superficial específicos, como o compartimento de gordura nasolabial superficial, pode resultar em um efeito oposto ao desejado: em vez de reduzir a profundidade do sulco nasolabial com o implante de preenchedor de tecido mole, pode-se observar uma piora na aparência e um aprofundamento do sulco.[3] Ao contrário, as injeções de preenchedor de tecido mole nos compartimentos temporais superficiais ou no compartimento medial superficial da bochecha (também chamado de coxim adiposo malar) têm sido associadas não à descida, mas a um aumento no volume local e um aumento na projeção do tecido mole capaz de induzir um efeito *lifting* na face média e/ou inferior.[3]

A gordura suborbicular dos olhos (SOOF) também foi relatada como sendo de particular importância clínica e processual, pois nervos e vasculatura, como os nervos infraorbital e zigomaticofacial, percorrem a SOOF.[6] O nervo infraorbital percorre a SOOF medial ou a gordura medial profunda da bochecha, enquanto o nervo e a artéria zigomaticofacial percorrem a SOOF lateral.[6] O conhecimento dessa anatomia pode ajudar o cirurgião a posicionar com precisão os bloqueios nervosos e evitar equimoses decorrentes de complicações hemorrágicas.[6] Além disso, como os nervos percorrem a SOOF medial e lateral, é importante evitar a realização de passagens múltiplas ou cruzadas com a agulha nesse plano, uma técnica que aumenta o risco de lesão nervosa.[6]

1.2.2 Marcos Superficiais

Os ossos frontal, maxilar, zigomático e mandibular dão origem aos pontos de referência proeminentes da superfície óssea da face, que incluem a borda orbital, o arco zigomático, o processo mastoide e o mento (▶ Fig. 1.3).[2] Na borda orbital, vários forames importantes podem ser localizados.

Isso inclui os forames supraorbital e infraorbital, sendo o primeiro localizado e palpável na parte inferior da borda orbital superior, a 2,5 cm ou aproximadamente um polegar da linha média.[2] O feixe neurovascular supraorbital emerge desse forame e inclui a artéria, a veia e o nervo supraorbitais.[2] O forame infraorbital geralmente pode ser localizado 1 cm abaixo da borda infraorbital e é onde a artéria, o nervo e a veia infraorbitais emergem do crânio.[2] O arco zigomático serve como o osso proeminente da bochecha lateral.[2] Seu aspecto posterior

1.2 Cabeça e Pescoço

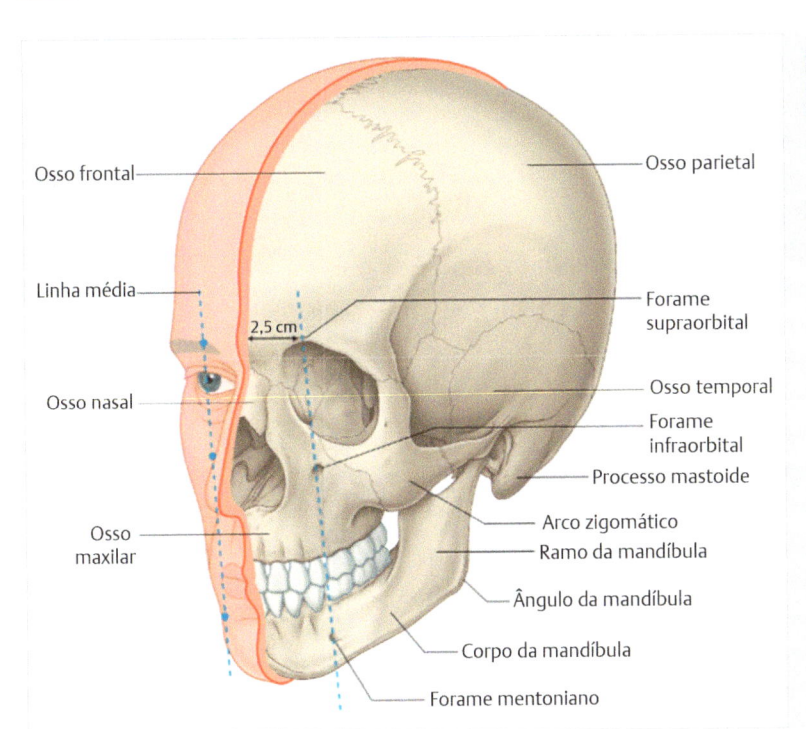

Fig. 1.3 Marcos ósseos da face. (Reproduzida com permissão de Robinson JK. Surgery of the Skin. Copyright Elsevier, 2015.)

ajuda a definir o polo superior da glândula parótida, a artéria temporal superficial e os ramos temporais do nervo facial.[2] É importante observar que o ramo temporal do nervo facial é mais superficial e vulnerável na área ao redor e logo acima do arco zigomático. O processo mastoide é a proeminência óssea palpada posterior e inferiormente ao sulco pós-auricular.[2] Ele serve como ponto de referência para a emergência do tronco do nervo facial a partir do forame estilomastóideo.[2] Depois de sair do forame estilomastóideo, o tronco do nervo facial percorre um trajeto pelo pescoço por 1 a 1,5 cm, normalmente localizado no meio do caminho entre o ponteiro tragal cartilaginoso do canal auditivo externo e o ventre posterior do músculo digástrico antes de entrar na glândula parótida. A protuberância mental da mandíbula forma a proeminência do queixo.[2] Os forames mentais, que se encontram em ambos os lados da mandíbula ao longo de um fio de prumo vertical com os forames supraorbital e infraorbital, são a rota pela qual o nervo e a artéria mentais saem do crânio.[2]

1.2.3 Músculos

Há dois tipos de músculos na face: os músculos da expressão facial, também conhecidos como músculos miméticos, e os músculos da mastigação (▶ Fig. 1.4). Os músculos da expressão facial são singulares, pois são os únicos músculos que se inserem diretamente na pele e se interdigitam com outros músculos. Eles podem ser descritos pelas subunidades cosméticas nas quais atuam.

Os músculos que atuam ao redor das pálpebras incluem o frontal, o corrugador e o orbicular do olho.[2] O músculo frontal da parte superior da face/cabeça atua como uma unidade para enrugar a testa e elevar as sobrancelhas.[2] Em segundo lugar, ele atua para elevar as pálpebras por meio de sua interdigitação com o músculo orbicular do olho. Lesão do músculo frontal resulta em alisamento ipsilateral da testa e muitas vezes depressão da sobrancelha.[2] O músculo corrugador do supercílio está localizado abaixo das sobrancelhas bilaterais e é um alvo comum das injeções de toxina botulínica.[2] Ele tem uma grande cabeça transversal e uma cabeça oblíqua, a última das quais se insere na pele da sobrancelha medial e a deprime para formar as linhas de carranca da glabela.[2] O depressor do supercílio também foi descrito como tendo uma função semelhante.[2] O orbicular da boca circunda a região orbital e é descrito como tendo componentes orbitais externos e palpebrais internos.[2] O componente palpebral pode ser dividido em componentes pré-septal e pré-tarsal.[2] Ele se interdigita com os músculos frontais, corrugador do supercílio e prócero. O componente orbital interno atua para fechar o olho com força e deprimir a sobrancelha, enquanto a porção palpebral externa atua para fechar o olho com mais suavidade e piscar.[2] Ele é inervado pelos ramos temporal e zigomático do nervo facial.[2]

Os músculos que atuam ao redor do nariz são mínimos. O músculo intrínseco do nariz é o músculo nasal, que tem a função de tensionar a pele sobre o dorso e deprimir o septo para ajudar na inspiração profunda. Superiormente, o músculo prócero se estende para baixo a partir do frontal e ajuda a "enrugar" o nariz. O levantador do lábio superior e da asa nasal também envia algumas fibras para o músculo da asa nasal lateral e ajuda a dilatar a narina durante a inspiração.

Os músculos que atuam ao redor da boca incluem o orbicular da boca e os quatro elevadores dos lábios. O músculo

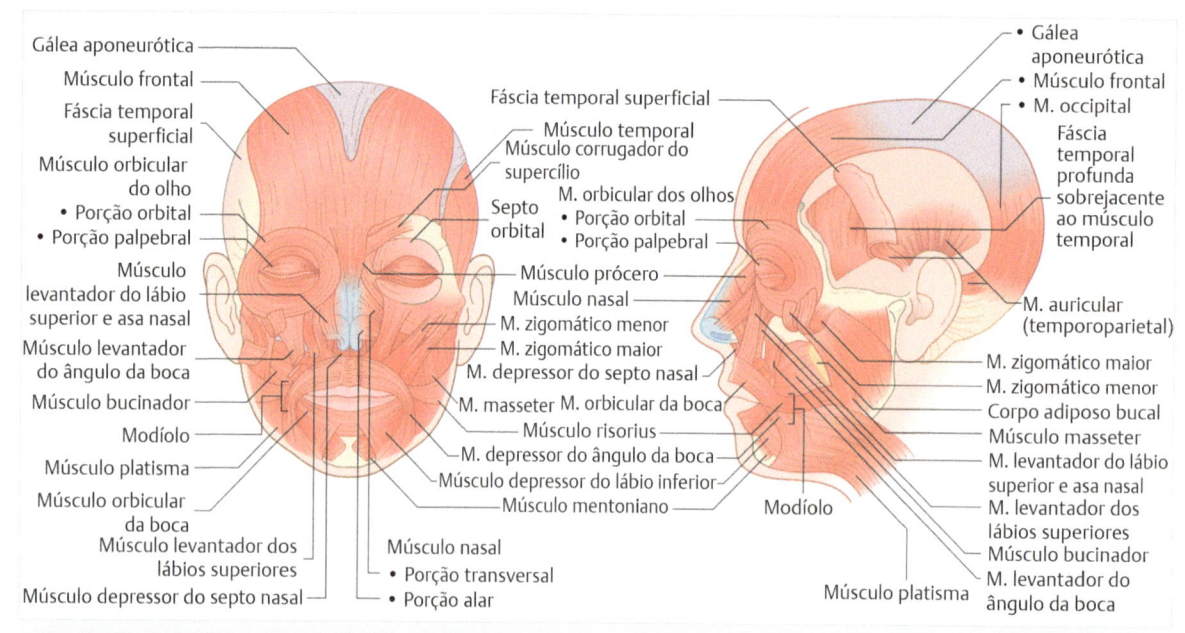

Fig. 1.4 Músculos da expressão facial. (Reproduzida com permissão de Salasche SJ. Anatomy. In: Rohrer TE, Cook JL, Nguyen T, eds. Flaps and Grafts in Dermatologic Surgery. Copyright Elsevier, 2008).

orbicular da boca interdigita-se com vários outros músculos da expressão facial e funciona para unir os lábios e também para franzir os lábios. Os quatro elevadores dos lábios são levantador do lábio superior e asa do nariz, elevador do lábio superior, zigomático maior e zigomático menor. Todos eles funcionam para ajudar no sorriso e em outros movimentos orais. O lábio superior e o canto da boca são elevados pelos músculos risório e levantador do ângulo da boca. Os músculos envolvidos no movimento do lábio inferior incluem o músculo mental, o depressor do ângulo da boca e o músculo depressor do lábio inferior. O músculo mental ajuda a enrugar a pele do queixo, o depressor do ângulo da boca deprime o canto da boca e o músculo depressor do lábio inferior deprime o lábio inferior.

1.2.4. Inervação

Os nervos primários da cabeça e do pescoço são o trigêmeo (nervo craniano V), o facial (nervo craniano VII) e o nervo acessório espinhal (nervo craniano XI). O nervo trigêmeo fornece inervação motora aos músculos da mastigação, o nervo facial supre os músculos da expressão facial e o nervo acessório espinhal supre os músculos esternocleidomastóideo (SCM) e trapézio. Os nervos trigêmeo e facial são compostos por componentes nervosos sensoriais e motores, enquanto o nervo acessório espinhal é predominantemente composto por fibras motoras. Os nervos motores da cabeça e do pescoço tornam-se cada vez mais superficiais à medida que se aproximam do músculo-alvo, o que faz com que as bordas laterais desses músculos sejam locais de possíveis lesões nervosas.[6] Os nervos sensoriais geralmente cursam em feixes neurovasculares com suas respectivas artérias e veias e, em relação aos nervos motores, são mais superficiais e, portanto, mais propensos a lesões e envolvimento por cânceres de pele invasivos.[7]

O nervo trigêmeo é um nervo sensorial e motor combinado, fornecendo inervação sensorial à face e ao couro cabeludo anterior e inervação motora aos músculos da mastigação.[7] Ele também envia fibras secretoras para as glândulas lacrimais, parótidas e mucosas.[7] Seus três principais ramos sensoriais são os ramos oftálmico (V1), maxilar (V2) e mandibular (V3) (▶ Fig. 1.5).[7]

O nervo oftálmico sai do crânio através do forame supraorbital e se divide em três ramos principais: o nasociliar, o lacrimal e os nervos frontais.[7] O ramo nasociliar divide-se ainda em nervo infratroclear, que serve o canto medial e a raiz do nariz, e o ramo nasal externo do nervo etmoidal anterior, que serve o dorso, a ponta e a columela do nariz.[7] Tanto o ramo infratroclear quanto o ramo nasal externo são passíveis de bloqueio nervoso e anestesia regional, o que pode ser útil em cirurgias dermatológicas. O nervo lacrimal supre a parte lateral da pálpebra superior.[7] O nervo frontal se divide em nervo supratroclear e supraorbital.[7] O nervo supratroclear se exterioriza pela incisura supratroclear cerca de 1 cm lateralmente à linha média para suprir a pálpebra superior e a testa/couro cabeludo.[7] O nervo supraorbital se exterioriza pelo forame supraorbital cerca de 2,5 cm lateralmente à linha média para também suprir a pálpebra superior e a testa/couro cabeludo (▶ Fig. 1.5).[7]

O nervo oftálmico emerge do forame supraorbital, um ponto 2,5 mm acima da margem orbital superior, 23,9 mm da linha média facial, 25,89 mm do násio e 30,08 mm da sutura frontozigomática. O forame infraorbital, de onde emerge

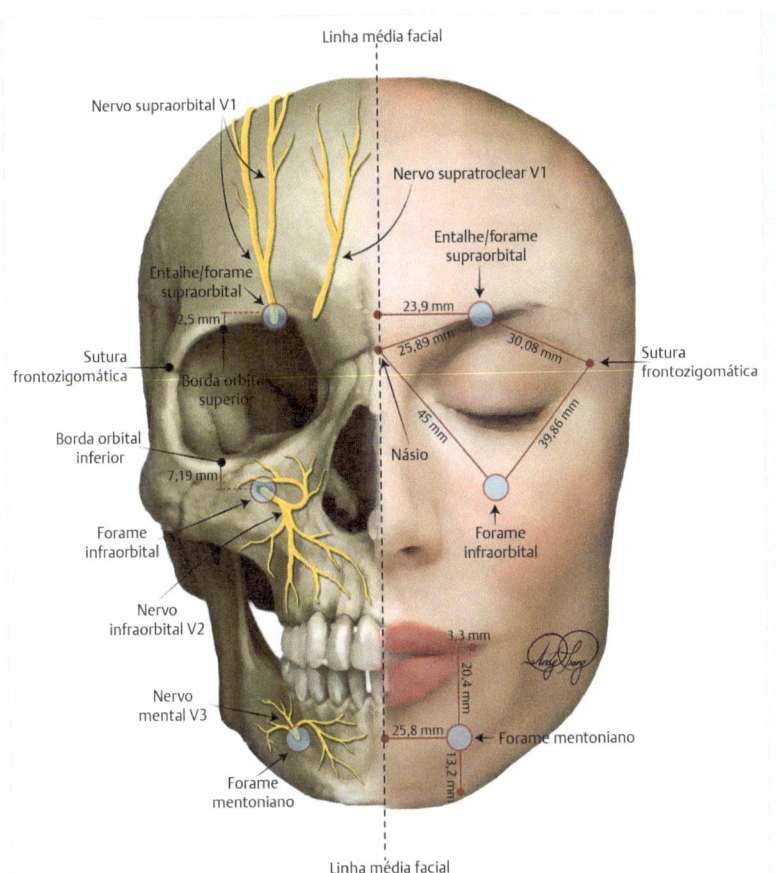

Fig. 1.5 O nervo trigêmeo. (Imagem gentilmente cedida por Andy Trang, MD, Department of Psychiatry, University of Arizona, Tucson, Arizona, EUA.)

o nervo maxilar, está localizado 7,19 mm abaixo da margem infraorbital, a aproximadamente 45 mm do násio e a 39,86 mm da sutura frontozigomática. O nervo mental surge do forame mental, que fica 20,4 mm inferior e 3,3 mm medial ao canto da boca, bem como 25,8 mm lateral à linha média e 13,2 mm acima da margem mandibular inferior.

O nervo maxilar sai da cavidade craniana por meio do forame redondo e se divide em três ramos principais: os nervos infraorbital, zigomaticofacial e zigomático-temporal.[7] O infraorbital é o maior ramo e sai do forame infraorbital cerca de 1 cm abaixo da borda infraorbital na linha média da pupila.[7,8] Ele inerva o lábio superior, a bochecha medial, a parte lateral do nariz e a pálpebra inferior.[7] A lesão pode ser minimizada evitando-se injeções na junção do sulco nasojugal e do sulco pálpebra-bochecha.[6] O zigomaticofacial inerva a eminência malar, enquanto o zigomaticotemporal inerva a região das têmporas.[7]

O nervo mandibular é o maior dos três principais ramos do trigêmeo e é o único que carrega fibras motoras que inervam os músculos da mastigação.[7] Seus três principais ramos são os nervos auriculotemporal, bucal e mental.[7] O auriculotemporal corre profundamente na mandíbula e alcança a superfície da pele superior à glândula parótida, onde se une à artéria e à veia temporais superficiais para fornecer inervação sensorial aos músculos da mastigação.

O nervo bucal fornece inervação sensorial à superfície cutânea da bochecha, além da mucosa da bochecha, da gengiva e do sulco bucal.[9] Ele normalmente passa entre as duas cabeças do músculo pterigóideo, abaixo da porção inferior do músculo temporal, para finalmente se unir aos ramos vestibulares do nervo facial e perfurar a porção posterior do músculo bucinador para se ramificar extensivamente na superfície vestibular da bochecha.[9] Um estudo com cadáveres mostrou que, em média, o nervo vestibular, foi encontrado 3 cm lateral ao ângulo da boca.[9] O nervo mentoniano apresenta o maior risco de lesão de todos os ramos do nervo mandibular.[1] Ele sai do forame mentoniano na linha média da pupila junto com a artéria e a veia mentonianas e inerva o mento e a mucosa inferior e o lábio cutâneo.[7,10-12] Enquanto o ramo mental e o ramo infraorbital da divisão maxilar estão disponíveis para anestesia de bloqueio nervoso, o ramo bucal não está.[7] O ramo bucal também não está sujeito ao mesmo grau de lesão iatrogênica, pois o nervo é frequentemente protegido pelo coxim adiposo bucal ou pelo sistema musculoaponeurótico superficial (SMAS).[13,14]

O nervo facial é um nervo misto sensorial e motor que também pode ser lesionado durante vários procedimentos de cabeça e pescoço, como extirpação de tumores, lipoaspiração e manipulação da glândula parótida, exigindo, portanto um forte conhecimento de seu curso para mitigar sequelas.[15]

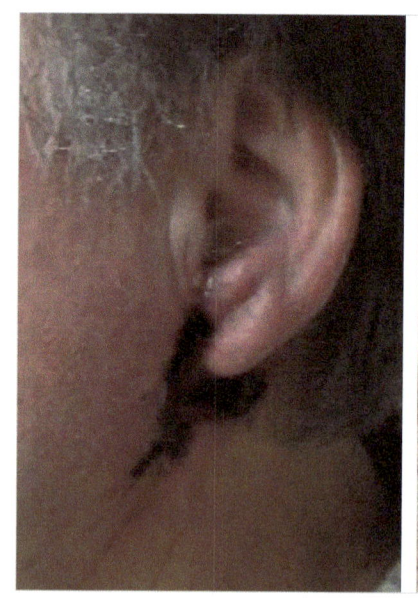

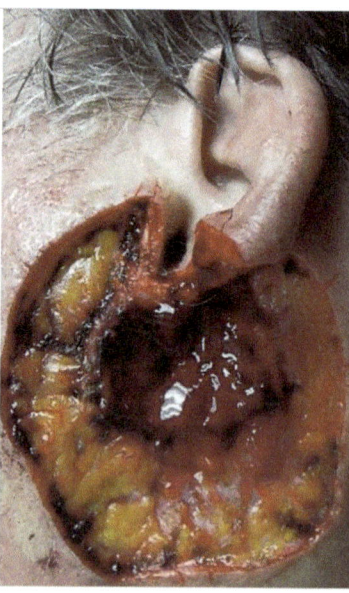

Fig. 1.6 Tronco principal do nervo facial.

O nervo facial sai da cavidade craniana por meio do forame estilomastóideo inferior ao *tragus* da orelha.[16] Portanto, seu ramo principal corre o risco de ser danificado com a remoção de tumores grandes e profundos próximos ao anexo auricular inferior (▶ Fig. 1.6). Após sair da cavidade craniana, o nervo facial percorre a gordura entre o músculo SCM, e o nervo facial é um tronco que se divide em um tronco temporofacial superior e um tronco cervicofacial inferior.[16] O tronco desemboca nos cinco principais ramos do nervo facial que inervam os músculos da expressão facial: os nervos temporal, zigomático, bucal, mandibular marginal e cervical.[1] Todos os cinco ramos seguem profundamente até a parótida e são propensos a lesões durante a cirurgia dermatológica.[16-20] Os pontos de referência anatômicos usados com frequência para identificar o nervo facial e seus ramos incluem o ponteiro tragal, a sutura timpanomastóidea, o ventre posterior do digástrico, o processo estiloide e a veia retromandibular.[15] A consistência dos pontos de referência de tecidos moles, no entanto, é influenciada pela idade, cirurgias anteriores, cicatrizes intrínsecas e a extensão da patologia existente.[15] Recentemente, também se constatou que os pontos de referência ósseos variam entre os dois sexos.[15] Assim, um grupo introduziu um novo triângulo anatômico chamado triângulo de Borle para uma identificação cirúrgica mais segura e confiável do tronco do nervo facial, especialmente durante procedimentos que envolvem a manipulação da glândula parótida.[15] O triângulo é delineado unindo-se a ponta inferior do processo mastoide, a borda superior do ventre posteroinferior do músculo digástrico e a borda posterior do ramo da mandíbula com linhas imaginárias.[15] Os ramos do nervo facial mais propensos a lesões iatrogênicas clinicamente relevantes são os ramos temporal e o mandibular marginal, pois representam ramos terminais em aproximadamente 85% da população.[1] Os ramos restantes do nervo facial têm vários ramos que minimizam o risco de danos permanentes.[1]

O nervo zigomático e seus numerosos ramos inervam o músculo orbicular do olho, o músculo corrugador do supercílio e o músculo prócero.[21] O nervo bucal inerva principalmente os músculos levantador do lábio superior, levantador do lábio superior e asa nasal, bucinadores, zigomático maior e menor, levantador do ângulo da boca e orbicular da boca.[22] O ramo cervical inerva o músculo platisma e raramente é considerado clinicamente.[7]

A inserção auricular inferior está muito próxima do tronco principal do nervo facial. Ela é anterior ao SCM, posterior à fáscia parotídea e a aproximadamente 2 cm da superfície.

O trajeto do ramo temporal do nervo facial até o músculo frontal pode ser aproximado por uma linha que conecta um ponto 0,5 cm abaixo do trago da orelha (próximo à inserção auricular inferior) a um ponto 2 cm acima da sobrancelha lateral.[23] Schwember *et al.* mostraram que o ramo emerge da glândula parótida em um ponto que fica a aproximadamente 29 mm do entalhe intertragal, 59 mm da comissura palpebral lateral e 98 mm da comissura labial.[24] Em um estudo com cadáveres, Gosain *et al.* descobriram que ele se divide em uma média de três ramos inferiores ao arco zigomático antes de se reconectar acima do arco.[25,26] O ramo posterior cruzava o arco zigomático em um intervalo de 8 a 39 mm antes do meato acústico externo.[27] Estima-se que o ramo mais anterior se encontrava a uma distância de 35,4 ± 4,6 mm a partir da raiz da hélice.[28] De acordo com Owsley *et al.*, quando o ramo temporal do nervo facial cruza o arco zigomático, ele começa a se deslocar mais superficialmente.[29] Dentro de alguns centímetros acima do arco zigomático, a camada galeal é substituída por tecido fibrogorduroso, tornando o nervo mais vulnerável a danos, particularmente em procedimentos como um retalho de fáscia temporoparietal ou um *lifting* de sobrancelha ou facial.[1,30,31] Em procedimentos nos quais o plano fascial, no entanto foi exposto, se o plano se mover facilmente de um lado para o outro com o movimento do dedo do cirurgião, geralmente se trata da fáscia temporal superficial e o nervo temporal provavelmente está intacto.[1] Se o tecido for uma membrana brilhante imóvel e firmemente presa, a fáscia temporal sobre o músculo temporal provavelmente foi atingida e o nervo foi cortado.[7] Danos ao nervo temporal resultam em paresia do músculo frontal com uma incapacidade ipsilateral de enrugar a testa ou abrir o olho amplamente.[7]

O ramo mandibular marginal do nervo facial é responsável por fornecer inervação motora aos músculos depressor labial inferior, depressor do ângulo da boca e mental.[32] Ele é particularmente propenso a lesões devido à sua posição superficial e à cobertura apenas parcial pelo platisma na linha da mandíbula e na borda anterior do músculo masseter e devido à frequência com que cânceres de pele e cicatrizes profundas de acne ocorrem nesses locais.[7] Seu curso, entretanto, tem sido relatado como altamente variável.[31,33-38] Vários estudos descobriram que seus ramos dentro da glândula parótida seguem superficialmente à veia retromandibular. Portanto, os cirurgiões devem ser cautelosos ao operar nas proximidades da veia retromandibular, particularmente no plano superficial.[39] Em um estudo anatômico que examinou 40 cadáveres, Basar et al. descobriram que o ramo mandibular marginal sai da glândula parótida entre 4,9 e 15,2 mm da borda posterior da mandíbula e entre 0,2 e 15,1 mm da borda inferior da mandíbula. Ao sair da glândula parótida, o nervo se divide, dando origem a um a quatro ramos.[31,33-35] Após sair da glândula parótida, o ramo marginal mandibular segue aproximadamente paralelo à mandíbula em uma direção anteromedial antes de cruzar a artéria facial e migrar superior e anteromedialmente em direção aos músculos-alvo do lábio inferior e do queixo.[31,35] A maioria dos ramos marginais mandibulares fica acima da borda inferior da mandíbula depois de alcançar a artéria facial, embora tenha sido relatado que ele pode cruzar a artéria facial em qualquer lugar, de 10,6 mm abaixo a 30 mm acima da borda inferior da mandíbula.[31,34] É importante observar que a atrofia do tecido mole devido ao envelhecimento pode resultar no deslocamento inferior do nervo, uma consideração importante em pacientes idosos. Uma técnica útil para evitar danos ao ramo marginal da mandíbula é colocar as incisões pelo menos 3 cm ou 2 dedos abaixo da borda inferior da mandíbula, garantindo, assim, a liberação adequada do nervo. Essa técnica não é infalível, pois o nervo pode permanecer a milímetros da incisão.

O nervo acessório espinhal (NC XI) é responsável por fornecer inervação motora aos músculos SCM e trapézio. A lesão iatrogênica do nervo acessório é uma complicação bem documentada da cirurgia oncológica cutânea do pescoço e, particularmente, das dissecções cervicais e biópsias de linfonodos.[22] A lesão do nervo acessório também é uma possível complicação de procedimentos cosméticos, como a ritidectomia.[40-42]

O nervo acessório sai do músculo SCM e entra no triângulo posterior do pescoço conforme segue em direção ao trapézio. O triângulo posterior do pescoço está localizado entre o SCM, o trapézio e a clavícula. O nervo acessório espinhal geralmente sai do SCM superior ao ponto de Erb em um intervalo de 1 a 20 mm acima dele.[43-45] Esse ponto está aproximadamente 70 a 90 mm acima da clavícula. Após emergir do SCM, o nervo acessório segue um curso posterolateral dentro do triângulo posterior em direção ao trapézio. Nesse ponto, o nervo acessório passa por baixo da fáscia cervical profunda, permanecendo superficial ao músculo levantador da escápula.[43] Vários pontos de referência superficiais podem ser utilizados para se aproximar do trajeto do nervo acessório. Um método útil é desenhar um triângulo composto por três pontos: O ponto de Erb, a borda inferior do terço superior do SCM e o ponto superior do terço inferior do SCM do trapézio anterior (▶ Fig. 1.7). É importante observar que o nervo grande auricular se origina do plexo cervical, que também emerge do ponto de Erb. Ele passa inferiormente para cruzar o músculo SCM cerca de 6 cm abaixo do canal auditivo e segue até a profundidade do SMAS ao longo do trajeto da veia jugular externa.[19] Se a dissecção for feita abaixo da camada adiposa lateral espessa na mesma profundidade após o limite além do qual ela se encontra profundamente à fáscia do SCM, a dissecção prosseguirá abaixo do nervo auricular maior.[6]

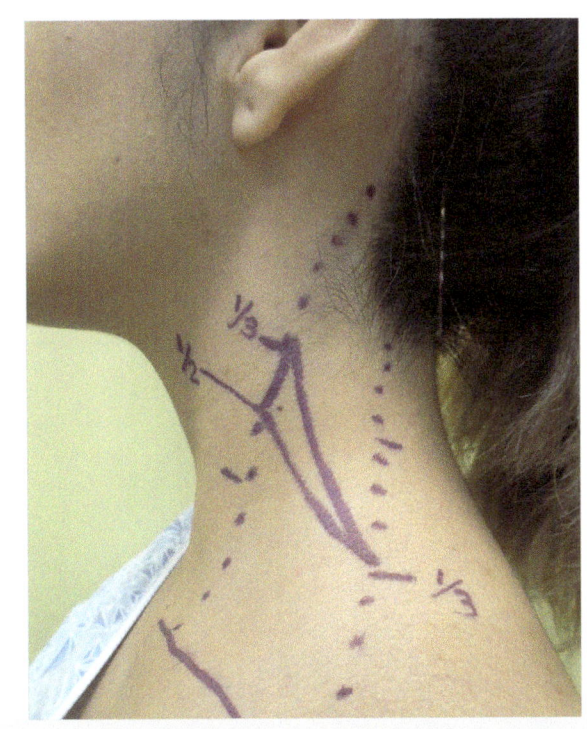

Fig. 1.7 Pontos de referência superficiais que podem ser usados para aproximar o curso do nervo acessório. Um método útil é desenhar um triângulo composto pelo ponto de Erb, a borda inferior do terço superior do esternocleidomastóideo (SCM) e o ponto superior do terço inferior do trapézio anterior.

1.2.5 Vasculatura

A maior parte do suprimento de sangue para o crânio e seus componentes é derivada da artéria carótida comum, e o restante vem da artéria vertebral[46] (▶ Fig. 1.8, ▶ Fig. 1.9). No nível do quarto corpo vertebral cervical/osso hioide, a artéria carótida comum se divide em artérias carótidas externa e interna.[47] Todos os vasos que atingem a pele facial se originam de ramos externos ou internos da artéria carótida comum.[7,48]

O sistema da artéria carótida interna é predominantemente dedicado ao suprimento do cérebro, embora alguns ramos supram a região da cabeça e do pescoço.[7] O sistema da artéria carótida externa supre predominantemente a parte inferior da face, as têmporas e o couro cabeludo posterior.[7] Seus principais ramos são as artérias labiais inferior e superior, a artéria facial, a artéria facial transversa e a artéria infraorbital.[7,48]

A artéria facial sai da glândula submandibular na borda anterior do músculo masseter na linha da mandíbula e se curva ao redor da borda inferior da mandíbula, onde seu pulso pode ser sentido.[47] Em seguida, ela sobe em direção ao olho medial, dando origem à artéria labial inferior dentro do músculo orbicular da boca no caminho.[7] Essa artéria, em combinação com as artérias labiomentais horizontal e vertical, constitui a maior parte da perfusão do lábio inferior.[47] A artéria labiomental horizontal também se origina da artéria facial e está localizada abaixo da artéria labial inferior.[47] A artéria labiomental vertical é um ramo da artéria submental.[47] Todas as três artérias formam uma rede vascular nos tecidos subcutâneos e submucosos do lábio inferior, com pequenos vasos que se ramificam para a pele, a mucosa e os músculos.[47] No lábio superior, a artéria labial superior nasce no nível da comissura e segue um curso semelhante ao do lábio inferior.[7,47] Áreas com cobertura mínima de tecido mole sobre o suprimento de sangue, como os lábios, correm o risco de necrose da pele, mesmo quando são realizadas injeções menores, pois o volume injetado pode tamponar a vasculatura e resultar em isquemia tecidual.[6] Isso cria a necessidade de extremo cuidado ao aumentar pequenas unidades anatômicas que têm unidades de tecido mole finas.[6]

Depois de se separar da artéria labial superior, a artéria facial passa a ser conhecida como artéria angular, ponto em que segue em direção à base alar, ao longo do aspecto lateral do nariz e, por fim, anastomosa-se com a artéria dorsal nasal, um ramo da artéria oftálmica da artéria carótida que emerge da órbita medial e desce pelo dorso nasal para anastomosar-se com o ramo nasal da artéria facial de cada lado.[7,47]

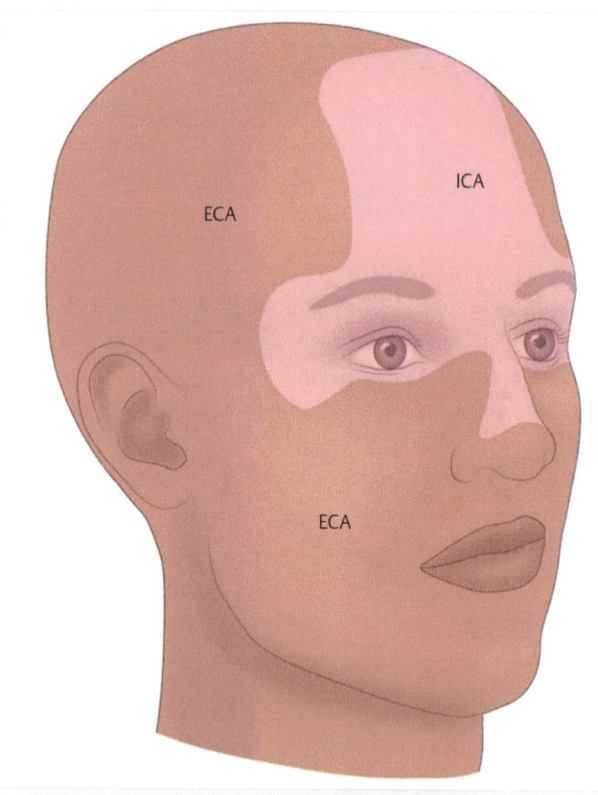

Fig. 1.8 Regiões da face supridas pelas artérias carótidas interna e externa. (Reproduzida com permissão de von Arx T, Tamura K, Yukiya O, Lozanoff S. The Face: A Vascular Perspective. A literature review. Swiss Dent J. 2018; 128(5):382–392.)

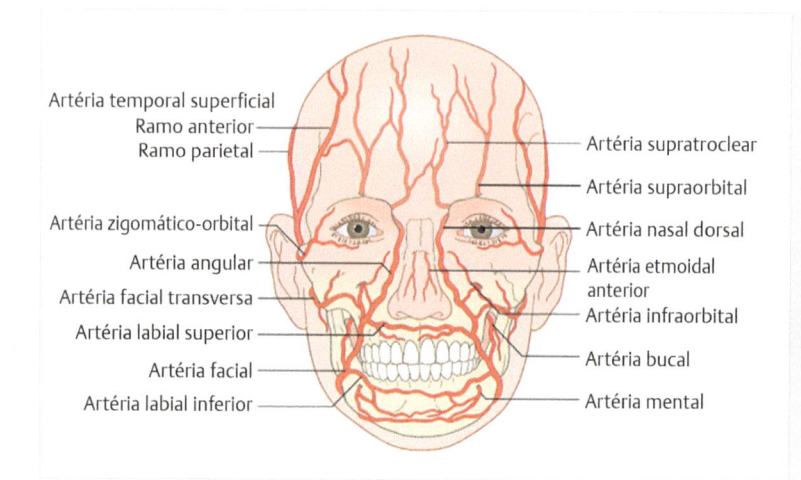

Fig. 1.9 Suprimento vascular para a face. (Reproduzida com permissão de Salasche SJ. Anatomia. In: Rohrer TE, Cook JL, Nguyen T, eds. Flaps and Grafts in Dermatologic Surgery. Copyright Elsevier, 2008.)

Essa artéria supre a pele do ângulo ocular medial, o saco lacrimal e a ponte do nariz.[47] A artéria nasal dorsal (também conhecida como artéria infratroclear) também se conecta com a artéria angular da artéria facial e, portanto, representa uma anastomose entre os sistemas das artérias carótidas interna e externa.[47] Ela corre para baixo ao longo da lateral do nariz para suprir a ponte do nariz e se conectar com a artéria angular do sistema carotídeo externo.[7] O complexo anastomótico das artérias nasais angular e dorsal no nível do canto medial é um pedículo vascular importante para o retalho nasal dorsal ou de Rieger.[18] Além disso, pequenos vasos do ramo alar inferior suprem a base alar e o assoalho da narina, enquanto pequenos ramos do ramo alar superior perfundem o dorso nasal e a borda superior da narina.[47] A artéria nasal externa, um ramo terminal da artéria etmoidal anterior, surge na junção do osso nasal e da cartilagem nasal lateral. Essa artéria supre as áreas inferolaterais do nariz e, também, pode anastomosar-se com a artéria nasal lateral.[47]

Compreender a topografia dos vasos sanguíneos distribuídos ao redor da região do sulco nasolabial é essencial para garantir a segurança das injeções de preenchimento dérmico na área e evitar complicações vasculares que incluem necrose da pele, embolia ou até mesmo cegueira.[49] Em pacientes com uma artéria facial não dominante congênita ou adquirida na região nasolabial, existe o risco de danificar a artéria infraorbital espessada durante injeções profundas na pele e no tecido subcutâneo.[49] Portanto, as injeções superficiais são recomendadas para a remoção de rítides do sulco nasolabial.[49] A injeção de materiais de preenchimento dérmico na derme profunda só é recomendada após a verificação pré-operatória do contato da agulha ou cânula com o osso[49] (▶ Fig. 1.10).

Os ramos adicionais da carótida externa incluem a artéria pós-auricular, a artéria occipital, a artéria temporal superficial e a artéria maxilar interna.[7] A artéria pós-auricular curva-se ao redor do processo estiloide para inervar a orelha posterior e partes do couro cabeludo adjacente acima e atrás da orelha.[7] A artéria occipital segue posterior e superiormente com os nervos sensoriais entre os músculos trapézio e SCM para suprir o couro cabeludo posterior. Depois de dar origem às artérias faciais e occipitais, a artéria carótida externa se divide em seus dois ramos terminais, a artéria temporal superficial e a e a artéria maxilar interna.[7]

A artéria temporal superficial supre uma grande proporção da pele facial, incluindo a parte lateral da testa, têmporas, zigoma e orelha.[47] Ela surge na glândula parótida aproximadamente 1 cm antes da orelha.[47] Seus ramos são numerosos e incluem os ramos frontal e parietal e a artéria auricular posterior. Em um estudo com 26 hemifaces de cadáveres adultos, a artéria temporal superficial se bifurcou em ramos

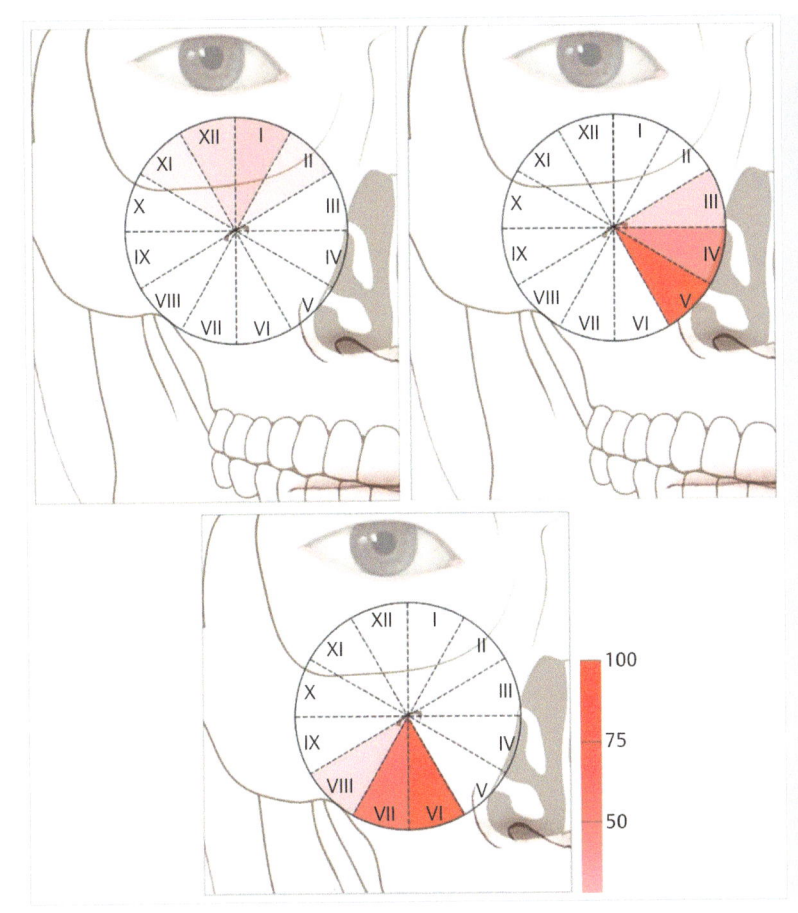

Fig. 1.10 Áreas de alto risco para danos iatrogênicos à artéria infraorbital.[49] A artéria infraorbital é particularmente vulnerável a lesões nas zonas V e VI e no sulco nasolabial.[49] (Reproduzida com permissão de Kim HS, Lee KL, Gil YC, et al. Topographic anatomy of the infraorbital artery and its clinical implications for nasolabial fold augmentation. Plast Reconstr Surg. 142(3):273e-280e. Copyright Wolters Kluwer, 2018.)

frontais e parietais em média 3 cm acima do *tragus*.[47] A artéria auricular posterior também se ramifica da artéria temporal superficial para suprir o pavilhão auricular posterior e o couro cabeludo posterior ao pavilhão auricular.[6] O músculo auricular posterior pode ser usado como um ponto de referência topográfico para a artéria auricular posterior.[6] Para evitar lesões diretas no ramo frontal, Koziej *et al.* sugerem a realização de injeções de preenchedores de tecidos moles na região temporal, de lateral para medial, no plano subcutâneo superficial, logo abaixo da derme.[50] Além disso, é necessário lembrar-se de ficar acima da fáscia temporoparietal ou logo acima do periósteo para não injetar preenchedores nos vasos temporais médios.[50]

Além disso, a artéria facial transversa se ramifica a partir da artéria temporal superficial e foi descrita como suprindo uma grande região da face malar lateral, incluindo o SMAS. O SMAS é uma rede fibrosa organizada composta pelo músculo platisma, pela fáscia parotídea e pela camada fibromuscular que recobre a bochecha.[19] Ele divide o tecido adiposo profundo e superficial da face, situa-se inferiormente ao arco zigomático e superiormente ao ventre muscular do platisma e integra-se à fáscia temporal superficial e ao músculo frontal superiormente e ao músculo platisma inferiormente.[19] O SMAS foi descrito como um tendão central para a contração muscular coordenada da face.[19] Como a artéria facial transversa passa diretamente pelo SMAS, existe o risco de transecção desse vaso durante a elevação do SMAS em determinados procedimentos faciais.[19] Portanto, é preciso ter cuidado para evitar danos não apenas à artéria facial transversa, mas também a outras estruturas neurovasculares que estejam próximas à área.[19] Além disso, o SMAS desempenha um papel fundamental na ritidectomia, comumente conhecida como procedimento de *lifting* facial.[19] Durante o *lifting* facial, o SMAS é manipulado cirurgicamente, apertando e suspendendo os músculos faciais por meio de várias dissecções de retalho e abordagens cirúrgicas.[16] É importante observar que, embora muitas estruturas neurovasculares estejam profundamente no SMAS, apenas os ramos sensoriais do nervo trigêmeo estão superficialmente no SMAS.[19]

O ramo da artéria maxilar interna da carótida externa corre predominantemente dentro da boca e do nariz, mas fornece vasos terminais que saem dos forames infraorbital e mental com suas respectivas veias e nervos sensoriais para suprir a região da maxila da face.[7,48]

Embora a parte lateral da testa seja suprida pelo ramo frontal da artéria temporal superficial, ramos da artéria oftálmica, as artérias supraorbital e supratroclear, perfundem o restante da testa.[47]

Os vasos saem de seus forames e viajam profundamente na gordura subcutânea acima da fáscia frontal e depois sobre a gálea aponeurótica.[7] A artéria supratroclear emerge da órbita superomedial perto de uma linha vertical na comissura palpebral medial.[47] Ela supre a pálpebra superior juntamente com as artérias lacrimal e supraorbital.[47] A pálpebra inferior é suprida pelo ramo palpebral da artéria infraorbital, bem como pelos ramos palpebrais lateral e medial das artérias lacrimal e supratroclear, respectivamente.[47]

A principal artéria do queixo é a artéria mental, um dos ramos terminais da artéria alveolar inferior.[47] A artéria submental se estende verticalmente de cerca de 3 cm abaixo da borda mandibular até cerca de 1 cm abaixo da comissura oral, e horizontalmente de cerca de 1,5 cm posterior à comissura até cerca de 2 cm anterior ao músculo SCM.[47]

Muitas veias da face acompanham suas artérias correspondentes, embora haja algumas exceções à regra (veia oftálmica inferior, veia retromandibular).[47]

A veia facial, responsável pela drenagem das pálpebras, nariz, lábios, bochecha e região mental, demonstra um curso consistentemente mais posterior em relação à artéria facial, viajando em média 15 mm posterior à artéria facial (variação: 5-30 mm).[47] A artéria e a veia também estão próximas na borda inferior da mandíbula até chegarem aos músculos da expressão facial da face média, onde a artéria assume um trajeto mais tortuoso, enquanto a veia percorre um trajeto direto do canto medial até a mandíbula inferior.[47] A drenagem venosa da testa média e da pálpebra superior ocorre por meio da veia angular para as veias oftálmicas (superior e inferior) que se comunicam com o seio cavernoso.[47] A drenagem venosa do terço médio da face ocorre por meio da veia infraorbital e do plexo pterigóideo, que também tem conexões com o seio cavernoso.[47] O sangue venoso do queixo retorna por meio das veias mental e alveolar inferior para a veia maxilar.[47]

A veia retromandibular é uma das veias faciais que geralmente não corre com sua artéria correspondente. Ela tem uma divisão anterior e uma posterior.[47] A divisão posterior se funde com a veia auricular posterior para formar a veia jugular externa, enquanto a divisão anterior se funde com a veia facial e drena para a veia jugular interna.[47] Também foi relatado um trajeto incomum da veia facial comum direita, paralelo ao trajeto da veia jugular externa, esvaziando-se na veia subclávia ipsilateral no triângulo lateral do pescoço, atrás da borda posterior do músculo SCM, em um cadáver masculino de 78 anos.[51] Esse trajeto pode ser perigoso para procedimentos cirúrgicos na região, devido ao alto risco de hemorragia profusa por qualquer lesão do vaso.[51]

É importante observar que, acima do arco zigomático, os feixes neurovasculares que contêm as principais artérias e veias percorrem o plano subcutâneo profundo acima da fáscia ou dos músculos da expressão facial.[7] Abaixo do arco, no entanto, os vasos estão normalmente dentro dos músculos miméticos e não viajam com os principais nervos sensoriais.[7]

1.2.6 Considerações Especiais

A cirurgia estética e reconstrutiva da face realizada em diferentes raças e etnias pode exigir uma consideração especial das variações na anatomia. Na população asiática, por exemplo, as estruturas orbitais e periorbitais podem variar em relação às dos pacientes caucasianos. É importante observar que, embora "asiático" se refira a qualquer coisa relacionada com o continente asiático e embora a população asiática seja composta por vários grupos, como chineses, indianos, do Oriente Médio e do sudeste Asiático, a "pálpebra asiática" geralmente se refere à morfologia das pálpebras encontradas em chineses nativos e descendentes de chineses.[52]

Em geral, há seis tipos de pálpebras asiáticas, que incluem a pálpebra única, a dobra da pálpebra baixa e a pálpebra dupla (▶ Fig. 1.11).[52] A pálpebra dupla tem uma dobra, que é formada pela supradobra da pele saliente quando os olhos estão abertos.[52-54] A prega epicantal é exclusiva da pálpebra asiática e é definida como uma dobra de pele da pálpebra superior que cobre o ângulo interno do olho. Os quatro tipos de dobra epicantal, de acordo com a classificação de Johnson, são demonstrados na Figura 1.12.[52] Um estudo em uma coorte coreana descobriu que a prevalência da dobra epicantal era de 86,7%, embora a porcentagem de asiáticos com uma dobra epicantal relatada varie de 40% a 90% na literatura.[55]

A dobra cantal é composta por um revestimento externo da pele, uma estrutura central de fibras musculares e tecido fibrótico e um revestimento interno de pele. Os dermatologistas também devem estar cientes da anatomia cirúrgica dessa região ao realizar procedimentos cirúrgicos, como a epicantoplastia, ou procedimentos a *laser* em cicatrizes de epicantoplastia. Ao realizar uma cirurgia envolvendo as dobras epicantais, o tecido muscular e fibrótico também deve ser removido ou reconstruído.[55]

Além disso, as variações nas medidas da pálpebra asiática em comparação com a pálpebra caucasiana são particularmente relevantes para blefaroplastias e *lifting* de sobrancelhas, pois vários estudos sugerem que a altura do sulco é necessária para ajudar o cirurgião na decisão de quanta pele extra deve ser extirpada durante as blefaroplastias.[56,57] A altura do sulco da pálpebra é de 8 a 10 mm em caucasianos e 6,5 ± 0,7 mm

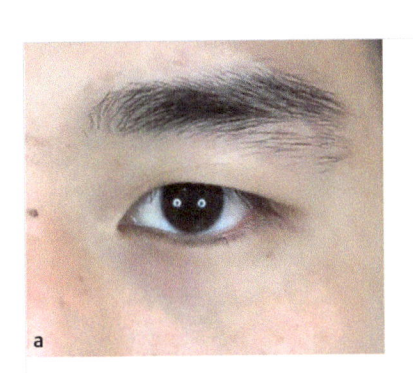

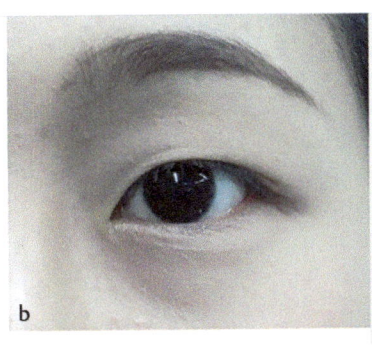

Fig. 1.11 As morfologias das pálpebras asiáticas são categorizadas em seis tipos. **(a)** Pálpebra única (sem dobra palpebral visível). **(b)** Prega da pálpebra baixa (baixa, afilada nasalmente, incluindo a dobra da pálpebra). **(c)** Dobra da pálpebra dupla, tipo *in-fold*: a altura da dobra da pálpebra superior é menor do que a dobra epicantal. **(d)** Dobra da pálpebra dupla, tipo *on-fold*: a altura da dobra está bem na dobra epicantal. **(e)** Prega palpebral dupla, tipo *out-fold*: a altura da prega é maior do que a prega epicantal. **(f)** Dobra da pálpebra dupla, tipo *out-fold* sem dobra epicantal.[52]

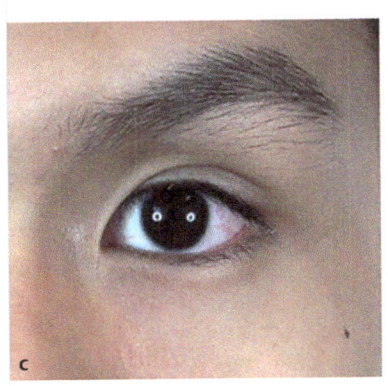

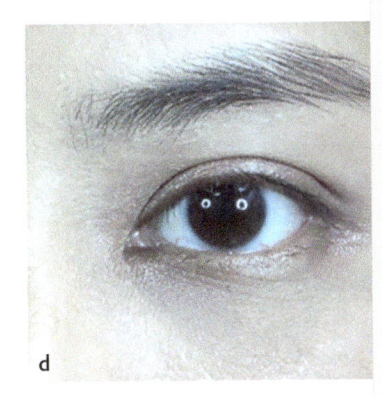

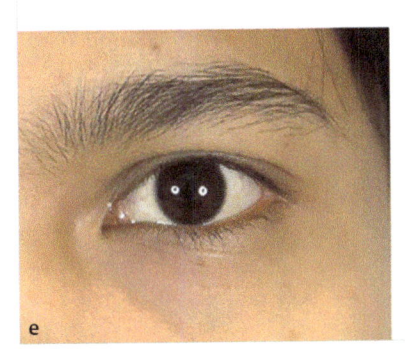

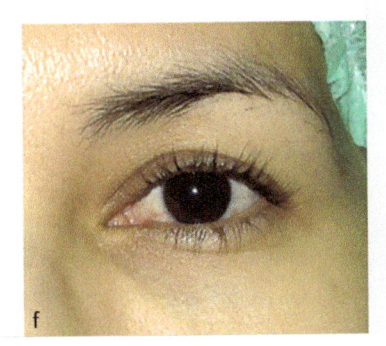

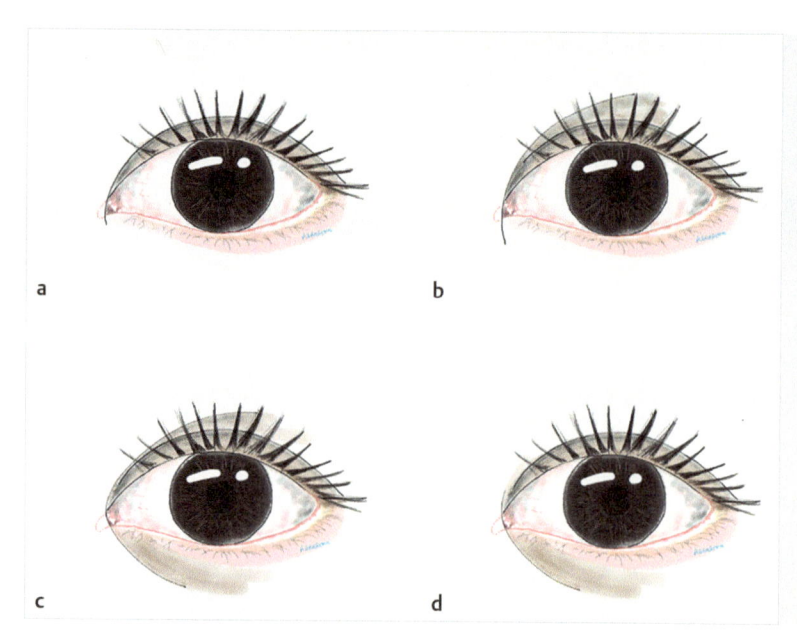

Fig. 1.12 Os quatro tipos de dobra epicântica de acordo com a classificação de Johnson. **(a)** *Epicanthus tarsalis*. **(b)** Epicanto supraciliar. **(c)** *Epicanthus palpebralis*. **(d)** *Epicanthus inversus*.[52]

em asiáticos. A altura do tarso superior é de 11,3 1,7 mm em caucasianos e 9,2 ± 0,8 mm em asiáticos. A distância intercantal é de 25 a 30 mm em caucasianos e 35,55 ± 2,75 mm em mulheres asiáticas e 37,51 ± 2,92 mm em homens asiáticos.[58]

1.3 Mão

A cirurgia dermatológica nas mãos é realizada para a extirpação de malignidades cutâneas e no contexto de procedimentos cosméticos. A cirurgia da região do leito ungueal também é comum, porém complicada. O conhecimento das complexidades da mão, da unha e da anatomia superficial é fundamental para otimizar os resultados dos pacientes após a cirurgia da mão.

1.3.1 Inervação

Os três principais nervos que suprem a mão são os nervos ulnar, mediano e radial (▶ Fig. 1.13). O nervo mediano passa pelo túnel do carpo para entrar na mão.[59] Depois de entrar na mão, ele dá origem a quatro ramos: os ramos cutâneos recorrente, lateral, medial e palmar.[59] O ramo recorrente do nervo mediano corre lateralmente além do retináculo dos flexores e mergulha sob a aponeurose palmar para inervar os músculos tenares (exceto o adutor do polegar e a cabeça profunda do flexor curto do polegar).[59] Esse nervo é comumente lesado durante procedimentos que envolvem estruturas do punho e do túnel do carpo.[60,61] Devido ao seu papel na manutenção de uma preensão funcional da mão, deve-se tomar cuidado para evitar lesões durante a cirurgia. O ramo lateral do nervo mediano inerva o primeiro lumbrical e proporciona sensação ao polegar e à metade radial do segundo dígito.[59] O ramo medial do nervo mediano corre medialmente ao longo do segundo ao quarto dígitos, suprindo o segundo lumbrical e a pele do

Inervação sensorial da mão

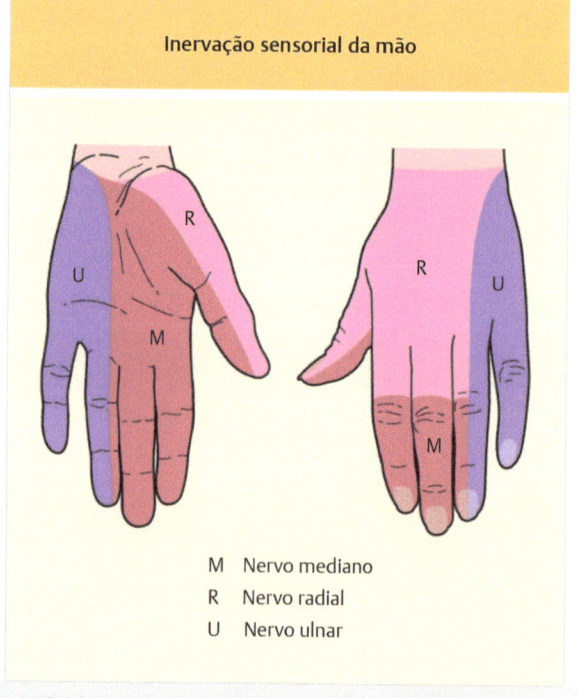

M Nervo mediano
R Nervo radial
U Nervo ulnar

Fig. 1.13 A inervação sensorial da mão é fornecida pelos nervos mediano, radial e ulnar. (Reproduzida com permissão de Bolognia JL, Vandergriff TW. Dermatology. Copyright Elsevier, 2018.)

segundo ao quarto dígito.[59] O ramo cutâneo palmar do nervo mediano é dado proximal ao retináculo flexor e supre sensação no centro da palma.

Para realizar um bloqueio do nervo mediano, utilize o tendão palmar longo, que corre logo acima do nervo mediano.[62] O tendão palmar longo pode ser palpado logo lateral ao centro do punho anterior.[62] Posicione a agulha logo medial ao palmar longo (▶ Fig. 1.14).[62]

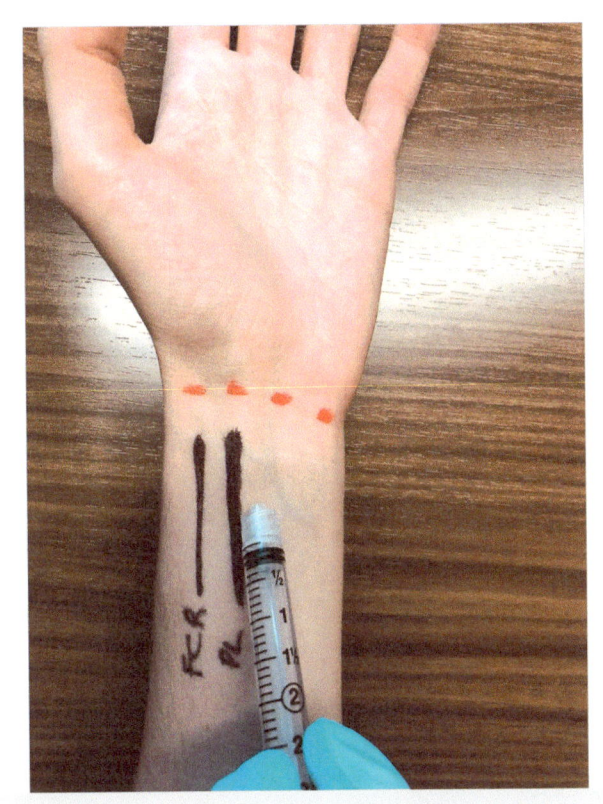

Fig. 1.14 Posição para o bloqueio do nervo mediano. Posicione a agulha logo medialmente ao tendão palmar longo, aproximadamente 2,5 cm proximal à prega do punho.

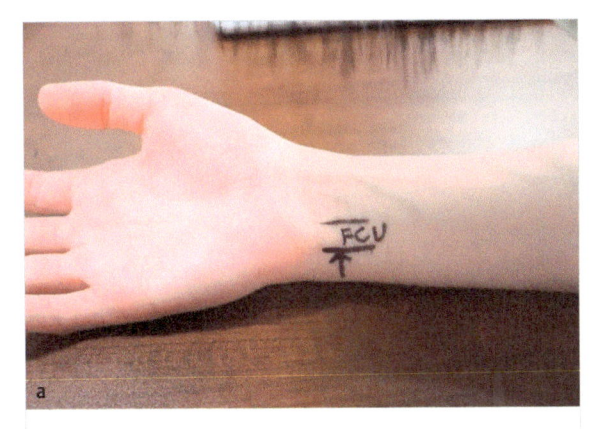

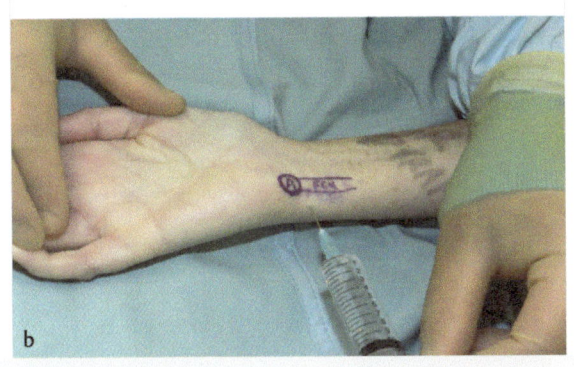

Fig. 1.15 (a, b) Posição da agulha para o bloqueio do nervo ulnar. Coloque a agulha paralelamente ao plano da palma da mão e profundamente ao flexor ulnar do carpo (FCU).

O nervo ulnar entra na mão através do canal de Guyon, ao lado da artéria ulnar.[59] O nervo ulnar se divide em ramos profundos e superficiais quando passa pelo hamato e pelo pisiforme.[59] O ramo superficial do nervo ulnar divide-se em dois nervos digitais palmares comuns e supre o músculo palmar curto e a sensibilidade do lado ulnar da mão.[59] O ramo profundo do nervo ulnar supre os músculos hipotenares, bem como o adutor do polegar e a cabeça profunda do flexor curto do polegar.[59] O ramo cutâneo palmar do nervo ulnar ramifica-se do nervo ulnar no meio do antebraço, perfura a fáscia profunda e supre a pele na base da palma medial.[59] O ramo dorsal do nervo ulnar nasce no antebraço, passa sob o flexor ulnar do carpo, penetra na fáscia profunda e ramifica-se para suprir o aspecto medial do dorso da mão, a parte proximal do quinto dígito e a parte medial do quarto dígito.[59] Para realizar um bloqueio do nervo ulnar, utilize o tendão flexor ulnar do carpo, que corre logo acima da artéria e do nervo ulnar, sendo a artéria ulnar palpável onde cruza a parte anterior medial do punho.[62]

Posicione a agulha paralelamente ao plano da palma e profundamente ao flexor ulnar do carpo (▶ Fig. 1.15).[62]

O nervo radial e seus ramos suprem os extensores do antebraço e da mão. O ramo superficial do nervo radial ramifica-se na fossa cubital e emerge sob o braquiorradial, perfurando a fáscia profunda e dividindo-se em dois ramos.

O ramo lateral supre a pele da parte radial do polegar dorsal, e o ramo medial supre as partes proximais do dorso do segundo e terceiro dígitos e a metade radial do quarto dígito.[59] Há um risco de lesão do nervo radial com qualquer tipo de cirurgia no punho, incluindo a remoção de cistos encontrados comumente na área, como os cistos sinovial.[63] Para realizar um bloqueio (superficial) do nervo radial no punho, coloque a agulha no tecido subcutâneo logo acima do estiloide radial antes da bifurcação do nervo (▶ Fig. 1.16).

1.3.2 Vasculatura

A mão é suprida principalmente por duas artérias: as artérias ulnar e radial. A artéria ulnar se origina da artéria braquial na fossa cubital e passa pelo canal de Guyon para entrar na mão e suprir o aspecto medial da mão.[59] A artéria radial também se origina da artéria braquial na fossa cubital.[59] A artéria entra na mão junto com o conteúdo da caixa anatômica, que inclui o ramo superficial do nervo radial, a veia cefálica e os tendões do extensor radial longo e curto do carpo.[64] Depois de entrar na mão, as artérias ulnar e radial anastomosam-se para formar a artéria palmar superficial (dorsal) e o arco palmar profundo (ventral), que fornecem os dedos, palma e dorso da mão.

O arco palmar superficial está localizado logo abaixo da aponeurose palmar, e o arco palmar profundo está localizado ao longo dos metacarpos e dos músculos interósseos.[59]

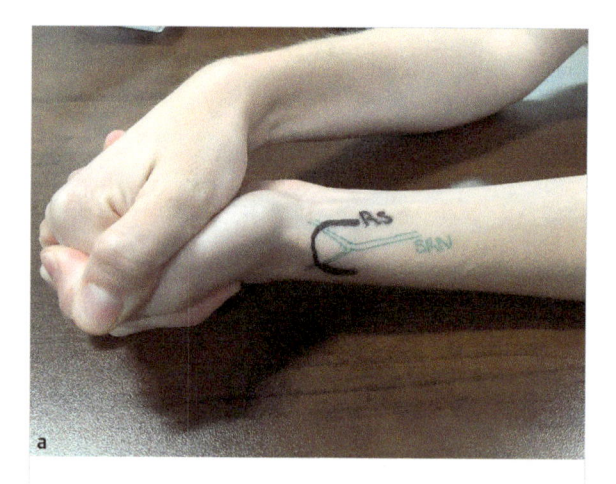

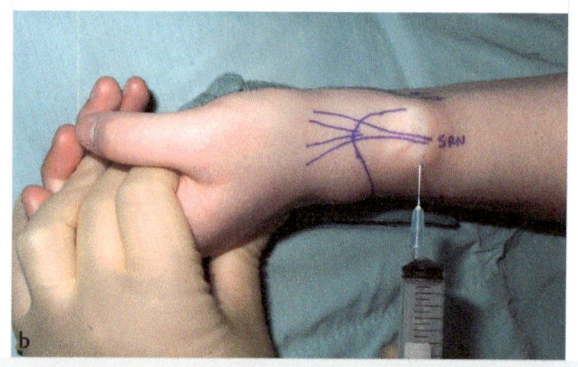

Fig. 1.16 (a, b) Guia para a realização de um bloqueio superficial do nervo radial. Coloque a agulha no tecido subcutâneo logo acima do estiloide radial, antes da bifurcação do nervo.

Como a maioria das malignidades cutâneas ocorre no dorso das mãos, sua vasculatura torna-se particularmente relevante.[21] Os dois terços proximais do dorso da mão são supridos principalmente pelas artérias metacarpais dorsais. Essas artérias correm paralelamente aos ossos metacarpais na fáscia do interósseo dorsal, abaixo dos tendões extensores.[65,66] Todas as artérias metacarpais dorsais dão origem a quatro a oito artérias perfurantes cutâneas ao longo de seu comprimento, que suprem a pele dorsal da mão.[66] O suprimento sanguíneo para a pele do terço distal da mão vem do sistema arterial palmar. O arco palmar profundo dá origem às artérias metacarpais palmares, que também dão origem a artérias perfurantes para suprir a pele dorsal do terço distal da mão.[67] As artérias perfurantes para a pele surgem 1 cm proximal à cabeça do metacarpo, logo distal à juntura tendínea.[67]

A drenagem venosa da mão reflete o suprimento arterial, com as veias e os linfáticos localizados superficialmente no dorso da mão.[68]

1.3.3 Fáscia e Tecido Mole

Do superficial para o profundo, as camadas do dorso da mão são a epiderme, a derme, a lâmina superficial dorsal, a fáscia superficial dorsal, a lâmina intermediária dorsal, a fáscia intermediária dorsal, a lâmina profunda dorsal e a fáscia profunda dorsal.[69] O plano fascial diretamente abaixo da derme mede de 0,3 a 2,2 mm, e a camada tendínea, que é profunda ao plano fascial, mede de 0,7 a 1,77 mm.[70] Os preenchedores de tecidos moles injetáveis para fins de rejuvenescimento das mãos são normalmente injetados profundamente à derme e à fáscia superficial e superficialmente à fáscia profunda.[70-72] É importante observar que a lâmina profunda contém estruturas vasculares e tendíneas suscetíveis a lesões durante as injeções. Para identificar e proteger essas estruturas, elas devem ser separadas com o uso de uma tenda de pele entre as camadas fasciais superficiais e a lâmina profunda.[73] As variações na espessura das camadas dependem muito da idade e devem ser consideradas ao realizar injeções para evitar danos a estruturas vitais. Embora a pele dorsal da mão seja muito fina, com pouca gordura subcutânea, a pele palmar é bastante espessa, contém órgãos sensoriais, glândulas sudoríparas e muitas conexões fasciais.[68] Há um tecido fibrogorduroso significativo que fica acima da aponeurose palmar, o que proporciona um amortecimento para a palma.[68] Além da palma, cada dedo tem coxins de tecido fibrogorduroso que são separados por dobras de flexão.[68] Essas dobras de flexão geralmente são o local ideal para iniciar as incisões cirúrgicas.[68] Como regra geral, as incisões cirúrgicas das mãos devem ser feitas em zigue-zague ao longo das linhas de tensão ou longitudinalmente em zonas neutras.[74] Isso é especialmente importante no aspecto palmar da mão. As dobras palmares são pontos de referência úteis para localizar estruturas importantes na mão. Os sulcos proximal e transversal das palmas das mãos sobrepõem-se aos corpos dos metacarpos.[59] O sulco longitudinal radial é formado pelos músculos do polegar e pelas seções que separam o polegar do restante da palma.[59]

1.3.4 Anatomia das Unhas

As biópsias de unha são frequentemente realizadas para um exame histopatológico do tecido, a fim de fornecer ao paciente um diagnóstico definitivo de uma doença da unha. A ponta do dígito é conhecida como polpa.[75] A polpa proximal é a almofada do dígito e a polpa distal é a ponta absoluta do dígito.[75] A polpa é composta principalmente de tecido fibrogorduroso com uma extensa rede de nervos e glândulas sudoríparas.[75] A matriz está localizada na dobra ungueal proximal e pode ser visualizada como uma área branca em forma de meia-lua chamada lúnula (▶ Fig. 1.17).[76] A placa ungueal é a verdadeira unha que é formada pela matriz e se sobrepõe ao leito ungueal.[75]

A avulsão da unha é o processo de remoção da placa ungueal de seus anexos e pode ser diagnóstica ou terapêutica (▶ Fig. 1.18).[75] Os principais suprimentos arteriais para o leito ungueal são os seguintes artérias digitais palmares, que surgem a partir das artérias digitais palmares comuns.[59] As artérias digitais dorsais surgem das artérias metacarpais dorsais e anastomosam-se com as artérias digitais palmares.[77] Isso cria

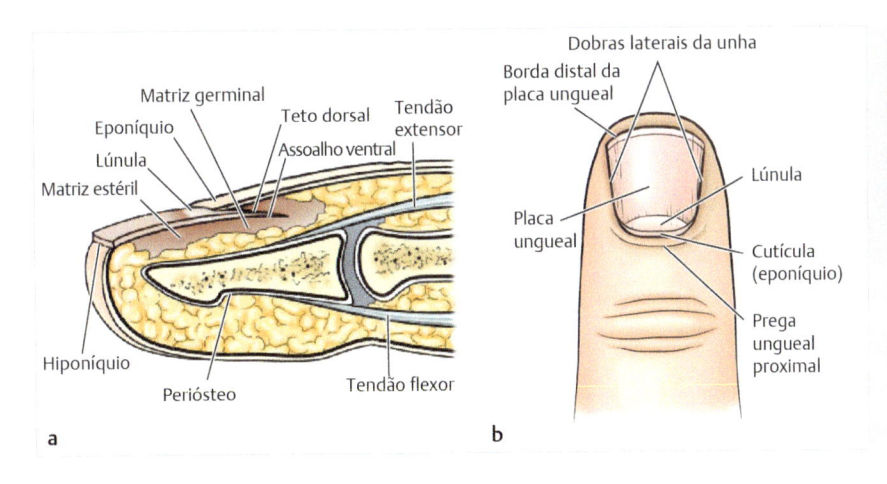

Fig. 1.17 (a, b) Anatomia superficial da unidade ungueal. (Reproduzida de Nail Bed Injuries. In: Janis J, ed. Essentials of Plastic Surgery). 3rd. Edition. New York: Thieme; 2022.)

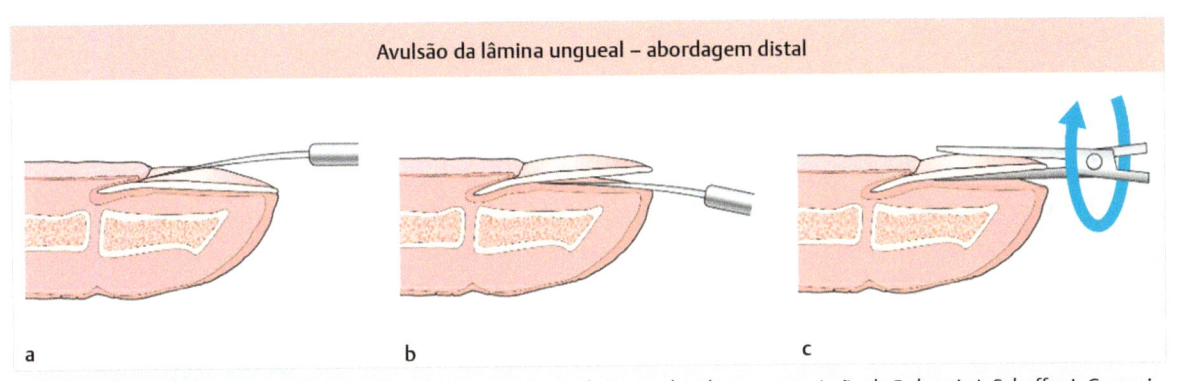

Fig. 1.18 (a-c) Abordagem distal para avulsão da placa ungueal. (Reproduzida com permissão de Bolognia J, Schaffer J, Cerroni L. Dermatology. Copyright Elsevier, 2018.)

uma rede de ramos paralelos que alcançam a porção distal do leito ungueal. A inervação da região do leito ungueal provém dos ramos dorsais dos nervos digitais palmares próprios (aspecto dorsal) e dos nervos digitais palmares próprios (aspecto volar), que surgem dos nervos digitais palmares comuns próximos à articulação metacarpofalangiana.[59] Os nervos digitais dorsais surgem dos nervos radial e ulnar e correm junto com as artérias digitais dorsais.[78]

Uma técnica comum para fornecer anestesia local durante a cirurgia de unha é o bloqueio digital tradicional. Para realizar essa técnica, uma agulha é inserida no aspecto dorsal do espaço da membrana em um lado do dígito, ligeiramente distal à articulação.[79] A agulha é então avançada e o anestésico é injetado para formar uma pápula e bloquear o nervo digital.[79] A agulha é avançada ainda mais em direção à superfície palmar para bloquear o nervo digital volar.[79] Deve-se tomar cuidado para não injetar volumes excessivos de anestésico local, pois isso poderia comprimir as artérias digitais. Uma abordagem mais recente para a aplicação de anestésico na região da unha é a abordagem transtecal. Essa técnica envolve uma injeção percutânea palmar de lidocaína no espaço potencial da bainha do tendão flexor no nível do sulco de flexão palmar.[80] Para essa técnica, o anestésico é injetado na bainha do tendão flexor dos dedos através do sulco volar da articulação metacarpofalângica.[81] Às vezes, essa técnica é preferida, pois atenua o risco de lesão de estruturas neurovasculares.[81] De modo geral, é importante ter uma compreensão completa da anatomia da região do leito ungueal ao realizar a cirurgia dermatológica nessa área.

1.4 Extremidades Inferiores

Dermatologistas e cirurgiões dermatológicos têm um papel ativo no tratamento de condições cutâneas que se manifestam nas extremidades inferiores, como tumores de pele e de tecidos moles, vasculites, úlceras e outras condições. Dessa forma, o conhecimento da anatomia cirúrgica dessas regiões é fundamental para o sucesso dos procedimentos nessa área.

1.4.1 Inervação

Para realizar a cirurgia dermatológica da extremidade inferior, normalmente é necessária a anestesia da área afetada. Para procedimentos que envolvem o antepé, o mediopé ou vários dedos, é realizado um bloqueio do tornozelo.[82] Isso anestesia o nervo tibial posterior, o ramo superficial do nervo peroneal profundo, o nervo sural, o nervo safeno e o nervo peroneal superficial[82] (▶ Fig. 1.19, ▶ Fig. 1.20). O nervo tibial posterior é mais facilmente encontrado a dois dedos proximais à ponta do maléolo medial.[82] A agulha é inserida perpendicularmente à diáfise da tíbia até encontrar o córtex posterior.[82] O nervo tibial posterior corre no compartimento posterior da perna junto com a artéria tibial posterior e termina sob o retináculo flexor, quando se divide nos nervos plantares medial e lateral.[59] Os nervos plantares medial e lateral cursam ao lado de suas respectivas artérias e suprem os músculos intrínsecos do pé.[59] O osso navicular é um ponto de referência para injeção do nervo fibular profundo, que também pode ser identificado logo lateral à artéria pediosa dorsal.[82] O nervo fibular comum passa ao redor do colo da fíbula, profundamente ao fibular longo, antes de se dividir nos nervos fibulares profundos e superficiais.[59] O nervo fibular profundo desce através da perna na membrana intraóssea e entra no dorso do pé (/ Fig. 1.20).[59] O nervo fibular superficial desce no compartimento lateral da perna e é subcutâneo.[59] O dorso do pé é inervado pelo nervo fibular superficial e pelo nervo fibular profundo. O nervo fibular profundo fornece sensação a essa área.[59]

O local de injeção do nervo safeno é de um a dois dedos proximal à ponta do maléolo medial e posterior à veia safena.[82] O nervo safeno fornece inervação ao aspecto medial do pé.[59] O local de injeção do nervo sural pode ser localizado de 1 a 1,5 cm distal à ponta do maléolo lateral na gordura subcutânea.[82] O nervo sural passa inferiormente ao maléolo lateral para fornecer inervação ao aspecto lateral do pé e parte da área do calcanhar.[59] O calcanhar é suprido pelos nervos calcâneos, que se ramificam dos nervos tibial e sural.[59] Os nervos safeno e sural podem ser danificados com escleroterapia ou ablação térmica endovenosa para insuficiência venosa. Deve-se tomar cuidado para identificar esses nervos com ultrassom.

O nervo ciático emerge da grande fossa ciática na região glútea, de onde desce na coxa posterior profundamente até o bíceps femoral.[59] No ápice da fossa poplítea, ele se bifurca nos nervos tibial e fibular comum.[59] Um bloqueio do nervo ciático proximal à bifurcação na fossa poplítea é um dos bloqueios nervosos proximais mais comumente usados para cirurgia de pé e tornozelo.[83] Esse bloqueio pode anestesiar todo o pé, exceto a distribuição do nervo safeno.[83]

O nervo femoral se origina do plexo lombar no abdome e desce através do triângulo femoral para suprir os músculos da coxa anterior.[59]

O ramo safeno desse nervo desce para suprir a pele da perna medial e do pé. No caso de cânceres de pele da perna, como o melanoma, às vezes é realizada uma linfadenectomia inguinal.[84] Foram relatadas lesões na neurovasculatura femoral em decorrência desse procedimento.[84] Além disso, os nervos cutâneos superficiais são particularmente suscetíveis a lesões durante a cirurgia de câncer de pele da extremidade inferior. A sensação para os aspectos laterais e anteriores da coxa é fornecida pelo nervo cutâneo lateral da coxa e pelo ramo cutâneo anterior do nervo femoral, que cursam superficialmente na parte superior da coxa.[59] O nervo cutâneo posterior da coxa sai da pelve, passa por baixo da fáscia *lata*, perfura a fáscia profunda e segue junto com a veia safena parva até o meio da perna posterior.[59] O conhecimento dos cursos dessas estruturas é importante para evitar complicações durante a cirurgia.

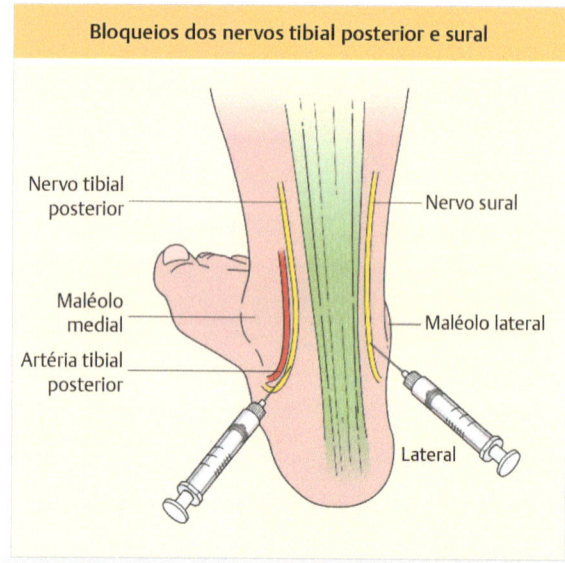

Fig. 1.19 Bloqueios dos nervos tibial posterior e sural. O bloqueio do nervo tibial posterior é realizado palpando-se a artéria tibial posterior e apontando a agulha anterior e lateralmente, logo lateral ao pulso. O anestésico deve ser injetado no sulco entre o maléolo medial e o tendão de Aquiles. O nervo sural é bloqueado de forma semelhante, com o anestésico injetado no sulco entre o maléolo lateral e o tendão de Aquiles. (Reproduzida com permissão de Bolognia J, Jorizzo J, Rapini R. Dermatology, 4th edition. Copyright Elsevier, 2018.)

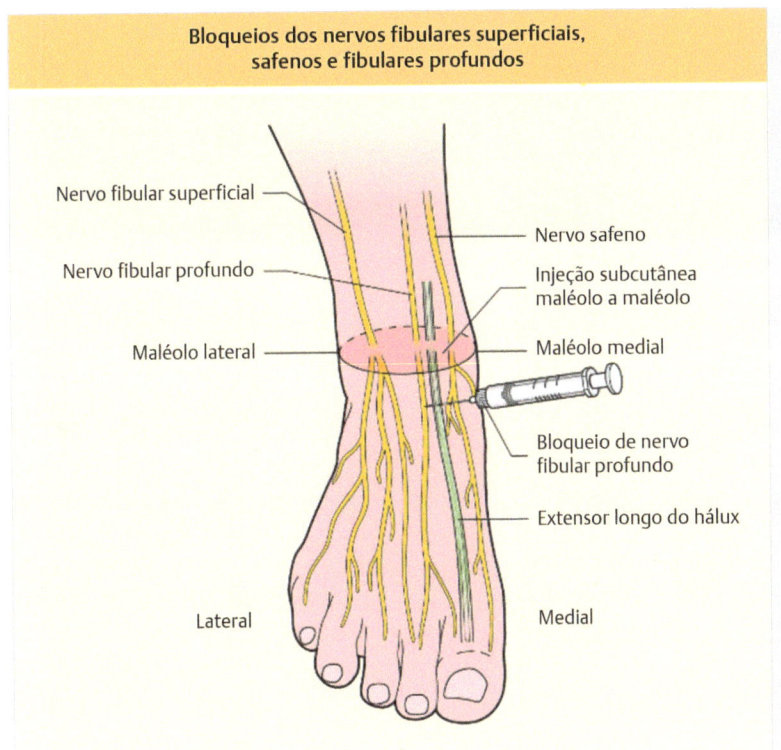

Fig. 1.20 Bloqueios dos nervos fibular superficial, safeno e fibular profundo. O nervo fibular superficial e os nervos safenos são bloqueados por meio da injeção de anestésico entre os maléolos ao longo do dorso do pé no tecido subcutâneo. O nervo fibular profundo é bloqueado com a injeção de anestésico lateral ao tendão extensor longo do hálux em direção ao meio do pé. (Reproduzida com permissão de Bolognia J, Jorizzo J, Rapini R. Dermatology, 4th edition. Copyright Elsevier, 2018.)

1.4.2 Vasculatura

Uma boa compreensão da vasculatura das extremidades inferiores é fundamental para entender a patogênese, o tratamento e o prognóstico de várias condições dermatológicas, como varizes, insuficiência venosa crônica e úlceras nas extremidades inferiores.

A vasculatura da extremidade inferior consiste em sistemas profundos e superficiais. Como esses dois sistemas estão intimamente conectados, é importante ter uma compreensão completa de ambos ao realizar procedimentos cirúrgicos, mesmo que superficiais. Com suas origens profundas na pelve, a artéria femoral é a continuação da artéria ilíaca externa distal ao ligamento inguinal.[59] Ela percorre o triângulo femoral até o adutor caudal, onde se torna a artéria poplítea.[59] Há vários ramos da artéria femoral, incluindo a artéria femoral profunda, a circunflexa medial e a circunflexa lateral. O ramo femoral profundo entra na região posterior da coxa à medida que desce pela coxa. As artérias circunflexa medial e lateral circundam a porção superior do fêmur, anastomosando-se uma com a outra. A artéria obturadora origina-se da artéria ilíaca interna e divide-se em ramos anterior e posterior na coxa medial.[59] A artéria poplítea começa no hiato adutor, onde se origina da artéria femoral.[59] Ela segue lateralmente pela fossa poplítea e dá origem a vários ramos geniculares antes de se dividir nas artérias tibiais anterior e posterior.[59] A artéria tibial anterior passa entre a tíbia e a fíbula através do compartimento anterior da perna.[59] A artéria tibial posterior desce no compartimento posterior da perna antes de se dividir nas artérias plantares medial e lateral distais ao retináculo flexor.[59]

A artéria dorsal do pé é uma continuação da artéria tibial anterior e surge no aspecto anterior da articulação do tornozelo.[59] A artéria tibial posterior desloca-se posteriormente ao maléolo medial, passa pelo túnel do tarso e divide-se nas artérias plantares medial e lateral.[59] As artérias dorsal do pé e tibial posterior são comumente palpadas e documentadas antes de qualquer procedimento na extremidade inferior ou antes do início da compressão. Caso os pulsos não sejam identificados, avaliações adicionais devem incluir estudos de Doppler e/ou do índice tornozelo-braquial. A artéria dorsal do pé supre a parte posterior do pé, enquanto as artérias plantares medial e lateral suprem a superfície plantar. Depois de passar profundamente ao abdutor do hálux, a artéria plantar medial dá origem à (1) um ramo profundo que supre os músculos do dedão do pé e (2) um ramo superficial que supre a pele no lado medial da sola e dá origem a outros ramos que se estendem até os dedos.[59] A artéria plantar lateral está localizada lateral e anteriormente à artéria plantar medial. Ela mergulha profundamente no abdutor do hálux e, em seguida, segue entre o quadrado plantar e o flexor curto do polegar.[85] À medida que a artéria plantar lateral segue medialmente pelo pé, ela se anastomosa com a artéria plantar profunda (do músculo dorsal do pé) para formar o arco plantar profundo.[85] Ocasionalmente, um arco plantar superficial é formado quando o ramo superficial da artéria plantar medial anastomosa com a artéria plantar lateral ou com o arco plantar profundo.[86] Ambas as artérias correm com seus nervos emparelhados.

A drenagem venosa do membro inferior é dividida em dois sistemas. As veias profundas do membro inferior são encontradas sob a fáscia muscular profunda e geralmente correm com suas respectivas artérias. As veias superficiais estão localizadas no tecido subcutâneo e, por fim, desembocam nas veias profundas.[87] É mais provável que as veias superficiais sejam encontradas durante a realização de cirurgias dermatológicas. A drenagem venosa do pé também é feita por meio de redes venosas profundas e superficiais. As veias profundas deslocam-se com as artérias sob a fáscia profunda do pé e contêm muitas válvulas e anastomoses.[87] A rede venosa superficial está localizada subcutaneamente e esvazia-se no arco venoso dorsal, que conecta as veias safena magna e parva.[85] A origem da veia safena magna é o lado medial do arco venoso dorsal do pé.[85] Essa grande veia troncular passa anteriormente ao maléolo medial, sobe pelo lado medial da perna e une-se ao sistema profundo na junção safenofemoral na área inguinal.[87] A origem da veia safena parva é o lado lateral do arco venoso dorsal do pé.[85] Ela sobe pelo aspecto posterolateral da perna e passa posteriormente ao maléolo lateral.[87] Ela termina tipicamente na fossa poplítea ou logo acima dela, onde drena para a veia poplítea na junção safenopoplítea.[87] Além disso, o sistema venoso tem várias válvulas para ajudar no fluxo unidirecional do sangue de volta ao coração. As veias varicosas desenvolvem-se quando essas válvulas se tornam incompetentes por vários motivos, como frouxidão da parede da veia ou das cúspides.[88] Procedimentos como a ablação endovenosa das veias safena magna e safena parva têm sido relatados como uma forma bem-sucedida de tratamento da doença venosa, pois o fechamento do sistema venoso superficial anormal aumenta a resistência desse sistema e redireciona o sangue para o sistema venoso profundo redundante, cuja musculatura circundante ajuda a bombear o sangue de volta para o coração.[89] Uma visão geral das veias da extremidade inferior é ilustrada na ▶ Figura 1.21.

Os dermatologistas e cirurgiões dermatológicos têm um papel ativo no tratamento de feridas. Nas extremidades inferiores, uma das condições mais comuns que requerem cuidados com feridas são as úlceras. As úlceras venosas são causadas por insuficiência venosa crônica e podem ser acompanhadas por uma drenagem exsudativa significativa.[90] A maioria das úlceras venosas ocorre na área da polaina, que é a região logo acima do maléolo, nos aspectos medial e lateral da perna.[91] A área da polaina é particularmente suscetível à ulceração secundária a uma bomba muscular disfuncional da panturrilha.[92] A ulceração na área maleolar medial normalmente se correlaciona com a insuficiência da veia safena magna, enquanto as úlceras no tornozelo posterolateral e na perna apontam para o envolvimento da veia safena parva. As úlceras arteriais são normalmente causadas pelo estreitamento do lúmen dos vasos secundário a placas de colesterol e são mais comumente encontradas sobre proeminências ósseas distais.[90] Além disso, o *diabetes mellitus* afeta mais de 30 milhões de adultos nos Estados Unidos e 1% a 4% desses pacientes desenvolverão úlceras nos pés, geralmente secundárias à neuropatia.[93,94] Doença arterial periférica (PAD) é outra condição frequentemente associada ao diabetes que predispõe os pacientes a desenvolver úlceras nos pés.[95] É importante observar que a cicatrização por segunda intenção é geralmente preferida para essas úlceras, a menos que sejam grandes o suficiente para exigir a adição de

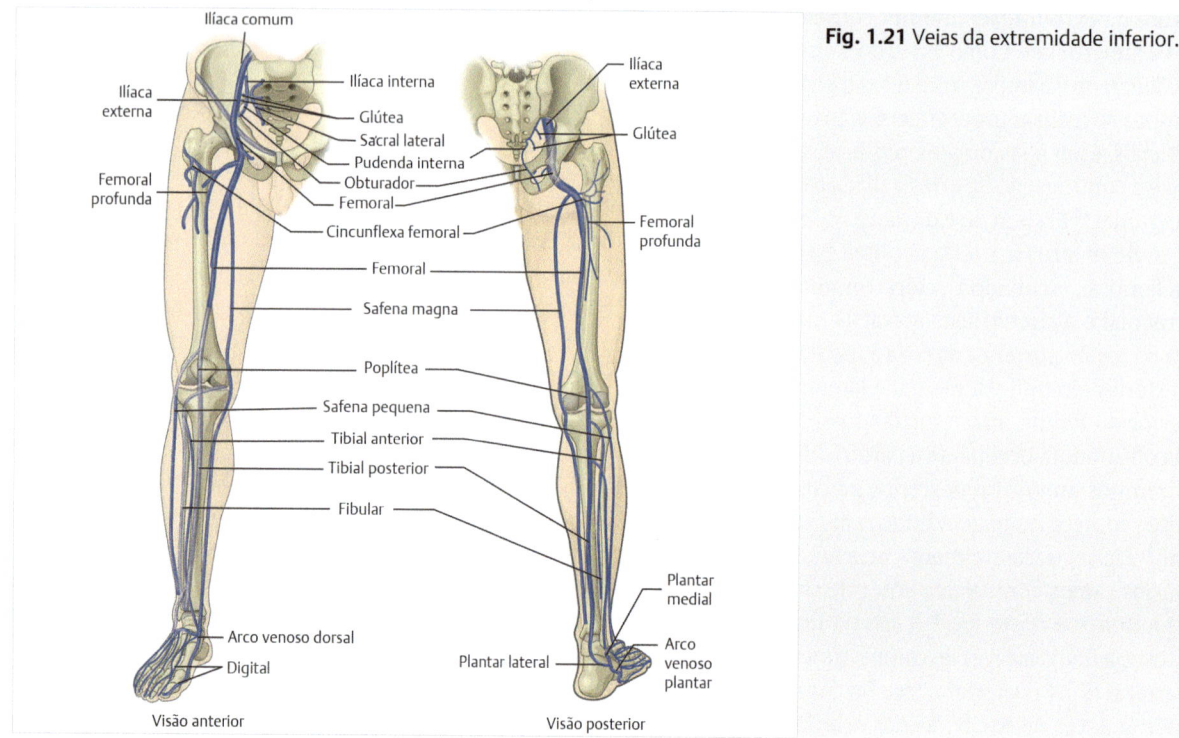

Fig. 1.21 Veias da extremidade inferior.

um enxerto. Em geral, a segunda intenção pode ser usada em muitos cenários clínicos, como no caso de feridas superficiais em áreas côncavas ou feridas de espessura parcial envolvendo a mucosa do lábio. As áreas não apropriadas para a cicatrização por segunda intenção incluem aquelas próximas a uma margem livre, caso em que a contração da ferida pode resultar em tração ou distorção.

1.4.3 Unhas dos Pés

A anatomia da unha do dedo do pé é muito semelhante à anatomia das unhas dos dedos das mãos (▶ Fig. 1.22). A unha do dedo do pé consiste em quatro partes: (1) a dobra ungueal proximal, (2) a matriz ungueal, (3) o leito ungueal e (4) o hiponíquio.[82] As unhas encravadas são uma causa comum de cirurgia dermatológica nessa região.

A unha encravada geralmente ocorre no leito ungueal ou no hiponíquio (▶ Fig. 1.23).[82] O procedimento para uma unha encravada é chamado de procedimento de Winograd, no qual a margem medial ou lateral problemática da placa ungueal, juntamente com a matriz subjacente, é removida.[82] A matriz da unha deve ser removida para evitar o crescimento de um corno ungueal, que ocorre em 5% dos casos.[82] Para os procedimentos nos dedos dos pés, normalmente é realizado um bloqueio anestésico digital.[82] Isso envolve a injeção do agente na lateral do dedo do pé dentro da camada subcutânea entre a pele e a fáscia profunda.[82] A agulha é inclinada para o lado plantar para afetar os nervos digitais.[82] O nervo plantar medial dá origem aos nervos digitais plantares comuns e aos nervos digitais plantares apropriados que suprem os dedos dos pés.[59] O suprimento de sangue para o aspecto plantar dos dedos dos pés vem dos ramos do arco plantar, das artérias digitais plantares e das artérias metatarsais plantares.[96] A artéria arqueada dá origem as artérias metatarsais, que correm nos espaços entre os dedos dos pés antes de se dividirem em dois ramos digitais dorsais nos dedos adjacentes.[96] A vasculatura do pé corre ao lado dos nervos; portanto, deve-se tomar cuidado especial para evitar a injeção intravascular durante os procedimentos.

1.5 Genitália

1.5.1 Anatomia dos Órgãos Genitais Femininos

Uma variedade de condições dermatológicas afeta as áreas genitais femininas, como líquen escleroso, câncer e envelhecimento normal. O conhecimento da anatomia cirúrgica da região genital feminina é necessário para o tratamento de pacientes com essas condições.

Vulva

A vulva é o componente externo da genitália feminina. As estruturas vulvares incluem o monte púbico, os grandes lábios, os pequenos lábios, o clitóris e as estruturas glandulares vestibulares.[59] O monte púbico é uma área de tecido adiposo que fica em frente à sínfise púbica e é coberto por pelos em forma de triângulo invertido.[97] Os grandes lábios são duas dobras de pele que formam as porções laterais da vulva, começam no *mons pubis* e estendem-se até o períneo.[97] Os lábios são preenchidos por tecido subcutâneo frouxo, gordura e músculo liso, e são cobertos por glândulas sebáceas e pelos pubianos.[96] Há um rico suprimento de veias em toda a gordura dos grandes lábios. A parte mais espessa dos grandes lábios é a porção anterior, onde as duas dobras se fundem para formar a comissura anterior.[97] A comissura posterior é menos definida e representa o ponto de fusão posterior.[97] Atualmente, é uma tendência popular submeter-se a cirurgias eletivas de estética vulvar para alterar essas estruturas vaginais. Por exemplo, a pele dos grandes lábios pode estar inchada e proeminente ou flácida.[98]

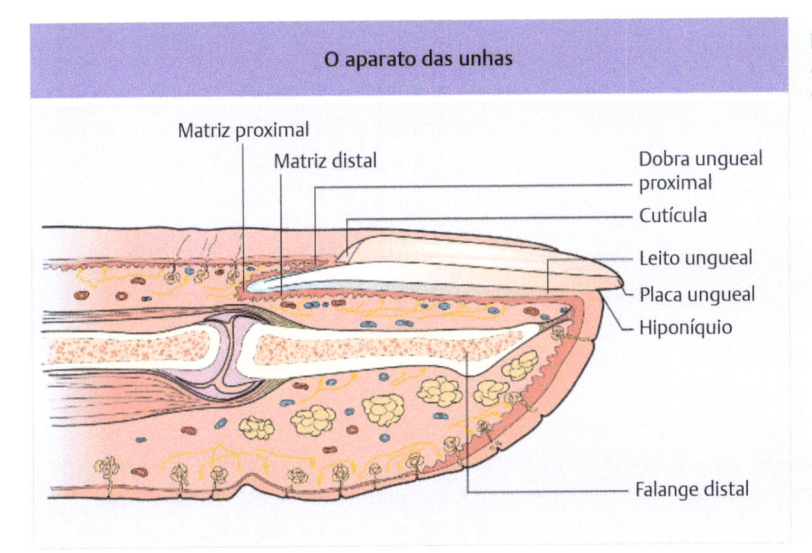

Fig. 1.22 Anatomia da unha. (Reproduzida com permissão de Bologna J, Schaffer J, Cerroni L. Dermatology. Copyright Elsevier, 2018.)

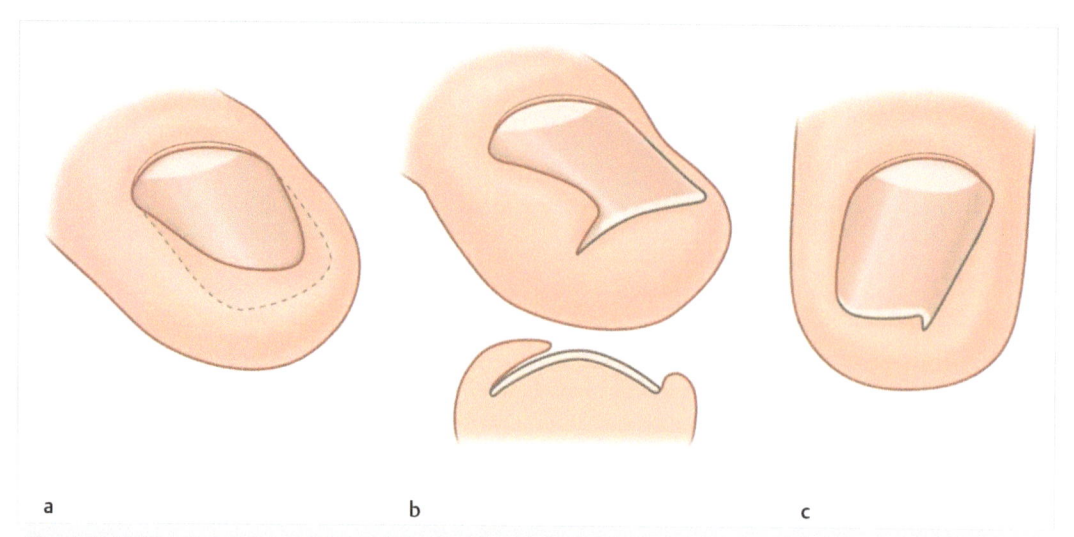

Fig. 1.23 Unhas encravadas na infância. **(a)** Unha encravada do recém-nascido com as paredes distal e lateral da unha sobrepondo-se aos cantos da unha. **(b)** Lábio lateral hipertrófico sobrepondo a superfície da unha. **(c)** Desalinhamento congênito da unha do hálux. (Reproduzida de Surgery of the Skin. Haneke E. Copyright [2015] com permissão da Elsevier.)

A insatisfação cosmética com isso leva algumas mulheres a procurar tratamento médico para os grandes lábios, que pode consistir em injeção de gordura para aumento ou ressecção da pele redundante.[98] Os pequenos lábios são dobras de pele que circundam o vestíbulo da vagina. As dobras são lisas e sem pelos e contêm músculo liso.[59] Os pequenos lábios são estruturas importantes com relação a procedimentos dermatológicos e outros procedimentos cirúrgicos. A hipertrofia labial, ou a largura dos pequenos lábios aumentada, também é uma condição para a qual se procura atendimento devido a preocupações funcionais ou estéticas.[99] Quando apropriado, a hipertrofia labial é tratada com uma labioplastia, na qual o médico remodela os pequenos lábios. A técnica de corte envolve a excisão do excesso de tecido labial ao longo da borda externa dos lábios internos, e a técnica de cunha envolve a remoção de uma cunha de tecido em forma de V de ambos os lados dos lábios e a sutura das bordas restantes.[100] Anteriormente, os lábios se fundem para formar o prepúcio do clitóris e, posteriormente, para formar o frênulo.[97] O clitóris é um órgão erétil formado pela fusão anterior dos pequenos lábios. O corpo clitoridiano é o corpo erétil e contém a crura clitoridiana e a glande clitoridiana.[100] A crura do clitóris fica abaixo dos músculos isquiocavernosos e funde-se superiormente para formar a glande.[97] O conhecimento da anatomia do clitóris é importante para preservar sua estrutura durante os procedimentos cirúrgicos.

A drenagem linfática da vulva é feita para os linfonodos subinguinais superficiais ou para o linfonodo inguinal profundo.[59] O suprimento arterial da área vulvar provém principalmente da artéria pudenda interna, que se origina da artéria ilíaca interna.[59] A artéria pudenda interna dá origem a outros ramos, incluindo as artérias dorsais e profundas do clitóris.[97]

A vulva tem um plexo venoso rico, que drena para a veia pudenda interna.[59] As varizes nessa região são frequentemente associadas à insuficiência venosa pélvica central e podem justificar exames e imagens adicionais. A inervação da vulva vem dos nervos labiais anteriores (anteriormente), que são ramos do nervo ilioinguinal.[59] Posteriormente, a inervação vem dos nervos labiais posteriores, que são ramos do nervo perineal superficial.[59] A lesão desse nervo não é incomum e ocorre por meio de episiotomias, lesões por impacto e cirurgias vulvares.[101]

Vagina

Dermatologistas e cirurgiões dermatológicos podem realizar uma variedade de procedimentos envolvendo a vagina, o que exige um conhecimento profundo da anatomia vaginal. A vagina é um órgão musculomembranoso e é comprimida por vários músculos e esfíncteres, incluindo o esfíncter uretral externo, o esfíncter uretrovaginal, o músculo pubovaginal e o músculo bulboesponjoso.[59] A abertura inferior da vagina é o orifício vaginal. O orifício vaginal abre-se para o vestíbulo da vagina, que é o espaço entre os dois pequenos lábios.[59] A vagina é um tubo colapsado e estende-se do vestíbulo até o meio do colo do útero.

Procedimentos como o rejuvenescimento vaginal têm como objetivo diminuir o diâmetro do canal e da abertura vaginal.[67] Isso pode ser feito por meio de incisão na abertura da vagina, remoção do excesso de tecido e sutura do tecido remanescente.[67] A mucosa é um local de possível aplicação de *laser* para rejuvenescimento vaginal, que fornece energia à área para estimular a contração do colágeno e da elastina, a neocolagênese e a neovascularização. Acredita-se que o tratamento com *laser* acabe por aumentar a espessura do tecido e diminuir o diâmetro da abertura vaginal.[10] Embora sejam necessários estudos mais robustos, até o momento a tecnologia a *laser* tem se mostrado uma opção em potencial para procedimentos de rejuvenescimento vaginal.[103]

1.5.2 Anatomia dos Órgãos Genitais Masculinos

Os procedimentos em dermatologia envolvendo os órgãos genitais masculinos geralmente envolvem a excisão cirúrgica de uma neoplasia maligna do pênis, sendo a mais comum o carcinoma de células escamosas (SCC), embora também sejam realizadas excisões de carcinoma basaloide e carcinoma verrucoso do pênis.[104]

Pênis

Embora o SCC do pênis seja raro nos Estados Unidos, a maioria das neoplasias malignas cutâneas que se apresentam no pênis são SCCs.[105-108] Como 78% dos tumores estão localizados na glande ou no prepúcio, surgiram procedimentos de preservação de órgãos que são curativos e permitem a preservação da função peniana.[109] No caso de envolvimento da uretra ou de tumores maiores, essas opções incluem uma glansectomia.[110] Outros cânceres de pênis, como melanoma ou carcinoma basocelular, podem apresentar-se em qualquer local do pênis. Os cânceres localizados em outras áreas do pênis também podem exigir intervenção cirúrgica, mais frequentemente na forma de ressecção parcial do pênis.[109]

O pênis é composto por três partes: a raiz, o corpo e a glande.[59] A porção mais superior do pênis é a raiz, que é composta pela crura, pelo bulbo, pelo isquiocavernoso e pelo bulbospongioso.[59] O corpo do pênis é uma extensão da raiz do pênis e não contém músculos adicionais.[59] A glande do pênis é uma extensão do corpo do esponjoso.[59] A coroa da glande é a borda de tecido que cobre o colo da glande, que separa a glande do corpo do pênis.[59] Em um homem não circuncidado, a pele e a fáscia do pênis formam o prepúcio.

Os corpos cavernosos são estruturas emparelhadas no lado dorsal do pênis que são os principais corpos eréteis do pênis.[85] Eles são cobertos por uma camada externa espessa, a túnica albugínea, e tecido sinusoidal que se expande com sangue durante uma ereção. O único corpo erétil no aspecto ventral do pênis é o corpo esponjoso, que é contínuo com a glande.[85] Superficialmente à túnica albugínea, encontra-se a fáscia peniana profunda (Buck), que é profunda à fáscia de dartos, que fica logo abaixo da pele do pênis.[85] A glansectomia começa com o uso do plano entre a fáscia peniana profunda e a superfície profunda do pênis para expor os corpos cavernosos.[110] A glande é excisada dos corpos cavernosos e a fáscia de dartos e a pele são suturados, geralmente com um enxerto de pele dividido, para construir uma nova glande.[110] Os feixes neurovasculares e a uretra são seccionados distalmente e depois fixados aos corpos cavernosos distais.[110]

Há três componentes na uretra masculina: (1) a porção prostática, (2) a porção membranosa e (3) a porção esponjosa.[59] É fundamental entender a anatomia uretral, pois muitos procedimentos envolvem a reconstrução de algum componente da uretra. A porção prostática da uretra é a porção mais proximal e começa no colo da bexiga.[59] Essa porção da uretra é delimitada pela próstata e deságua na porção membranosa. A porção membranosa da uretra começa no ápice da próstata e atravessa a bolsa perineal profunda.[59] Essa porção é circundada pelo esfíncter uretral externo e abre-se para a porção esponjosa da uretra.[59] A porção esponjosa da uretra vai da parte distal da uretra membranosa e termina no orifício uretral externo.[59] O lúmen uretral esponjoso é expandido para formar a fossa intrabulbar no bulbo do pênis e a fossa navicular na glande do pênis.[59] Há pequenas aberturas para secreções das glândulas bulbouretrais e uretrais em toda a uretra esponjosa.[59]

O pênis é ricamente suprido por muitas artérias e nervos. A neurovasculatura às vezes é separada durante procedimentos cirúrgicos para evitar lesões nessas estruturas.[110] O aspecto dorsal do pênis é suprido pelas artérias dorsais do pênis, que correm ao longo do dorso do pênis entre a artéria dorsal e a veia dorsal profunda.[59] Os corpos cavernosos são supridos pelas artérias profundas do pênis, que correm ao longo da haste e dão origem às artérias helicoidais para suprir os tecidos eréteis.[59] A parte bulbosa do corpo esponjoso e as glândulas bulbouretrais são supridas pelas artérias do bulbo do pênis.[59] Os ramos das artérias pudendas externas suprem a pele do pênis.[59]

Há vários níveis de drenagem venosa do pênis. As veias superficiais estão localizadas ao longo da fáscia dorsal, que provavelmente será encontrada durante procedimentos reconstrutivos, como a glansectomia.[85] A veia dorsal profunda do pênis drena o sangue do espaço cavernoso e percorre a fáscia profunda.[59]

A inervação sensorial e simpática do pênis é feita pelo nervo dorsal do pênis, um ramo do nervo pudendo.[59] A inervação parassimpática do tecido erétil é feita pelos nervos cavernosos.[59] O nervo pudendo é particularmente vulnerável a lesões durante a cirurgia, e as consequências dessas lesões são devastadoras. A lesão do nervo pudendo é conhecida por causar disfunção erétil, disfunção miccional e dor.[111] O nervo dorsal do pênis é o ramo do nervo pudendo que é particularmente suscetível a lesões durante a cirurgia dermatológica. Para evitar ferir essa estrutura durante a cirurgia, é preciso reconhecer as variações desse nervo, incluindo os diferentes padrões de ramificação ao longo do pênis. Os ramos dentro da glande são bem documentados; entretanto, há variações quanto à extensão dos ramos laterais na haste, o que deve ser levado em conta durante os procedimentos cirúrgicos.[23]

1.6 Conclusão

Um número cada vez maior de procedimentos dermatológicos é realizado na cabeça e no pescoço, nas extremidades e nos órgãos genitais. Um bom entendimento da anatomia neurovascular e de outras anatomias clinicamente relevantes é fundamental para otimizar os resultados dos pacientes e reduzir os riscos do procedimento.

Referências

[1] Salasche SJ, Mandy SH. Anatomy. In: Rohrer TE, Cook JL, Kaufman AJ, eds. Flaps and Grafts, in Dermatologic Surgery. Philadelphia, PA: Elsevier; 2007:1–14

[2] Robinson J. Anatomy for procedural dermatology. In: Robinson J, Hanke WC, Siegel D, Fratila A, Bhatia A, Rohrer T, eds. Surgery of the Skin. New York, NY: Saunders; 2015:1–27

[3] Schenck TL, Koban KC, Schlattau A, et al. The functional anatomy of the superficial fat compartments of the face: a detailed imaging study. Plast Reconstr Surg. 2018; 141(6):1351–1359

[4] Wysong A, Kim D, Joseph T, MacFarlane DF, Tang JY, Gladstone HB. Quantifying soft tissue loss in the aging male face using magnetic resonance imaging. Dermatol Surg. 2014;40(7):786–793

[5] Wysong A, Joseph T, Kim D, Tang JY, Gladstone HB. Quantifying soft tissue loss in facial aging: a study in women using magnetic resonance imaging. Dermatol Surg. 2013; 39(12):1895–1902

[6] Pessa JE, Rohrich RJ. Facial Topography: Clinical Anatomy of the Face. St. Louis, MO: Quality Medical Publishing, Inc.; 2012

[7] Salasche SJ. Anatomy. In: Rohrer TE, Cook JL, Nguyen T, eds. Flaps and Grafts in Dermatologic Surgery. Philadelphia, PA: Saunders, Elsevier; 2008

[8] Kazkayasi M, Ergin A, Ersoy M, Bengi O, Tekdemir I, Elhan A. Certain anatomical relations and the precise morphometry of the infraorbital foramen: canal and groove: an anatomical and cephalometric study. Laryngoscope. 2001; 111(4, Pt 1):609–614

[9] Tubbs RS, Johnson PC, Loukas M, Shoja MM, Cohen-Gadol AA. Anatomical landmarks for localizing the buccal branch of the trigeminal nerve on the face. Surg Radiol Anat. 2010;32(10):933–935

[10] Allen S, Sengelmann R. Nerve injury. In: Gloster HM, ed. Complications in Cutaneous Surgery. New York, NY: Springer; 2008:21–35

[11] Moore KL, Dalley AF. Clinically Oriented Anatomy. 4th ed. New York, NY: Lippincott Williams & Wilkins; 1999

[12] Standring S. Gray's Anatomy: The Anatomical Basis of Clinical Practice. 39th ed. New York, NY: Churchill Livingstone; 2005

[13] Baker DC, Conley J. Avoiding facial nerve injuries in rhytidectomy. Anatomical variations and pitfalls. Plast Reconstr Surg. 1979; 64(6):781–795

[14] Pessa JE. SMAS fusion zones determine the subfascial and subcutaneous anatomy of the human face: fascial spaces, fat compartments, and models of facial aging. Aesthet Surg J. 2016;36(5):515–526

[15] Borle RM, Jadhav A, Bhola N, Hingnikar P, Gaikwad P. Borle's triangle: a reliable anatomical landmark for ease of identification of facial nerve trunk during parotidectomy. J Oral Biol Craniofac Res. 2019; 9(1):33–36

[16] von Arx T, Nakashima MJ, Lozanoff S. The face: a musculoskeletal perspective. A literature review. Swiss Dent J. 2018; 128(9):678–688

[17] Joseph ST, Sharankumar S, Sandya CJ, et al. Easy and safe method for facial nerve identification in parotid surgery. J Neurol Surg B Skull Base. 2015; 76(6):426–431

[18] Curtin HD, Wolfe P, Snyderman N. The facial nerve between the stylomastoid foramen and the parotid: computed tomographic imaging. Radiology. 1983; 149(1):165–169

[19] Whitney ZB, Zito PM. Anatomy, Skin, Superficial Musculoaponeurotic System(SMAS) Fascia. Treasure Island, FL: StatPearls Publishing; 2018

[20] Pitanguy I, Ramos AS. The frontal branch of the facial nerve: the importance of its variations in face lifting. Plast Reconstr Surg. 1966;38(4):352–356

[21] Maciburko SJ, Townley WA, Hollowood K, Giele HP. Skin cancers of the hand: a series of 541 malignancies. Plast Reconstr Surg. 2012;129(6):1329–1336

[22] Brown H, Burns S, Kaiser CW. The spinal accessory nerve plexus, the trapezius muscle, and shoulder stabilization after radical neck cancer surgery. Ann Surg. 1988; 208(5):654–661

[23] Kozacioglu Z, Kiray A, Ergur I, Zeybek G, Degirmenci T, Gunlusoy B. Anatomy of the dorsal nerve of the penis, clinical implications. Urology. 2014; 83(1):121–124

[24] Schwember G, Rodríguez A. Anatomic surgical dissection of the extraparotid portion of the facial nerve. Plast Reconstr Surg. 1988;81(2):183–188

[25] Gosain AK, Sewall SR, Yousif NJ. The temporal branch of the facial nerve: how reliably can we predict its path? Plast Reconstr Surg. 1997; 99(5):1224–1233, discussion 1234–1236

[26] Ammirati M, Spallone A, Ma J, Cheatham M, Becker D. An anatomicosurgical study of the temporal branch of the facial nerve. Neurosurgery. 1993; 33(6):1038–1043, discussion 1044

[27] Al-Kayat A, Bramley P. A modified pre-auricular approach to the temporomandibular joint and malar arch. Br J Oral Surg. 1979; 17(2):91–103

[28] Hwang K, Kim YJ, Chung IH. Innervation of the corrugator supercilii muscle. Ann Plast Surg. 2004; 52(2):140–143

[29] Owsley JQ, Agarwal CA. Safely navigating around the facial nerve in three dimensions. Clin Plast Surg. 2008; 35(4):469–477, v

[30] Salas E, Ziyal IM, Bejjani GK, Sekhar LN. Anatomy of the frontotemporal branch of the facial nerve and indications for interfascial dissection. Neurosurgery. 1998; 43(3):563–568,discussion 568–569

[31] Kim DI, Nam SH, Nam YS, Lee KS, Chung RH, Han SH. The marginal mandibular branch of the facial nerve in Koreans. Clin Anat. 2009;22(2):207–214

[32] Drake R. Gray's Anatomy of Students. Philadelphia, PA: Elsevier/Churchill Livingstone; 2010:855–866

[33] Wang TM, Lin CL, Kuo KJ, Shih C. Surgical anatomy of the mandibular ramus of the facial nerve in Chinese adults. Acta Anat (Basel). 1991; 142(2):126–131

[34] Basar R, Sargon MF, Tekdemir Y, Elhan A. The marginal mandibular branch of the facial nerve. Surg Radiol Anat. 1997; 19(5):311–314

[35] Savary V, Robert R, Rogez JM, Armstrong O, Leborgne J. The mandibular marginal ramus of the facial nerve: an anatomic and clinical study. Surg Radiol Anat. 1997; 19(2):69–72

[36] Al-Hayani A. Anatomical localisation of the marginal mandibular branch of the facial nerve. Folia Morphol (Warsz). 2007; 66(4):307–313

[37] Hazani R, Chowdhry S, Mowlavi A, Wilhelmi BJ. Bony anatomic landmarks to avoid injury to the marginal mandibular nerve. Aesthet Surg J. 2011; 31(3):286–289

[38] Batra AP, Mahajan A, Gupta K. Marginal mandibular branch of the facial nerve: an anatomical study. Indian J Plast Surg. 2010; 43(1):60–64

[39] Bindra S, Choudhary K, Sharma P, Sheorain A, Sharma CB. Management of mandibular sub condylar and condylar fractures using retromandibular approach and assessment of associated surgical complications. J Maxillofac Oral Surg. 2010; 9(4):355–362

[40] Valtonen EJ, Lilius HG. Late sequelae of iatrogenic spinal accessory nerve injury. Acta Chir Scand. 1974; 140(6):453–455

[41] Nason RW, Abdulrauf BM, Stranc MF. The anatomy of the accessory nerve and cervical lymph node biopsy. Am J Surg. 2000; 180(3):241–243

[42] Brown SM, Oliphant T, Langtry J. Motor nerves of the head and neck that are susceptible to damage during dermatological surgery. Clin Exp Dermatol. 2014; 39(6):677–682, quiz 681–682

[43] Overland J, Hodge JC, Breik O, Krishnan S. Surgical anatomy of the spinal accessory nerve: review of the literature and case report of a rare anatomical variant. J Laryngol Otol. 2016;130(10):969–972

[44] Durazzo MD, Furlan JC, Teixeira GV, et al. Anatomic landmarks for localization of the spinal accessory nerve. Clin Anat. 2009; 22(4):471–475

[45] Salgarelli AC, Landini B, Bellini P, Multinu A, Consolo U, Collini M. A simple method of identifying the spinal accessory nerve in modified radical neck dissection: anatomic study and clinical implications for resident training. Oral Maxillofac Surg. 2009; 13(2):69–72

[46] Anderson BW, Al Kharazi KA. Anatomy, Head and Neck, Skull. Treasure Island, FL: StatPearls Publishing; 2018

[47] von Arx T, Tamura K, Yukiya O, Lozanoff S. The face: a vascular perspective. A literature review. Swiss Dent J. 2018; 128(5):382–392

[48] Westbrook KE, Varacallo M. Anatomy, Head and Neck, Facial Muscles. Treasure Island, FL: StatPearls Publishing; 2018

[49] Kim HS, Lee KL, Gil YC, Hu KS, Tansatit T, Kim HJ. Topographic anatomy of the infraorbital artery and its clinical implications for nasolabial fold augmentation. Plast Reconstr Surg. 2018; 142(3):273e–280e

[50] Koziej M, Trybus M, Hold M, et al. The superficial temporal artery: anatomical map for facial reconstruction and aesthetic procedures. Aesthet Surg J. 2019; 39(8):815–823

[51] Umek N, Cvetko E. Unusual course and termination of common facial vein: a case report. Surg Radiol Anat. 2019; 41(2):239–241

[52] Kiranantawat K, Suhk JH, Nguyen AH. The Asian eyelid: relevant anatomy. Semin Plast Surg. 2015; 29(3):158–164

[53] Kim DW, Bhatki AM. Upper blepharoplasty in the Asian eyelid. Facial Plast Surg Clin North Am. 2005; 13(4):525–532, vi

[54] Doxanas MT, Anderson RL. Oriental eyelids. An anatomic study. Arch Ophthalmol. 1984; 102(8):1232–1235

[55] Park JW, Hwang K. Anatomy and histology of an epicanthal fold. J Craniofac Surg. 2016; 27(4):1101–1103

[56] Watanabe K. Measurement method of upper blepharoplasty for Orientals. Aesthetic Plast Surg. 1993; 17(1):1–8

[57] Flowers RS. Upper blepharoplasty by eyelid invagination. Anchor blepharoplasty. Clin Plast Surg. 1993; 20(2):193–207

[58] Saonanon P. Update on Asian eyelid anatomy and clinical relevance. Curr Opin Ophthalmol. 2014; 25(5):436–442

[59] Moore KL, Dalley A, Agur AMR, Clinically Oriented Anatomy. 7th ed. Philadelphia, PA:Wolters Kluwer; 2014

[60] MacDonald RI, Lichtman DM, Hanlon JJ, Wilson JN. Complications of surgical release for carpal tunnel syndrome. J Hand Surg Am. 1978;3(1):70–76

[61] Bland JD. Treatment of carpal tunnel syndrome. Muscle Nerve. 2007;36(2):167–171

[62] Lifchez SD, Kelamis JA. Surgery of the hand and wrist. In: Brunicardi F, Andersen D, Billiar TR, et al, eds. Schwartz's Principles of Surgery. New York, NY: McGraw-Hill; 2015

[63] Gündeş H, Cirpici Y, Sarlak A, Müezzinoglu S. Prognosis of wrist ganglion operations. Acta Orthop Belg. 2000; 66(4):363–367

[64] Hallett P, Ashurst JV. Anatomy, Shoulder and Upper Limb, Hand Anatomical Snuff Box. Treasure Island, FL: StatPearls Publishing; 2018

[65] Vuppalapati G, Oberlin C, Balakrishnan G. "Distally based dorsal hand flaps": clinical experience, cadaveric studies and an update. Br J Plast Surg. 2004; 57(7):653–667

[66] Omokawa S, Tanaka Y, Ryu J, Kish VL. The anatomical basis for reverse first to fifth dorsal metacarpal arterial flaps. J Hand Surg [Br]. 2005; 30(1):40–44

[67] Sobanko JF, Fischer J, Etzkorn JR, Miller CJ. Local fasciocutaneous sliding flaps for soft-tissue defects of the dorsum of the hand. JAMA Dermatol. 2014; 150(11):1187–1191

[68] Rohrer TE, Leslie B, Grande DJ. Dermatologic surgery of the hand. General principles and avoiding complications. J Dermatol Surg Oncol. 1994; 20(1):19–34, quiz 36–37

[69] Bidic SM, Hatef DA, Rohrich RJ. Dorsal hand anatomy relevant to volumetric rejuvenation. Plast Reconstr Surg. 2010; 126(1):163–168

[70] Lefebvre-Vilardebo M, Trevidic P, Moradi A, Busso M, Sutton AB, Bucay VW. Hand: clinical anatomy and regional approaches with injectable fillers. Plast Reconstr Surg. 2015; 136(5) Suppl:258S–275S

[71] Bertucci V, Solish N, Wong M, Howell M. Evaluation of the Merz hand grading scale after calcium hydroxylapatite hand treatment. Dermatol Surg. 2015; 41 Suppl 1:S389–S396

[72] Gargasz SS, Carbone MC. Hand rejuvenation using Radiesse. Plast Reconstr Surg. 2010; 125(6):259e–260e

[73] Fathi R, Cohen JL. Challenges, considerations, and strategies in hand rejuvenation. J Drugs Dermatol. 2016; 15(7):809–815

[74] Young DM, Hansen SL, Doherty GM. Hand surgery. In: Doherty GM, ed. Current Diagnosis & Treatment: Surgery. New York, NY: McGraw-Hill; 2014

[75] Robinson JK, Hanke C, Rohrer TE, Siegel DM, Fratila A, Bhatia AC. Surgery of the Skin: Procedural Dermatology. 2nd ed. London: Mosby, Elsevier; 2015

[76] Ashish Bhatia TR. Nail surgery. In: Robinson JK, Hanke WC, Siegel D, Fratila A, Bhatia A, Rohrer T, eds. Surgery of the Skin: Procedural Dermatology. Philadelphia, PA: Mosby, Elsevier; 2010:755–780

[77] Yang D, Morris SF. Vascular basis of dorsal digital and metacarpal skin flaps. J Hand Surg Am. 2001; 26(1):142–146

[78] Yun MJ, Park JU, Kwon ST. Surgical options for malignant skin tumors of the hand. Arch Plast Surg. 2013; 40(3):238–243

[79] Napier A, Taylor A. Digital Nerve Block. Treasure Island, FL: StatPearls Publishing; 2018

[80] Chiu DT. Transthecal digital block: flexor tendon sheath used for anesthetic infusion. J Hand Surg Am. 1990; 15(3):471–477

[81] Hart RG, Fernandas FA, Kutz JE. Transthecal digital block: na underutilized technique in the ED. Am J Emerg Med. 2005; 23(3):340–342

[82] Mann JA, Chou L, Ross SDK. Foot and ankle surgery. In: Skinner HB, McMahon P, eds. Current Diagnosis & Treatment in Orthopedics. New York, NY: McGraw-Hill; 2014

[83] Fraser TW, Doty JF. Peripheral nerve blocks in foot and ankle surgery. Orthop Clin North Am. 2017; 48(4):507–515

[84] Joyce KM. Surgical management of melanoma. In: Ward WH, Farma J, eds. Cutaneous Melanoma: Etiology and Therapy. Brisbane, Australia: Codon Publications; 2017

[85] Morton DA, Foreman KB, Albertine KH. The Big Picture Gross Anatomy. 2nd ed. New York, NY: McGraw-Hill Medical; 2011

[86] Ozer MA, Govsa F, Bilge O. Anatomic study of the deep plantar arch. Clin Anat. 2005; 18(6):434–442

[87] Creager MA, Loscalzo J. Chronic venous disease and lymphedema. In: Longo DL, Fauci AS, Kasper DL, Hauser SL, Jameson JL, Loscalzo J, eds, Harrison's Principles of Internal Medicine. 20th ed. New York, NY: McGraw-Hill; 2011

[88] Goel RR, Abidia A, Hardy SC. Surgery for deep venous incompetence. Cochrane Database Syst Rev. 2015(2):CD001097

[89] Deatrick KB, Wakefield TW, Henke PK. Chronic venous insufficiency: current management of varicose vein disease. Am Surg. 2010; 76(2):125–132

[90] Foman N. Leg ulcers. In: Soutor C, Hordinsky MK, eds. Clinical Dermatology. New York, NY: McGraw-Hill; 2012

[91] Grey JE, Harding KG, Enoch S. Venous and arterial leg ulcers. BMJ. 2006; 332(7537):347–350

[92] London NJ, Donnelly R. ABC of arterial and venous disease. Ulcerated lower limb. BMJ. 2000; 320(7249):1589–1591

[93] Bartus CL, Margolis DJ. Reducing the incidence of foot ulceration and amputation in diabetes. Curr Diab Rep. 2004; 4(6):413–418

[94] National Diabetes Statistics Report. Estimates of Diabetes and Its Burden in the United States. 2017 [cited 2019 January 12, 2019]. Available from: https://www.cdc.gov/diabetes/pdfs/data/statistics/national-diabetes-statistics-report.pdf

[95] Armstrong DG, Cohen K, Courric S, Bharara M, Marston W. Diabetic foot ulcers and vascular insufficiency: our population has changed, but our methods have not. J Diabetes Sci Technol. 2011; 5(6):1591–1595

[96] Williams PL, Warwick R, Dyson M, Bannister LH. Gray's Anatomy. 37th ed. New York, NY: Churchill Livingstone; 1989
[97] Owen CM, Heitmann R. Anatomy of the female reproductive system. In: Nathan L, DeCherney AH, Laufer N, Roman AS, eds. Current Diagnosis & Treatment: Obstetrics & Gynecology. New York, NY: McGraw-Hill; 2013: 1–37
[98] Hunter JG. Labia minora, labia majora, and clitoral hood alteration: experience-based recommendations. Aesthet Surg J. 2016; 36(1):71–79
[99] Westermann LB, Oakley SH, Mazloomdoost D, et al. Attitudes regarding labial hypertrophy and labiaplasty: a survey of members of the Society of Gynecologic Surgeons and the North American Society for Pediatric and Adolescent Gynecology. Female Pelvic Med Reconstr Surg. 2016; 22(3):175–179
[100] Wong Cp, Bhimji Sp. Labiaplasty, Labia Minora Reduction. Treasure Island, FL: StatPearls Publishing; 2018
[101] Wan EL, Goldstein AT, Tolson H, Dellon AL. Injury to perineal branch of pudendal nerve in women: outcome from resection of the perineal branches. J Reconstr Microsurg. 2017;33(6):395–401
[102] Barbara G, Facchin F, Buggio L, Alberico D, Frattaruolo MP, Kustermann A. Vaginal rejuvenation: current perspectives. Int J Womens Health. 2017; 9:513–519
[103] Karcher C, Sadick N. Vaginal rejuvenation using energy-based devices. Int JWomens Dermatol. 2016; 2(3):85–88
[104] Higgins S, Nazemi A, Chow M, Wysong A. Review of nonmelanoma skin cancer in African Americans, Hispanics, and Asians. Dermatol Surg. 2018; 44(7):903–910
[105] Pow-Sang MR, Ferreira U, Pow-Sang JM, Nardi AC, Destefano V. Epidemiology and natural history of penile cancer. Urology. 2010;76(2) Suppl 1:S2–S6
[106] Barnholtz-Sloan JS, Maldonado JL, Pow-sang J, Giuliano AR. Incidence trends in primary malignant penile cancer. Urol Oncol. 2007; 25(5):361–367
[107] Brady KL, Mercurio MG, Brown MD. Malignant tumors of the penis. Dermatol Surg. 2013; 39(4):527–547
[108] Burt LM, Shrieve DC, Tward JD. Stage presentation, care patterns, and treatment outcomes for squamous cell carcinoma of the penis. Int J Radiat Oncol Biol Phys. 2014; 88(1):94–100
[109] Brown CT, Minhas S, Ralph DJ. Conservative surgery for penile cancer: subtotal glans excision without grafting. BJU Int. 2005; 96(6):911–912
[110] Morelli G, Pagni R, Mariani C, et al. Glansectomy with split-thickness skin graft for the treatment of penile carcinoma. Int J Impot Res. 2009; 21(5):311–314
[111] Possover M, Forman A. Voiding dysfunction associated with pudendal nerve entrapment. Curr Bladder Dysfunct Rep. 2012; 7(4):281–285

2 Reconstrução da Unidade da Testa

Ardeshir Edward Nadimi ▪ *Sonal A. Parikh* ▪ *Vishal Anil Patel*

Resumo

A testa é uma das unidades anatômicas mais imprevisíveis da cabeça e do pescoço devido à variação da mobilidade e da topografia dentro da própria testa e entre os indivíduos. Ela tem um rico suprimento vascular e inervação previsível. Cada subunidade tem características exclusivas que influenciam a escolha do fechamento. As opções de fechamento incluem cicatrização por segunda intenção, fechamento primário, retalhos locais e regionais, enxertos de pele de espessura fina e parcial, transferências de tecido livre e alguns retalhos especializados. Devido à sua proximidade com a sobrancelha e a linha do cabelo, deve-se considerar cuidadosamente a manutenção da relação natural entre as regiões da testa com e sem cabelo, além da manutenção razoável da localização natural e da distância entre as sobrancelhas. A elevação da sobrancelha e a ptose são dois dos resultados mais indesejáveis da cirurgia da testa. Os principais parâmetros que influenciam a escolha do fechamento incluem o tamanho do defeito, a(s) subunidade(s) da testa envolvida(s) e os fatores do paciente, incluindo o desejo de um fechamento simples e a orientação estética geral. Os defeitos maiores da testa, que podem estender-se ao couro cabeludo superiormente ou à bochecha inferolateralmente, devem ser fechados com uma combinação de várias opções de reparo, expansão de tecido intraoperatório e/ou expansores de tecido internos/externos. Embora a escolha da reconstrução exija que se tenha em mente muitos fatores específicos do defeito e do paciente, apresentamos um algoritmo geral com base nos parâmetros acima.

Palavras-chave: testa, testa média, testa paramediana, testa lateral, reconstrução, retalhos, defeito de Mohs, expansão de tecido

2.1 Introdução

Ao abordar a reconstrução cirúrgica de defeitos na cabeça anterior, alguns princípios gerais devem ser mantidos em mente. A testa é dividida em quatro subunidades: central, lateral, têmpora e sobrancelha, sendo a primeira dividida em componentes de linha média e paramediana (▶ Fig. 2.1). A unidade da testa é enganosa em sua limitada mobilidade, mesmo com a dissecção, e é uma das unidades mais imprevisíveis da cabeça e do pescoço. Como em qualquer unidade anatômica, os objetivos da reconstrução devem incluir a preservação da função motora e sensorial, a manutenção dos limites da subunidade estética da testa, que incluem a linha do cabelo frontal, a linha do cabelo temporal e as sobrancelhas, e a otimização da camuflagem da cicatriz dentro dos limites estéticos ou das linhas de tensão da pele relaxada (RSTLs).[1,2] Podem ocorrer complicações durante a reconstrução da testa, mas elas podem ser evitadas com cuidado e planejamento avançado.

As complicações exclusivas da cirurgia da testa incluem ptose/paralisia da sobrancelha, cicatrizes oblíquas no meio da testa, alopecia iatrogênica em uma sobrancelha e uma linha de cabelo assimétrica; nas mãos de um cirurgião habilidoso, essas complicações podem ser evitadas.

A reconstrução da testa requer a observação da anatomia exclusiva de cada paciente, incluindo a altura da testa, a qualidade sebácea da pele e como ela muda com a topografia da testa, a presença de rugas para ocultar cicatrizes, a rigidez da pele da testa e do couro cabeludo e a presença de pele redundante que pode ser usada para proporcionar tensão, entre outros fatores.

2.1.1 Anatomia

As camadas da testa refletem de perto as camadas do couro cabeludo, com uma diferença importante. Do externo para o interno, as camadas básicas do couro cabeludo são: a pele (S), composta de epiderme e derme; o tecido subcutâneo (C), que contém o plexo vascular subdérmico; a gálea aponeurótica (A); o tecido conjuntivo frouxo (L); e o periósteo (P). O acrônimo "SCALP" pode ser usado para lembrar essas camadas básicas do couro cabeludo.[3] A testa contém as mesmas camadas,

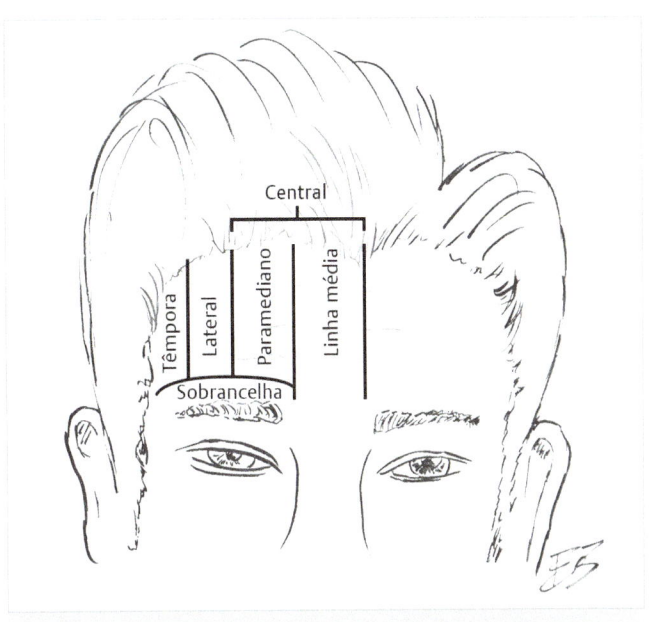

Fig. 2.1 A testa é dividida em quatro subunidades estéticas – central, lateral, têmpora e sobrancelha – e a subunidade central é subdividida em componentes médios e paramedianos. (Imagem gentilmente cedida por Edward Bae, MD, e Hannah Singer, MD.)

com a principal diferença de que a aponeurose é substituída pelo músculo frontal.

Há uma variação considerável na altura vertical da testa, que é principalmente uma função da altura da linha frontal do cabelo. Além disso, a distância e a quantidade de pele não pilosa entre a sobrancelha lateral e a linha do cabelo frontal/costeleta variam entre as pessoas e aumentam com o envelhecimento, especialmente em homens com calvície de padrão masculino. Esses fatores desempenham um papel na reconstrução de feridas cirúrgicas nessa região.

Musculatura da Testa

O principal músculo da testa é o músculo occipitofrontal. As fibras esqueléticas orientadas verticalmente são responsáveis pela orientação horizontal dos RSTLs, bem como pela direção horizontal das rugas com o envelhecimento da pele. O desenvolvimento quase inevitável de rugas horizontais da testa com o envelhecimento faz com que o resultado cosmético de um reparo na testa provavelmente melhore com o tempo, especialmente com reparos horizontais que acabarão sendo obscurecidos dentro de um vinco que logo se desenvolverá.[1] A rafe mediana galeal, localizada no meio da testa, é desprovida de fibras musculares e, portanto, a reconstrução de um defeito sobreposto a ela geralmente tem um ótimo resultado cosmético (▶ Fig. 2.2). A gálea é uma camada resistente e inelástica de tecido conjuntivo, também conhecido como aponeurose epicraniana, que se junta ao músculo frontal anterior e ao músculo occipital posterior, enquanto lateralmente se conecta com a fáscia temporoparietal e, por fim, torna-se a fáscia temporoparietal.[3] Outros músculos que contribuem para o movimento da testa incluem o orbicular do olhos, o prócero e o corrugador.[2] De todos os músculos que contribuem para o movimento da testa, a maior consequência é a transecção do músculo occipitofrontal, que pode resultar em paralisias locais e recuperação prolongada da reconstrução.[2]

Suprimento de Sangue e Linfáticos da Testa

A testa é suprida principalmente pelas artérias supratroclear e supraorbital, ambas ramos do sistema carotídeo interno (▶ Fig. 2.3).[3,4] Ambas as artérias estão localizadas no plano subcutâneo e são relativamente fáceis de localizar; a primeira perfura o septo orbital medialmente, enquanto a segunda sai pelo forame supraorbital ou entalhe, eventualmente anastomosando-se entre si e com artérias da testa lateral. Esses vasos são frequentemente transeccionados quando se opera medialmente ao ponto médio da sobrancelha, embora a transecção de vasos na testa geralmente não tenha grandes consequências para o fluxo sanguíneo, pois há ampla circulação colateral.[2] A testa lateral e a têmpora são supridas pela artéria temporal superficial, que é um ramo do sistema carotídeo externo e também é facilmente identificável visualmente e por palpação.

Não há linfonodos na testa ou no couro cabeludo; a drenagem linfática é feita por meio de canais linfáticos que alimentam diretamente as regiões das glândulas parótidas, as cadeias auriculares anterior e posterior e occipitais.[3]

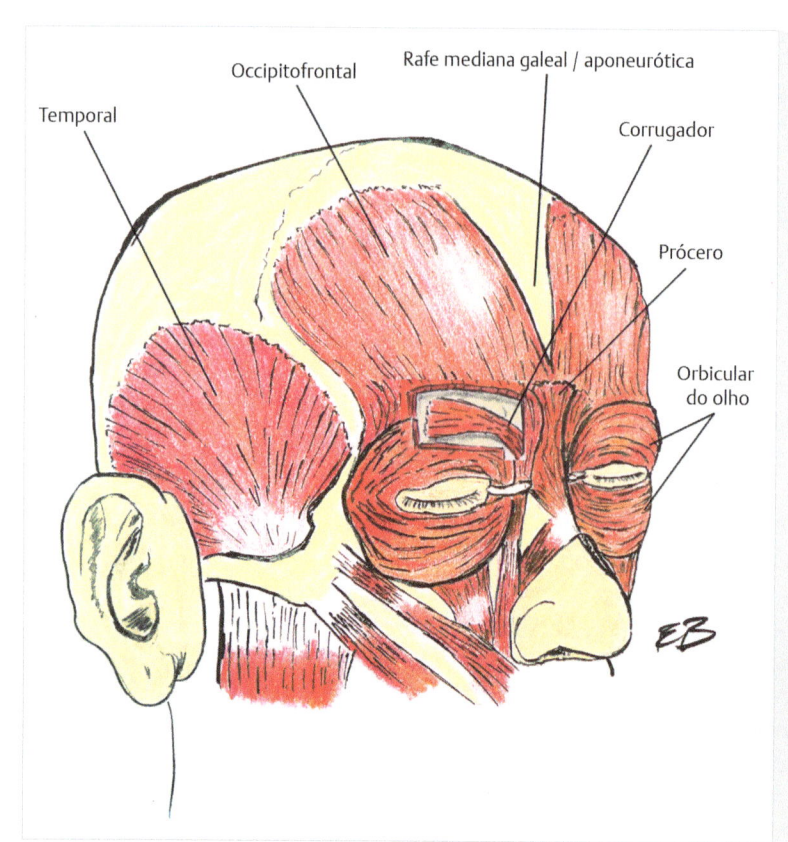

Fig. 2.2 O principal músculo da testa é o músculo occipitofrontal. A falta de fibras musculares na linha média – a rafe da linha média galeal – melhora a estética dos fechamentos verticais da linha média. (Imagem gentilmente cedida por Edward Bae, MD, e Hannah Singer, MD.)

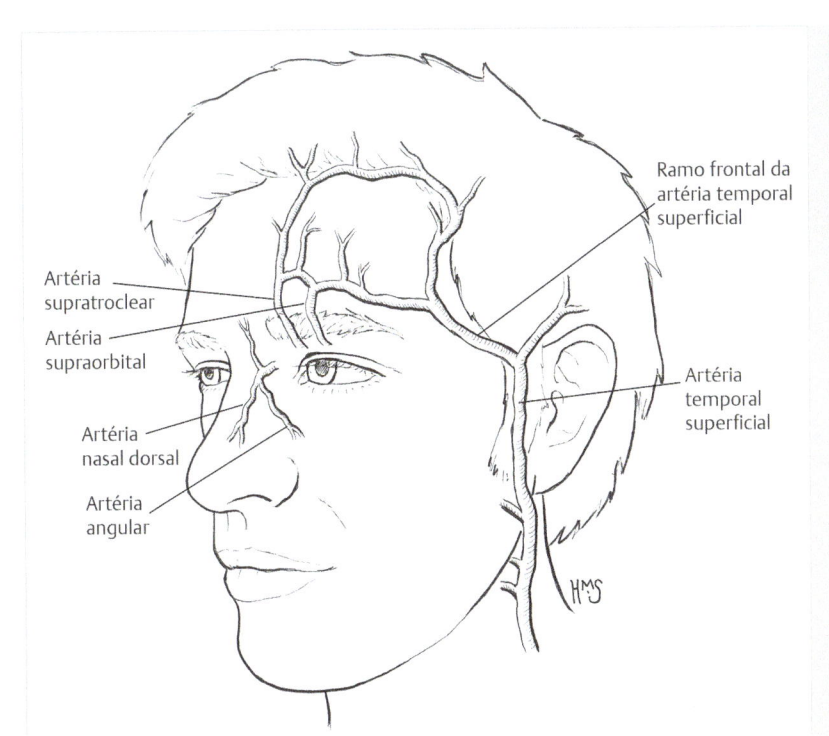

Fig. 2.3 Vasculatura da testa. (Imagem gentilmente cedida por Edward Bae, MD, e Hannah Singer, MD.)

Inervação da Testa

A inervação sensorial da testa vem dos nervos supraorbital e supratroclear, que surgem do primeiro ramo do nervo trigêmeo e seguem o caminho de suas artérias nomeadas (▶ Fig. 2.4).[2,3] Os nervos supraorbital e supratroclear saem da órbita aproximadamente 2,5 e 1 cm lateral da linha média, respectivamente, e cursam superiormente sob o músculo corrugador do supercílio, inervando a conjuntiva, a pálpebra superior e a fronte medial.[3] O nervo supraorbital sai do forame (ou entalhe) supraorbital, também se deslocando superiormente, mas em uma direção mais lateral e, por fim, estendendo-se sobre o músculo frontal para inervar a parte central da testa; um ramo profundo desse nervo desloca-se profundamente ao frontal entre o periósteo e a gálea, inervando o restante do couro cabeludo anterior e o vértex.[3] A transecção desses nervos nem sempre é evitável e pode resultar em anestesia distal ao ponto de lesão, possivelmente se estendendo ao couro cabeludo parietal; por esse motivo, é necessário um descolamento cuidadoso no plano subcutâneo superficial ao dissecar retalhos nessa unidade. Alternativamente, ao criar um retalho maior abaixo do músculo, as incisões podem ser feitas perifericamente aos caminhos esperados desses nervos para preservar a função. A parestesia e a dormência geralmente se resolvem automaticamente em 5 a 7 meses, embora o crescimento dos nervos sensoriais possa levar até 1 ano ou mais.[1,2] A orientação antecipada é fundamental para ajudar os pacientes a prepararem-se e tolerarem essa consequência. A anestesia local para a testa é relativamente fácil ser obtida com infiltração local de anestésicos. Se a anestesia completa da testa for desejada, podem-se usar bloqueios nervosos bilaterais, injetando uma dose de 2 mL de lidocaína a 1% com epinefrina em uma concentração de 1:100.000 bilateralmente sob a testa, logo acima do osso frontal, próximo ao forame supraorbital.[5]

O ramo temporal do nervo facial (NC VII) é responsável pela função motora do músculo frontal (▶ Fig. 2.4). É importante observar que esse nervo é mais vulnerável a lesões na área temporal, onde a pele e o tecido subcutâneo são finos, especialmente durante o retalho de elevação da têmpora e/ou zigomático.[2] O nervo torna-se superficial aqui e, devido ao seu pequeno tamanho, é difícil de identificar e, portanto, fácil de seccionar. Ele emerge da glândula parótida abaixo do arco zigomático, é conduzido através da fáscia temporoparietal sobre o arco zigomático e perfura o músculo frontal a partir de sua superfície profunda.[2,6] Alguns cirurgiões usam a linha de Pitanguy para ajudar a prever a localização desse nervo (▶ Fig. 2.5). Ela é traçada a partir de dois pontos: um ponto é 0,5 cm inferior ao *tragus* e o outro ponto é feito aproximadamente 1,5 cm superior ao aspecto lateral da borda supraorbital; a linha que conecta esses dois pontos é a linha de Pitanguy.[3] A transecção resulta em paralisia ou paralisia completa da sobrancelha ipsilateral, levando à expressão unilateral de surpresa (no lado contralateral do nervo afetado) ou ptose da sobrancelha, respectivamente.[1-3] A lesão do nervo pode levar à paralisia temporária prolongada ou à paresia da sobrancelha.

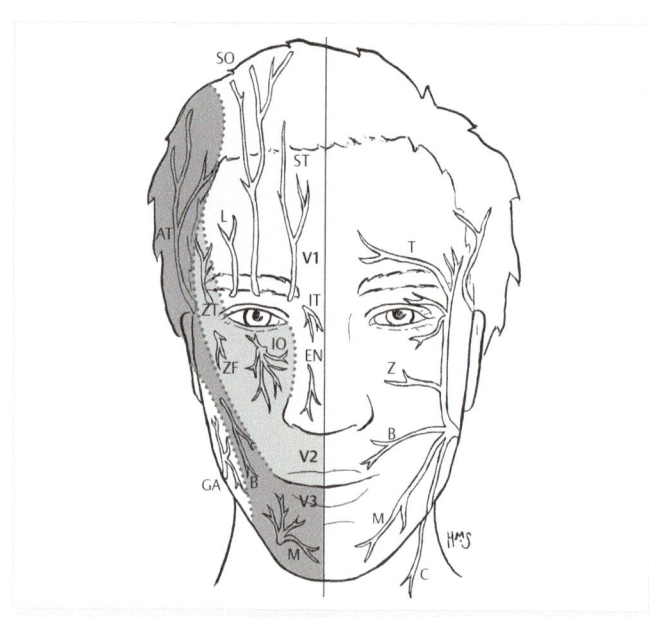

Fig. 2.4 Inervação sensorial (*esquerda*) e motora (*direita*) da testa. AT, nervo auriculotemporal; B, nervo bucal; B, ramo bucal do nervo facial; C, ramo cervical do nervo facial; EN, nervo nasal externo; GA, nervo auricular magno; IO, nervo infraorbital; IT, nervo infratroclear; L, nervo lacrimal; M, ramo mandibular marginal do nervo facial; M, nervo mental; SO, nervo supraorbital; ST, nervo supratroclear; T, ramo temporal do nervo facial; V1, ramo oftálmico do nervo trigêmeo; V2, ramo maxilar do nervo trigêmeo; V3, ramo mandibular do nervo trigêmeo; Z, ramo zigomático do nervo facial; ZF, nervo zigomaticofacial; ZT, nervo zigomaticotemporal. (Imagem gentilmente cedida por Edward Bae, MD, e Hannah Singer, MD.)

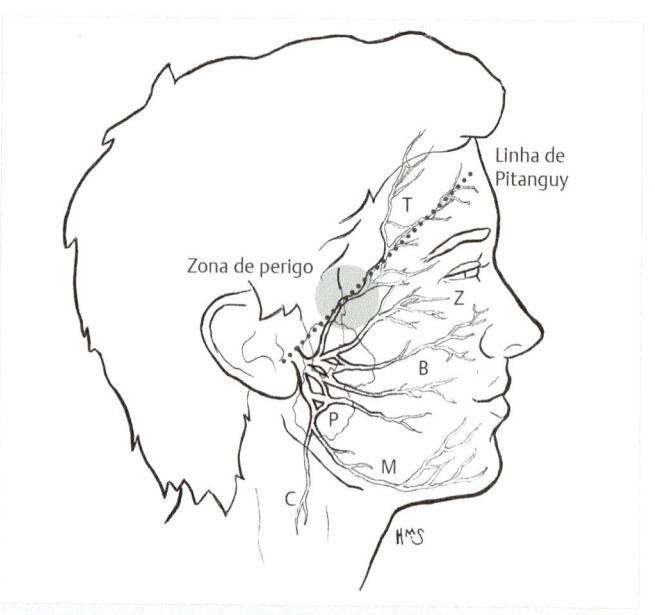

Fig. 2.5 Linha de Pitanguy/zona de perigo. B, ramo bucal do nervo facial; C, ramo cervical do nervo facial; M, ramo mandibular marginal do nervo facial; P, glândula parótida; T, ramo temporal do nervo facial; Z, ramo zigomático do nervo facial. (Imagem gentilmente cedida por Edward Bae, MD, e Hannah Singer, MD.)

2.2 Subunidades Estéticas

A testa tem um limite percebido e um limite real,[2] o que a torna única entre as subunidades estéticas faciais (▶ Fig. 2.1); ela é limitada superiormente pela linha anterior do cabelo, lateralmente pela fossa temporal/costeleta e inferiormente pelas sobrancelhas e glabela, juntamente com a borda supraorbital. É importante, ao elaborar reconstruções, respeitar esses limites, manter a posição e a simetria das sobrancelhas e da linha do cabelo, e preservar a expressão facial. As cicatrizes nessa região são idealmente escondidas na linha do cabelo ou nas sobrancelhas, e a direção é preferencialmente horizontal (exceto no meio da testa, caso em que cicatrizes verticais resultam em um resultado cosmético mais ideal) e as cicatrizes diagonais são geralmente evitadas (com algumas exceções, discutidas abaixo).[2] Nas mulheres, defeitos menores localizados na linha do cabelo podem ser cobertos com pequenas alterações no penteado, enquanto os homens com alopecia androgênica de padrão masculino podem perder a elasticidade da pele, tornando a reconstrução mais difícil.[1] Também é importante observar que a espessura e o conteúdo das glândulas sebáceas da testa diminuem à medida que se avança superiormente das sobrancelhas até a linha anterior do cabelo.[5]

Embora não seja especificamente adaptado às características exclusivas da testa discutidas neste texto, foi proposto um algoritmo baseado em tamanho para o reparo de defeitos no couro cabeludo, o qual pode ajudar a orientar o processo de tomada de decisão com relação à abordagem do reparo de defeitos cirúrgicos na testa também.[7] Em geral, os fechamentos lineares são o tipo mais comum de reparo na testa.[8] Defeitos menores que 5 cm² ou com menos de 2,5 cm de diâmetro geralmente podem ser fechados primariamente; defeitos de tamanho moderado de 5 a 20 cm² geralmente são fechados com retalhos locais ou regionais, mas podem exigir enxertos de pele de espessura parcial ou total; e defeitos maiores que 20 cm² podem exigir transferência de tecido livre. Os retalhos locais, que incluem retalhos de rotação, avanço e transposição, oferecem a vantagem de substituir o defeito cirúrgico por tecido de aparência semelhante. Também apresentamos um algoritmo exclusivo baseado em tamanho e subunidade para reparo da testa (▶ Fig. 2.6). Como princípio geral, os retalhos de transposição desempenham um papel menor na reconstrução da testa do que em outras regiões da face. Isso ocorre porque esses retalhos criam cicatrizes visíveis que são difíceis de camuflar e geralmente resultam em uma anormalidade de contorno. Os enxertos de pele geralmente desempenham um papel menor na reconstrução da testa, em grande parte porque geralmente oferecem uma combinação ruim de cor e textura na maioria das subunidades estéticas da testa. No entanto, os enxertos de pele podem desempenhar um papel na vigilância de tumores, especialmente se o paciente tiver alto risco de recorrência e a movimentação de tecido localmente com um retalho não for uma opção. Os locais comuns de doação para enxertos de pele incluem a fossa supraclavicular e as áreas periauriculares.[3] Assim como ocorre com um enxerto para qualquer local, o cirurgião deve avaliar

2.2 Subunidades Estéticas

Subunidade central
- Médio
  - Pequena → M-plastia/W-plastia vertical linear / Fechamento linear horizontal se alto / Segunda intenção
  - Média → M-plastia/W-plastia vertical linear / Retalho de avanço (bilateral se entre as rugas ou perto da linha do cabelo) / Retalho de avanço em cunha de Burow / Retalho Leste-Oeste (quadrado a z) / Retalho de transposição (glabela)
  - Grande → Retalho de avanço (unilateral ou bilateral) / Retalho de rotação se próximo da linha do cabelo / Retalho pediculado em ilha do músculo frontal / Enxertos de pele
- Paramediana
  - Pequena → Linear (considere suturas de fixação periosteal para evitar a elevação da sobrancelha)
  - Média → Retalho de avanço (unilateral ou bilateral) +/- galeotomia percutânea se próximo da linha do cabelo
  - Grande → Retalho de avanço (unilateral ou bilateral) +/- galeotomia percutânea / aleotomia percutânea se próximo da linha do cabelo / Expansão dos tecidos / Enxertos de pele

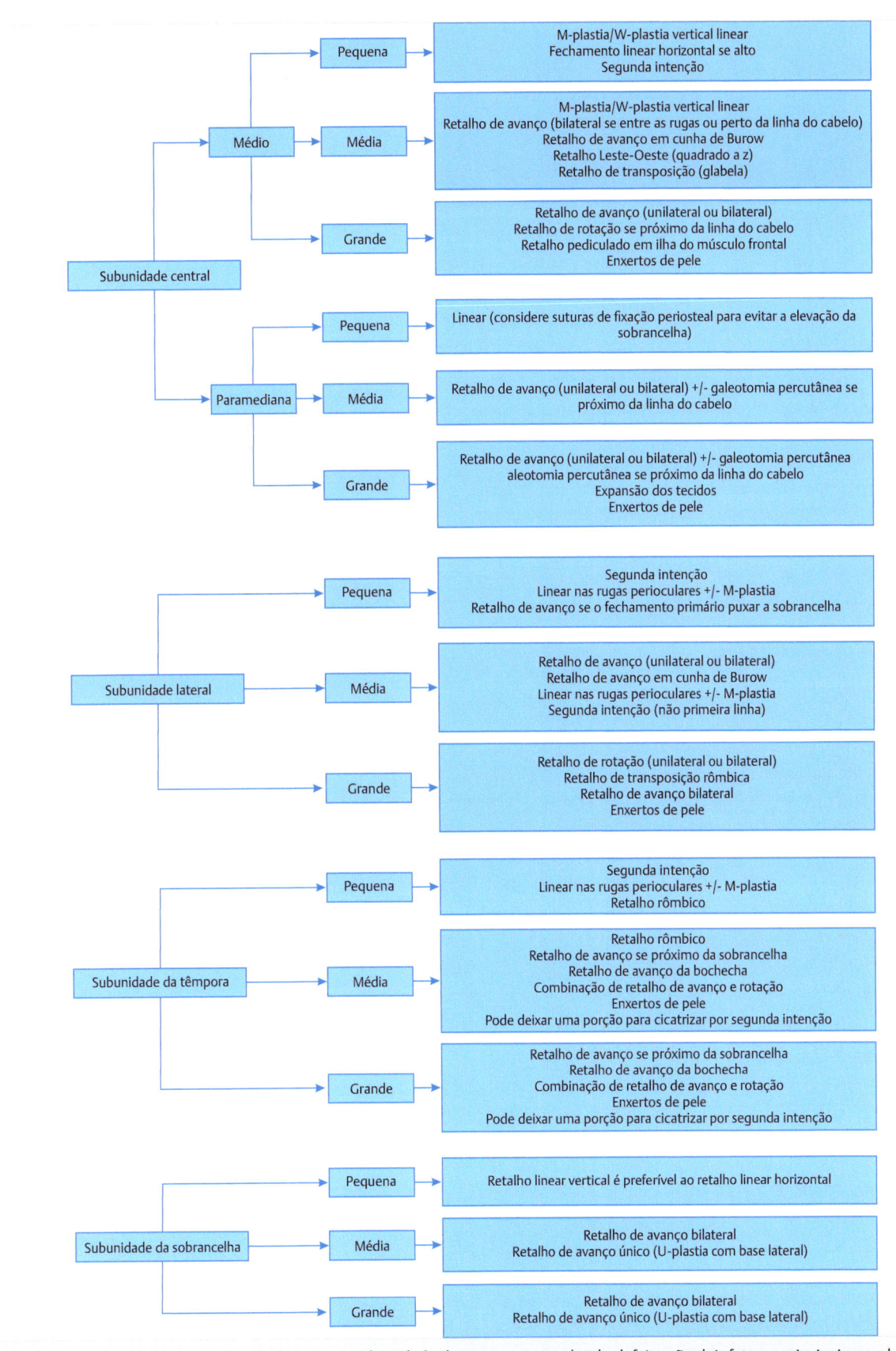

Subunidade lateral
- Pequena → Segunda intenção / Linear nas rugas perioculares +/- M-plastia / Retalho de avanço se o fechamento primário puxar a sobrancelha
- Média → Retalho de avanço (unilateral ou bilateral) / Retalho de avanço em cunha de Burow / Linear nas rugas perioculares +/- M-plastia / Segunda intenção (não primeira linha)
- Grande → Retalho de rotação (unilateral ou bilateral) / Retalho de transposição rômbica / Retalho de avanço bilateral / Enxertos de pele

Subunidade da têmpora
- Pequena → Segunda intenção / Linear nas rugas perioculares +/- M-plastia / Retalho rômbico
- Média → Retalho rômbico / Retalho de avanço se próximo da sobrancelha / Retalho de avanço da bochecha / Combinação de retalho de avanço e rotação / Enxertos de pele / Pode deixar uma porção para cicatrizar por segunda intenção
- Grande → Retalho de avanço se próximo da sobrancelha / Retalho de avanço da bochecha / Combinação de retalho de avanço e rotação / Enxertos de pele / Pode deixar uma porção para cicatrizar por segunda intenção

Subunidade da sobrancelha
- Pequena → Retalho linear vertical é preferível ao retalho linear horizontal
- Média → Retalho de avanço bilateral / Retalho de avanço único (U-plastia com base lateral)
- Grande → Retalho de avanço bilateral / Retalho de avanço único (U-plastia com base lateral)

Fig. 2.6 Algoritmo geral para reconstrução da testa. A subunidade da testa e o tamanho do defeito são dois fatores principais que devem ser levados em conta, embora os parâmetros específicos do paciente e a orientação estética geral do paciente desempenhem um papel importante na escolha do método de fechamento final.

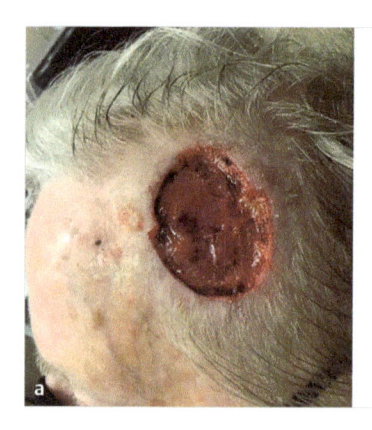

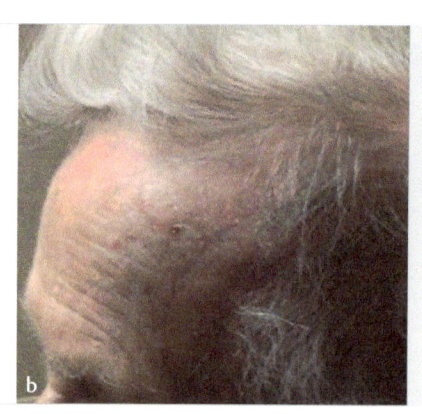

Fig. 2.7 (a,b) Foi demonstrado que mesmo defeitos grandes > 1 cm na testa cicatrizam bem por segunda intenção, particularmente em pele não sebácea. (Fotografia cortesia de Dr. David H. Ciocon.)

o estado do leito da ferida, ou seja, a vascularização do leito da ferida; onde derme, fáscia, gordura e músculo aceitam prontamente enxertos de pele, já o tecido desvascularizado, como osso exposto ou cartilagem sem pericôndrio não aceitará enxertos. Os fatores do paciente a serem avaliados incluem insuficiência arterial, histórico de radiação no local[3] e *status* de fumante. Para defeitos maciços na testa, podem ser necessários retalhos maiores, incluindo retalhos miocutâneos, ou várias opções de reparo para um reparo suficiente e funcional.

2.2.1 Subunidade Central

A subunidade central da testa é suprida pelas artérias supratrocleares e supraorbitais direita e esquerda.[2] A subunidade central da testa pode ser subdividida em subunidades da linha média ou testa média e da testa paramediana (▶ Fig. 2.1). Essas subunidades são importantes para reconhecer as variações na topografia, as quais afetam as opções de reconstrução. A testa média refere-se à linha média central da testa, enquanto a testa paramediana refere-se ao tecido que se estende da linha média até a sobrancelha média ou linha pupilar média, que envolve a convexidade da testa.[2,5]

Meio da Testa

A característica exclusiva do meio da testa é a ausência de fibras musculares subjacentes, pois, em vez disso, existe apenas a extensão da gálea nesse local (▶ Fig. 2.3). O movimento muscular mínimo aqui ajuda a criar uma linha branca muito fina, às vezes quase imperceptível, como cicatriz final quando o fechamento do meio da testa é orientado verticalmente. O reservatório local de tecido nessa região inclui a parte central da testa e a glabela, pois há maior frouxidão da pele nessa região.[1] A natureza convexa da testa muitas vezes resulta em orelhas de cachorro acentuadas ou cones elevados e, em alguns casos, pode tornar difícil fazer uma incisão plana. As técnicas que podem ser empregadas incluem a conversão de um fechamento linear em uma plastia tipo A para T ou M-plastia.[9]

Geralmente, é possível obter resultados cosméticos adequados para pequenos defeitos (< 1 cm) no meio da testa que podem cicatrizar por segunda intenção (▶ Fig. 2.7).[2] Os defeitos

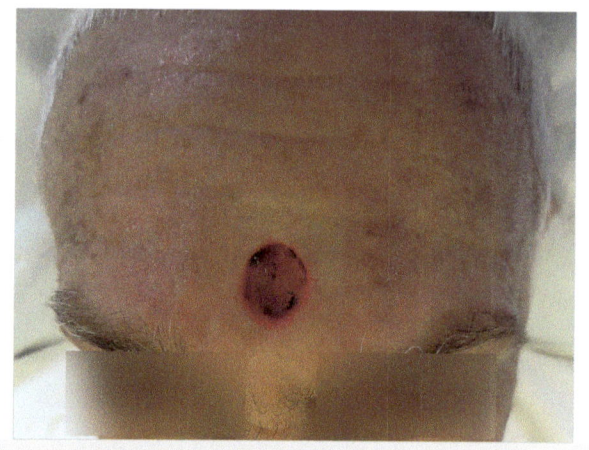

Fig. 2.8 Ferida no meio da testa fechada verticalmente, ocultando as extremidades na linha glabelar (*antes*).

que são passíveis de fechamento primário nessa área podem ser mais bem orientados verticalmente do que horizontalmente, pelos motivos mencionados acima, com o membro inferior potencialmente oculto dentro das dobras da glabela usando uma W-plastia ou M-plastia ou o membro superior na linha anterior do cabelo (▶ Fig. 2.8, ▶ Fig. 2.9).[1,2] A orientação vertical do fechamento primário também diminuirá o risco de transecção dos feixes neurovasculares. Um risco envolvido em um fechamento vertical é o aparecimento de uma cicatriz deprimida do tipo *golpe de sabre* se apenas a derme – e não as estruturas profundas como a fáscia e músculo – for bem aproximada durante o fechamento.[9] Alguns cirurgiões preferem dividir a cicatriz vertical única em várias Z-plastias para minimizar essa inversão da cicatriz e evitar a linha nítida de um único reparo, embora o risco envolvido na utilização dessa técnica seja um "zigue-zague" na testa, o que está longe de ser ideal e pode exigir revisão.[9] O cirurgião também deve discutir no pré-operatório o deslocamento medial das sobrancelhas que pode resultar de cicatrizes orientadas verticalmente. Isso pode ser corrigido no pós-operatório com a depilação a *laser* do aspecto medial de cada uma delas.[5]

Se a ferida for pequena e suficientemente alta na testa para não puxar significativamente a sobrancelha para cima após o fechamento, pode ser realizado um fechamento

2.2 Subunidades Estéticas

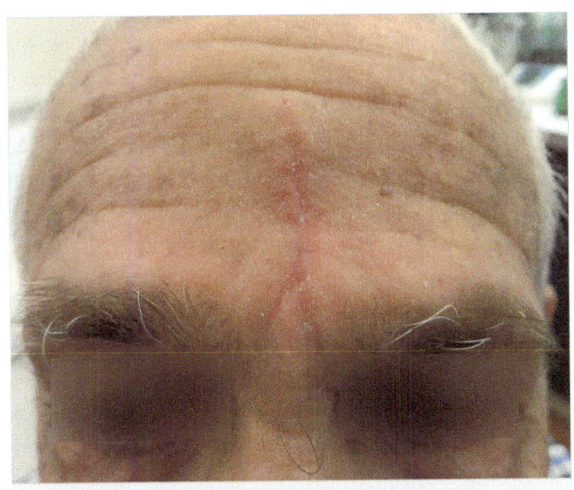

Fig. 2.9 Ferida no meio da testa fechada verticalmente, ocultando as extremidades na linha glabelar (*depois*).

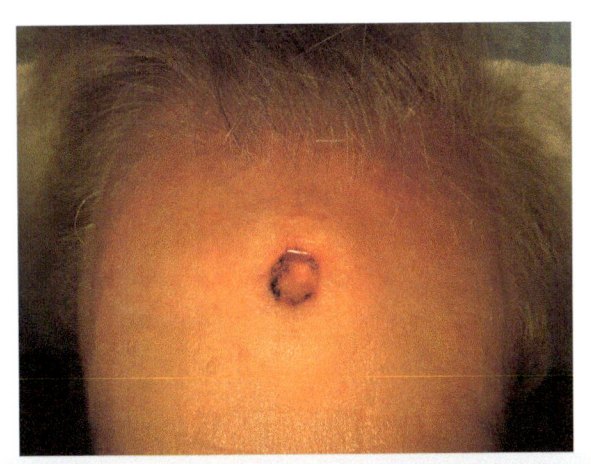

Fig. 2.10 Fechamento primário horizontal da testa média-alta (*antes*).

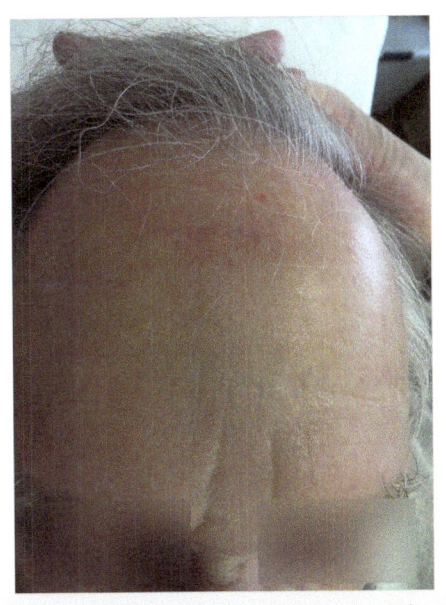

Fig. 2.11 Fechamento primário horizontal da testa média-alta (*após*).

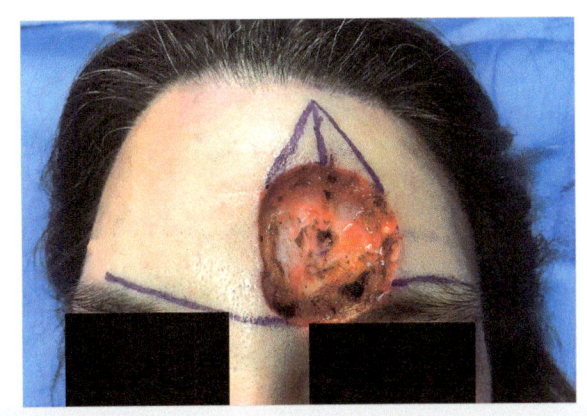

Fig. 2.12 Retalho de avanço duplo próximo à sobrancelha (*antes*). (Imagem cortesia de Sailesh Konda, MD.)

primário horizontal (▶ Fig. 2.10, ▶ Fig. 2.11). Defeitos maiores na parte central da cabeça anterior se dão bem com fechamentos primários ou M-plastias que podem ficar escondidas nas dobras horizontais naturais da testa.[1] Quanto maior o componente vertical do defeito, maior o risco de elevar a margem medial da sobrancelha em um grau inaceitável. Se o tecido não se mover, a expansão da pele pode ser uma opção para auxiliar no fechamento primário (consulte a seção 2.4).

Os retalhos são um modo comum de reconstrução em defeitos da cabeça anterior, incluindo o meio da testa; a frouxidão é frequentemente trazida da glabela, das têmporas ou da testa.[1] Os retalhos podem ser cutâneos ou musculocutâneos, que diferem em seu plano de descolamento. Os retalhos cutâneos são dissecados no plano subcutâneo, preservando o plexo subdérmico. Normalmente, há mais sangramento com a preparação do retalho cutâneo em comparação com o retalho musculocutâneo, embora uma vez que o retalho tenha sido preparado e posicionado sobre o defeito, a recuperação é geralmente rápida. Os retalhos musculocutâneos costumam ser reservados para defeitos maiores e exigem a secção sob o músculo frontal, com descolamento no plano avascular sob a fáscia. Embora o campo possa ter menos sangramento, esses retalhos tendem a ser limitados em sua mobilidade, pois são fixados ao osso frontal subjacente, causando tensão excessiva.[3]

Retalhos de avanço simples ou duplos são opções razoáveis para fechar um defeito nessa região, com o objetivo de direcionar o componente vertical da cicatriz para a linha média (▶ Fig. 2.12, ▶ Fig. 2.13). Os retalhos de avanço são os retalhos mais comumente usados na reconstrução da testa. Eles permitem a colocação ideal da cicatriz em um sulco natural e fornecem uma boa fonte de movimento da pele para a reconstrução. Os retalhos de avanço geralmente devem ser projetados com uma proporção de 4:1 entre o comprimento e a largura[2] para evitar o comprometimento vascular, pois são colocados sob alta tensão. Essa é uma das desvantagens do uso de retalhos de avanço na testa, dado a às vezes imprevisível quantidade de tensão

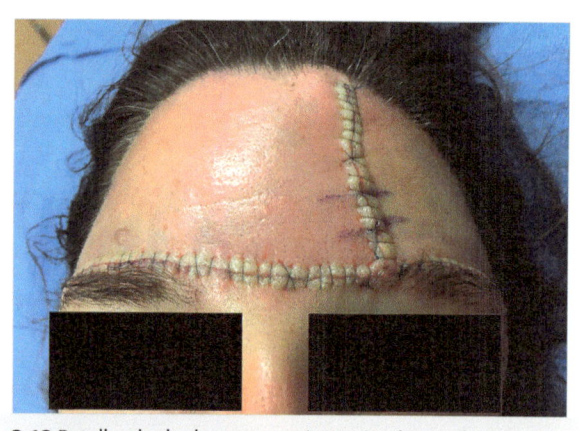

Fig. 2.13 Retalho duplo de avanço próximo à sobrancelha (*depois*). (Imagem cortesia de Sailesh Konda, MD.)

presente na pele da testa, deixando alguns pacientes com a pele muito esticada, quase "parecida com um tambor" na testa.

A dissecção do retalho cutâneo deve permanecer no plano médio-subcutâneo, superficialmente aos feixes neuromusculares, mas com profundidade suficiente para evitar um retalho muito fino.[2] No meio da testa, os cones de pele que vierem a se elevar podem ser facilmente escondidos na linha do cabelo superiormente na glabela inferiormente. Um retalho de avanço em cunha de Burow pode produzir bons resultados cosméticos para feridas no meio da testa, removendo um cone triangular de tecido da glabela; isso pode ser obtido criando-se um fechamento linear vertical na testa e conectando-o a um retalho triangular de Burow na glabela por meio de uma incisão estrategicamente posicionada logo acima da margem superior da sobrancelha ipsilateral para camuflagem.[9]

Os retalhos de avanço de A para T têm melhor desempenho na parte superior central da testa, na linha do cabelo, com os triângulos de Burow escondidos na linha do cabelo, e apenas o componente vertical permanece visível.[1] A implementação de retalhos de avanço bilaterais pode ajudar a minimizar a tensão no fechamento. Uma variação do retalho O a Z, conhecida como retalho quadrado a Z, também pode ser útil na região central da testa.[1] Nesse retalho, o tumor é excisado como um quadrado e duas linhas de incisão são feitas em lados opostos do quadrado e nas rugas naturais do paciente; isso resulta em duas linhas de cicatriz a menos em comparação com um retalho de avanço bilateral. Após uma ampla dissecção, o retalho é ligeiramente girado e avançado para criar uma cicatriz em forma de Z. Após a cicatrização, apenas a parte central e diagonal da cicatriz deve ser levemente perceptível.[1] Uma desvantagem dos retalhos de avanço é a grande área de descolamento necessária para o fechamento bem-sucedido.

Um retalho de rotação pode ser uma opção viável para a parte superior central da testa, onde o defeito se estende naturalmente ou pode ser estendido para dentro da linha do cabelo para melhor camuflagem.[2,5] Muitas vezes, isso exige que o retalho seja baseado inferolateralmente,[2] incluindo um *back-cut* camuflado na área da costeleta para lesões grandes, a fim de trazer mais frouxidão.[1] Esses retalhos oferecem um movimento de rotação, que funciona bem com pele inelástica da testa e permite maior cobertura de um defeito.[3,5] Geralmente são retalhos maiores e, portanto, têm maior vascularização associada, ao contrário dos retalhos clássicos de avanço simples ou duplo usados na testa, que têm um pedículo relativamente curto e, portanto, suprimento vascular reduzido. Para tumores maiores na linha média, os retalhos bilaterais podem ser melhores para manter a simetria natural da linha do cabelo, que muitas vezes pode ser rebaixada durante o processo de reparo.[2] O comprimento curvilíneo de um retalho de rotação geralmente deve ser 6 vezes maior do que o defeito.[10] Defeitos maiores na testa provavelmente exigirão dissecção no plano subfascial, resultando em transecção dos nervos sensoriais e causando dormência no couro cabeludo anterior, o que, mais uma vez, exige aconselhamento pré-operatório ao paciente.[2,9]

Os enxertos de pele geralmente são evitados na linha média da testa, pois isso resulta em resultados cosméticos geralmente insatisfatórios. Uma opção única de reparo para grandes defeitos da parte média inferior da testa é um retalho pediculado em ilha trazido do couro cabeludo anterior, usando a artéria supratroclear e um *sling* do músculo frontal; o envolvimento do músculo é fundamental para trazer frouxidão suficiente para cobrir o defeito.[9] Isso ajuda a evitar o resultado menos agradável do ponto de vista estético que resultaria de um enxerto de pele de espessura total nesse local e evita a necessidade de deslocar medialmente as sobrancelhas com um grande fechamento vertical lado a lado.

Movendo-se para baixo no meio da testa, para defeitos que envolvem a região mais próxima da glabela, os retalhos de transposição são uma opção de reparo apropriada com bons resultados cosméticos. Isso inclui um retalho rômbico, que traz a flacidez da pele glabelar para cima, resultando em apenas uma cicatriz verticalmente orientada na linha média e duas cicatrizes horizontais idealmente escondidas em RSTLs.[1]

Testa Paramediana

Em comparação com o meio da testa, a testa paramediana tem menos boas opções de reparo, pois geralmente é uma superfície convexa quando comparada com a linha média.[2] Os fechamentos primários ocultos nas dobras horizontais são as melhores e mais simples opções quando passíveis de reparo; no entanto, essa opção é restrita pelo grau de elevação da sobrancelha, que pode variar dependendo da idade do paciente e do grau de mobilidade e redundância da pele da testa.

Em um indivíduo mais velho, a presença de rugas e maior frouxidão da pele pode permitir uma elevação da sobrancelha até 1 cm acima da sobrancelha oposta, já que a gravidade provavelmente fará com que ela se estabilize ao longo de várias semanas no pós-operatório, embora esse processo possa levar até 6 meses.[1,2] Essa frouxidão da pele geralmente não existe em um paciente mais jovem. Uma técnica para evitar a elevação excessiva da sobrancelha inclui a sutura da derme e do músculo da sobrancelha ao periósteo da borda orbital superior; isso limitará o movimento ascendente da sobrancelha durante o avanço da pele.[2] Os retalhos de avanço são úteis nessa região, especialmente para defeitos grandes ou com um componente vertical maior.[2]

Os retalhos de avanço bipediculados são bons para defeitos próximos à linha anterior do cabelo que podem ser difíceis de fechar primariamente, ocultando o defeito secundário no couro cabeludo com cabelo paralelo à borda superior do defeito e transportando-o em toda a espessura através da gálea (galeotomia percutânea) (▶ Fig. 2.14).[1] Isso é feito por meio de uma incisão através da gálea, de 2,0 a 3,0 cm até a região pilosa certificando-se de incisar paralelamente à direção dos folículos capilares e paralelamente ao eixo longo do defeito primário, subsequentemente o defeito secundário é dissecado através do defeito primário permitindo um fechamento muito mais fácil do defeito primário, já que a gálea foi liberada acima dele.[1] É importante observar que a gálea é deixada aberta, mas o defeito secundário da pele acima da gálea é fechado, devido à natureza elástica da pele (enquanto a gálea é inelástica).[1] Esse tipo de fechamento pode resultar no abaixamento da linha do cabelo, e o comprimento desse rebaixamento da linha do cabelo é diretamente proporcional ao componente vertical do defeito.[2] Os retalhos de avanço retangulares podem novamente ser úteis no defeito paramediano da testa, pois permitem a mobilidade da pele adjacente e maximizam a camuflagem da cicatriz ao ocultar as incisões nos RSTLs naturais, mas novamente com a desvantagem de um pedículo vascular relativamente curto com o qual se pode trabalhar. Qualquer cone elevado resultante na região lateral pode ser removido paralelamente ou nas rugas perioculares.[2]

A expansão do tecido também pode ser uma opção viável na testa média (consulte a seção 2.4).

2.2.2 Subunidade Lateral

A testa lateral é definida como a testa a partir da linha pupilar média até a sobrancelha lateral, exatamente quando ela se junta à têmpora (▶ Fig. 2.1). Ela é suprida pelo ramo anterior das artérias temporais (▶ Fig. 2.6). Essa área é única, pois a topografia muda da forma convexa da testa paramediana para a superfície convexa da têmpora – o ponto de transição sendo a marca registrada da subunidade lateral.[2]

O fechamento primário é sempre uma das opções mais simples e menos onerosas para os pacientes; pedir ao paciente para apertar os olhos ou levantar as sobrancelhas pode revelar rugas radiais sutis do sono ou dobras horizontais curvas, que seriam locais ideais para camuflar a cicatriz (▶ Fig. 2.15, ▶ Fig. 2.16).

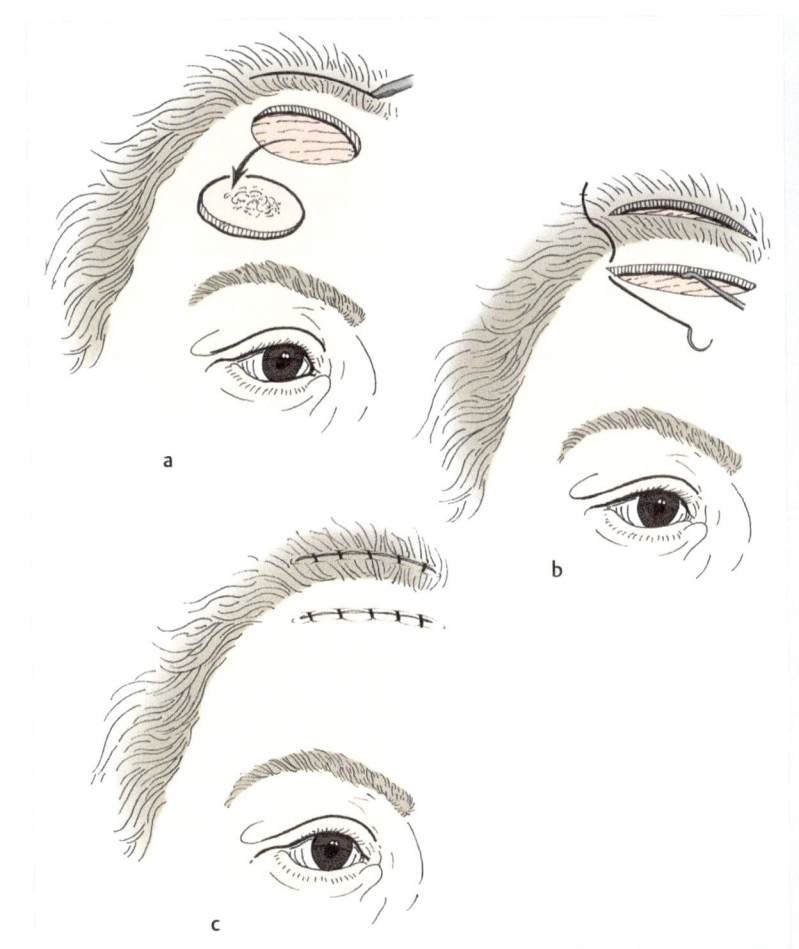

Fig. 2.14 (a-c) Retalho de avanço bipediculado com grande componente vertical e próximo à linha do cabelo, usando galeotomia. (Reproduzida com permissão de Reconstruction of the Forehead. Em Baker SR. Local Flaps in Facial Reconstruction. Copyright Elsevier, 2014.)

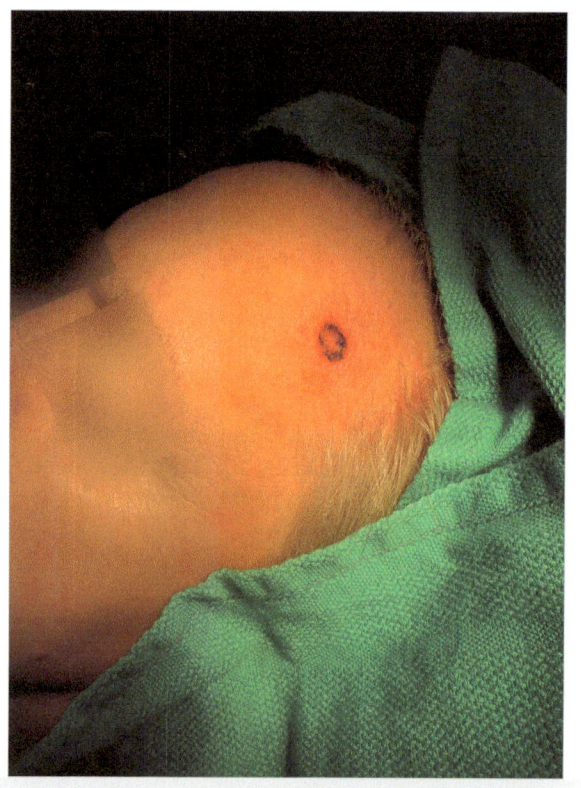

Fig. 2.15 Fechamento primário da subunidade lateral oculto nas linhas curvas de tensão relaxada da pele (RSTLs) (*antes*).

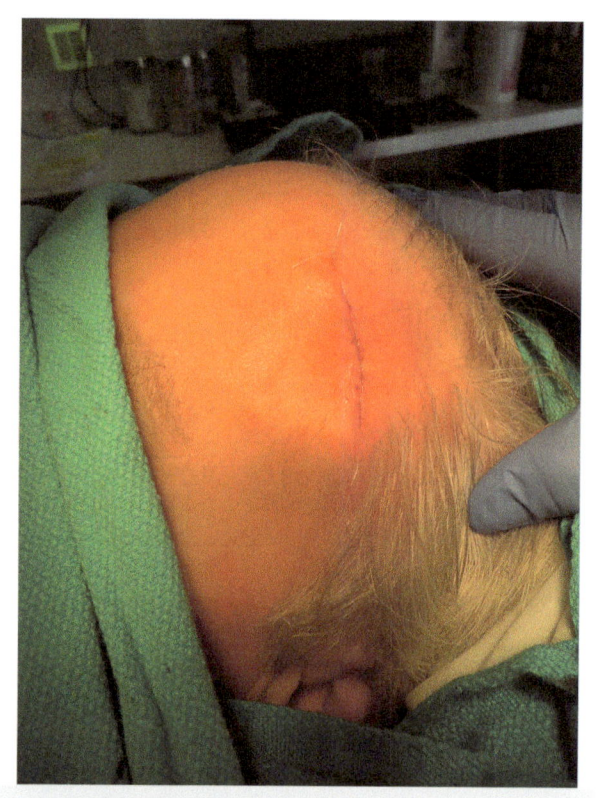

Fig. 2.16 Fechamento primário da subunidade lateral oculto nas linhas curvas de tensão relaxada da pele (RSTLs) (*depois*).

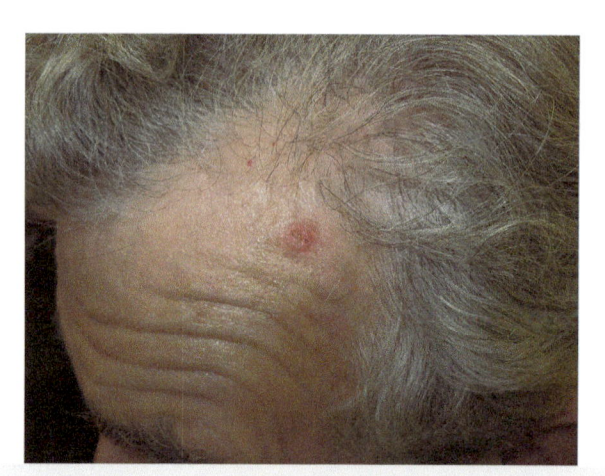

Fig. 2.17 Fechamento curvilíneo da linha do cabelo (*antes*).

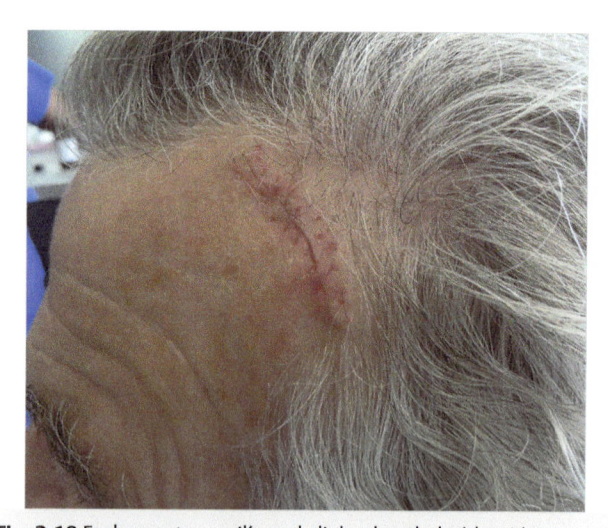

Fig. 2.18 Fechamento curvilíneo da linha do cabelo (*depois*).

Os cones de pele que podem se elevar devem ser removidos seguindo-se as RSTL para que a cicatriz final possa ser curvilínea para evitar a interrupção da simetria normal das sobrancelhas, do canto lateral ou da linha do cabelo (▶ Fig. 2.17, ▶ Fig. 2.18). Os reparos que se estendem até a linha do cabelo podem ser fechados mais facilmente e com um melhor resultado cosmético com uma abordagem biselada-antibiselada, seguindo a direção do crescimento capilar para evitar cortar através dos folículos capilares.[9] A M-plastia é outra opção nessa região, permitindo que o cirurgião oculte um dos membros do fechamento primário ao redor do canto lateral e das rugas perioculares associadas.

Uma variedade de retalhos pode ser empregada nessa região da testa, com o principal reservatório de tecido vindo lateralmente da fossa temporal e da bochecha. Deve-se tomar muito cuidado para evitar lesões no ramo temporal do NC VII durante a coleta de qualquer retalho dessa região, pois esse nervo passa pela fáscia superficial sobre o arco zigomático.[2] A dissecção deve ser romba e permanecer na gordura subcutânea média, superficial à fáscia temporoparietal. Um princípio orientador na região lateral da testa é que defeitos mais altos com menos componente horizontal fecham melhor com um retalho de avanço, enquanto defeitos com um componente horizontal maior fecham melhor com transposição.[9]

Os retalhos de avanço unilateral funcionam bem para pequenos defeitos que podem não ser reconstruídos bem com fechamentos primários, como próximo à sobrancelha, onde o fechamento primário pode puxar e/ou distorcer o contorno da sobrancelha; nessa situação, pode ser benéfico estender a ferida para ocultá-la dentro da margem superior da sobrancelha lateral (▶ Fig. 2.19, ▶ Fig. 2.20).[2] O retalho de avanço em cunha de Burow, que possui tanto componentes de rotação como de avanço, é uma grande opção para a testa lateral, uma incisão em arco criada a partir do aspecto inferior do defeito é continuada lateralmente e inferiormente à têmpora, com o triângulo de Burow excisado dentro das rugas perioculares (▶ Fig. 2.21, ▶ Fig. 2.22). Esse retalho pode ser puramente um retalho de avanço se a incisão for encerrada antes de atingir a têmpora.[5] Retalhos de avanço bilateral são também uma ótima opção e funcionam especialmente bem na testa lateral adjacente à sobrancelha; as variações de O para T e A para T permitem que apenas uma única incisão na borda superior da sobrancelha, camufle tudo, exceto a linha de fechamento vertical central.[2] A técnica de retalho de avanço bipediculado relaxante galeal discutida anteriormente é uma opção viável para a testa lateral.[1]

As feridas da parte lateral da testa podem, às vezes, envolver a têmpora, trazendo a frouxidão da pele da face temporal e, portanto, um número maior de opções de reparo, conforme discutido abaixo e na seção 2.2.3. Os retalhos de rotação podem ser uma melhor opção para grandes defeitos da testa lateral. Eles utilizam a reserva de tecido da fossa temporal e são frequentemente rodados medialmente de forma que a incisão curvilínea possa ser feita paralelamente ou escondida na linha de cabelo, muitas vezes removendo um triângulo de Burow nas rugas perioculares, acima da orelha ou na costeleta. Os reparos de O a Z podem ser úteis nessa subunidade para reduzir o tamanho do retalho necessário para fechar um defeito e minimizar a tensão, resultando em uma cicatriz oblíqua que pode ser aceitável em pessoas com RSTLs mais curvilíneas na parte lateral da testa.[2]

Embora os retalhos de transposição, como os retalhos rômbicos, possam não ser muito versáteis ou úteis em outras subunidades da testa devido às anormalidades de contorno e às orelhas de cachorro que tendem a deixar para trás, eles podem ser menos perceptíveis na superfície côncava da testa lateral, tornando-os uma opção reconstrutiva razoável, especialmente no caso de uma linha de cabelo recuada ou naturalmente alta. A elevação da pele solta da têmpora não altera significativamente a sobrancelha ou a linha do cabelo, e as cicatrizes são relativamente curtas e ficam em um espaço confinado. Os retalhos rômbicos e os retalhos em ângulo de 30 graus são comumente usados nessa área.[2,3,9]

2.2.3 Subunidade da Têmpora

A têmpora é definida pela costeleta lateralmente, pelo processo zigomático do osso temporal inferiormente, pelo zigoma medialmente e, superiormente, pela mudança na topografia da fossa temporal côncava para o osso frontal convexo, que pode ser apreciada pela palpação (▶ Fig. 2.1). Essa mudança na topografia permite maior elasticidade da pele, permitindo assim mais opções de fechamento. No entanto, essa região

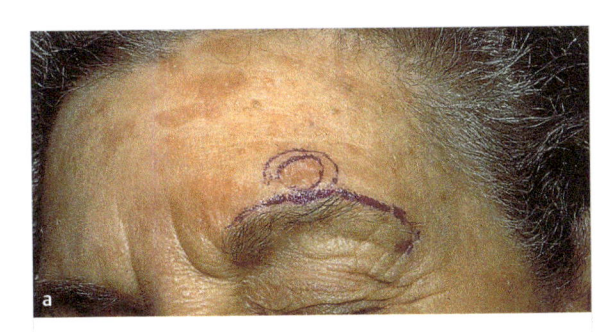

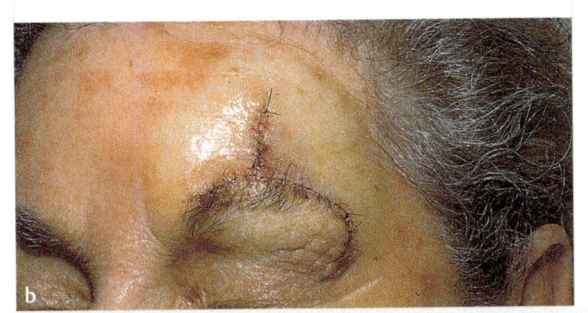

Fig. 2.19 (a,b) Retalho de avanço na subunidade lateral próxima à sobrancelha (*antes*). (Reproduzida de Advancement Flaps. In: Papel I, Frodel J, Holt R, Larrabee Jr W, Nachlas N, Park S, Sykes J, Toriumi D, ed. Facial Plastic and Reconstructive Surgery. 4th Edition. New York: Thieme; 2016.)

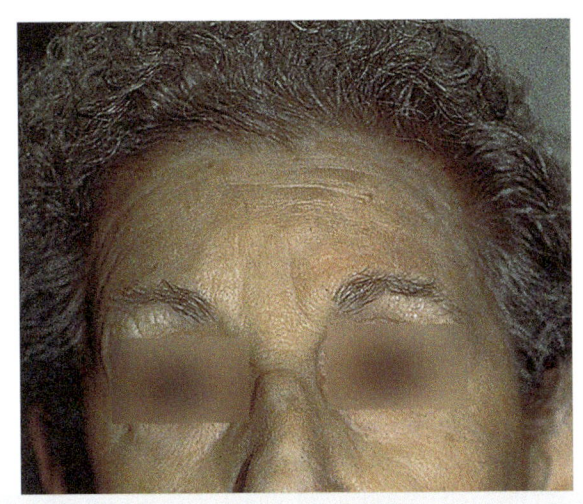

Fig. 2.20 Retalho de avanço na subunidade lateral perto da sobrancelha (*depois*). (Reproduzida de Advancement Flaps. In: Papel I, Frodel J, Holt R, Larrabee Jr W, Nachlas N, Park S, Sykes J, Toriumi D, ed. Facial Plastic and Reconstructive Surgery. 4th Edition. New York: Thieme; 2016).

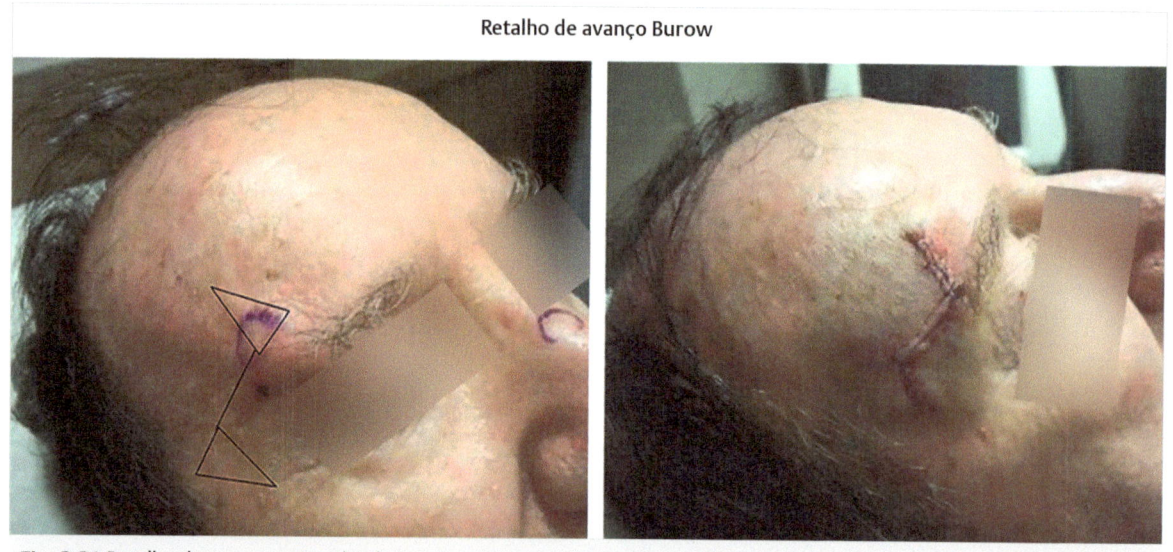

Fig. 2.21 Retalho de avanço em cunha de Burow próximo à sobrancelha (*antes*). (Fotografia cortesia do Dr. David H. Ciocon.)

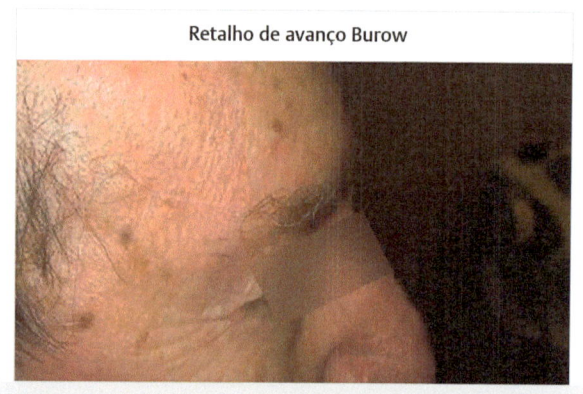

Fig. 2.22 Retalho de avanço em cunha de Burow próximo à sobrancelha (*depois*). (Fotografia cortesia do Dr. David H. Ciocon.)

também apresenta desafios únicos, incluindo a curta distância entre a sobrancelha lateral e o cabelo temporal; o fato de que ela se sobrepõe ao ramo temporal da NC VII; e a transição relativamente abrupta da pele fina que recobre a área periorbital lateral para a pele mais espessa da têmpora com pelos.[1] Evitar o deslocamento de pelos da costeleta, da têmpora e da linha do cabelo frontal para áreas sem pelos é uma preocupação primordial nessa subunidade, pois pode causar um resultado cosmético negativo; às vezes, isso exige modificações no fechamento planejado. A têmpora é suprida por ramos da artéria temporal superficial, que correm na fáscia superficial e devem ser evitados durante a cirurgia (▶ Fig. 2.6). O nervo auriculotemporal corre logo anteriormente à orelha, provendo inervação sensitiva para a porção superior da orelha, ele está sob risco de lesão durante reparos que envolvam a têmpora lateral, o que é uma causa comum de dor neurítica (▶ Fig 2.2).[9] As estruturas mais profundas da têmpora incluem a forte fáscia temporal, na qual podem ser colocadas suturas de ancoragem, e o músculo temporal.

Conforme discutido na seção 2.2.2, as feridas da superfície côncava da subunidade lateral da testa e que se estendem até a têmpora podem cicatrizar por segunda intenção se forem razoavelmente pequenas, e os fechamentos lineares funcionam bem quando posicionados estrategicamente nos RSTLs radiais perioculares. Os retalhos rômbicos, embora não sejam usados com frequência em outras subunidades da testa, funcionam bem para o reparo de feridas que envolvem a fossa temporal.

Para feridas que, de outra forma, seriam fechadas linearmente, mas que se encontram próximas ou dentro da linha horizontal que se estende a partir da sobrancelha, um retalho de avanço para deslocar inferiormente a orelha de cachorro medial funciona bem e evita a interferência na própria sobrancelha.[9] Feridas maiores nas têmporas podem ser fechadas com um bom resultado estético combinando retalhos de avanço e rotação, trazendo a flacidez da bochecha e da têmpora inferior e escondendo cicatrizes na frente da orelha, atrás da orelha e na linha do cabelo (▶ Fig. 2.23, ▶ Fig. 2.24). O retalho de avanço da bochecha remove uma orelha de cachorro horizontal lateral ao canto e uma orelha de cachorro atrás da orelha. A bochecha é avançada para cima e para fora, com a maior parte da incisão escondida na frente da orelha de forma estritamente vertical. Às vezes, pode ser necessário adicionar um componente de rotação para fechar uma ferida maior da têmpora e evitar um enxerto. Isso é conseguido trazendo a flacidez logo abaixo da linha da mandíbula ou do pescoço e adicionando um elemento rotacional a um tipo de retalho que, de outra forma, avançaria na frente da orelha usando a bochecha.

Para grandes feridas na subunidade lateral da testa e na têmpora, várias opções de reparo podem ser consideradas, incluindo um enxerto de pele local ou distante. Os tumores da têmpora podem ser bastante grandes no momento em que são reconhecidos, o que deixa a possibilidade de defeitos cirúrgicos igualmente grandes. Uma opção é fechar o máximo possível

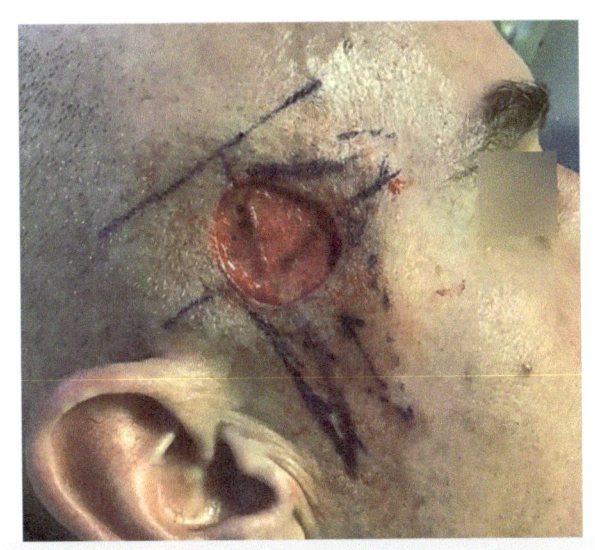

Fig. 2.23 Defeito relativamente grande na subunidade da têmpora reparado com retalho de avanço, recrutando a flacidez da bochecha e escondendo a incisão na costeleta (*antes*). (Imagem gentilmente cedida pelo Dr. Ardeshir Edward Nadimi.)

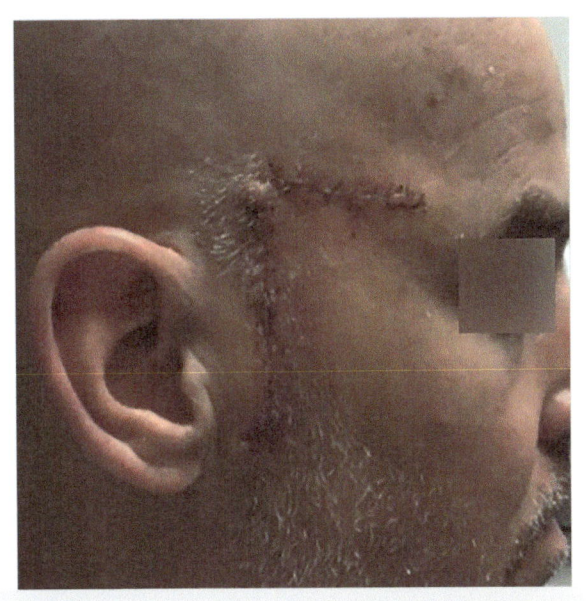

Fig. 2.24 Defeito relativamente grande na subunidade da têmpora reparado com retalho de avanço, recrutando a flacidez da bochecha e escondendo a incisão na costeleta, 7 dias de pós-operatório. (Imagem gentilmente cedida pelo Dr. Ardeshir Edward Nadimi.)

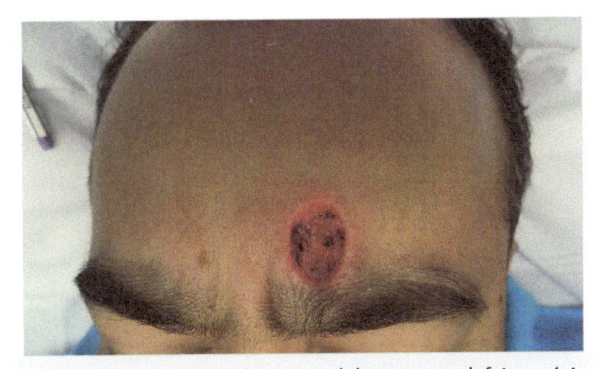

Fig. 2.25 Fechamento primário vertical de pequeno defeito próximo à sobrancelha (*antes*).

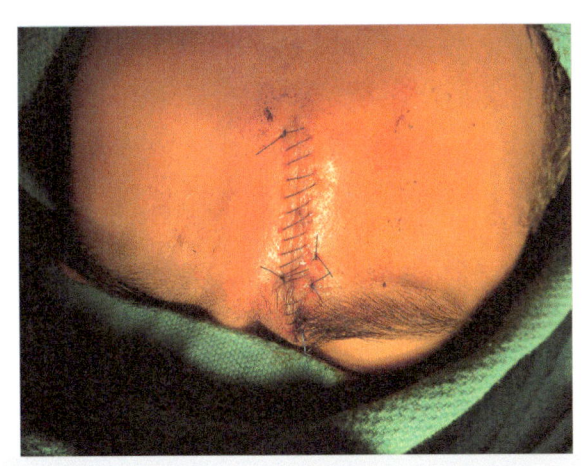

Fig. 2.26 Fechamento primário vertical de pequeno defeito próximo à sobrancelha (*após*).

da ferida com o reparo local do retalho e permitir que a parte restante da ferida cicatrize – embora muito lentamente – por segunda intenção. Uma abordagem alternativa é remover a orelha de cachorro do retalho local utilizado para o reparo e utilizá-la como um enxerto de pele de espessura total (FTSG).[9]

2.2.4 Subunidade da Sobrancelha

As sobrancelhas são cosmeticamente uma das características mais importantes da testa, e manter a posição, a continuidade e a simetria das sobrancelhas é vital para a satisfação do paciente. Ao fechar feridas na testa e perto da sobrancelha, é imperativo garantir que a tensão no fechamento não distorça a sobrancelha – a assimetria perceptível da sobrancelha é um resultado cosmético negativo, mesmo que a cicatriz esteja bem escondida. Pequenos tumores na sobrancelha ou ao redor dela que estão sendo fechados de forma primária devem ser fechados verticalmente, pois o fechamento horizontal reduz a altura da sobrancelha, que é significativamente mais perceptível (▶ Fig. 2.25, ▶ Fig. 2.26). Outra consideração é a convexidade natural da borda supraorbital, que naturalmente cria orelhas de cachorro que podem causar um pequeno monte ou elevação que persiste por um longo tempo, principalmente no polo superior de um fechamento vertical (uma vez que a orelha de cachorro do polo inferior pode se esconder, pelo menos parcialmente, na redundância da pálpebra superior).[9] Se um defeito envolver a região pilosa da sobrancelha, qualquer inserção de retalhos deve ser feita paralelamente aos fios de cabelo com uma técnica de bisel-antibisel, como discutido anteriormente, de modo a minimizar o risco de transecção dos bulbos capilares, o que posteriormente pode levar a alopecia, crescimento para dentro dos pelos e milia.[2] Além disso, uma dissecção muito superficial pode causar lesões nos bulbos capilares, resultando em alopecia subsequente. Para defeitos na sobrancelha, uma opção é o retalho de avanço bilateral (H-plastia), em que as incisões superior e inferior são criadas para ficarem ocultas dentro da respectiva margem da sobrancelha; mais uma vez, assegurando que as incisões fiquem paralelas aos fios de cabelo.[2] Um retalho de avanço único com base lateral (U-plastia) também é uma opção para essa área e pode proporcionar melhores resultados cosméticos. Como regra geral para a sobrancelha, a maior parte da frouxidão está presente lateralmente e, em geral, mover a sobrancelha ligeiramente para o lado é mais cosmeticamente aceitável do que mover a sobrancelha medialmente.[9] Um defeito cirúrgico da sobrancelha mais lateral pode não exigir a reconstrução da sobrancelha para proporcionar um resultado cosmético positivo. Como as sobrancelhas laterais afinam à medida que os pacientes envelhecem, pode ser aceitável realizar um rearranjo de tecido de um defeito na sobrancelha lateral distante sem considerar a substituição da pele com pelos na sobrancelha lateral; um transplante de pelos para a sobrancelha lateral pode ser realizado se a cirurgia resultar em assimetria óbvia ou em outro resultado cosmético inaceitável para o paciente.[9]

2.3 Defeitos Maciços na Testa

Para defeitos muito grandes, nos quais os retalhos cutâneos da testa sozinhos resultariam em tensão excessiva, podem ser usados retalhos musculocutâneos mais profundos, muitas vezes em um único avanço ou em um avanço bilateral. Esses retalhos são dissecados sob o músculo frontal no nível do periósteo e descolados no nível do plano fascial.[2,5] Alguns retalhos especializados tornam-se úteis no caso de defeitos maciços na testa. Os retalhos temporoparietal e cervicofacial de plano profundo estendido requerem dissecção inferolateral extensa até o nível do zigoma, o que coloca em risco estruturas como o ramo temporal do NC VII e a artéria temporal. Eles são usados com mais frequência em defeitos na parte lateral da testa ou na têmpora.[10] O retalho de Orticochea é usado com mais frequência em defeitos das regiões parietal ou occipital. Classicamente um retalho de três pedículos, o retalho de Orticochea também pode ser obtido com a formação de um retalho bipediculado a partir do tecido de cada lado do defeito. Incisões na gálea do retalho podem melhorar a frouxidão do couro cabeludo. Esse retalho exige uma mobilização extensa e muitas vezes resulta em defeitos secundários que exigem cirurgias subsequentes para serem reparados.[10]

O retalho de transposição miocutâneo frontal foi descrito como uma opção alternativa de fechamento para grandes defeitos da testa/couro cabeludo frontal que envolvem parte do músculo frontal ou sua fáscia, estendendo-se até o periósteo. Trata-se de um retalho lobulado com pedículo inferior, projetado lateralmente ao defeito e posicionado perpendicularmente à linha anterior do cabelo. As incisões são feitas até o músculo frontal ou sua fáscia, e o retalho é então colocado no defeito primário. Diferentemente de outros retalhos de transposição, o local doador é fechado primeiro, pois isso pode ajudar a determinar a largura máxima do retalho. O retalho é então suturado no lugar. A utilização do músculo no retalho permite suprimento sanguíneo suficiente para que a base do retalho possa ser mais estreita.[11] Outras opções comuns para defeitos grandes e profundos na testa que se estendem até o periósteo incluem retalhos locais, retalhos subgaleais-subperiosteais com enxertos de pele de espessura parcial, expansão de tecido (consulte a seção 2.4) ou transferências de tecido livre microvasculares.[4,11]

Quando um retalho não é suficiente para fechar um defeito maciço na fronte, pode ser necessário um enxerto de pele de espessura total. Como os defeitos maciços da testa/escalpo podem estender-se até o osso, que é pouco vascularizado, um enxerto de pele de espessura total nesse local corre o risco de falhar. Os retalhos em dobradiça que são colhidos de tecidos abaixo dos retalhos de avanço são uma opção para criar um leito favorável para um enxerto de pele de espessura total. (▶ Fig. 2.27, ▶ Fig. 2.28). Embora os retalhos de dobradiça adipomuscular, como o retalho paramediano da testa são mais comumente usados na reconstrução nasal, um retalho em dobradiça do músculo frontal pode ser usado para um defeito maciço da testa/escalpo se esse músculo não for ressecado durante a remoção do tumor; ele fornece vasculatura para a sobrevivência do enxerto e transfere o volume do tecido para o defeito largo/profundo para melhorar a cosmese do enxerto de pele de espessura total

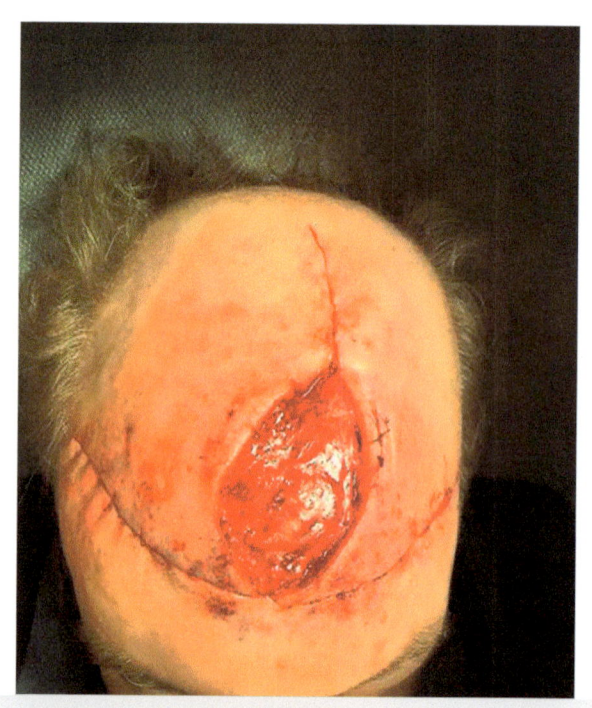

Fig. 2.27 Retalho de avanço bilateral de O para T com retalho de dobradiça galeal e enxerto de pele de espessura total de Burow após o avanço de ambos os membros e criação do retalho de dobradiça (*centro*), antes da colocação do enxerto de pele de espessura total de Burow. (Reproduzida com permissão de Singer HM, Patel VA. Forehead reconstruction after resection of squamous cell carcinoma. Dermatol Surg. 44(7):1018-1022. Copyright Wolters Kluwer, 2018.)

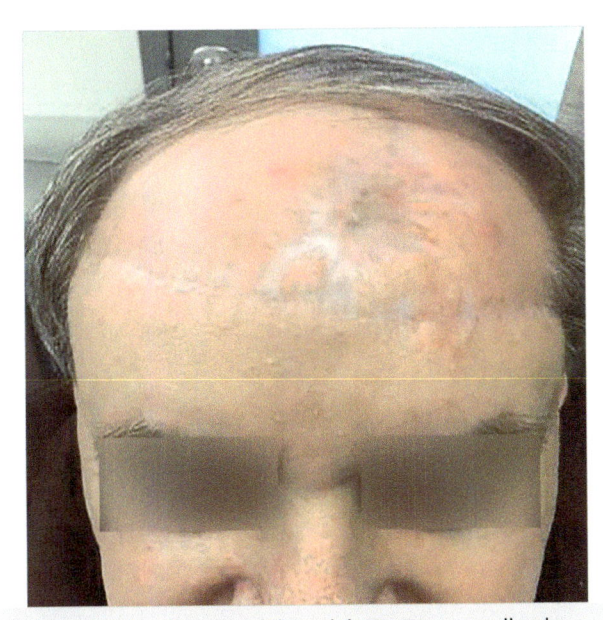

Fig. 2.28 Retalho de avanço bilateral de O a T com retalho de dobradiça galeal e enxerto de pele de espessura total de Burow (*depois*). (Reproduzida com permissão de Singer HM, Patel VA. Forehead reconstrução after resection of squamous cell carcinoma. Dermatol Surg. 44(7):1018-1022. Copyright Wolters Kluwer, 2018.)

sobreposto.[10] Para a vigilância do tumor, um enxerto de pele de espessura total pode ser suturado sobre as áreas de invasão mais profunda do tumor sem incorporar qualquer retalho em dobradiça subjacente, para permitir a palpação de possíveis recorrências de tumor através apenas do enxerto, um triângulo de Burrow pode ser utilizado para criar esse enxerto de pele de espessura total. Se um reservatório muscular não estiver disponível (por exemplo, o frontal é ressecado durante a remoção do tumor), outra opção para fornecer um leito de ferida vascularizado é um retalho de dobradiça galeal. A gálea do couro cabeludo tem uma rica rede microvascular e um retalho de 1 a 2 cm pode ser formado para suportar um enxerto de pele. Essa técnica é realizada pegando-se um plano de espessura parcial da gálea e dobrando-o, como a página de um livro, sobre o osso subjacente exposto. Podem ser necessários vários retalhos de dobradiça da gálea para cobrir totalmente o defeito apresentado.[10] Essa técnica não tem o efeito volumizador de um retalho muscular, mas pode ser a única opção em defeitos maciços da testa sem um reservatório muscular e quando se deseja uma operação de estágio único.

2.4 Expansão de Tecidos
2.4.1 Introdução

A expansão tecidual é uma técnica que pode ser usada em vários cenários de reparo, incluindo fechamentos primários sob tensão significativa e quando os retalhos locais são insuficientes para fechar um defeito.[4] A principal vantagem da expansão tecidual é sua capacidade de mobilizar tecidos próximos. Essa técnica é regida pelos conceitos de fluência biológica e mecânica; a primeira determina que a atividade mitótica do tecido aumenta quando ele é esticado por um determinado período de tempo, enquanto a segunda afirma que a pele se alonga com uma carga constante ao longo do tempo, além de sua extensibilidade intrínseca, por meio do deslocamento da água do colágeno e da fragmentação parcial das fibras elásticas.[4,5] Por sua vez, esses mecanismos provocam o espessamento da epiderme, o afinamento dérmico temporário e o aumento do fluxo sanguíneo durante o período de expansão.[4] A pele que foi previamente irradiada ou infectada pode não ser uma boa candidata à expansão tecidual devido à fraqueza inerente, o que pode resultar em falha na expansão tecidual.[3,4]

Existem vários métodos para induzir a expansão do tecido; a principal diferença entre eles é se são projetados para auxiliar no fechamento durante a cirurgia inicial (expansão de tecido intraoperatória) ou se o expansor de tecido será esticado em série ao longo do tempo (dias a semanas, raramente até meses)[3] para permitir um fechamento mais ideal em uma data futura.

2.4.2 Expansão de Tecido Intraoperatório

Uma técnica de expansão tecidual intraoperatória que pode ajudar no fechamento de alta tensão da testa envolve o tunelamento de um cateter de Foley de 30 mL abaixo do músculo frontal, além do nervo supraorbital, até a parte lateral da testa e da têmpora. O balão do cateter é inflado com soro fisiológico até que a pele fique branca, mantido nesse volume por 3 minutos e, em seguida, descomprimido por 3 minutos; esse ciclo é repetido mais duas vezes, pois cada expansão ajuda a esticar o tecido.[5] Essa técnica costuma ser suficiente para fechar defeitos na linha média sob alta tensão com fechamento primário.

2.4.3 Expansores de Tecido Internos e Externos

Quando a expansão do tecido é planejada para várias semanas ou mais, podem ser usados dispositivos internos e externos de expansão de tecido. Esse tipo de expansão de tecido é frequentemente usado em um esforço para evitar uma reconstrução maior, várias incisões ou enxertos locais para pacientes nos quais essas técnicas podem ser inadequadas.[3] Os expansores internos são colocados na camada subgaleal e expandidos lentamente ao longo do tempo, necessitando de visitas frequentes para a insuflação do dispositivo no consultório, aproximadamente a cada 48 a 72 horas;[3] normalmente, até 10% da capacidade do expansor pode ser adicionada semanalmente, pois o desconforto do paciente e a perfusão do tecido são fatores limitantes.[4] Há risco de infecção ou extrusão do expansor interno. A colocação subgaleal do expansor em um local distante do defeito ajuda a diminuir o risco de extrusão para dentro da ferida.[4] A natureza trabalhosa e o período de tempo prolongado necessário para o fechamento são as principais desvantagens desse tipo de expansão tecidual,[3] enquanto a deformidade temporária que o paciente experimentará requer aconselhamento.[4]

Os expansores externos também foram desenvolvidos para auxiliar no fechamento primário de defeitos maiores (geralmente envolvendo o couro cabeludo e/ou a testa), colocando uma pressão mecânica constante nas bordas da ferida, normalmente ao longo de 1 a 2 semanas – enquanto reduz a tensão sobre o fechamento primário da pele.

Esses dispositivos também exigem várias visitas, geralmente algumas vezes por semana, para o avanço do dispositivo.[3]

2.5 Conclusão

O conhecimento da topografia exclusiva das subunidades estéticas da testa, de sua vasculatura e inervação e das possíveis complicações permite que o cirurgião pondere várias opções de reparo, forneça aconselhamento pré-operatório adequado e, por fim, escolha um fechamento apropriado com base no defeito cirúrgico. O reconhecimento de fatores específicos do paciente, incluindo a variação anatômica individual e a orientação estética geral, também desempenha um papel na determinação do método mais ideal para fechar cada defeito e garantir um resultado cirúrgico ideal na reconstrução da testa.

Referências

[1] Tromovitch TA, Stegman SJ, Glogau RG. Forehead. In: Flaps and Grafts in Dermatologic Surgery. Chicago, IL: Year Book Medical Publishers, Inc.; 1989
[2] Baker S. Local Flaps in Facial Reconstruction. 2nd ed. St. Louis, MO: Mosby; 2007
[3] Olson MD, Hamilton GS, III. Scalp and forehead defects in the post-Mohs surgery patient. Facial Plast Surg Clin North Am. 2017; 25(3):365–375
[4] Sokoya M, Inman J, Ducic Y. Scalp and forehead reconstruction. Semin Plast Surg. 2018; 32(2):90–94
[5] Seline PC, Siegle RJ. Forehead reconstruction. Dermatol Clin. 2005; 23(1):1–11, v
[6] Babakurban ST, Cakmak O, Kendir S, Elhan A, Quatela VC. Temporal branch of the facial nerve and its relationship to fascial layers. Arch Facial Plast Surg. 2010; 12(1):16–23
[7] Cherubino M, Taibi D, Scamoni S, et al. A new algorithm for the surgical management of defects of the scalp. ISRN Plast Surg. 2013;2013:1–5.n
[8] Ibrahim AM, Rabie AN, Borud L, Tobias AM, Lee BT, Lin SJ. Common patterns of reconstruction for Mohs defects in the head and neck. J Craniofac Surg. 2014; 25(1):87–92
[9] Goldman GD, Dzubow LM, Yelverton CB. Facial Flap Surgery. 2nd ed. New York, NY: McGraw-Hill; 2013
[10] Singer HM, Patel VA. Forehead reconstruction after resection of squamous cell carcinoma. Dermatol Surg. 2018; 44(7):1018–1022
[11] Tomás-Velázquez A, Redondo P. Assessment of frontalis myocutaneous transposition flap for forehead reconstruction after Mohs surgery. JAMA Dermatol. 2018; 154(6):708–711

3 Reconstrução da Unidade Nasal

Ian Maher ■ *Jamie L. Hanson* ■ *Gabriel Amon*

Resumo

O nariz tem importantes propósitos funcionais e estéticos. Como um marco anatômico no centro da face, o nariz desempenha um papel fundamental na percepção da aparência.[1] Com uma arquitetura complexa composta por superfícies convexas e côncavas, o nariz representa um desafio significativo para os cirurgiões dermatológicos que tentam preservar a estética dessa unidade facial. Para fazer isso com sucesso, é fundamental compreender suas principais características estruturais e anatômicas.

Palavras-chave: reconstrução nasal, retalhos bilobados, retalho trilobado, retalho paramediano, retalho de avanço crescentérico, retalho de rotação dorsal

3.1 Estrutura e Função

O sistema de suporte estrutural do nariz consiste no osso nasal proximal, que faz a transição para um esqueleto cartilaginoso distal. A porção cartilaginosa do nariz pode ser subdividida em três partes: o septo nasal e as cartilagens laterais superiores e inferiores emparelhadas.[2] Acima desse sistema de suporte estrutural está o músculo nasal, que é coberto pela pele. Com relação à via aérea nasal, há duas estruturas anatômicas fundamentais de importância funcional: as válvulas nasais interna e externa. A válvula nasal externa serve como porta de entrada para a passagem nasal e é formada pelo septo nasal, o assoalho nasal, a borda caudal da cartilagem lateral superior e a asa nasal.[3] A válvula nasal interna é uma passagem estreita encontrada no nível da abertura piriforme e é o local de máxima resistência ao ar; seus limites são formados pela cartilagem lateral superior, pelo septo nasal, pelo assoalho nasal e pelo corneto inferior.[4] Como o colapso dessas válvulas pode obstruir o fluxo de ar inspiratório, sua preservação é vital para toda a reconstrução nasal.

3.2 Características da Pele

As características da pele que recobre o nariz variam acentuadamente de acordo com a localização. Há três zonas primárias, cada uma com características exclusivas.[5] A zona I (proximal) envolve o dorso nasal e as paredes laterais nasais proximais; a pele sobrejacente nessa região é fina, móvel e elástica. A zona II (distal) corresponde à metade distal do nariz e contém pele espessa, sebácea, rígida e menos móvel. A zona III se estende até o lóbulo infratipal e consiste em uma pele mais fina, mas está firmemente ligada ao tecido subjacente e, portanto, menos móvel.[5]

3.3 Subunidades Nasais

O conceito de unidades estéticas faciais descrito por Gonzalez-Ulloa[6] em 1954 introduziu o conceito de restauração de regiões da pele para obter resultados estéticos ideais. Posteriormente, Burget e Menick[7] introduziram a teoria da subunidade nasal, aplicando princípios semelhantes em uma escala menor, novamente na tentativa de obter melhores resultados estéticos. Com essa abordagem, as incisões e cicatrizes são projetadas para ficarem entre as subunidades, onde as sombras e transições naturais ajudam a disfarçar sua aparência. Esses conceitos continuam sendo uma abordagem comum à cirurgia reconstrutiva facial na prática atual. Há nove subunidades nasais no total, que incluem a ponta, a columela, os lóbulos alares direito e esquerdo, os triângulos moles direito e esquerdo, o dorso nasal e as paredes laterais dorsais direita e esquerda. O dorso nasal e as paredes laterais dorsais são subunidades móveis na maioria dos pacientes, pois são compostas de pele elástica e não sebácea, são em grande parte planas e cobrem o esqueleto nasal ósseo. Em contrapartida, as subunidades restantes são consideradas imóveis. A ponta nasal e os lóbulos alares são altamente sebáceos e estão localizados em superfícies convexas; nesses locais, a reposição de volume é fundamental para evitar deformidades de indentação. A columela e os triângulos moles não são sebáceos e são planos.

3.4 Chaves para o Sucesso

Ao planejar um reparo cirúrgico do nariz, a preservação da função adequada e da estrutura cosmética são componentes importantes que geralmente andam de mãos dadas. Existem alguns princípios fundamentais que ajudarão a atingir esses objetivos. Em geral, é melhor manter os vetores de tensão horizontal ao planejar fechamentos cirúrgicos no nariz; esse esquema evita forças verticais que podem distorcer a margem livre na borda alar. Além disso, os reparos devem ser planejados de modo a minimizar a tensão horizontal sobre o esqueleto nasal cartilaginoso compressível, pois isso pode levar à deformidade do nariz em sela. O próximo ponto importante na execução de um reparo é minar dentro do plano correto do tecido. Em geral, o descolamento deve ser realizado dentro do plano do tecido subnasal, que é um plano relativamente sem sangue, uma vez que o nasal fornece estabilidade estrutural relativa para a pele nasal distal sebácea e frágil.[8] A atenção meticulosa à colocação e à técnica de sutura também garantirá resultados cosméticos ideais. Ao enfatizar as suturas profundas e precisas que incorporam o músculo nasal, a integridade geral do fechamento será otimizada, evitando assim o espalhamento e a depressão da cicatriz, bem como outras deformidades de contorno, como a deformidade em alçapão. Ao planejar um reparo com retalho no nariz, é aconselhável sempre aprofundar o defeito primário para o plano subnasal para evitar o "preenchimento excessivo" do defeito, que é outra causa da deformidade em alçapão. Por fim, o manuseio cuidadoso do tecido durante todo o reparo será útil para obter fechamentos uniformes com cicatrizes cirúrgicas bem disfarçadas.

3.5 Reconstrução Local de Subunidades

As características exclusivas de cada subunidade com relação às características da pele e à mobilidade do tecido orientarão as escolhas reconstrutivas em cada local. Muitas abordagens podem ser empregadas com sucesso; neste artigo, analisaremos nossas escolhas "preferidas". Notavelmente, o tamanho do defeito operatório em relação à área total da superfície nasal e a mobilidade do tecido correspondente são os fatores determinantes mais importantes em relação à viabilidade de um fechamento, ao contrário de uma regra rígida e rápida. Esta seção discute as opções de fechamento para defeitos na faixa de 8 a 15 mm. Nosso algoritmo para reconstrução de defeitos nasais pode ser encontrado nesta figura.

3.5.1 Subunidades Móveis

Dorsal Nasal/Bridge

Fechamento Primário

Nesse local, com uma superfície amplamente plana e tecido móvel fino, pequenos defeitos podem ser fechados principalmente com um fechamento linear direto, sobretudo se a ferida for menor e estiver na dimensão horizontal em vez de vertical. Alguns cirurgiões acreditam que o fechamento primário é mais bem utilizado para defeitos nasais na linha média, pois a tensão é então distribuída simetricamente em ambos os lados do nariz.[9] As tampas nessa área geralmente devem ser orientadas vertical e amplamente minadas para garantir um fechamento sem tensão. O excesso de tensão no dorso resultará em uma deformidade do nariz em sela, que pode ser apreciada na vista lateral. Outras dicas para evitar essas deformidades de um fechamento primário incluem o desenho de uma elipse com uma proporção maior do que 3:1 no domínio vertical e o planejamento de cones de pé alongados.[9,10] Essas estratégias resultarão em uma cicatriz cirúrgica mais longa, mas o perfil geral do nariz será preservado sem a formação de tendas nas bordas da incisão.

Enxertos de Pele de Espessura Total

A consideração mais importante ao usar um enxerto de pele de espessura total (FTSG) é selecionar a cor e a textura adequadas do enxerto para o local doador. A pele do dorso nasal é fina, não sebácea e está em uma área exposta ao sol. Os locais doadores relatados anteriormente com qualidades de textura e cor semelhantes incluem pele pré-auricular, pós-auricular, lateral da testa e melolabial.[11-14] Há riscos inerentes ao uso de um FTSG que levam a maus resultados cosméticos; esses incluem contração da ferida e isquemia do enxerto.[4,10] O dimensionamento preciso do enxerto minimizará a deformidade do contorno resultante da contração da ferida.[4] Limitar o tamanho do enxerto a defeitos menores reduzirá as demandas vasculares e o risco subsequente de isquemia tecidual e possível necrose; no entanto, 90% dos enxertos com um bom leito vascular devem sobreviver.[10] Por fim, embora não haja substituto para a sutura meticulosa do enxerto à base receptora com boa aposição para obter um fechamento uniforme, a correspondência de textura entre o doador e o local do enxerto ainda pode ser melhorada com dermoabrasão pós-operatória ou *resurfacing* a *laser*.[14]

Abas de Transposição

O tecido fino e móvel do dorso nasal permite o fechamento com um retalho de transposição de um único lobo, como o retalho rômbico ou em forma de faixa (▶ Fig. 3.1).[15-17] Novamente, para manter um vetor de tensão ideal, o retalho deve ser projetado verticalmente.[18] Um retalho projetado verticalmente também garantirá que você esteja extraindo o máximo de reservatório de tecido localizado no sentido cefálico do defeito.

Retalho de Transposição

Proximal

Paredes Laterais Nasais

A parede lateral nasal contém pele da zona I, semelhante ao dorso nasal. Mais uma vez, a natureza fina e elástica da pele dessa região permite o fechamento adequado com um retalho de transposição de lobo único, como o retalho rômbico ou o retalho em forma de faixa. O reservatório de tecido glabelar é ideal para defeitos de pele na parede lateral do nariz, pois permite um vetor de tensão vertical, e a cicatriz do local doador pode ser facilmente disfarçada em linhas de expressão glabelares preexistentes. Uma desvantagem do local doador glabelar é que o fechamento do defeito secundário pode levar ao estreitamento da distância entre as sobrancelhas.[19] O planejamento cuidadoso do retalho e a prevenção de uma base larga podem atenuar esse resultado indesejado.

Retalho de Rotação

Um retalho baseado em rotação, novamente usando o reservatório de tecido glabelar com base proximal, também pode ser utilizado para o fechamento de defeitos que envolvem a parede lateral nasal proximal.

Enxerto de Burow

O enxerto de Burow é outra opção que pode ser utilizada para o reparo da parede lateral nasal. O esquema de um enxerto de Burow é colher um FTSG de um excesso de tecido *dog-ear*, que teria sido removido em um reparo linear tradicional, para ajudar a fechar o restante do defeito.[20-22] Essa técnica é particularmente útil se o defeito também envolver a bochecha medial. Nesses casos, um retalho de avanço da bochecha combinado com um enxerto de Burow melolabial para fechar o defeito da parede lateral nasal pode ser empregado.[11]

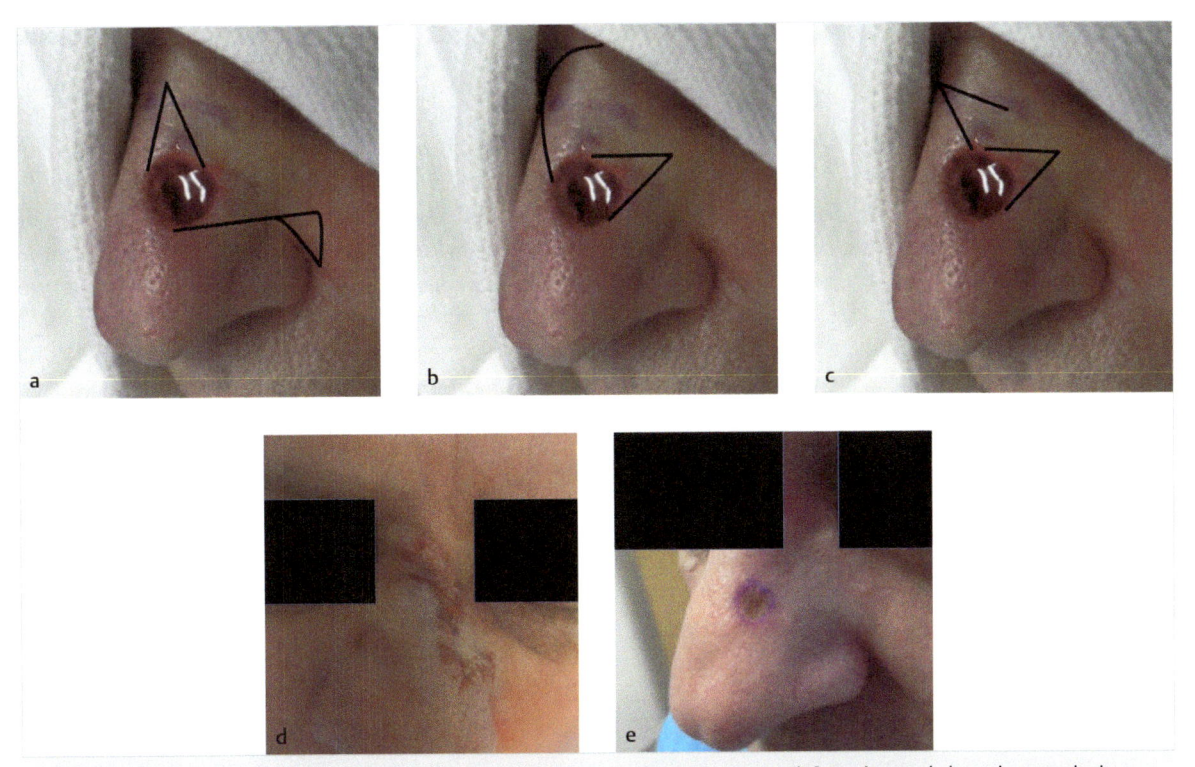

Fig. 3.1 (a) Opção 1 do dorso. Retalho de bochecha crescente ilustrado para reparar o defeito da parede lateral esquerda do nariz. O retalho é projetado com um defeito cutâneo permanente (SCD) superior ao sulco do defeito primário e um segundo SCD no sulco nasolabial esquerdo estendido lateralmente a partir do defeito. O descolamento deve fazer a transição do plano subnasal no nariz para o plano subcutâneo na bochecha. Essa opção permite vetores de tensão horizontal e que as cicatrizes sejam parcialmente ocultas no sulco nasolabial. **(b)** Opção 2 do dorso. Retalho de rotação ilustrado para reparar o defeito da parede lateral esquerda do nariz. O retalho é projetado para fornecer uma boa combinação de tecido usando pele semelhante superior ao defeito por meio de uma incisão curva que se estende ao longo da crista nasal e volta para a parede lateral esquerda para recrutar a flacidez nasal proximal e glabelar. **(c)** Opção 3 do dorso. Esta é a opção que escolhemos. Retalho rômbico ilustrado para reparar o defeito da parede lateral esquerda do nariz. O retalho foi projetado para incorporar tecido de um SCD na raiz nasal e outro SCD na parede lateral. Ao incisar o retalho sobre o complexo prócero, o retalho é elevado no plano subcutâneo com a transição do descolamento para o plano subnasal no násio. **(d)** Suturado. **(e)** Acompanhamento em 12 semanas.

Distal

Em geral, os retalhos de avanço são preferidos para o fechamento de defeitos na parede lateral do nariz, principalmente quando a pele é sebácea. A pele sebácea tende a ser mais rígida, menos móvel e pouco vascularizada, o que a predispõe a uma cicatrização pior.[23] As linhas dos retalhos de avanço na parede lateral distal do nariz se adaptam mais prontamente aos limites naturais e esse posicionamento favorável é vantajoso quando a cicatrização ideal pode não ocorrer mesmo com a técnica cirúrgica mais meticulosa.

Retalho de Avanço de Bochecha Crescêntica

O retalho de avanço em crescente da bochecha foi introduzido por Webster[24] e, posteriormente, foi modificado como uma excelente opção de reparo para defeitos cirúrgicos que envolvem a parede lateral do nariz.[25,26] O retalho de avanço em crescente da bochecha permite que a cicatriz do local doador seja escondida dentro do sulco nasolabial e a cicatriz do defeito primário pode ser disfarçada nas sombras do sulco nasofacial. Essa técnica pode ser considerada como uma modificação do retalho de avanço de Burow com um cone de pé em forma de crescente ao longo do sulco nasolabial em vez do *design* triangular tradicional usado em outros locais.[27] O tecido redundante superior ao defeito primário ao longo do sulco nasofacial pode ser removido como um cone de pé triangular tradicional. Para garantir a mobilidade adequada do tecido e minimizar a tensão no fechamento, o retalho ao longo do sulco nasolabial deve ser projetado de modo que a borda externa curvilínea do retalho seja tão longa quanto a borda interna mais curta mais o comprimento do defeito primário.[27] Minimizar a tensão horizontal do defeito primário é particularmente importante na região da válvula nasal interna para não prejudicar a função com o fluxo de ar inspiratório.

3.5.2 Subunidades Imóveis

Sebáceo e Convexo

A pele nesses locais terá características de zona II, o que significa que será mais espessa, mais sebácea e menos móvel. Em geral, a reposição de volume será fundamental para a obtenção de resultados cosméticos ideais com o mínimo de deformidade de contorno.

Ponta Nasal

Para defeitos pequenos (< 4 mm) da linha média que envolvem a ponta nasal, pode ser utilizado um fechamento primário orientado verticalmente. Se o defeito for pequeno, mas ligeiramente deslocado da linha média, um retalho de avanço leste-oeste pode ser considerado. Essa técnica de fechamento é mais bem utilizada em pacientes com pele relativamente flexível com uma ponta nasal larga.

Retalho de Avanço Leste-Oeste

Tradicionalmente, o retalho de avanço leste-oeste tem sido recomendado para pacientes com pele particularmente sebácea.[23] Idealmente, esse fechamento deve ser reservado para defeitos mais altos do que largos. O sinal geral é um fechamento linear com um cone de pé maior, tomado superiormente ao defeito, e o deslocamento do cone de pé inferior medialmente sobre a columela.[28] Os principais conceitos de *design* incluem o alongamento do cone de pé superior para evitar a deformidade do nariz em sela com o fechamento, o descolamento amplo no plano subnasal e a atenção cuidadosa aos vetores de tensão ao avançar a pele horizontalmente para evitar qualquer tração para cima na margem livre da asa.[29] Deve-se dar atenção especial às suturas profundas meticuladas para reduzir a tensão na epiderme sebácea sobrejacente.

Retalhos de Transposição Bilobados e Trilobados

Nosso reparo preferido nesse local é um retalho de transposição bilobado ou trilobado (▶ Fig. 3.2, ▶ Fig. 3.3), ambos amplamente descritos na literatura.[30-36] Esses retalhos são recrutados de reservatórios de tecido localizados mais proximalmente na zona I, reduzindo a tensão e a distorção anatômica que resultariam de um retalho de lobo único nesse local. Alguns autores acreditam que os retalhos de transposição (incluindo os retalhos bilobados e trilobados) também induzem um alongamento *semelhante ao da Z-plastia*, embora isso seja debatido por outros.[34] O retalho bilobado é projetado com um arco total de rotação de aproximadamente 90 graus,[30] o que permite o redirecionamento do defeito terminal de suporte de tensão verticalmente sobre o esqueleto nasal ósseo e para longe da margem livre alar. Em geral, recomenda-se remover primeiro o defeito cutâneo elevado (SCD).[31,32] O cone elevado deve ser orientado de modo a evitar a invasão de quaisquer subunidades cosméticas vizinhas. Na maioria dos casos, o comprimento do SCD deve se aproximar, se não exceder, o diâmetro de um defeito primário para minimizar a redundância de tecido em seu ápice, o que pode resultar em empurrão para dentro da abertura nasal ou empurrão para baixo da borda alar ipsilateral.[18,31,37] Conforme descrito originalmente por Zitelli,[30] os lóbulos devem ter o mesmo tamanho com ângulos de rotação iguais, embora isso possa ser modificado com base nas características do tecido local. Pode-se esperar que os lóbulos situados em pele móvel se estiquem e girem mais; portanto, seria possível subdimensionar o lóbulo secundário. Se os ângulos interlobulares forem

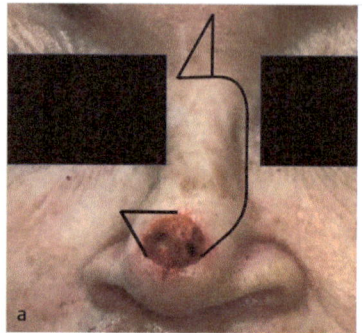

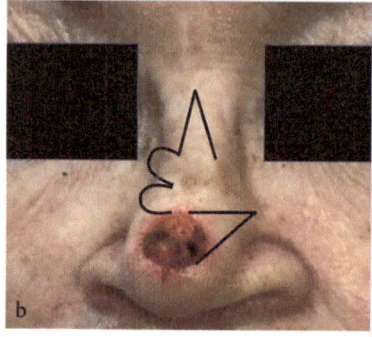

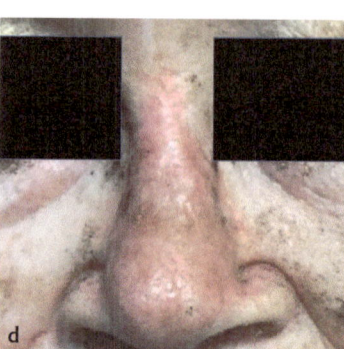

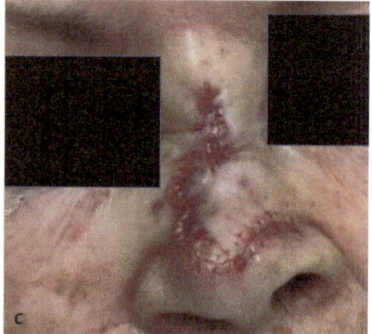

Fig. 3.2 (a) Opção 1 de ponta nasal. Retalho de rotação nasal dorsal ilustrado para reparar o defeito da ponta nasal. O retalho é projetado para fornecer uma boa correspondência de tecido usando pele semelhante lateral ao defeito, enquanto um segundo defeito de cone permanente com extensão para a glabela é necessário devido à quantidade de tecido de reparo necessária. **(b)** Opção 2 de ponta nasal. Essa é a opção que escolhemos. Retalho trilobado ilustrado para reparar o defeito da ponta nasal. O retalho recruta tecido da zona 1 e, com a orientação vertical do lobo terciário, permite vetores de tensão horizontal para manter a simetria alar. **(c)** Suturado. **(d)** Acompanhamento em 8 semanas.

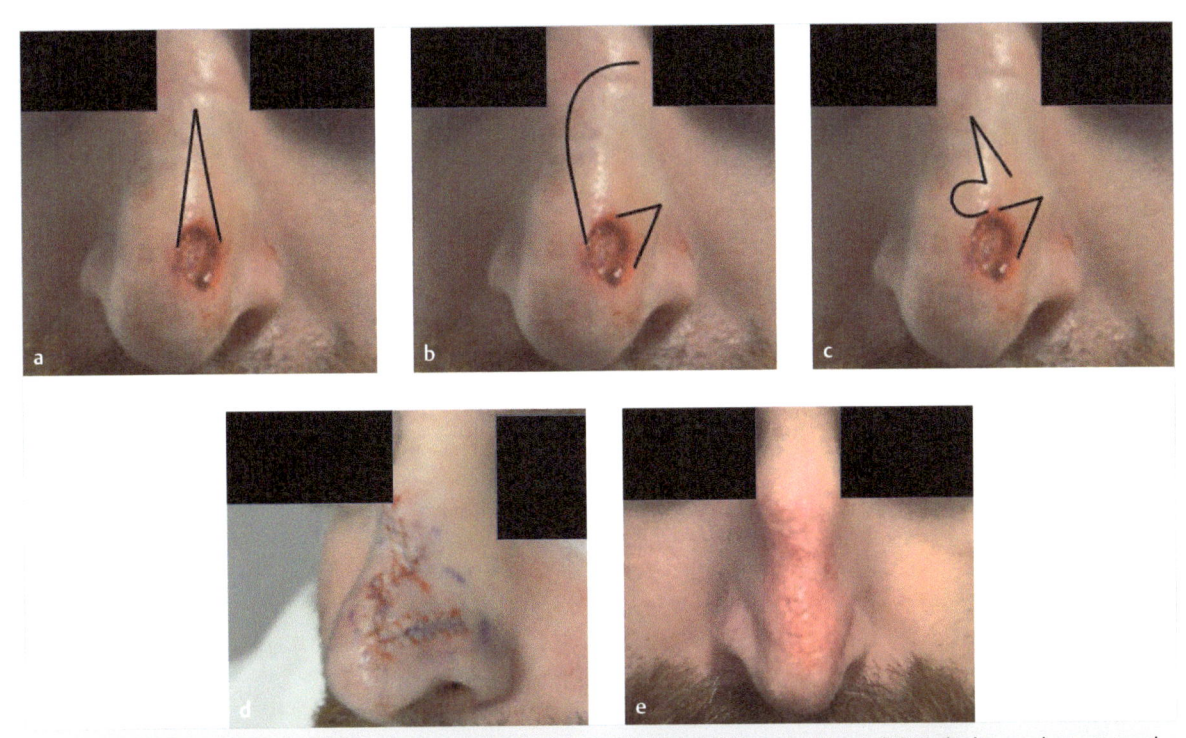

Fig. 3.3 (a) Opção 1 do *supratip*. Retalho de pedículo em ilha de *sling* nasal ilustrado para reparar o defeito do dorso e da ponta nasal. Esse retalho usa o descolamento biplanar para criar um pedículo baseado lateralmente somente no músculo. Essa é uma excelente opção de reparo para defeitos "mais largos do que altos" na ponta nasal. **(b)** Opção 2 do *supratip*. Retalho de rotação ilustrado para reparar o defeito do dorso e da ponta nasal. O retalho é projetado para proporcionar uma boa combinação de tecido e mobilidade por meio de uma incisão curva que se estende superiormente do defeito ao longo do dorso até a parede lateral esquerda.
(c) Opção 3 do *supratip*. Essa é a opção que escolhemos. Retalho bilobado ilustrado para reparar o defeito do dorso nasal e da ponta. O retalho é desenhado de modo que o cone elevado não invada o sulco alar e o defeito terciário que suporta a tensão seja orientado verticalmente ou perpendicularmente à margem alar ipsilateral. **(d)** Suturado. **(e)** Acompanhamento em 2 semanas.

desiguais, é crucial que ângulos mais agudos sejam assentados na pele mais rígida próxima ao defeito primário e ângulos mais obtusos sejam localizados na pele mais móvel próxima ao defeito que suporta tensão.[18]

Alguns autores defendem a utilização de lóbulos primários superdimensionados para superar o encurtamento rotacional, mas isso só parece ocorrer em pacientes com pele sebácea particularmente rígida.[38,39] Como sempre, a sutura meticulosa em combinação com o descolamento amplo limitará os defeitos de contorno, como amortecimento de pinos ou deformidades de alçapão. Além disso, como em todos os fechamentos nasais sem enxerto, os defeitos devem sempre ser aprofundados até o plano subnasal, em oposição ao afinamento do retalho.

O retalho trilobado segue uma mecânica de tecido semelhante, mas permite um movimento ainda maior, com a capacidade de recrutar reservatórios de tecido mais distantes e reduzir ainda mais a tensão do fechamento.[18,33,40] O arco de rotação em um retalho trilobado é aumentado para 120 a 150 graus,[33] o que proporciona vantagens adicionais. O arco rotacional mais amplo cria um pedículo de retalho mais largo, o que proporciona mais flexibilidade para o desenho e a colocação do SCD.[40] Além disso, otimiza a capacidade de criar um vetor de tensão horizontal crucial sobre o esqueleto nasal ósseo.[41] Esses autores descobriram que isso pode ser alcançado mais prontamente com uma ligeira modificação do retalho trilobado tradicional. Essa técnica reduz o encurtamento rotacional do lobo primário e empurra o vetor de tensão proximamente para a pele da zona I, onde há maior frouxidão do tecido.

O retalho de rotação nasal dorsal, também conhecido como retalho de Rieger, é outra técnica de fechamento que pode ser utilizada para defeitos nasais distais. Em seu projeto original, o retalho nasal dorsal é um retalho de padrão aleatório que recruta tecido móvel da glabela e do dorso nasal e gira esse tecido para baixo no defeito cirúrgico mais distal. Tradicionalmente, essa técnica de fechamento é melhor para defeitos com menos de 2 cm de tamanho e a pelo menos 5 mm da borda alar.[43] A tentativa de usar esse retalho para cobrir defeitos maiores ou puxar o retalho muito para baixo pode resultar em elevação indesejável da ponta ou tração alar. Notavelmente, várias modificações de *design* foram propostas para ampliar o escopo desse retalho,[44] particularmente em pacientes que desejam uma cirurgia em um estágio que, de outra forma, poderia ser mais adequada com um retalho de interpolação.

Asa

A asa é uma estrutura funcionalmente crítica para a via aérea nasal através da válvula nasal externa, e atenção extra deve ser dada aos reparos neste local. Em geral, se houver alguma preocupação com o comprometimento da margem livre alar ou com a patência da válvula nasal externa, deve haver um limite baixo para selecionar um retalho de interpolação da bochecha para o reparo. Embora sejam procedimentos de dois estágios, as consequências estruturais e funcionais de longo prazo de um reparo insuficiente nesse local podem ser graves; portanto, vale a pena dedicar o tempo e a atenção necessários para planejar o reparo antecipadamente.

A asa nasal é anatomicamente única entre as subunidades nasais, pois não há nenhum componente ósseo ou cartilaginoso.[48] A asa mantém sua patência devido à integridade estrutural da pele alar sebácea curvada, semelhante a uma ponte em arco. Portanto, o enxerto de cartilagem normalmente não é necessário, a menos que haja comprometimento das válvulas nasais após a excisão do tumor. Antes de planejar o reparo, fechamos a narina contralateral e fazemos o paciente inspirar e expirar para monitorar o colapso valvular. Quando ocorre o colapso e o enxerto estrutural é considerado necessário, pode-se utilizar um enxerto de ripas de cartilagem livre. Na maioria das vezes, esses enxertos são retirados da anti-hélice ou da cavidade conchal, pois são compostos de cartilagem elástica, o que proporciona a resistência e as propriedades de modelagem desejadas. Os enxertos também podem ser retirados do septo nasal ou da costela; entretanto, esses locais são compostos de cartilagem hialina, que é mais fraca e menos moldável.[49-52]

Para defeitos que envolvem a asa com ou sem envolvimento da parede lateral do nariz, pode-se considerar um retalho de transposição da bochecha de estágio único, como o retalho de transposição nasolabial. Entretanto, esse tipo de fechamento pode levar ao embotamento do sulco alar e do sulco nasofacial. Embora as suturas de aderência possam ajudar a preservar as concavidades naturais, tendemos a evitar essa opção, pois há técnicas de fechamento mais confiáveis disponíveis.

Pequenos Defeitos (< 7 mm de Largura) no Sulco Alar Superior

Para retalhos que dependem do rearranjo da pele alar, a largura horizontal do defeito primário é o principal fator determinante. Se for colocada uma tensão horizontal excessiva na asa, isso resultará no colapso interno da asa e na obstrução das válvulas nasais.

Retalho de rotação alar: Esse retalho usa a asa nasal lateral ao defeito cirúrgico como doador de tecido, proporcionando uma excelente combinação de textura de pele e permitindo que as cicatrizes sejam facilmente disfarçadas na sombra do sulco alar. No entanto, seu uso deve ser limitado a pequenos defeitos (< 6-7 mm) nos dois terços anteriores da asa nas proximidades do sulco alar.[45,53] Essas limitações têm como objetivo principal evitar a distorção da borda livre alar e garantir a disponibilidade de um reservatório de tecido adequado lateral ao defeito. Há algumas etapas fundamentais no projeto para garantir um reparo bem-sucedido com o retalho de rotação alar. Primeiro, o SCD deve ser retirado do aspecto inferior do defeito e perpendicular à margem livre da asa. O SCD deve ser removido primeiro, para facilitar a transferência do retalho para dentro do defeito. Em seguida, qualquer pele intermediária entre o defeito e o sulco alar deve ser excisada. A incisão pode então ser estendida de forma arqueada ao longo do sulco alar até a base alar. O defeito secundário pode então ser fechado em camadas. Em geral, não é necessário um segundo cone de pé se o defeito for fechado cuidadosamente usando a "regra das metades".[4]

Retalho em espiral: O retalho em espiral é um retalho de rotação local alternativo que permite a recriação do sulco alar enquanto mantém a estrutura convexa da asa quando o defeito primário abrange o sulco alar para envolver tanto a parede lateral nasal quanto a asa. O desenho do retalho em espiral, conforme descrito por Mahlberg et al., é um retalho de rotação com extensão da ponta.[54] O ponto de origem do retalho em espiral está na porção inferomedial do defeito e deve estender-se superiormente de forma arqueada. Em seguida, a largura da extensão da ponta do retalho deve ser igual à altura vertical da porção alar do defeito primário. O comprimento da extensão da ponta deve ser igual à dimensão horizontal do defeito primário. A sutura principal conecta a porção distal da extensão da ponta à porção lateral do defeito primário alar, articulando a extensão da ponta em 90 graus lateralmente e iniciando o desenho em espiral do retalho. A segunda sutura profunda é então usada para trazer o corpo do retalho de rotação para baixo até a altura desejada do sulco alar. O restante do retalho pode então ser suturado no lugar.

Retalho de pedículo em ilha: Também conhecido como retalho de avanço em V-Y, é um retalho miocutâneo que mantém um pedículo do músculo nasal superior, fornecendo um rico suprimento vascular.[45,55] Semelhante ao retalho de rotação alar, o retalho pediculado em ilha é ideal para pequenos defeitos no aspecto anterior da asa e mantém uma excelente combinação de tecidos.[4,45] O desenho geral envolve a transferência de um retalho triangular com base lateral para o defeito primário, seguido pelo fechamento linear do defeito secundário. Entretanto, existem limitações para o retalho pediculado em ilha e devem ser tomadas precauções para evitar distorções estéticas. O tecido alar da zona II é rígido e menos móvel; portanto, o movimento geral do retalho é limitado. Além disso, o fechamento do defeito secundário horizontal causa inerentemente alguma tensão verticalmente orientada, com risco de distorcer a margem livre alar. A seleção adequada de um defeito pequeno (< 7 mm de largura), localizado relativamente próximo ao sulco alar e a pelo menos 5 mm da margem alar, reduzirá esses riscos.[55] O desenho de um retalho triangular cônico alongado também limitará o vetor de tensão orientado verticalmente criado no fechamento do defeito secundário.[4] É inevitável que ocorra alguma elevação da asa lateral com o fechamento desse defeito secundário, e aconselhamos que o paciente seja orientado sobre esse fato no pré-operatório.

Defeitos da Ala Anterior

Retalhos de transposição multilobados com base medial: Os retalhos de transposição multilobados com base medial permitem o recrutamento de reservatórios de tecido distantes das margens alares – assim preservando a simetria alar – e possibilitam que o lobo primário se transponha sobre as porções mais profundas e laterais do sulco alar, evitando a perturbação de um marco estético importante. Nossa escolha entre retalhos bilobados e trilobados depende da capacidade de colocar o defeito terminal de suporte de tensão em uma área de relativa mobilidade do tecido.

Os princípios de um retalho bilobado foram discutidos anteriormente; neste artigo, abordaremos os principais aspectos para o sucesso da execução desse reparo na asa nasal. Em geral, os retalhos de transposição com base medial são preferíveis na asa, pois permitem que os lóbulos sejam transpostos sobre o sulco alar, preservando essa estrutura anatômica. Além disso, o cone de pé deve ser projetado horizontalmente em relação ao defeito. Isto garante que o vetor de tensão do defeito terciário seja orientado verticalmente e também alinhe o longo eixo do lobo primário para correr paralelo à margem livre alar.[4] Essas duas características de *design* minimizam a distorção da borda alar (▶ Fig. 3.4).

Em muitos pacientes, um trilobado com base medial pode ser mais eficaz no recrutamento do reservatório de pele nasal da zona I, que é mais tolerante.[42] A adição de um terceiro lobo acrescenta aproximadamente um diâmetro de defeito primário à altura do retalho. O movimento superior do defeito terminal do retalho reduz a tensão do fechamento e permite a preservação mais fácil da simetria alar.

Defeitos da Região Média a Posterior da Asa: Grandes ou Envolvendo a Borda Alar

Defeitos grandes (> 1,5 cm) nesse local geralmente são mais facilmente reparados com retalhos de interpolação. Há algumas opções de retalhos diferentes nesse caso, cada um com um nicho específico para o qual é mais adequado. O retalho

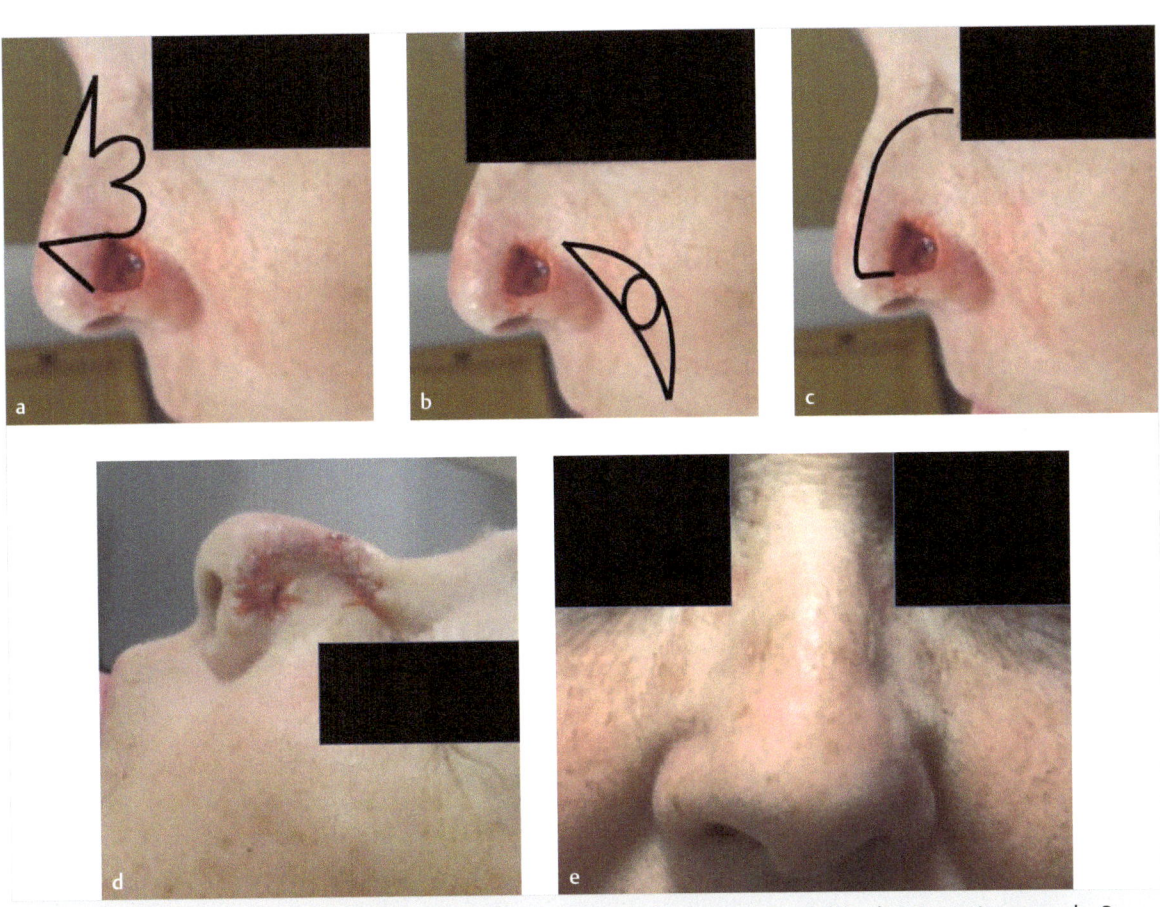

Fig. 3.4 (a) Opção 1 da ala. Retalho trilobado com base medial ilustrado para reparar o defeito da asa anterior esquerda. O retalho foi projetado para incorporar o defeito quaternário de suporte de tensão na zona 1, onde o tecido é mais facilmente móvel, e permitir vetores de tensão horizontais. **(b)** Opção 2 da ala. Retalho de interpolação melolabial ilustrado para reparar o defeito do sulco alar anterior esquerdo. O retalho foi projetado para ser uma boa combinação de tecido e, ao mesmo tempo, ocultar a cicatriz do doador na dobra melolabial. Essa é uma opção confiável, mas requer um procedimento secundário e um procedimento de correção ~4 semanas de cuidados com a ferida. **(c)** Opção 3 da ala. Esta é a opção que escolhemos. Retalho em espiral ilustrado para reparar o defeito do sulco alar nasal anterior esquerdo. O corpo do retalho repara a porção da parede lateral nasal do defeito, enquanto a extensão da ponta se articula 90 graus lateralmente para recobrir a porção alar do defeito. Uma pequena área foi deixada para granular para reformar o sulco alar. A incisão se estende do defeito primário até o aspecto superior do sulco nasofacial. **(d)** Suturada. **(e)** Acompanhamento em 8 semanas.

de interpolação melolabial (MLIF) é nossa opção preferida e a opção de reparo mais amplamente utilizada para a asa.[4,45,56-58]

Retalho de interpolação melolabial: Por definição, o MLIF é um reparo de dois estágios mais trabalhoso para o paciente, exigindo mais cuidados com a ferida e várias visitas ao consultório. Entretanto, há várias vantagens notáveis. A partir do tecido que reside ao longo da dobra melolabial, o MLIF fornece uma excelente combinação de tecido para a asa nasal. Além disso, a dobra melolabial oferece um local conveniente para disfarçar uma cicatriz cirúrgica. O MLIF é um retalho de padrão randômico que obtém seu suprimento vascular de perfurantes da artéria angular.[59] O retalho pode ser desenhado com um pedículo miocutâneo (incluindo pele no pedículo) ou miossubcutâneo (um pedículo "em ilha"), cada um com diferentes ressalvas.[56] Embora o retalho miocutâneo seja mais fácil de ser colhido no primeiro estágio do reparo, ele tem maiores demandas metabólicas[56] e pode causar encurtamento rotacional devido à base do pedículo mais rígida.[4] Ao projetar o retalho, a asa nasal contralateral pode ser usada como modelo se o cirurgião estiver tentando o reparo da subunidade. De modo geral, o retalho deve ser dimensionado com precisão para o defeito primário.[56,60] A borda medial do retalho deve alinhar-se logo ao lado da dobra melolabial ipsilateral e o modelo alar localizado no nível da comissura oral ou acima dela.[56,61] Uma vez mobilizado, o retalho é geralmente avançado medialmente e deve cobrir o defeito sem tensão. Normalmente, o pedículo é dividido após 3 semanas. A subunidade alar residual é então excisada, com exceção de 1 a 2 mm da base alar lateral ao defeito. Essa base alar remanescente servirá como ponto de fixação para o retalho, permitindo a preservação do sulco alar nativo.[4] O local doador pode então ser fechado primariamente.

Embora o MLIF seja o reparo preferido para esse local, ele não é plausível em todos os pacientes. Por exemplo, os pacientes do sexo masculino geralmente têm pelos de barba terminais na região doadora melolabial. Embora a depilação a *laser* possa ser considerada, essa opção não é permanente e tem limitações – especialmente em pacientes com cabelos brancos ou grisalhos. Para esses pacientes, pode ser preferível escolher um reparo diferente, como o retalho de interpolação paranasal (PIF) ou o retalho paramediano da testa (PMFF).

Retalho de interpolação paranasal: O PIF é um retalho de padrão randômico com base inferior que se baseia em uma reserva de tecido ao longo do sulco nasofacial. Além da vantagem de fornecer um local doador sem pelos, o PIF tem um eixo de rotação menor que 90 graus, o que também permite um desenho de retalho mais curto.[62] Deve-se considerar cuidadosamente a mobilidade da bochecha medial, bem como a posição e a frouxidão da pálpebra inferior para garantir o fechamento adequado do local doador.[62] Os principais princípios de *design* incluem garantir que a largura do retalho seja igual à altura do defeito primário e afunilar a extremidade do retalho em 30 graus para obter o fechamento linear ideal do local doador.[62] A borda medial do retalho é normalmente mantida logo lateral ao sulco nasofacial, mas se um retalho mais largo for considerado necessário, o retalho deve, em vez disso, ultrapassar o sulco nasofacial.[62] Depois de concluído, o retalho é novamente deixado no local por 3 semanas antes da remoção.

Não Sebáceo e Plano

Triângulo Mole

Para o reparo dos triângulos moles que são compostos de pele da zona III e aderentes às estruturas subjacentes, muitas vezes é necessário recrutar tecido de locais doadores mais distantes. Nesse local, há um limite baixo para os retalhos de interpolação, cujos detalhes foram analisados nas seções anteriores. Somos a favor do uso do retalho paranasal ou do MLIF para reparos nesse local, em oposição ao PMFF. Se o paciente recusar o reparo em dois estágios, há algumas opções preferenciais para o reparo local dos triângulos moles. A primeira opção é o retalho trilobado, conforme discutido em mais detalhes nas seções anteriores. O terceiro lobo permite o recrutamento de tecido mais remoto e móvel da zona I. A segunda opção de reparo local é o retalho de *sling* nasal (NSF).

O NSF foi descrito na literatura como uma excelente opção para o reparo de defeitos de espessura total da ponta nasal[63] e, mais recentemente, foi descrito para o reparo de defeitos envolvendo os triângulos moles.[64] O NSF é um retalho pediculado miocutâneo em ilha do dorso nasal. Essa opção de reparo tem várias vantagens. Extraído de um local doador de tecido próximo na zona II, o NSF proporciona uma excelente combinação de cor e textura com a ponta nasal e evita a distorção da margem livre alar, mantendo um vetor de tensão horizontal.[64] A chave para o reparo do triângulo mole está no alcance rotacional do NSF, que é atribuído ao pedículo nasal flexível. O movimento intrínseco e o alcance do NSF permitem que o excesso de pele da borda anterior do retalho seja dobrado sobre si mesmo, recriando assim o revestimento e a estrutura dos triângulos moles.[64]

Columela

Os defeitos cirúrgicos da columela são raros.[65] Felizmente, essa região do nariz não é muito visível e, portanto, os defeitos que não envolvem a margem livre da asa geralmente são passíveis de um reparo mais simples. Permitir que pequenos defeitos da columela cicatrizem por segunda intenção é uma opção razoável, mas requer cuidados significativos com a ferida por parte do paciente. Se os pacientes desejarem um fechamento formal da ferida, o enxerto de pele com espessura parcial (STSG) da pele pós-auricular é outra opção prática de reparo.

3.5.3. Defeitos Grandes ou de Várias Subunidades

Retalho Paramediano da Testa

O PMFF foi amplamente descrito na literatura e está bem estabelecido como a técnica de fechamento padrão-ouro para grandes defeitos que envolvem várias subunidades do nariz

3.5 Reconstrução Local de Subunidades

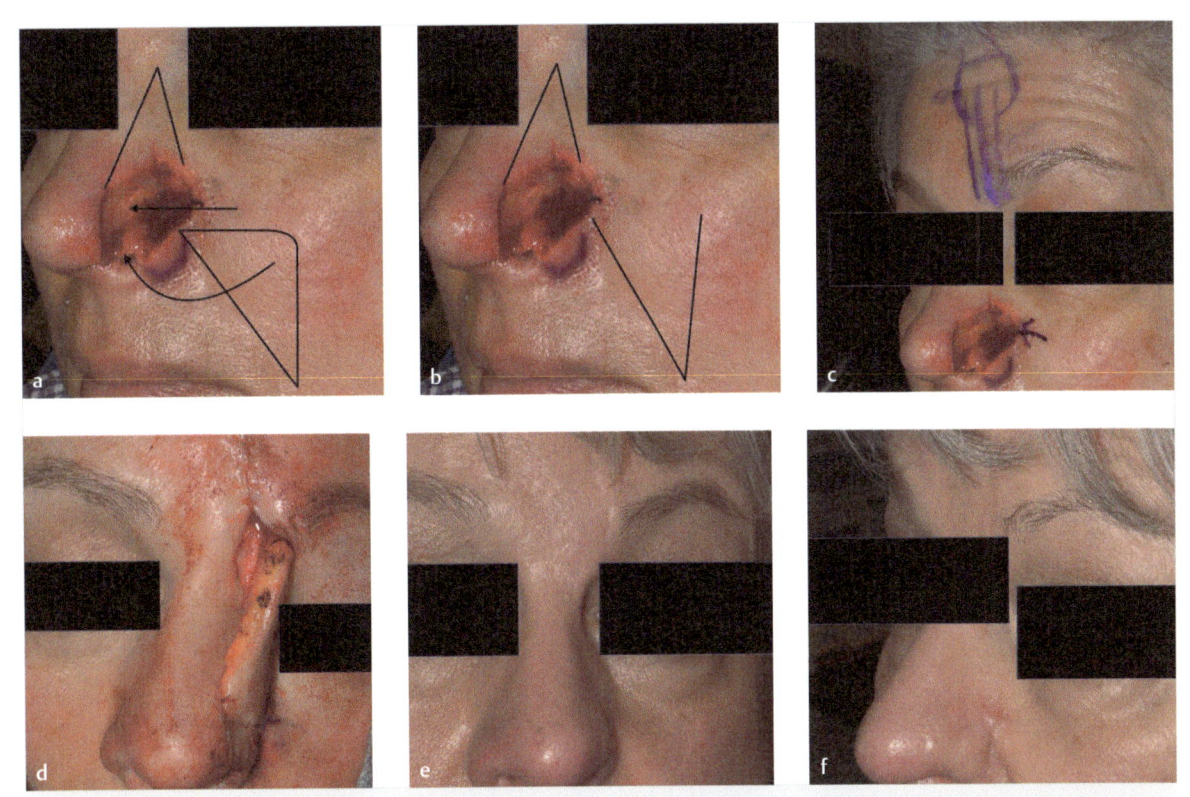

Fig. 3.5 (a) Opção de asa de espessura total 1. Combinação do retalho de interpolação melolabial (MLIF) com o retalho de avanço da bochecha em crescente ilustrado para reparar o defeito da asa nasal esquerda. O defeito cutâneo melolabial elevado (SCD) é ilhado e usado como MLIF para reparar a asa, enquanto a bochecha é avançada para ressurgir a parede lateral nasal. Esta opção é preferida para pacientes com boa flacidez das bochechas, o que não estava presente em nosso paciente. **(b)** Opção 2 de ala de espessura total. Retalho de transposição de bochecha de estágio único ilustrado para reparar o defeito da asa nasal esquerda. O retalho é projetado para usar a pele medial da bochecha para ressurgir a parede lateral nasal e a asa. Suturas adesivas são usadas para recriar a prega alar e o sulco nasofacial. Devido ao envolvimento da borda e forro alar, bem como da bochecha neste caso, esta opção não foi escolhida. **(c)** Opção 3 de espessura total. Esta é a opção que escolhemos. O retalho paramediano frontal (PMFF) ilustrado para reparar o defeito da asa nasal esquerda. O retalho é ideal para defeitos grandes e de espessura total que afetam múltiplas subunidades nasais. **(d)** Suturado. **(e)** Vista frontal do PMFF aos 2 meses de acompanhamento. **(f)** Uma visão L 3/4 de acompanhamento de 2 meses.

(▶ Fig. 3.5).[60,66-68] O PMFF é um retalho de padrão axial que extrai seu suprimento sanguíneo da artéria supratroclear; pode ser realizado em duas ou três etapas dependendo a extensão do defeito. Os defeitos que envolvem apenas a pele ou que envolvem menos subunidades nasais geralmente são passíveis de serem realizados em dois estágios. Entretanto, defeitos mais extensos que exigem retalhos dobrados para reparo do revestimento nasal ou recriação de transições de subunidades múltiplas podem beneficiar-se do reparo em três estágios, o que permite o estabelecimento de um suprimento vascular mais robusto.[66,69]

A execução bem-sucedida do PMFF requer um planejamento meticuloso com um desenho cuidadoso do modelo para garantir o alcance adequado. O Doppler pode ser usado para identificar a artéria supratroclear e definir a base do pedículo. Como alternativa, a linha da carranca glabelar e 6 mm de pele imediatamente lateral a ela servem como referência confiável para a artéria supratroclear.[70] Portanto, uma base de pedículo mais fina, de 1 cm, pode ser planejada com segurança para incorporar essa região.

Em um reparo em dois estágios, a "pá" distal do retalho será elevada no plano do tecido subcutâneo até a junção com a "haste", onde a dissecção deverá passar para o plano subfrontal/supraperiosteal, a fim de preservar o feixe neurovascular. Como alternativa, em um reparo de três estágios, o retalho será elevado inteiramente do plano subfrontal. Cada estágio do reparo é separado por um período de 3 semanas. No reparo em três estágios, a operação intermediária permite o afinamento do retalho, a remoção do excesso de subcutâneo/músculo e a colocação de qualquer enxerto de cartilagem. O retalho é então costurado na configuração final. O estágio final é o mesmo para ambas as abordagens e envolve a divisão do pedículo e da inserção e o fechamento do retalho e do local doador.

Embora o PMFF seja uma excelente opção de reparo para defeitos grandes e de espessura total, há várias desvantagens. Em geral, o número de operações e os cuidados necessários com a ferida são trabalhosos e demorados para o paciente. Além disso, pacientes com comprometimento vascular devido ao tabagismo excessivo, comorbidades médicas subjacentes ou cirurgias anteriores na testa podem não ser os candidatos ideais devido ao risco de necrose do retalho. Em geral, os PM-FFs, particularmente os PMFFs de três estágios, são bastante seguros, mesmo em fumantes, e a perda do retalho é incrivelmente rara. Por fim, alguns pacientes acham que a cicatriz resultante na testa é desagradável; entretanto, na maioria dos casos, a testa cicatriza bem, mesmo com a granulação, e a ênfase deve ser colocada na restauração do nariz, que é crítica do ponto de vista estético e funcional.

Combinação de MLIF e Retalhos Locais

Embora o PMFF tenha sido historicamente o reparo preferido para grandes reparos nasais multissubunitários, há várias desvantagens que podem desencorajar os pacientes. O curativo necessário para o PMFF é volumoso, o que é mais perceptível e socialmente estigmatizante para os pacientes; ele também interfere nas atividades da vida diária, como dirigir ou usar óculos. Foi demonstrado que essas desvantagens prejudicam a qualidade de vida de muitos pacientes[71] e podem levar muitos a preferir outras opções de reparo. Nesses casos, a combinação de um MLIF com um retalho local adicional é uma excelente alternativa.[72] A abordagem geral utiliza o MLIF para reconstruir a ponta nasal ou a porção alar do defeito, enquanto um retalho local, como o avanço em crescente da bochecha ou um retalho de avanço em V-Y, repara a parede lateral nasal. Em geral, recomenda-se realizar primeiro o retalho local para reparo da parede lateral nasal, seguido pela inserção do MLIF na porção distal do defeito.[72]

MLIF + Avanço V-Y

Essa opção de reparo é ideal para defeitos da parede lateral nasal que são mais largos do que altos ou em pacientes com frouxidão vertical suficiente. O avanço V-Y neste cenário é desenhado como um retalho miocutâneo do lado vertical do defeito, extraindo seu suprimento sanguíneo de um pedículo nasal baseado lateralmente. Para alcançar esse projeto, é usada uma técnica de descolamento de dois níveis – debilitando o subnasal medialmente e acima da nasal lateralmente.[72] Depois que o avanço em V-Y é costurado no lugar, o MLIF pode ser projetado de maneira padrão para fechar o defeito distal, cujos detalhes foram revisados nas seções anteriores. As vantagens do avanço em V-Y em combinação com o MLIF incluem dois suprimentos de sangue robustos separados para cada retalho. Além disso, o retalho V-Y em seu pedículo muscular é capaz de se mover independentemente do MLIF, sem criar restrições indevidas da pele sobreposta.[72]

MLIF + Avanço da Bochecha Crescente

Essa combinação é ideal para defeitos cujos componentes da parede lateral são mais altos do que largos ou em pacientes com flacidez horizontal significativa. Novamente, o retalho local – o retalho de avanço em crescente – será realizado primeiro. O SCD será levado superiormente ao defeito primário e deve ser excisado até o plano subnasal. O retalho de avanço da bochecha também deve ser descolado no plano subnasal até a junção com o sulco nasofacial, momento em que o descolamento deve passar para o plano subcutâneo superficial para preservar o pedículo do MLIF.[72] O MLIF pode ser novamente projetado e inserido no defeito distal de maneira padrão, conforme descrito nas seções anteriores.

3.6 Conclusão

O nariz é uma estrutura anatômica e funcional complexa. A reconstrução bem-sucedida do nariz requer planejamento preciso e individualização do reparo de acordo com as características do defeito, a anatomia local e o paciente (▶ Fig. 3.6).

3.6 Conclusão

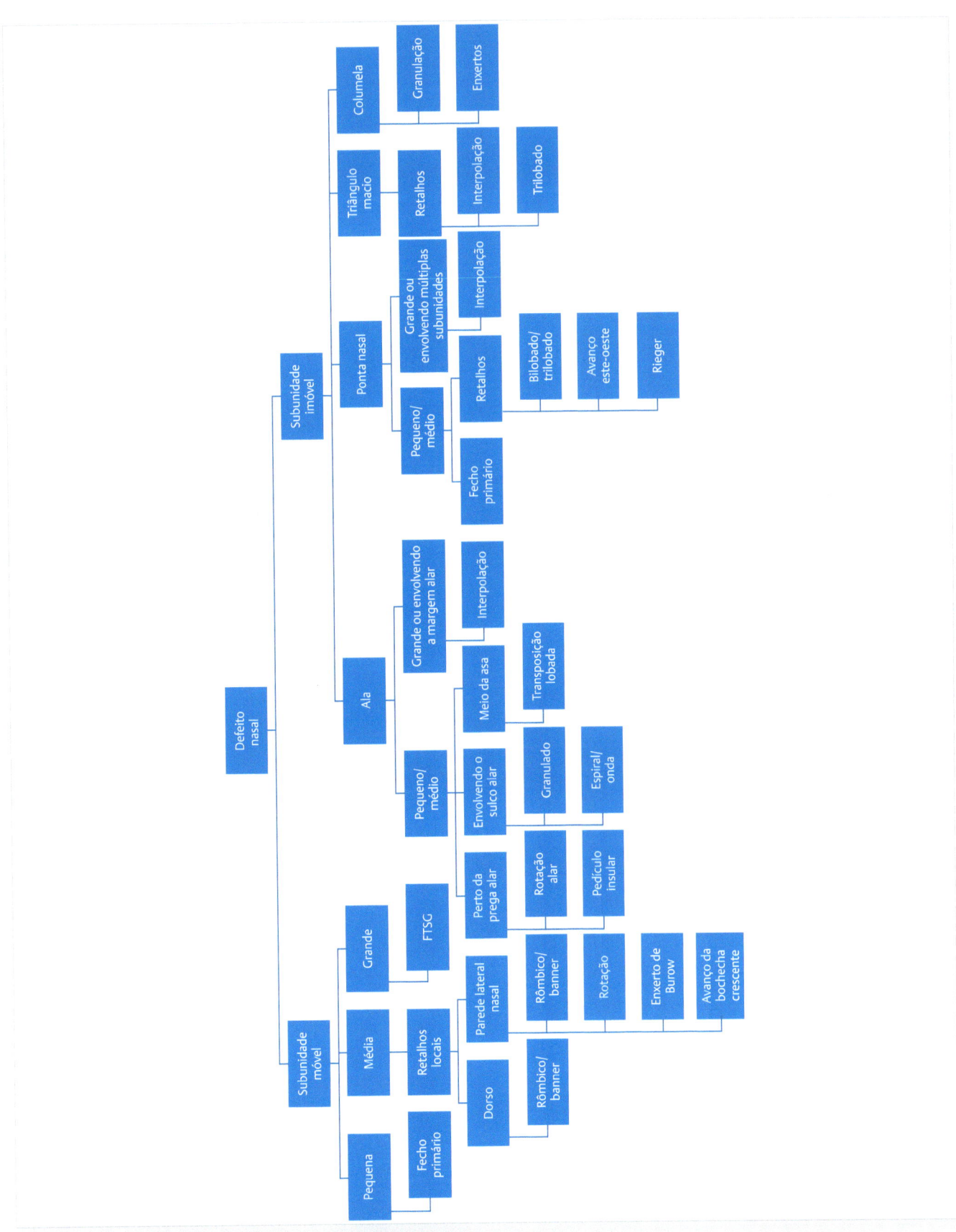

Fig. 3.6 Algoritmo de reconstrução para defeitos nasais cutâneos.

Referências

[1] Heppt WJ, Vent J. The facial profile in the context of facial aesthetics. Facial Plast Surg. 2015; 31(5):421–430
[2] Bruintjes TD, van Olphen AF, Hillen B, Huizing EH. A functional anatomic study of the relationship of the nasal cartilages and muscles to the nasal valve area. Laryngoscope. 1998; 108(7):1025–1032
[3] Hamilton GS, III. The external nasal valve. Facial Plast Surg Clin North Am. 2017; 25(2):179–194
[4] Maher I, Bordeaux J. Post-skin cancer alar reconstruction. Facial Plast Surg. 2013; 29(5):351–364
[5] Menick F. Nasal Reconstruction: Art and Practice. 1st ed. New York, NY: Saunders; 2008
[6] Gonzalez-Ulloa M, Castillo A, Stevens E, Alvarez Fuertes G, Leonelli F, Ubaldo F. Preliminary study of the total restoration of the facial skin. Plast Reconstr Surg (1946). 1954; 13(3):151–161
[7] Burget GC, Menick FJ. The subunit principle in nasal reconstruction. Plast Reconstr Surg. 1985; 76(2):239–247
[8] Oneal RM, Beil RJ. Surgical anatomy of the nose. Clin Plast Surg. 2010; 37(2):191–211
[9] Cook J, Zitelli JA. Primary closure for midline defects of the nose: a simple approach for reconstruction. J Am Acad Dermatol. 2000; 43(3):508–510
[10] Wolfswinkel EM, Weathers WM, Cheng D, Thornton JF. Reconstruction of small soft tissue nasal defects. Semin Plast Surg. 2013; 27(2):110–116
[11] Kim KH, Gross VL, Jaffe AT, Herbst AM. The use of the melolabial Burow's graft in the reconstruction of combination nasal sidewallcheek defects. Dermatol Surg. 2004; 30(2, Pt 1):205–207
[12] McCluskey PD, Constantine FC, Thornton JF. Lower third nasal reconstruction: when is skin grafting an appropriate option? Plast Reconstr Surg. 2009; 124(3):826–835
[13] Gloster HM, Jr. The use of full-thickness skin grafts to repair nonperforating nasal defects. J Am Acad Dermatol. 2000; 42(6):1041–1050
[14] Rohrich RJ, Griffin JR, AnsariM, Beran SJ, Potter JK. Nasal reconstruction: beyond aesthetic subunits: a 15-year review of 1334 cases. Plast Reconstr Surg. 2004; 114(6):1405–1416, discussion 1417–1419
[15] Elliott RA, Jr. Rotation flaps of the nose. Plast Reconstr Surg. 1969; 44(2):147–149
[16] Zitelli JA, Fazio MJ. Reconstruction of the nose with local flaps. J Dermatol Surg Oncol. 1991; 17(2):184–189
[17] Field LM. The glabellar transposition "banner" flap. J Dermatol Surg Oncol. 1988; 14(4):376–379
[18] Blake BP, Simonetta CJ, Maher IA. Transposition flaps: principles and locations. Dermatol Surg. 2015; 41 Suppl 10:S255–S264
[19] Turgut G, Ozcan A, Yeşiloğlu N, Baş L. A new glabellar flap modification for the reconstruction of medial canthal and nasal dorsal defects: "flap in flap" technique. J Craniofac Surg. 2009; 20(1):198–200
[20] Chester EC, Jr. Surgical gem. The use of dog-ears as grafts. J Dermatol Surg Oncol. 1981; 7(12):956–959
[21] Zitelli JA. Burow's grafts. J Am Acad Dermatol. 1987; 17(2, Pt 1):271–279
[22] Eliezri YD. Variations on Burow's grafts. J Am Acad Dermatol. 1988; 18(5, Pt 1):1143–1145. United States
[23] Dzubow LM. Repair of defects on nasal sebaceous skin. Dermatol Surg. 2005; 31(8, Pt 2):1053–1054
[24] Webster JP. Crescentic peri-alar cheek excision for upper lip flap advancement with a short history of upper lip repair. Plast Reconstr Surg (1946). 1955; 16(6):434–464
[25] Mellette JR, Jr, Harrington AC. Applications of the crescentic advancement flap. J Dermatol Surg Oncol. 1991; 17(5):447–454
[26] Jackson I. Local Flaps in Head and Neck Reconstruction. St. Louis, MO: Mosby; 1985:245–249
[27] Yoo SS, Miller SJ. The crescentic advancement flap revisited. Dermatol Surg. 2003; 29(8):856–858
[28] Lambert RW, Dzubow LM. A dorsal nasal advancement flap for offmidline defects. J Am Acad Dermatol. 2004; 50(3):380–383
[29] Geist DE, Maloney ME. The "east-west" advancement flap for nasal defects: reexamined and extended. Dermatol Surg. 2012; 38(9):1529–1534
[30] Zitelli JA. The bilobed flap for nasal reconstruction. Arch Dermatol. 1989; 125(7):957–959
[31] Cook JL. A review of the bilobed flap's design with particular emphasis on the minimization of alar displacement. Dermatol Surg. 2000; 26(4):354–362
[32] Cook JL. Reconstructive utility of the bilobed flap: lessons from flap successes and failures. Dermatol Surg. 2005; 31(8, Pt 2):1024–1033
[33] Albertini JG, Hansen JP. Trilobed flap reconstruction for distal nasal skin defects. Dermatol Surg. 2010; 36(11):1726–1735
[34] Steiger JD. Bilobed flaps in nasal reconstruction. Facial Plast Surg Clin North Am. 2011; 19(1):107–111
[35] Mobley S. Bilobed flap design in nasal reconstruction. Ear Nose Throat J. 2004; 83(1):26–27
[36] Zitelli JA. Design aspect of the bilobed flap. Arch Facial Plast Surg. 2008; 10(3):186
[37] Zitelli J. Commentary on the trilobed flap for inferior-medial alar defect. Dermatol Surg. 2014; 40(7):799–800
[38] Xue CY, Li L, Guo LL, Li JH, Xing X. The bilobed flap for reconstruction of distal nasal defect in Asians. Aesthetic Plast Surg. 2009; 33(4):600–604
[39] Zoumalan RA, Hazan C, Levine VJ, Shah AR. Analysis of vector alignment with the Zitelli bilobed flap for nasal defect repair: a comparison of flap dynamics in human cadavers. Arch Facial Plast Surg. 2008; 10(3):181–185
[40] Miller CJ. Design principles for transposition flaps: the rhombic (single-lobed), bilobed, and trilobed flaps. Dermatol Surg. 2014; 40 Suppl 9:S43–S52
[41] Zitelli JA. Comments on a modified bilobed flap. Arch Facial Plast Surg. 2018; 8(6):410
[42] Wang CY, Armbrecht ES, Burkemper NM, Glaser DA, Maher IA. Bending the arc of the trilobed flap through external interlobe angle inequality. Dermatol Surg. 2018; 44(5):621–629
[43] Rieger RA. A local flap for repair of the nasal tip. Plast Reconstr Surg. 1967; 40(2):147–149
[44] Redondo P, Bernad I, Moreno E, Ivars M. Elongated dorsal nasal flap to reconstruct large defects of the nose. Dermatol Surg. 2017; 43(8):1036–1041
[45] Bloom JD, Ransom ER, Miller CJ. Reconstruction of alar defects. Facial Plast Surg Clin North Am. 2011; 19(1):63–83
[46] Gruber RP, Melkun ET, Strawn JB. External valve deformity: correction by composite flap elevation and mattress sutures. Aesthetic Plast Surg. 2011; 35(6):960–964
[47] Weber SM, Baker SR. Management of cutaneous nasal defects. Facial Plast Surg Clin North Am. 2009; 17(3):395–417
[48] Ali-Salaam P, Kashgarian M, Davila J, Persing J. Anatomy of the Caucasian alar groove. Plast Reconstr Surg. 2002; 110(1):261–266, discussion 267–271
[49] Immerman S, White WM, Constantinides M. Cartilage grafting in nasal reconstruction. Facial Plast Surg Clin North Am. 2011; 19(1):175–182
[50] Campbell T, Eisen DB. Free cartilage grafts for alar defects coupled with secondary-intention healing. Dermatol Surg. 2011; 37(4):510–513
[51] van der Eerden PA, Verdam FJ, Dennis SCR, Vuyk H. Free cartilage grafts and healing by secondary intention: a viable reconstructive combination after excision of nonmelanoma skin cancer in the nasal alar region. Arch Facial Plast Surg. 2009; 11(1):18–23
[52] Cervelli V, Spallone D, Bottini JD, et al. Alar batten cartilage graft: treatment of internal and external nasal valve collapse. Aesthetic Plast Surg. 2009; 33(4):625–634
[53] Neltner SA, Papa CA, Ramsey ML, Marks VJ. Alar rotation flap for small defects of the ala. Dermatol Surg. 2000; 26(6):543–546
[54] Mahlberg MJ, Leach BC, Cook J. The spiral flap for nasal alar reconstruction: our experience with 63 patients. Dermatol Surg. 2012; 38(3):373–380
[55] Asgari M, Odland P. Nasalis island pedicle flap in nasal ala reconstruction. Dermatol Surg. 2005; 31(4):448–452

[56] Nguyen TH. Staged cheek-to-nose and auricular interpolation flaps. Dermatol Surg. 2005; 31(8, Pt 2):1034–1045

[57] Smith H, Elliot T, Vinciullo C. Repair of nasal tip and alar defects using cheek-based 2-stage flaps: an alternative to the median forehead flap. Arch Dermatol. 2003; 139(8):1033–1036

[58] Barlow RJ, Swanson NA. The nasofacial interpolated flap in reconstruction of the nasal ala. J Am Acad Dermatol. 1997; 36(6, Pt 1):965–969

[59] Oneal RM, Beil RJ, Jr, Schlesinger J. Surgical anatomy of the nose. Clin Plast Surg. 1996; 23(2):195–222

[60] Mellette JR, Ho DQ. Interpolation flaps. Dermatol Clin. 2005; 23(1):87–112, vi

[61] Jewett BS. Interpolated forehead and melolabial flaps. Facial Plast Surg Clin North Am. 2009; 17(3):361–377

[62] Fisher GH, Cook JW. The interpolated paranasal flap: a novel and advantageous option for nasal-alar reconstruction. Dermatol Surg. 2009; 35(4):656–661

[63] Willey A, Papadopoulos DJ, Swanson NA, Lee KK. Modified singlesling myocutaneous island pedicle flap: series of 61 reconstructions. Dermatol Surg. 2008; 34(11):1527–1535

[64] Piontek JE, Mattox AR, Maher IA. Reconstruction of a defect of the infratip and soft triangle. Dermatol Surg. 2018; 44(12):1603–1606

[65] Goldman GD. Reconstruction of the nasal infratip, columella, and soft triangle. Dermatol Surg. 2014; 40 Suppl 9:S53–S61

[66] Menick FJ. A 10-year experience in nasal reconstruction with the three-stage forehead flap. Plast Reconstr Surg. 2002; 109(6):1839–1855, discussion 1856–1861

[67] Menick FJ. Nasal reconstruction with a forehead flap. Clin Plast Surg. 2009; 36(3):443–459

[68] Brodland DG. Paramedian forehead flap reconstruction for nasal defects. Dermatol Surg. 2005; 31(8, Pt 2):1046–1052

[69] Jellinek NJ, Nguyen TH, Albertini JG. Paramedian forehead flap: advances, procedural nuances, and variations in technique. Dermatol Surg. 2014; 40 Suppl 9:S30–S42

[70] Vural E, Batay F, Key JM. Glabellar frown lines as a reliable landmark for the supratrochlear artery. Otolaryngol Head Neck Surg. 2000; 123(5):543–546

[71] Somoano B, Kampp J, Gladstone HB. Accelerated takedown of the paramedian forehead flap at 1 week: indications, technique, and improving patient quality of life. J Am Acad Dermatol. 2011; 65(1):97–105

[72] Patel PM, Greenberg JN, Kreicher KL, Burkemper NM, Bordeaux JS, Maher IA. Combination of melolabial interpolation flap and nasal sidewall and cheek advancement flaps allows for repair of complex compound defects. Dermatol Surg. 2018; 44(6):785–795

4 Reconstrução das Unidades Palpebrais

Anne Barmettler

Resumo

A reconstrução da pálpebra requer um conhecimento profundo da anatomia e atenção cuidadosa às estruturas, especificamente o olho e o sistema de drenagem lacrimal. Os danos a essas áreas podem ser irreversíveis e é melhor prevenir do que tratar. Como essas estruturas adjacentes vitais podem ser facilmente danificadas, a preparação completa e a colaboração com o cirurgião oftalmológico plástico e reconstrutivo local podem melhorar os resultados. Este capítulo fornece uma abordagem para a reconstrução, com base na localização, na profundidade e no tamanho do defeito. A localização é dividida nas seguintes unidades da pálpebra: inferior, superior, lateral e medial. A identificação do local permite que o cirurgião prepare melhor o equipamento para a cirurgia. Por exemplo, na região medial, o sistema de drenagem lacrimal pode estar envolvido e requer *stents* e instrumentação especial para a reconstrução. O segundo método de categorização é determinar a profundidade do defeito; o fato de o defeito ser apenas de pele ou de espessura total (pele e tarso) determinará o tipo e a extensão da reconstrução. Um defeito de espessura total não pode ser tratado substituindo-se apenas a pele; ele também exige a substituição do tarso e da conjuntiva. Sem o tarso e a conjuntiva, a superfície do olho pode ser danificada diretamente (com as margens irregulares causando abrasão da córnea) e indiretamente (por meio da instabilidade da margem da pálpebra, causando entrópio ou ectrópio). Por fim, o tamanho horizontal de um defeito de espessura total orienta o tipo de reconstrução possível para as pálpebras superiores e inferiores. As opções de cirurgia reconstrutiva baseiam-se na classificação do defeito em relação ao comprimento total da margem horizontal da pálpebra: menos de 33%, 33% a 50% e mais de 50%.

Palavras-chave: pálpebra, reconstrução, Hughes, Cutler-Beard, Tenzel, tarso, conjuntiva, orbicular, drenagem lacrimal, canalículo

4.1 Reconstrução das Pálpebras

À primeira vista, a reconstrução da pálpebra parece complexa e assustadora, mas é possível obter facilidade com a compreensão da anatomia e a aplicação de quatro princípios fundamentais. Devido à natureza delicada do olho, a colaboração com um cirurgião oftálmico plástico e reconstrutivo (também conhecido como oculoplástico) pode melhorar os resultados. O ideal é que isso seja coordenado com antecedência para permitir o melhor atendimento ao paciente, mas, em casos de defeitos inesperados, coloque pomada oftálmica no defeito e consulte seu colega oftalmologista imediatamente.

Os quatro princípios fundamentais são os seguintes:

- *O olho é extremamente delicado e deve ser protegido.* Se ficarem descobertos, mesmo que por alguns instantes, isso pode resultar em dor extrema, cicatrizes na córnea, perda de visão e até mesmo perda do próprio olho. Durante a operação, deve-se colocar pomada oftálmica e/ou uma capa protetora na superfície do olho. Agulhas, lâminas e outros instrumentos afiados devem ser sempre apontados para longe do olho. Por exemplo, ao injetar anestesia local na pálpebra, a agulha deve ser mantida paralela à superfície do olho, de modo que, se o paciente se mover ou se a agulha/seringa apresentar mau funcionamento, a agulha não corra o risco de entrar no olho. Em termos de conceitos de reconstrução, o olho requer uma superfície lisa, sem suturas ou caudas de sutura expostas. Essa superfície lisa geralmente vem na forma de conjuntiva ou tarso e conjuntiva. Além disso, a reconstrução deve evitar a tensão vertical na margem da pálpebra e resultar na capacidade de fechar o olho. A incapacidade de fechar o olho é chamada de lagoftalmo e deve ser evitada, pois isso também pode causar dor e danos ao olho.
- *Substituir o semelhante pelo semelhante.* Os requisitos mínimos para a reconstrução da pálpebra podem ser divididos em pele e músculo, chamados de lamela anterior, e a camada tarsoconjuntival, chamada de lamela posterior. Ao reconstruir um defeito somente na pele, somente a pele precisa ser substituída, enquanto um defeito de espessura total (tanto a pele quanto o tarso estão ausentes) exige que tanto a pele quanto a camada tarsoconjuntival sejam substituídas.
  - *Pele*: Ao substituir a pele, dê prioridade à utilização da pele. Substituições que sejam semelhantes à pele da pálpebra, que é a mais fina do corpo e tem pelos extremamente finos. As fontes de pele ideais incluem as seguintes, em ordem de preferência: pálpebra (seja como um retalho ou como um enxerto de pele de espessura total de uma pálpebra superior), pós-auricular (menos danificada pelo sol), pré-auricular e supraclavicular. Outras fontes de pele, como a superfície ventral do braço e a parte inferior do abdome, podem ser consideradas quando as fontes preferidas não forem possíveis.
  - *Tarso*: Substituições reconstrutivas para o tarso deve ser escolhido com cuidado devido à natureza delicada da córnea. Superfícies ásperas sobre a córnea podem resultar em abrasão da córnea e cicatrizes permanentes, portanto devem ser evitadas. As fontes recomendadas incluem, em ordem de preferência, as seguintes: tarso como um retalho da pálpebra oposta (por exemplo, se estiver reconstruindo a pálpebra inferior, um retalho tarsoconjuntival da pálpebra superior); um enxerto tarsal da pálpebra superior contralateral; e palato duro. Se estiver usando um substituto do tarso sem uma

camada mucosa natural, como a cartilagem da orelha, um avanço do retalho conjuntival do fórnice pode ser considerado para proteger a córnea. A camada tarsoconjuntival deve sempre ser reconstruída antes da camada de pele.
- *Proteja e reconstrua os canalículos imediatamente.* Uma vez danificados, é extremamente difícil reconstruir os canalículos, portanto, o melhor tratamento é preventivo. O sistema de drenagem da lágrima consiste em um *punctum* (orifício de drenagem localizado na pálpebra superior e inferior medial), que é conectado pelos canalículos (tubos de drenagem) ao saco lacrimal (uma área dilatada do ducto nasolacrimal), que então drena através o ducto nasolacrimal para dentro do nariz sob a concha inferior (▶ Fig. 4.1). Se o *punctum* ou os canalículos estiverem danificados ou em caso de risco, coloque um *stent* para evitar a formação de cicatrizes, que ocorre em poucos dias. Uma vez que os canalículos estejam cicatrizados, as opções de tratamento são limitadas, geralmente exigindo a implantação de um tubo de vidro. Por outro lado, o tratamento de danos à porção inferior do sistema de drenagem lacrimal, ao saco lacrimal e ao ducto nasolacrimal é mais bem realizado em uma data posterior. Excelentes resultados nessa porção do sistema nasolacrimal podem ser obtidos com o tratamento tardio, o que permite a confirmação de margens livres de tumor antes da conexão da órbita ao nariz.
- *Categorize o defeito em termos de localização, profundidade e tamanho.* Isso inclui a identificação da margem da pálpebra, do tendão cantal, do músculo subjacente e do envolvimento do sistema nasolacrimal. Antes da reconstrução, tire várias fotografias do defeito em foco e com boa iluminação.

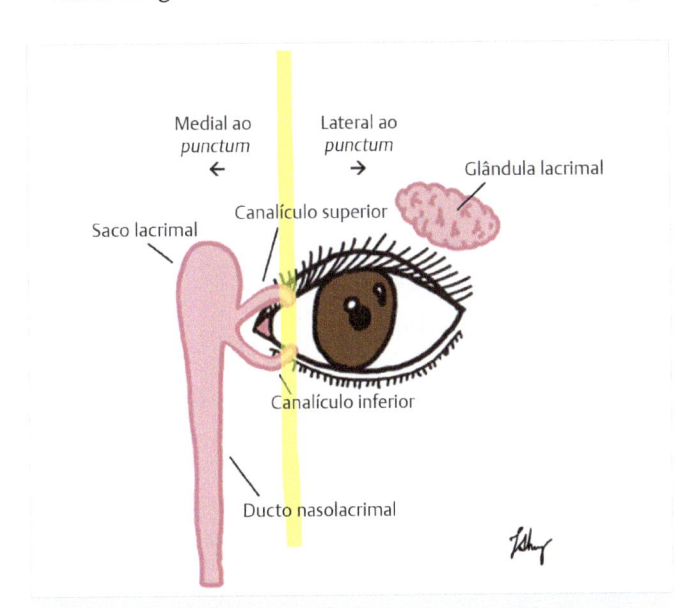

Fig. 4.1 O sistema lacrimal: a glândula lacrimal produz lágrimas, que fluem para a superfície do olho e para o *punctum* medialmente. Em seguida, ela passa pelos canalículos, pelo saco lacrimal, pelo ducto nasolacrimal e entra no nariz. Danos ou defeitos mediais ao *punctum* (medialmente à *linha amarela*) devem ser explorados quanto a danos na drenagem lacrimal, que podem ser irreversíveis se não forem tratados imediatamente. (Figura cortesia de Tiffany Cheng.)

4.1.1 Localização

Além de categorizar a localização dos defeitos em pálpebra superior *versus* pálpebra inferior ou canto medial *versus* canto lateral, classifique a localização do defeito da seguinte forma: medial ao *punctum* ou incluindo o *punctum versus* lateral ao *punctum* (▶ Fig. 4.1).

Medial ao *punctum* ou incluindo o *punctum* indica uma alta probabilidade de lesão do sistema de drenagem lacrimal. Se o calículo ou o *punctum* estiverem envolvidos, devem ser usados *stents* para evitar epífora no pós-operatório.

Lateral ao *punctum*, a área diretamente sobre a córnea requer uma sutura cuidadosa de espessura parcial através da lamela posterior (a camada de conjuntiva e tarso diretamente anterior à córnea). Isso evita danos à córnea subjacente, que é facilmente desgastada e marcada por bordas ásperas ou suturas expostas, o que pode causar perda permanente da visão.

4.1.2 Profundidade

Determine a profundidade do defeito. Está faltando apenas a pele? A pele e o tarso estão faltando, deixando um defeito de espessura total e expondo o olho (▶ Fig. 4.2)? Essa informação vital é o primeiro passo para escolher o tipo certo de cirurgia reconstrutiva, pois a superfície do olho requer uma superfície adjacente lisa e com cobertura completa para evitar danos, que pode levar à perda permanente da visão.

4.1.3 Tamanho

Defeitos de espessura total da pálpebra, o que significa que tanto a pele quanto o tarso estão ausentes, podem ser reconstruídos usando um algoritmo baseado no tamanho horizontal do defeito. As opções de reconstrução variam de acordo com a localização do defeito, seja na pálpebra superior ou na inferior.[1]

4.2 Unidade da Pálpebra Inferior

Examine o defeito quanto à profundidade do envolvimento: somente pele *versus* pele e tarso. Observe a localização medial ou envolvendo o *punctum*, pois isso pode exigir uma reconstrução adicional na forma de um *stent* (consulte a seção "Subunidade cantal medial").

4.2.1 Defeitos Somente na Pele

Para defeitos pequenos, apenas na pele, pode-se tentar o fechamento primário da pele. O fechamento primário pode ser feito com ou sem dissecção da pele ao redor. Normalmente, essa é a melhor opção em relação à cicatrização por granulação, que deve ser limitada a pequenas áreas, longe de marcos importantes. Uma sutura simples com fio absorvível 6-0 pode ser usada para reaproximar a pele com pouca ou nenhuma tensão. Embora o fechamento normalmente deva ser feito ao longo das linhas de relaxamento da pele (as linhas nas

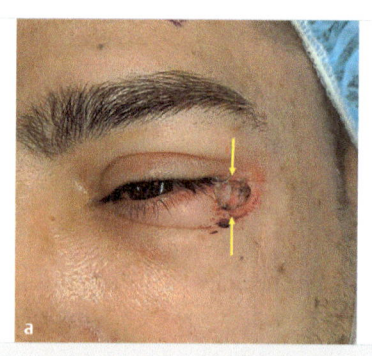

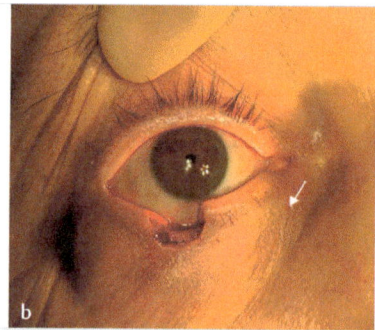

Fig. 4.2 Demonstração de defeitos apenas na pele e de espessura total. **(a)** Neste defeito cantal lateral apenas cutâneo, o fechamento pode ser feito seguindo as linhas de relaxamento da pele. Se o defeito fosse mais medial, esse tipo de fechamento (deixando cicatriz cirúrgica paralela à margem palpebral) colocaria a pálpebra em risco de ectrópio e deveria ser evitado. Em vez disso, um fechamento perpendicular à pálpebra inferior seria mais apropriado para permitir que a tensão permanecesse horizontalmente. **(b)** Neste exemplo de defeito de espessura total, a anatomia da pálpebra é claramente vista. O tarso é adjacente ao olho e o músculo orbicular do olho fica anterior. Ao longo da margem palpebral, o músculo orbicular do olho é visível como a "linha cinza" (*seta branca*).

quais as rugas normalmente se formam), isso deve ser evitado na pálpebra inferior, onde isso pode levar a um ectrópio cicatricial (margem da pálpebra virada para fora, o que causa exposição do olho). Em vez disso, os defeitos na pálpebra inferior devem ser fechados de modo que a cicatriz cirúrgica fique perpendicular à margem da pálpebra e a tensão fique no plano horizontal (▶ Fig. 4.3). Deve-se tomar cuidado com áreas de nervos, como os nervos supra e infraorbitais nas áreas em que saem do crânio superior e inferior ou para a órbita, respectivamente, bem como o nervo facial, onde ele cruza o arco zigomático.

Se o fechamento primário da pele alterar o contorno ou a altura da margem da pálpebra inferior, pode-se considerar um retalho de pele (retalho de avanço miocutâneo) ou um enxerto de pele de espessura total. A quantidade e a qualidade do tecido adjacente variam de acordo com a idade, a genética e os danos causados pelo sol. Uma sutura simples de 6-0 pode ser usada para reaproximar a pele. Para enxertos de pele de espessura total, dê prioridade ao uso de pele semelhante (fina, apenas com pelos finos) e considere o uso de um coxim de algodão atado com suturas de seda 4-0 à pele adjacente. Essa pressão suave promove o crescimento vascular no enxerto. Se a reconstrução da pele for feita ao longo da margem da pálpebra, certifique-se de manter a pele exatamente nivelada com o tarso. A pele que estiver muito superior pode girar para dentro (posteriormente) e causar entrópio, causando abrasão na córnea. O tarso muito superior é menos perigoso para a superfície do olho, mas normalmente não é cosmeticamente aceitável. As suturas colocadas na margem da pálpebra para fixar o enxerto devem ser de espessura parcial (suturas de espessura total através do tarso e da conjuntiva podem danificar a córnea). As suturas ao longo da margem da pálpebra também devem ser amarradas de forma enterrada e interrompida para garantir que o nó e a sutura não entrem em contato com a superfície do olho.

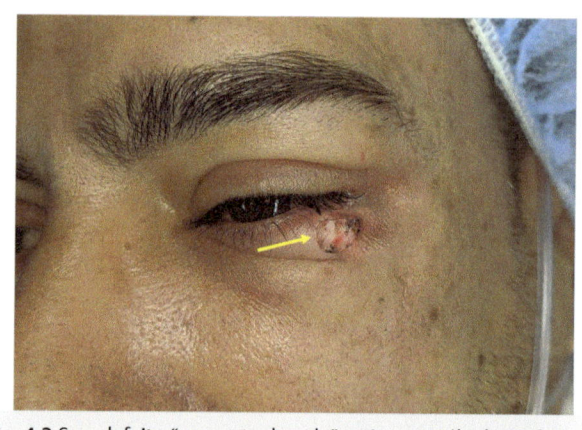

Fig. 4.3 Se o defeito "somente de pele" estiver na pálpebra inferior, em vez de no canto lateral, como na ▶ Fig. 4.2a, o fechamento não deve ser feito ao longo de uma linha de relaxamento da pele. Na pálpebra inferior, isso coloca a tensão verticalmente e pode resultar em ectrópio. Para evitar isso, a tensão deve ser horizontal e o fechamento deve resultar em uma cicatriz que seja perpendicular à margem da pálpebra.

4.2.2 Defeitos de Espessura Total (Defeitos na Pele e no Tarso)

Em um defeito de espessura total, a largura horizontal determina o tipo de fechamento. O comprimento horizontal da fissura palpebral média é de cerca de 30 mm e o tamanho do defeito é examinado em relação a isso e separado em três grupos: pequeno (< 33% da margem horizontal da pálpebra), moderado (33-50% da margem horizontal da pálpebra) e grande (> 50% da margem horizontal da pálpebra).

Pequeno Defeito

Um defeito pequeno (que consiste em menos de 33% da margem horizontal da pálpebra) pode ser reconstruído com fechamento direto com ou sem cantotomia lateral e cantólise. O fechamento direto pode ser considerado se as margens do defeito se unirem facilmente com pouca força. Uma maneira de verificar é aproximar as bordas o máximo que elas puderem esticar. Se elas puderem se sobrepor por pelo menos vários milímetros, é provável que haja tecido suficiente para continuar. Se eles não conseguirem se sobrepor ou fazer com que a pálpebra inferior se retraia, considere procedimentos adicionais, como uma cantotomia lateral e cantólise para permitir mais frouxidão ou procedimentos alternativos, como um procedimento de retalho de Tenzel.

Fechamento Direto

O fechamento direto começa com o refrescamento das margens para criar bordas tarsais retas e a 90 graus da margem da pálpebra. A próxima etapa é uma sutura de colchoeiro vertical ao longo da margem da pálpebra. Um braço de uma sutura de poliglactina 6-0 de braço duplo (Vicryl, Ethicon, New Brunswick, New Jersey, Estados Unidos) é passado através do defeito, a 1 mm da margem da pálpebra, através da porção anterior do tarso, para fora através da linha cinza a 1 mm da margem da pálpebra, para dentro da linha cinza a 1 mm do ponto de saída anterior e para fora através da porção anterior do tarso, mantendo as suturas no mesmo plano durante todo o processo. Isso é repetido com o outro braço da sutura de braço duplo através do outro lado do defeito. Quando os dois braços da sutura estiverem adjacentes um ao outro, certifique-se de que a sutura e o futuro nó não estejam tocando a superfície do olho e amarre o nó com a sutura mantendo as pontas curtas (corte no nó). A sutura de colchoeiro vertical ideal aqui everterá a margem da pálpebra. Em seguida, duas suturas são passadas em uma espessura parcial através do tarso para estabilizar a pálpebra. Uma sutura estabilizadora final é passada de forma enterrada e interrompida para reaproximar os cílios. Por fim, a pele é aproximada com suturas interrompidas ou com suturas contínuas com fio 6-0 (▶ Fig. 4.4).

Cantotomia Lateral/Cantólise

A cantotomia lateral e a cantólise começam com uma incisão ao longo do canto lateral com cerca de 1 cm de comprimento. Uma pinça dentada é usada para agarrar a margem lateral da pálpebra e retraí-la anteriormente. A tesoura é usada para tracionar e seccionar o braço desejado do tendão cantal lateral. Por exemplo, em um defeito na pálpebra inferior, esse seria o braço inferior. A cantólise bem-sucedida pode ser confirmada quando a pálpebra lateral se afasta do globo com facilidade. Isso permite que a pálpebra seja movida medialmente e pode permitir o fechamento direto (▶ Fig. 4.5). Depois que o local do defeito primário é fechado por meio de fechamento direto, o canto lateral pode ser recontruído com uma sutura simples de 6-0 enterrada e interrompida no local desejado do novo ângulo cantal. Uma sutura interrompida adicional é

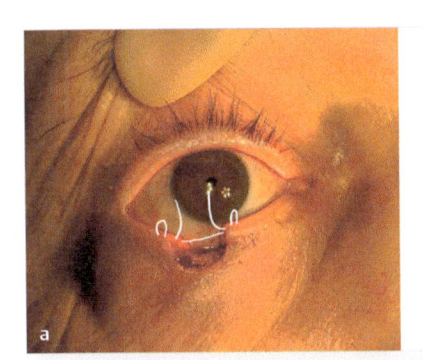

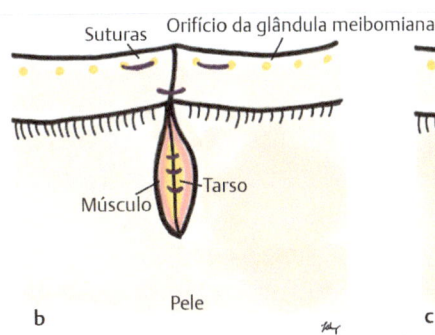

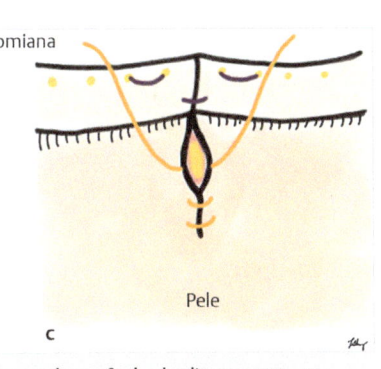

Fig. 4.4 Fechamento da margem da pálpebra. **(a)** Em um defeito de espessura total que pode ser fechado diretamente, as margens da pálpebra são primeiramente alinhadas e aproximadas com uma sutura vertical interrompida e enterrada no plano do tarso, tomando cuidado para evitar qualquer exposição da sutura ao olho. Isso pode ser repetido no plano dos cílios ou uma sutura interrompida simples e enterrada também pode ser usada nesse local. **(b)** Duas suturas interrompidas de espessura parcial através do tarso estabilizam a margem da pálpebra. (Figura cortesia de Tiffany Cheng.) **(c)** A pele é então fechada com suturas contínuas ou interrompidas. (Figura cortesia de Tiffany Cheng.)

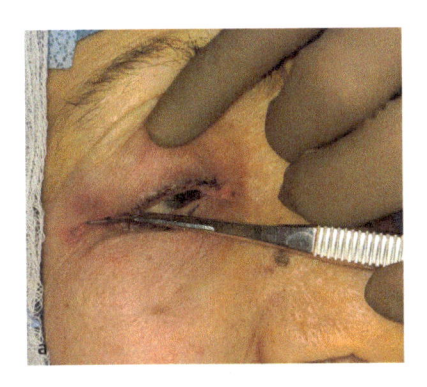

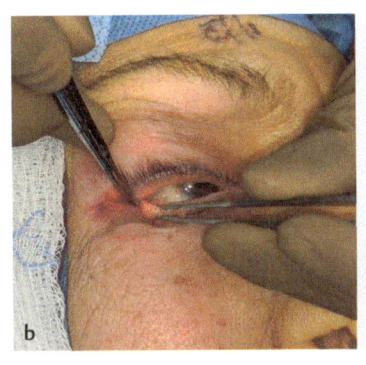

Fig. 4.5 Cantotomia lateral e cantólise. **(a)** A cantotomia lateral começa com o uso de uma tesoura para incisar o canto lateral em direção à borda orbital lateral. **(b)** Em seguida, uma pinça dentada é usada para agarrar a margem lateral da pálpebra e uma tesoura fechada é usada para palpar o tendão. Na pálpebra inferior, a tesoura deve ser apontada para a ponta do nariz. A tesoura é então usada para cortar o tendão até que a pálpebra esteja frouxa o suficiente para ser puxada com facilidade para longe do globo.

colocada lateralmente no nível dos cílios reforça esse canto e a pele da área cantal lateral também pode ser aproximada com a sutura simples de 6-0.

Defeito Moderado

Defeitos moderados (33-50% da margem horizontal da pálpebra) podem ser tratados com a adição de um retalho semicircular de Tenzel ao fechamento direto. Isso consiste em avançar o tecido da têmpora para formar uma nova margem da pálpebra (▶ Fig. 4.6).

Comece marcando o retalho de Tenzel: na pálpebra inferior; a curva será superior, parecendo uma colina. Quanto maior for a "colina", mais tecido estará disponível para ser mobilizado. Faça uma cantotomia lateral em ângulo superior e uma cantólise inferior, conforme descrito anteriormente na seção "Pequeno defeito". Incise e disseque o retalho miocutâneo, permanecendo em um plano superficial para evitar um ramo do nervo facial, que passa entre o *tragus* da orelha e a cauda da sobrancelha. Quando as margens do defeito puderem ser contrapostas sem tensão, fixe o retalho ao periósteo da borda orbital lateral com uma sutura de espessura parcial enterrada, como uma sutura de poliglactina 5-0. Repare a margem da pálpebra conforme descrito na seção "Fechamento direto". A porção lateral da pálpebra agora será feita com esse retalho e, portanto, ficará sem cílios. Isso pode exigir uma ou duas suturas de poliglactina 6-0 interrompidas e enterradas para recriar uma margem palpebral suave.

Defeito Grande

Defeitos grandes (> 50% da margem horizontal da pálpebra) podem ser tratados com um retalho de Hughes na pálpebra inferior. As opções alternativas incluem um enxerto tarsoconjuntival com retalho de pele ou um retalho tarsoconjuntival de base lateral com enxerto de pele de espessura total ou retalho de pele.

Um procedimento Hughes é usado para reconstruir a camada tarsoconjuntival de um defeito de espessura total da pálpebra inferior que é muito amplo para a reconstrução por meio de um retalho de Tenzel. O retalho de Hughes tem seu próprio suprimento de sangue e requer fixação na pálpebra superior por 4 semanas no pós-operatório. Como o eixo visual fica completamente coberto por cerca de 1 mês, ele deve ser evitado em pacientes monoculares que usam apenas esse olho para enxergar ou em crianças com menos de 10 anos de idade, que correm o risco de desenvolver ambliopia.

Comece segurando cada borda do defeito em direção à outra com tração suave e medindo o tamanho horizontal do defeito. Esse será o comprimento horizontal do retalho de Hughes. Coloque uma sutura de seda 4-0 através da pálpebra superior como uma sutura de tração e everta a pálpebra sobre um afastador Desmarres. Na superfície posterior da pálpebra, marque 3 mm a partir da margem da pálpebra para indicar a extensão inferior do retalho de Hughes. Em seguida, marque o tamanho horizontal do retalho usando a medida feita inicialmente. Use uma lâmina nº 15 para incisar cuidadosamente a conjuntiva e o tarso ao longo das marcações. Em seguida, use uma tesoura Westcott de ponta romba para dissecar o retalho tarsoconjuntival do músculo orbicular do olho. Ele deve ser estendido superiormente na conjuntiva até o ponto em que o retalho cubra facilmente o defeito. Ao suturar o retalho no lugar, a borda superior do tarso dentro do retalho deve estar nivelada com a borda superior do tarso que está presente medial e lateralmente ao defeito. Use uma sutura de poliglactina 6-0 para fixar o retalho nessa posição com espessura parcial, suturas interrompidas (▶ Fig. 4.7). Isso precisará permanecer no local por 3 a 4 semanas antes de ser submetido ao segundo estágio do procedimento do retalho Hughes. O segundo estágio requer anestesia local tanto na pálpebra superior quanto na parte superior do retalho. Use uma tesoura Westcott para dividir o retalho, preferindo não deixar a borda do retalho muito alta, pois ela sempre pode ser mais aparada. Se a margem parecer larga ou irregular, uma ou duas suturas de poliglactina 6-0 enterradas e interrompidas podem suavizar a margem da pálpebra. O retalho tarsoconjuntival remanescente na pálpebra superior deve ser excisado

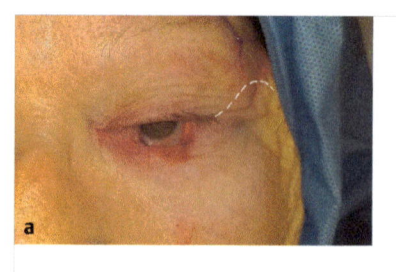

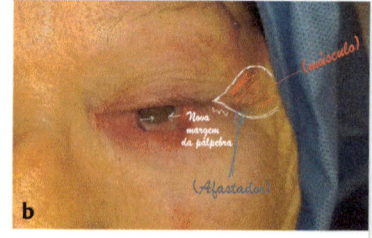

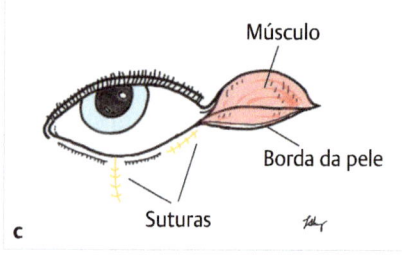

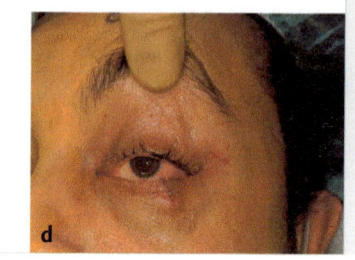

Fig. 4.6 O retalho semicircular de Tenzel. **(a)** O retalho é marcado em um semicírculo no lado oposto do defeito. **(b)** O retalho é dissecado e rodado medialmente. **(c)** Uma sutura é colocada no canto desejado para diminuir a tensão sobre o defeito da margem da pálpebra e o defeito na margem da pálpebra é fechado. (Figura cortesia de Tiffany Cheng.) **(d)** O resultado final é uma margem palpebral recém-formada lateralmente, que não terá cílios.

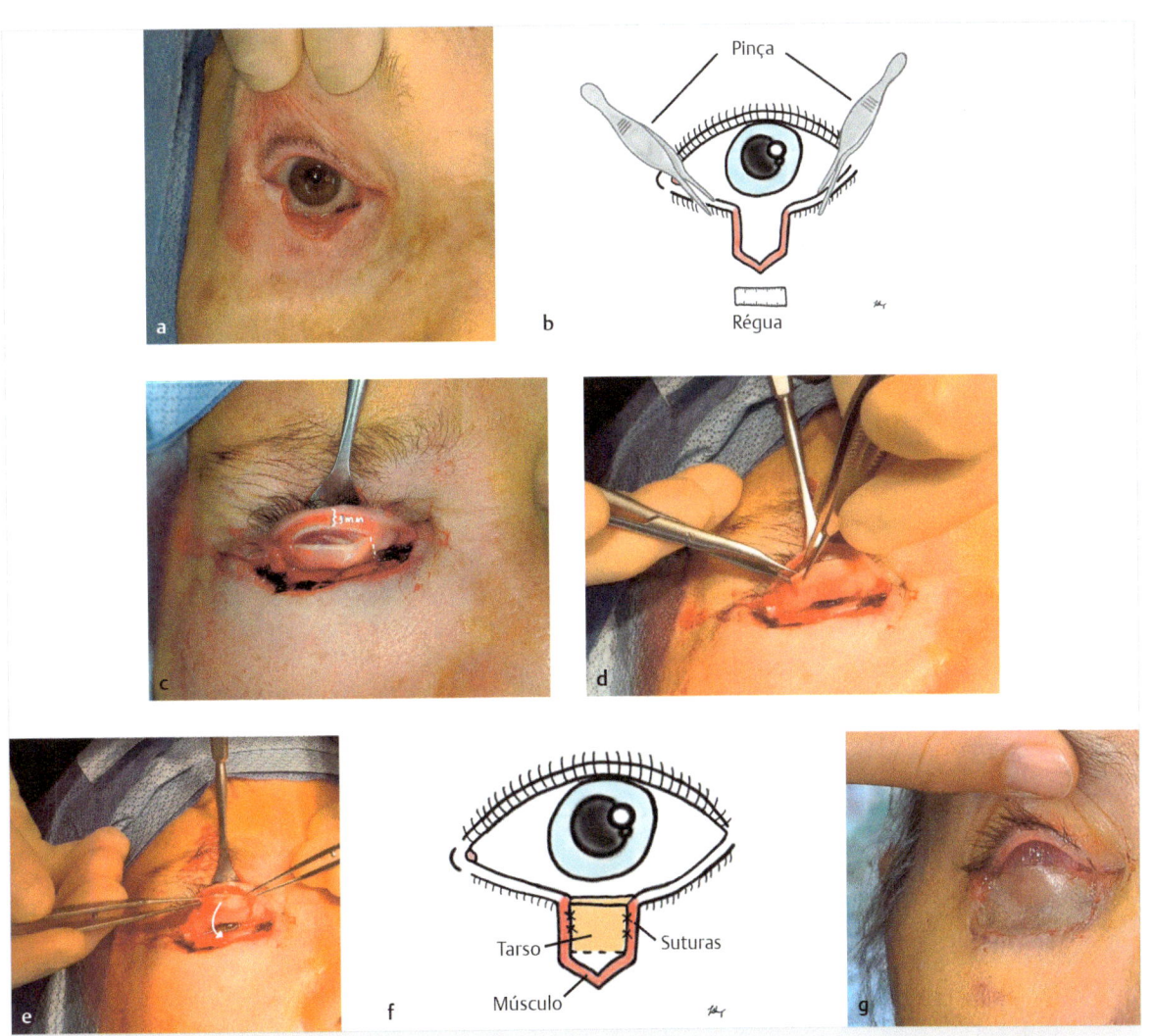

Fig. 4.7 O retalho tarsoconjuntival de Hughes. **(a)** Em um defeito grande na pálpebra inferior, um retalho tarsoconjuntival de Hughes pode ser usado para criar uma lamela posterior. **(b)** Use uma pinça para aproximar as bordas do defeito com uma tração suave e meça a largura horizontal do defeito. Essa será a largura horizontal do retalho. (Figura cortesia de Tiffany Cheng.) **(c)** Na conjuntiva tarsal, marque 3 mm a partir da margem da pálpebra e faça uma incisão com uma lâmina nº 15. Esse será o aspecto inferior do retalho. Em seguida, marque os aspectos medial e lateral usando a medida da parte **b**. **(d)** Use uma tesoura Westcott para estender o retalho até que ele possa cobrir o defeito. **(e) Rode** o retalho inferiormente. **(f)** Fixe o retalho com suturas de espessura parcial de modo que a borda superior do retalho do tarso fique nivelada com a borda superior do tarso existente. (Figura cortesia de Tiffany Cheng.) **(g)** Neste caso, um enxerto de pele de espessura total foi usado como substituto lamelar anterior. Em cerca de 4 semanas, as pálpebras podem ser separadas em um segundo estágio.

ou recuado para dentro do fórnice da pálpebra superior com suturas interrompidas enterradas de poliglactina 6-0. Essa última evita a retração da pálpebra superior no pós-operatório.

Nesse momento, a camada de pele precisará ser substituída. Isso pode ser feito por meio de um retalho ou enxerto. Um retalho miocutâneo pode ser girado a partir da área lateral, como é feito por um retalho de Mustarde (que é como um retalho de Tenzel muito grande). Um retalho de base inferior deve ser usado com cautela, pois há o risco de causar ectrópio cicatricial. Outra alternativa é um enxerto de pele de espessura total. Pressione um curativo não aderente no defeito e corte a impressão para criar um molde para o enxerto. Lembre-se de que o molde tende a ser maior do que o necessário, portanto, verifique novamente o tamanho do molde depois de ter sido cortado. Em seguida, use o modelo para marcar a pele no local doador. As áreas doadoras, como a pálpebra superior, podem ser fechadas com uma sutura simples absorvível 6-0 e as áreas como a pele pré ou pós-auricular podem ser fechadas com suturas profundas e enterradas de poliglactina 5-0 e a pele com uma sutura crômica 5-0.

Se o retalho de Hughes não for adequado, outras opções de reconstrução incluem um retalho tarsoconjuntival com base lateral da pálpebra superior ou um enxerto tarsoconjuntival da pálpebra superior ipsilateral ou da pálpebra superior contralateral. Normalmente, dois enxertos não devem ser colocados um sobre o outro devido ao risco de suprimento vascular deficiente, portanto, se um enxerto tarsoconjuntival for usado, considere o uso de um retalho de pele. Da mesma forma, se for usado um enxerto de pele, considere um retalho tarsoconjuntival.

4.2.3 Pontos Principais

A pálpebra inferior é única no sentido de que o fechamento da pele ao longo das linhas de relaxamento da pele (onde as rugas normalmente se formam) deve ser evitado na maioria das situações. Isso evita a tensão vertical, que pode causar ectrópio. Os defeitos de espessura total podem ser tratados por meio de fechamento direto ± cantotomia lateral e cantólise, retalho de Tenzel e retalho tarsoconjuntival de Hughes com retalho ou enxerto de pele.

4.3 Unidade da Pálpebra Superior

A pálpebra superior pode ser abordada de forma semelhante à pálpebra inferior, com algumas pequenas alterações, principalmente pertinentes aos defeitos classificados como grandes (> 50% da margem horizontal da pálpebra). Comece examinando o defeito quanto à profundidade do envolvimento: somente pele *versus* pele e tarso. Observe a localização medial ou envolvendo o *punctum*, pois isso exigirá uma reconstrução adicional na forma de um *stent* (consulte a seção "Subunidade cantal medial").

4.3.1 Defeitos somente na Pele

Assim como na pálpebra inferior, os defeitos somente na pele podem ser fechados por meio de cicatrização por granulação, fechamento primário, fechamento primário com descolamento, retalhos miocutâneos e enxertos de pele de espessura total. A única diferença é que os defeitos da pálpebra superior têm menos probabilidade de resultar em ectrópio, portanto, o fechamento pode ser feito ao longo das linhas de relaxamento da pele (caindo dentro ou paralelamente às rugas preexistentes; consulte a seção "Localização").

4.3.2 Defeitos de Espessura Total (Defeitos na Pele e no Tarso)

Como na pálpebra superior, a largura horizontal do defeito de espessura total determina o tipo de fechamento, com algumas diferenças relacionadas com a altura vertical do defeito na pálpebra superior em relação à inferior (consulte a seção "Profundidade"). Além disso, defeitos de espessura total da porção lateral da pálpebra podem envolver a glândula lacrimal. A glândula lacrimal é composta por dois lobos, o palpebral e o orbital. O palpebral é mais superficial, pode ser visto na eversão da pálpebra e contém os ductos, que permitem a passagem das lágrimas da glândula para a superfície do olho. Danos ao lobo palpebral podem resultar em problemas graves de olho seco, portanto, a manipulação deve ser evitada, se possível.

Pequeno Defeito

Um defeito pequeno (consistindo em < 33% da margem horizontal da pálpebra) pode ser reconstruído com fechamento direto com ou sem cantotomia lateral e cantólise. Isso é descrito na seção "Profundidade".

Defeito Moderado

Defeitos moderados (33-50% da margem horizontal da pálpebra) podem ser tratados com fechamento direto com o retalho semicircular de Tenzel. Isso é descrito na seção "Profundidade", sendo que a única diferença é que o canto lateral deve ser angulado inferiormente (em vez de superiormente) e o retalho de Tenzel deve ser marcado em forma de "U" (em vez de uma colina).

Defeito Grande

Defeitos grandes (> 50% da margem horizontal da pálpebra) podem ser tratados com um retalho Cutler-Beard na pálpebra superior. As opções alternativas são semelhantes às da pálpebra inferior e incluem um enxerto tarsoconjuntival com retalho de pele ou um retalho tarsoconjuntival de base lateral com enxerto de pele de espessura total ou retalho de pele.

O procedimento Cutler-Beard é usado para reconstruir um defeito de espessura total da pálpebra superior, que é muito largo para um retalho de Tenzel. Esse procedimento tem seu próprio suprimento de sangue e requer fixação na pálpebra superior por 6 a 8 semanas no pós-operatório. Portanto, deve ser evitado em pacientes que são monoculares e usam apenas esse olho para enxergar ou em crianças com menos de 10 anos, que correm o risco de desenvolver ambliopia. Também é mais desafiador tecnicamente, com maior probabilidade de cirurgia de revisão do que um procedimento Hughes.

Comece segurando gentilmente cada borda do defeito em direção à outra e medindo o tamanho horizontal do defeito. Coloque uma sutura de seda 4-0 através da pálpebra inferior como uma sutura de tração e everta a pálpebra sobre um aplicador com ponta de algodão. O procedimento original descreve a próxima etapa como a marcação de 2 mm abaixo da borda inferior do retalho para representar o aspecto superior do retalho de Cutler-Beard. Em seguida, marque o tamanho horizontal medido inicialmente medial e lateralmente na superfície conjuntival e use uma lâmina n° 15 para incisar cuidadosamente ao longo da borda superior recém-marcada do retalho, estendendo-se inferiormente ao longo dos aspectos medial e lateral usando uma tesoura Westcott. Essa extensão inferior deve ser suficiente para permitir que o retalho cubra facilmente o defeito. Alguns cirurgiões alteraram o procedimento para dividir as lamelas anterior e posterior e suturar em um material mais firme, como a cartilagem da orelha, para proporcionar mais estabilidade à pálpebra superior no pós-operatório. Use uma sutura de poliglactina 6-0 em uma espessura parcial interrompida para fixar o retalho no defeito (▶ Fig. 4.8). Este deverá permanecer no local por 6 a 8 semanas antes de ser submetido ao segundo estágio do procedimento do retalho Cutler-Beard. A segunda etapa requer anestesia local tanto na pálpebra superior quanto na porção

4.4 Subunidade Cantal Lateral

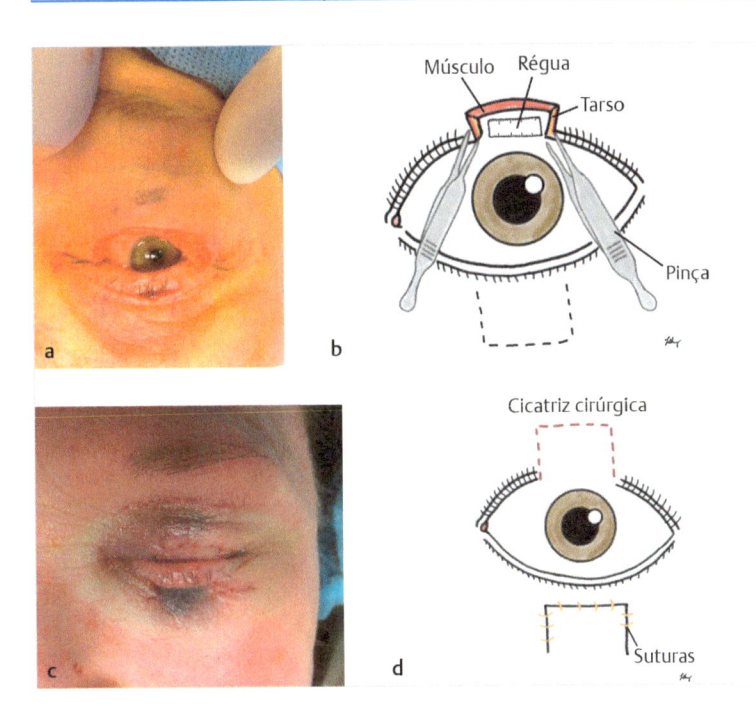

Fig. 4.8 O retalho de Cutler-Beard. **(a)** Em um defeito grande na pálpebra superior, um retalho de Cutler-Beard pode ser usado para a reconstrução. **(b)** Use uma pinça para aproximar as bordas do defeito com tração suave e meça a largura horizontal do defeito. Essa será a largura horizontal do retalho. Use essa medida para marcar a largura horizontal do retalho na pálpebra inferior. Em seguida, marque o aspecto superior do retalho a 2 mm da margem da pálpebra. (Figura cortesia de Tiffany Cheng.) **(c)** Use uma lâmina nº 15 para incisar ao longo das marcações da pele e mobilizar o retalho sob a ponte da margem da pálpebra inferior. Fixe com suturas no defeito da pálpebra superior. Alguns cirurgiões utilizam cartilagem auricular autóloga entre a conjuntiva e a pele para proporcionar estabilidade à futura pálpebra superior. **(d)** As pálpebras são separadas em um segundo estágio após cerca de 6 a 8 semanas. (Figura cortesia de Tiffany Cheng.)

superior do retalho, seguida de tesoura Westcott para dividir o retalho. Se a margem parecer larga ou irregular, uma ou duas suturas interrompidas e enterradas de poliglactina 6-0 podem suavizar a margem palpebral.

Outras opções de reconstrução são semelhantes às da pálpebra inferior (consulte a seção "Profundidade").

4.3.3 Pontos Principais

A pálpebra superior é única no sentido de que as opções de reconstrução são limitadas pela altura menor da pálpebra inferior. Os defeitos de espessura total podem ser tratados por meio de fechamento direto ± cantotomia lateral e cantólise, retalho de Tenzel e retalho de espessura total de Cutler-Beard.

4.4 Subunidade Cantal Lateral

A área cantal lateral é mais simples, exigindo retalhos ou enxertos de pele sem substituição do tarso. Um dos poucos princípios importantes aqui é que o tendão cantal lateral é normalmente 2 mm mais alto do que o tendão cantal medial e insere-se na parte interna da borda da órbita lateral. Ao recriar o canto lateral, uma tira tarsal lateral pode ser usada.[2] Se uma cantotomia/cantólise lateral for realizada para permitir mais frouxidão, o canto pode ser reconstruído aproximando a pele da pálpebra no ângulo cantal com uma sutura simples de 6-0 interrompida e enterrada através do canto lateral ao longo da linha cinza e também ao longo da linha dos cílios. Se a pálpebra estiver sob muita tensão na horizontal devido à falta de lamela posterior suficiente, pode-se obter tecido extra utilizando o periósteo na área orbital lateral. Um retalho de periósteo pode ser criado e rodado medialmente para atuar como um substituto de tecido lateralmente para a pálpebra superior ou inferior (▶ Fig. 4.9).[3]

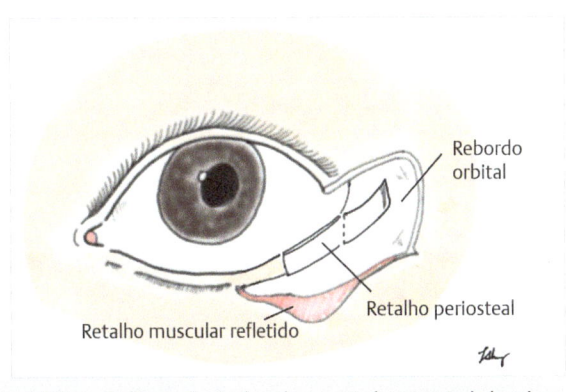

Fig. 4.9 Um retalho periosteal pode ser criado a partir da borda orbital lateral para criar uma lamela lateroposterior. (Figura cortesia de Tiffany Cheng.)

4.4.1 Pontos Principais

O tendão cantal lateral insere-se 2 mm acima do tendão cantal medial e na parte interna da borda orbital lateral. Deve-se tomar cuidado durante a reconstrução sobre o zigoma para evitar danos ao ramo frontal do nervo facial quando ele passa sobre o arco zigomático.

4.5 Subunidade Cantal Medial

A área cantal medial inclui o sistema de drenagem da lágrima, bem como o tendão cantal medial. Os canalículos, conforme mencionado anteriormente, exigem *stent* e reconstrução imediatos para evitar epífora permanente. A maneira mais simples de resolver esse problema é usar um *stent* monocanalicular de auto-retenção, como o Mini Monoka (FCI Ophthalmics, Pembroke, Massachusetts, Estados Unidos; ▶ Fig. 4.10). Isso evita a recuperação do *stent* no meato inferior, conforme

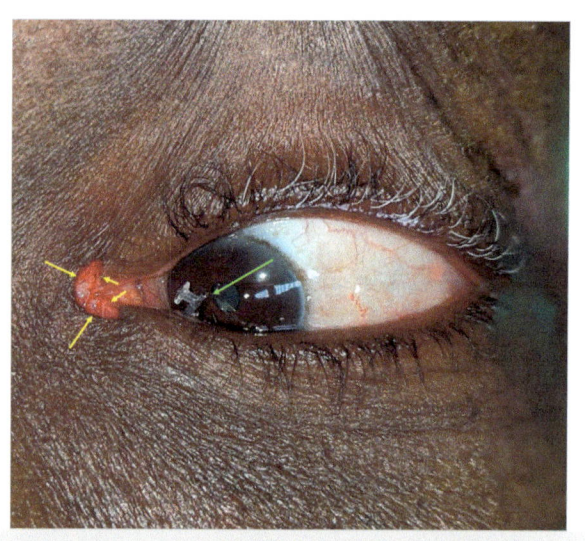

Fig. 4.10 Esse defeito apenas cutâneo do canto medial era profundo o suficiente para envolver o canalículo. Isso foi descoberto ao sondar o ponto da pálpebra inferior e irrigar com solução salina, que prontamente se acumulou no defeito, em vez de entrar na nasofaringe. Um *stent* monocanalicular autorretentor é apresentado aqui, já parcialmente inserido no ponto e canalículo. A parte do *stent* que permite a autorretenção (*seta verde*) precisa ser enterrada no canalículo de modo que a extremidade do *stent* fique nivelada com a margem palpebral. Depois de inserida completamente, a pele pode ser fechada na direção das *setas amarelas*.

exigido por *stents* anteriores. Uma vez que o *stent* tenha sido colocado através do *punctum* e do canalículo inferior, a margem palpebral pode ser reparada ao seu redor usando suturas enterradas, interrompidas de poliglactina 6-0. É importante que a sutura e suas caudas não façam atrito contra a superfície do olho, pois isso pode causar dor e prejudicar a visão permanentemente.

O tendão cantal medial fornece a estrutura para a pálpebra e, se estiver frouxo ou mal posicionado, causará um resultado indesejado em termos de estética e epífora. A reconstrução do tendão cantal medial é tecnicamente desafiadora e requer suturas no periósteo da parede orbital medial profunda, próximo à crista lacrimal posterior. Isso é posterior ao saco lacrimal, portanto, deve-se tomar cuidado para evitar danos ao sistema nasolacrimal. Se o periósteo não estiver presente, as alternativas para a reconstrução do tendão cantal medial incluem âncoras, placas e fiação transnasal.

4.5.1 Pontos Principais

Os defeitos do canto medial devem ser avaliados quanto a um sistema de drenagem lacrimal ou tendão cantal medial danificados. O dano canalicular requer reconstrução imediata para evitar a epífora, geralmente com a inserção de um *stent*.

Se o tendão cantal medial não for recolocado adequadamente, isso pode resultar em telecanto, angulação incomum do canto medial e epífora.

4.6 Conclusão

A reconstrução da pálpebra é complicada, mas pode ser facilitada por meio de uma abordagem dividida em quatro princípios principais. Em primeiro lugar, é preciso tomar cuidado o tempo todo para proteger o olho, tanto no intraoperatório quanto no pós-operatório. Em segundo lugar, enquanto os defeitos somente da pele podem ser tratados com opções de reconstrução somente da pele, os defeitos de espessura total exigem a reconstrução das lamelas anterior e posterior. Em terceiro lugar, os danos ao sistema de drenagem lacrimal superior, os canalículos, exigem reconstrução imediata para evitar a epífora pós-operatória permanente. Por fim, a reconstrução do defeito requer a categorização da localização, da profundidade e do tamanho horizontal. Nesses casos complexos, a colaboração com um cirurgião plástico oftálmico (oculoplástico) pode melhorar os resultados.

A abordagem dos defeitos de espessura total das pálpebras superior e inferior, se baseia no comprimento horizontal do defeito em comparação com o comprimento horizontal total. Isso difere entre as pálpebras superior e inferior, devido à pequena altura do tarso da pálpebra inferior.

A reconstrução dos defeitos do cantal lateral requer a compreensão da localização mais alta do tendão cantal lateral em relação ao tendão cantal medial e também de sua inserção no periósteo da parede interna do orbital lateral. O cuidado durante a reconstrução sobre o zigoma evita danos ao ramo frontal do nervo facial quando ele passa sobre o arco zigomático.

Por fim, a reconstrução dos defeitos do canto medial é, sem dúvida, a mais complicada. Os defeitos devem ser explorados para descartar o envolvimento do sistema de drenagem lacrimal ou do tendão cantal medial. O dano canalicular deve ser reparado em poucos dias, pois os tratamentos são limitados depois que a cicatrização tenha ocorrido. A reinserção do tendão cantal medial é tecnicamente desafiadora e envolve suturas, âncoras e/ou ancoragem transnasal na parede orbital medial, posterior ao saco lacrimal.

Referências

[1] Black EH, Nesi FA, Calvano CJ, Gladstone GJ, Levine MR. Smith and Nesi's Ophthalmic Plastic and Reconstructive Surgery. New York, NY: Springer; 2011:551–569
[2] Anderson RL, Gordy DD. The tarsal strip procedure. Arch Ophthalmol. 1979; 97(11):2192–2196
[3] Weinstein GS, Anderson RL, Tse DT, Kersten RC. The use of a periosteal strip for eyelid reconstruction. Arch Ophthalmol. 1985;103(3):357–359

5 Reconstrução da Bochecha

Jenna Wald ▪ *C. William Hanke*

Resumo

A reconstrução de defeitos cirúrgicos na bochecha é uma ocorrência comum na cirurgia dermatológica micrográfica. A bochecha frequentemente tem um excesso de frouxidão, o que permite que a maioria dos defeitos seja fechada principalmente de forma curvilínea. Devido à negligência do tumor por causa da cobertura de pelos nas bochechas laterais/pré-auriculares, à cancerização do campo e à natureza diversa da topografia e da qualidade da pele da bochecha, alguns defeitos exigem reparos mais avançados. Este capítulo fornece uma abordagem sistemática para a reconstrução da bochecha com base na subunidade envolvida.

Palavras-chave: bochecha, reconstrução da bochecha, anatomia da bochecha, sistema musculoaponeurótico superficial, linhas de tensão relaxada da pele, retalho V-Y, retalho de rotação, retalho de transposição

5.1 Introdução

A bochecha é a maior unidade cosmética da face. Ela é composta por quatro subunidades estéticas, cada uma com topografia e características de pele exclusivas. Cada subunidade, portanto, tem preocupações e desafios cosméticos exclusivos durante a reconstrução. A abundância de tecido permite que muitos reparos sejam concluídos com fechamentos primários dispostos em linhas de tensão relaxada da pele (RSTLs). No entanto, muitas vezes são necessários reparos mais complicados. A bochecha tem um contorno suave, o que torna as incisões difíceis de camuflar. A reconstrução pode afetar a simetria facial e alterar potencialmente a funcionalidade quando a tensão distorce as margens livres. Vários fatores devem ser considerados ao planejar a reconstrução da bochecha, incluindo: RSTLs, estruturas adjacentes com margens livres, características da pele e mobilidade da pele facial. A bochecha pode ser dividida em até sete subunidades cosméticas, mas, para fins deste capítulo, ela será discutida como quatro subunidades: bochecha medial, bochecha vestibular, bochecha zigomática e bochecha lateral (▶ Fig. 5.1). Este capítulo explorará as características de cada subunidade e as considerações sobre o reparo.

5.2 Anatomia

A bochecha é a maior unidade da face com várias superfícies planas, côncavas e convexas. As bordas incluem o sulco nasofacial, a dobra nasolabial, a mandíbula, o sulco pré-auricular, o arco zigomático e a borda infraorbital. Dependendo da subunidade e do tamanho do defeito, o reparo pode ser tão simples quanto um fechamento primário ou tão complexo quanto um reparo regional ou multicomponente. A bochecha

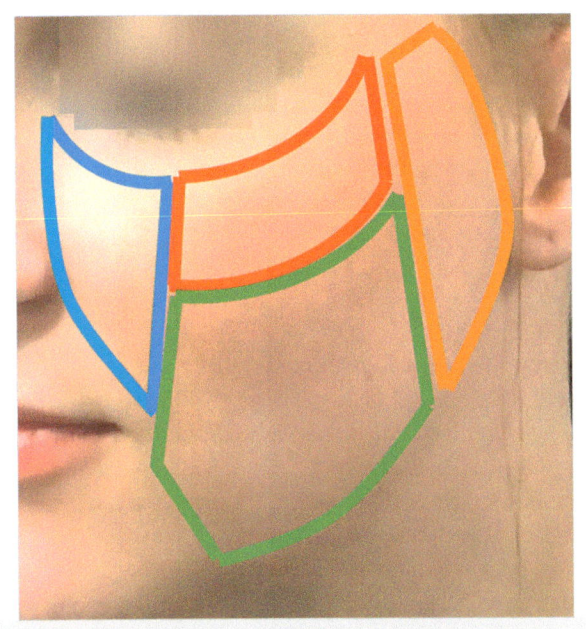

Fig. 5.1 A bochecha pode ser dividida em quatro subunidades cosméticas: a bochecha medial (destacada *em azul*), a bochecha vestibular (destacada *em verde*), a bochecha zigomática (*destacada em vermelho*) e a bochecha lateral (*destacada em laranja*).

tem várias características que facilitam a reconstrução, incluindo as seguintes: (1) uma rede vascular rica e redundante, (2) vários pontos anatômicos fixos para a fixação de suturas e (3) sistema músculo-aponeurótico superficial (SMAS) para suturas de plicação. Independentemente do tipo de reparo, a compreensão da inervação e da anatomia é fundamental. O objetivo da reconstrução deve ser restaurar a função, a estética e a simetria facial.

5.2.1 Tecido Mole

Cada subunidade da bochecha é caracterizada por características únicas. O tecido periocular superior da bochecha medial e zigomática é caracterizado por uma pele fina e levemente pigmentada. Devido ao movimento do músculo orbicular do olho, a região periocular é marcada por rugas dinâmicas e estáticas.[1] Inferiormente, a pele se torna mais espessa e mais pigmentada à medida que cobre a eminência malar protuberante e o arco zigomático. A subunidade lateral tem menos gordura subcutânea do que as subunidades adjacentes. A pele da subunidade lateral tem abundância e qualidade variáveis de pelos.

O movimento do tecido nas subunidades zigomática e lateral é limitado por sua fixação ao SMAS e ao ligamento de retenção zigomático.[1] O ligamento de retenção zigomático é um ponto de fixação do tecido mole ao arco zigomático. Junto com o orbicular e os ligamentos mandibular massetérico superior, o ligamento zigomático resiste à distensão cutânea e cria sulcos na pele à medida que os indivíduos envelhecem.[1] Os sulcos cutâneos aprofundam-se com a idade e fornecem uma área para ocultar incisões cirúrgicas. A divisão desses ligamentos pode aumentar a mobilidade dos tecidos.

Sob a gordura subcutânea das subunidades lateral e vestibular, a glândula parótida segue perpendicularmente ao músculo masseter. Ela está localizada abaixo do SMAS e acima da fáscia do masseter.[2] O ducto parotídeo (ductos de Stensen) encontra-se na subunidade vestibular. Ele é relativamente profundo e é improvável que seja afetado durante a reconstrução; entretanto, se for danificado, será necessário um reparo cirúrgico.

5.2.2 Inervação

A inervação motora da bochecha é feita pelo nervo craniano VII (o nervo facial). O nervo facial sai do crânio por meio do forame estilomastóideo e entra na glândula parótida, onde é protegido, pois se divide em cinco ramos. Portanto, a glândula parótida serve como um aviso de que é preciso ter cuidado para evitar trauma ou transecção dos ramos do nervo facial. Esses ramos saem da glândula cobertos apenas pelo SMAS e pela pele antes de entrarem na superfície profunda dos músculos.[3,4]

Na subunidade lateral da bochecha, o nervo facial é protegido pela glândula parótida, reduzindo assim o risco de danos. Na subunidade medial da bochecha, o dano aos nervos motores é atenuado pela anastomose dos ramos do nervo facial. Além disso, os nervos estão abaixo do músculo nessa subunidade, diminuindo o risco de trauma.[2,4]

Os dois ramos do nervo facial com maior risco de lesão são os ramos mandibulares marginal e temporal. O ramo mandibular marginal é coberto apenas pela pele, pela gordura subcutânea e pelo músculo platisma à medida que atravessa a mandíbula na subunidade vestibular e apresenta alto risco de trauma.[2] O ramo mandibular marginal inerva os depressores do lábio inferior. Danos a ele podem levar à assimetria da boca. O ramo temporal do nervo facial está em risco na subunidade zigomática, pois o nervo atravessa o arco zigomático e entra na têmpora. Durante seu trajeto até o músculo temporal, o ramo temporal é coberto apenas pela fáscia, pele e gordura subcutânea.[3] Danos ao ramo temporal podem resultar em paralisia do músculo frontal ipsilateral.

A inervação sensorial da bochecha é feita pelo nervo craniano V (o nervo trigêmeo). O ramo maxilar (V2) inerva as subunidades medial e zigomática por meio dos ramos inferomedial, zigomaticofacial e zigomaticotemporal. A bochecha inferomedial é inervada adicionalmente pelo nervo mental. O ramo mandibular inerva as subunidades lateral e bucal por meio dos ramos bucal e auriculotemporal.[1,5]

5.2.3 Suprimento Vascular/Linfático

Duas artérias principais contribuem para a vascularização da bochecha: a artéria facial e a artéria temporal superficial; ambas surgem da artéria carótida externa. A artéria facial atravessa a bochecha medialmente e continua superiormente como artéria angular.[2] A artéria facial e seus ramos suprem grande parte da face inferior, incluindo a região parotideomassetérica, a bochecha bucal, infraorbital e paranasal.[4] A artéria temporal superficial surge dentro da glândula parótida e segue anteriormente ao *tragus*, onde se ramifica na artéria facial transversa. A artéria infraorbital, que sai do crânio pelo forame infraorbital, conecta-se com a artéria facial. É um contribuinte menor que se origina da artéria carótida interna.[4] Quase todos os reparos da bochecha serão aleatórios e dependerão da perfusão do plexo dérmico em vez de uma artéria principal.[2] Devido ao rico plexo de anastomoses, a transecção de vasos raramente compromete o suprimento vascular.[2,4]

A drenagem venosa da bochecha reflete amplamente a circulação arterial associada. Seus caminhos acabam drenando em um padrão variável para as veias jugulares externa e interna.

É importante observar que a drenagem linfática da bochecha envolve várias cadeias linfáticas, que podem se sobrepor. Isso requer um exame clínico mais completo para avaliar a presença de metástase. As regiões periorbital e temporal drenam para os nódulos intra ou periparotídeos. Por outro lado, a bochecha medial e as regiões adjacentes drenam para os nódulos submandibulares. No entanto, a maioria dos nódulos acabará se conectando à cadeia jugular.[4]

5.3 Considerações Clínicas

Os defeitos cirúrgicos na bochecha geralmente podem ser fechados primeiramente com o eixo longo em uma RSTL ou na junção de unidades cosméticas.[5] As incisões cirúrgicas colocadas nas RSTLs curvilíneos podem resultar em cicatrizes de linhas finas. Ao planejar a reconstrução, é importante considerar as mudanças faciais que ocorrerão à medida que o paciente envelhece. O planejamento cirúrgico deve incluir a avaliação do paciente em posição sentada com a boca (1) em repouso, (2) sorrindo e (3) aberta. Os reparos cirúrgicos em pacientes jovens sem rugas, reabsorção óssea ou coxins adiposos atróficos devem ser projetados para serem camuflados pelas rugas e mudanças de envelhecimento que ocorrerão mais tarde na vida. Além disso, os fechamentos primários em pacientes jovens ou com sobrepeso podem precisar ser mais longos do que a proporção tradicional de 3:1 para evitar cones elevados inestéticos. O tecido adjacente geralmente é adequado para fechar um defeito cirúrgico na bochecha. Entretanto, fatores como tamanho grande do defeito cirúrgico, idade jovem, dano actínico crônico, múltiplos procedimentos cirúrgicos ou cicatrizes e proximidade de estruturas adjacentes livres ou fixas podem limitar o tecido disponível, exigindo reconstruções mais complexas que requerem reservatórios de tecido não adjacente.

Quando não for possível obter o fechamento primário, todos os esforços devem ser feitos para manter o reparo subsequente em uma única subunidade, a fim de proporcionar a melhor combinação de tecidos. Cada subunidade da bochecha tem características diferentes, como espessura, cor e qualidade da pele e presença ou ausência de pelos. Por exemplo, a pele da bochecha medial geralmente é espessa devido ao aumento do número de glândulas sebáceas. A bochecha lateral dos homens e de algumas mulheres pode ter pelos e é importante considerar os problemas estéticos que podem resultar da transferência de pele com pelos para partes da bochecha que não têm pelos. Devido a essas características, os enxertos de pele ou a cicatrização por segunda intenção geralmente levam a resultados cosméticos ruins e são geralmente considerados inaceitáveis.[6]

Quando os defeitos estão presentes perto da junção das unidades cosméticas, o fechamento pode ser total ou parcialmente oculto na junção anatômica adjacente. Para reparos que se estendem além da bochecha e que envolvem várias unidades faciais, geralmente é ideal reparar cada subunidade de forma independente. Isso resultará em reparos multicomponentes. Os reparos multicomponentes de subunidades adjacentes são uma das poucas situações em que a cicatrização por segunda intenção ou um enxerto podem ser apropriados.

Embora a bochecha como um todo tenha considerações para o reparo, cada subunidade também tem características que afetam as escolhas de reparo. Os reparos simples são quase sempre melhores. Quando necessário, reparos mais complexos são determinados pelas características exclusivas da subunidade.

5.4 Algoritmo para Reconstrução da Bochecha

Várias abordagens foram sugeridas para a reconstrução da bochecha.[1,5,7-9] Embora seja difícil aplicar um algoritmo rigoroso, padrões previsíveis podem ser aplicados à reconstrução.[1,5] Os temas comuns nos algoritmos incluem a preferência pelo fechamento primário quando possível, seguido pela análise da localização e do tamanho do defeito. Os vários algoritmos dividem a bochecha em três a cinco subunidades.

Dobratz e Hilger iniciam seu algoritmo por uma subunidade na qual o defeito está localizado; assim como neste capítulo, eles consideram quatro subunidades para reconstrução (lateral, zigomática, medial e vestibular).[1] Em seguida, eles consideram o tamanho do defeito. A seguir, eles consideram o tamanho do defeito. Para todas as subunidades, o fechamento de escolha para defeitos pequenos é o primário. Eles ressaltam que a subunidade lateral, que tem mobilidade limitada, falta de redundância e está próxima à orelha, pode exigir um retalho de transposição mesmo em defeitos pequenos. Para defeitos médios da subunidade lateral (2-3 cm), eles recomendam considerar o avanço da bochecha ou retalhos de rotação. Para defeitos grandes, eles recomendam o uso de retalhos cervicofaciais e discutem a utilização de retalhos de base axial. A unidade zigomática também tem mobilidade limitada e eles recomendam o uso de retalhos de transposição para defeitos médios; isso é para evitar distorção ocular. Para o fechamento de pequenos defeitos da bochecha medial, os autores sugerem o uso de retalhos de avanço em V-Y para a manutenção da dobra melolabial. Para defeitos médios e grandes da bochecha medial, eles recomendam o uso de retalhos de avanço, com ênfase na prevenção da distorção da unidade ocular, bem como na manutenção colocando incisões cirúrgicas em limites anatômicos. Ao abordar os defeitos médios da subunidade bucal, eles sugerem retalhos de transposição, mas reconhecem que as cicatrizes geralmente não são ideais. Para defeitos bucais grandes, eles recomendam novamente os retalhos cervicofaciais. Esse algoritmo, como outros, concentra-se na localização e no tamanho; além disso, aborda a possibilidade de distorção da margem livre. No entanto, ele não aborda a qualidade da pele, como o cabelo ou pelos, e parece incentivar o uso de reparos maiores para defeitos médios a grandes que podem ser reconstruídos com reparos menos mórbidos.

Başağaoğlu et al. dividem a bochecha em três subunidades (suborbital, pré-auricular e bucomandibular).[7] Eles começam sugerindo que defeitos com menos de 2 cm em locais côncavos podem ser fechados por segunda intenção, mas reconhecem a possível contração e o curso prolongado da cicatrização. Para defeitos cirúrgicos com menos de 2 cm que não estejam em superfícies côncavas, eles sugerem o fechamento primário. Os autores endossam o uso de enxertos de pele somente para pacientes que não conseguem tolerar procedimentos maiores. Ao contrário do algoritmo anterior, Başağaoğlu et al. relatam que os retalhos locais proporcionam um bom resultado cosmético. Eles sugerem o retalho de orelha de coelho para defeitos intermediários das regiões zigomática e bucal,[10] e o retalho de transposição de dedo para a bochecha medial.[11] Eles recomendam retalhos combinados. Para defeitos intermediários a grandes, os retalhos livres cervicofaciais são úteis. Embora essa abordagem leve em conta o tamanho e outras características, ela altera apenas minimamente a abordagem por subunidade.

A abordagem de Rapstine et al. foi baseada em uma revisão de 400 casos, fundamentada principalmente no tamanho e depois na localização.[5] Eles também dividem a bochecha em três zonas, que refletem as três subunidades de Başağaoğlu et al. Seu método preferido para todos os locais e tamanhos de defeitos é o fechamento primário. Se eles não conseguirem fechar primariamente, os defeitos são diferenciados pelo tamanho menor ou maior que 2 cm e pela proximidade das margens livres. Os defeitos da unidade medial e vestibular que se aproximam do nariz ou da boca com menos de 2 cm são fechados por meio do avanço crescente. Os defeitos maiores que 2 cm são fechados com o avanço cervicofacial ou enxerto de pele de espessura total. A última etapa do algoritmo sugere um retalho de avanço bilobado ou em V-Y para defeitos adjacentes ao queixo. O algoritmo apresentado é simples. Eles relatam o uso limitado de retalhos devido à incapacidade de fornecer pele com a mesma cor. Acreditamos que esse algoritmo subutiliza retalhos locais menores como opções de reparo. Além disso, ele incentiva o uso de enxertos, que descobrimos serem normalmente inadequados para a reconstrução da bochecha.

Chandawarkar e Cervino dividiram a bochecha em cinco zonas de tratamento (que se correlacionam com a bochecha medial superior e inferior, lateral superior e inferior e central) para sua abordagem com base em uma revisão de 160 pacientes.[8] Os defeitos da bochecha medial superior foram reconstruídos com retalhos de avanço em V-Y. As subunidades restantes foram reparadas com retalhos de transposição com o pedículo determinado pelo cabelo/pelo tamanho do defeito. Eles preferem retalhos com base lateral, mas o reconhecimento da zona inferior lateral geralmente requer uma base medial devido à sua proximidade com a orelha. Embora a abordagem trate da direcionalidade do reparo por zona, ela é limitada pela utilização de dois reparos e não inclui a discussão de outras técnicas.

Meaike *et al.* dividem a bochecha em três zonas (suborbital, pré-auricular e bucomandibular).[9] Sua abordagem é determinada principalmente pelo tamanho do defeito. Eles endossam o fechamento primário vertical como o método de fechamento preferido. Como muitos outros, eles acreditam que uma cicatriz linear mais longa é melhor do que a de um retalho de transposição. Se o fechamento primário não for possível, os retalhos de transposição são indicados. Para defeitos maiores que 3 a 4 cm, recomenda-se um retalho cervicofacial. A transferência livre de tecido é discutida como uma opção para situações específicas.

Descrevemos um algoritmo que engloba as várias abordagens e regiões descritas pelas abordagens mencionadas anteriormente. Nossa abordagem começa com a estratificação por local, seguida pelo tamanho e, por fim, pelas características da pele, e a ordem de preferência está descrita em ▶ Fig. 5.2. A discussão detalhada do tipo de fechamento e a consideração por região podem ser encontradas na ▶ Tabela 5.1. As seções a seguir aplicam e discutem essa abordagem, juntamente com considerações especiais para cada subunidade.

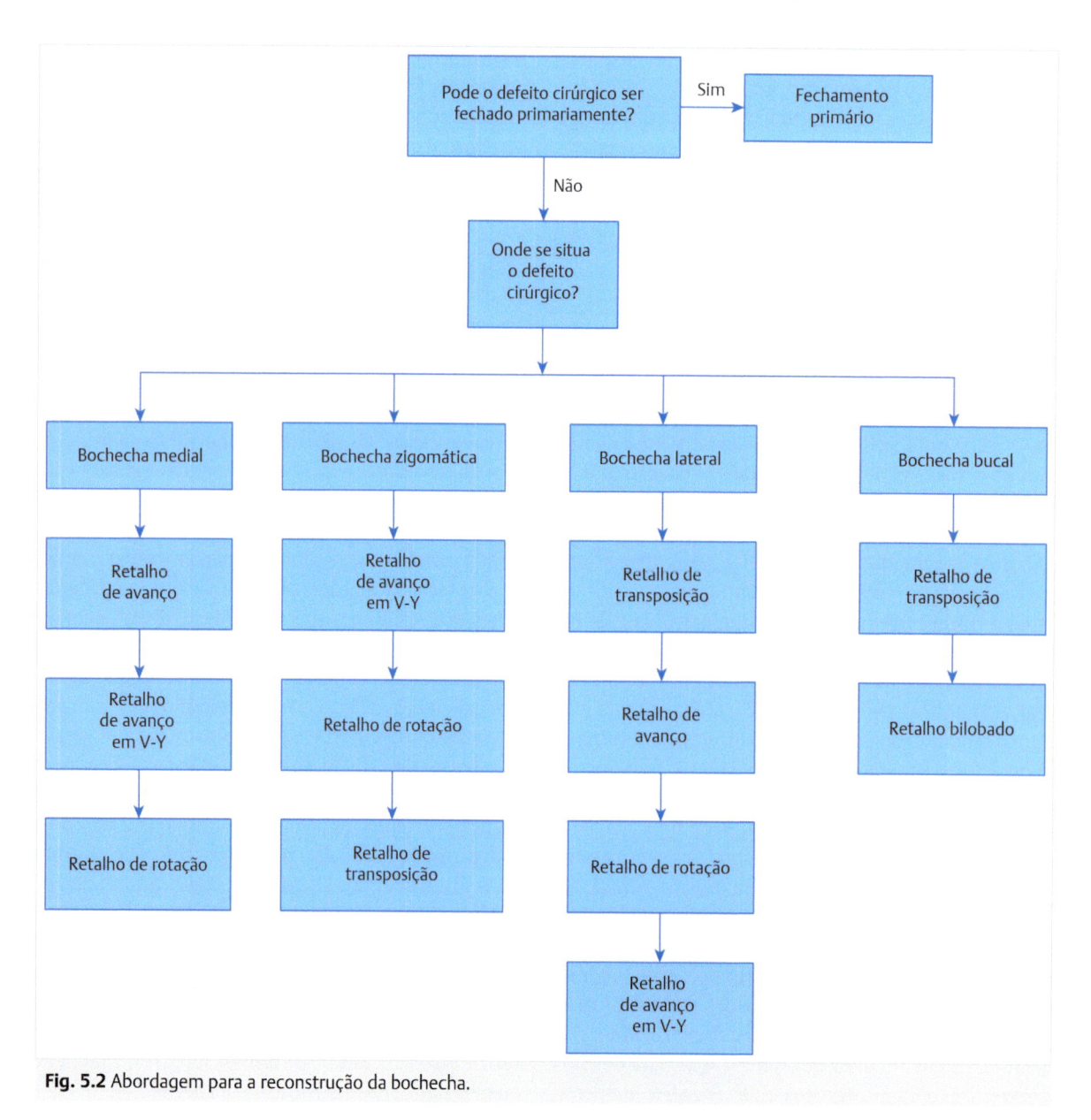

Fig. 5.2 Abordagem para a reconstrução da bochecha.

5.4 Algoritmo para Reconstrução da Bochecha

Tabela 5.1 Opções de reparo da bochecha

Tipo de reparo	Vantagens	Desvantagens	Considerações	Quando usar
Enxerto de pele	• Pode ser feito em pacientes que não toleram reconstruções maiores	• Maior taxa de falha devido ao movimento da bochecha	• Pode ser usado em combinação com outros reparos para grandes defeitos	• Em combinação com outros reparos para grandes defeitos • Pacientes que não toleram o reparo por outros métodos
Segunda intenção	• Minimiza a cirurgia reconstrutiva	• Cuidados prolongados com feridas • Aumento da chance de distorção das margens livres • Cosmese deficiente	• Raramente usado devido à má cosmesica e aos reservatórios adjacentes de tecido disponíveis • Pode deixar mancha alopécica	• O uso é improvável, mas pode ser possível em defeitos pequenos e superficiais na superfície côncava da subunidade lateral
Fechamento primário	• Reparo simples • Nenhuma alteração no gradiente do cabelo ou da pele • Cicatriz facilmente escondida em RSTL • Camuflado por rugas da subunidade zigomática/lateral bucal ou periocular • Fácil de monitorar quanto à recorrência	• Medial e zigomático: pode causar distorção ocular • O uso em grandes defeitos da unidade bucal pode causar eclábio	• Pode exigir M-plastia para evitar distorção da margem livre • Defeitos mediais e zigomáticos envolvendo a superfície convexa frequentemente requerem ângulos apicais < 30 graus, levando ao alongamento da cicatriz	• Reparo de primeira linha, quando possível, para todos os defeitos de todas as subunidades
Retalho de avanço	• Boa sobrevivência • As incisões podem ser ocultadas nas junções das unidades • Pode manter gradientes de pele e cabelo • O triângulo de Burow pode estar oculto na região pós-auricular	• Requer enfraquecimento extenso • A tensão lateral pode criar distorção de margem livre	• Requer frouxidão tecidual • Pode exigir afinamento da subunidade superomedial • Suturas adesivas são frequentemente necessárias para evitar distorção da margem livre quando usadas em subunidades mediais ou zigomáticas • Suturas fasciais são usadas para diminuir a tensão nas bordas da ferida	• Defeitos médios a grandes das subunidades medial e lateral
Retalho de avanço V-Y	• Boa sobrevivência • A base vascular aleatória permite a utilização em todas as subunidades • As incisões podem ser colocadas em RSTL e ocultadas nos limites da unidade • Permite o preenchimento de defeitos profundos • Movimento significativo alcançado com enfraquecimento mínimo	• A forma triangular pode ser notável • Risco de efeito almofada de alfinetes	• Suturas adesivas devem ser usadas na subunidade medial e zigomática para evitar distorção ocular	• Usado no lugar de retalhos maiores e mais mórbidos • Defeitos pequenos a médios da bochecha zigomática • Defeitos médios a grandes da bochecha medial e bucal
Retalho de rotação	• Boa sobrevivência • As incisões podem ficar escondidas nas junções das subunidades • Permite o recrutamento de grandes quantidades de tecido • Recruta tecidos de múltiplas direções devido ao componente essencial	• Aumento do risco de hematoma • Requer grande quantidade de enfraquecimento • Aumento do tempo cirúrgico	• Suturas adesivas podem ser usadas para evitar distorção da margem livre • Suturas fasciais podem ser usadas para diminuir a tensão na borda livre	• Grandes defeitos da bochecha medial, zigomática e lateral • Os pacientes devem poder ser submetidos a procedimentos de grande porte

(Continua)

Tabela 5.1 Opções de reparo da bochecha *(Cont.)*

Tipo de reparo	Vantagens	Desvantagens	Considerações	Quando usar
Retalho de transposição	• Boa sobrevivência • Baixa complicação • Redirecionamento do vetor de tensão • Recrutar tecido de várias direções	• Pode transportar/perturbar os padrões de cabelo/pelo • Criar cicatrizes irregulares com vários componentes que não podem ser facilmente ocultadas	• A tensão deve ser direcionada para evitar a distorção da margem livre • O movimento é limitado na face lateral	• Defeitos médios da bochecha zigomática que não podem ser fechados por outros meios • Defeitos médios a grandes da bochecha lateral e bucal
Retalho bilobado	• Recruta tecido não adjacente ao defeito	• Requer um dissecção significativa • Pode transportar/perturbar os padrões de cabelo/pele • Criar cicatrizes irregulares com vários componentes que não podem ser facilmente ocultadas	• Permite o fechamento de grandes defeitos da bochecha bucal	• Grandes defeitos da bochecha bucal que não podem ser fechados por outros meios

Abreviações: RSTL, linha de tensão cutânea em repouso.

5.5 Subunidade Medial

A bochecha medial é uma área de grande preocupação cosmética porque faz parte da parte central da face, que inclui o nariz, o complexo glabelar e os lábios. A qualidade da pele da bochecha medial é variável. Superiormente, a pele é fina e frágil à medida que se aproxima do canto medial. Inferiormente, ela é mais espessa e mais sebácea. A eminência malar e o coxim adiposo adicionam convexidade à subunidade medial. À medida que os pacientes envelhecem, o coxim adiposo sofre atrofia e, com frequência, ocorre aumento da mobilidade da pele.[1]

A subunidade medial é definida pela borda orbital medial, sulco nasofacial e sulco nasolabial. Essas junções podem ser úteis para camuflar as incisões cirúrgicas. Entretanto, deve-se ter cuidado para evitar tensão nas margens livres, o que pode causar distorção da asa nasal, eclábio ou ectrópio. Também é importante manter a definição dessas junções porque o embotamento pode causar assimetria facial.

Dependendo do tamanho do defeito cirúrgico, da idade e do peso do paciente e da textura da pele, muitos defeitos mediais da bochecha podem ser reparados primariamente. Quando isso não for possível, pode-se retirar tecido adicional dos reservatórios de tecido lateral e inferior utilizando retalhos de avanço ou retalhos de avanço em V-Y.[6] Os ensinamentos anteriores defendiam o uso de reparos maiores para ocultar as linhas de sutura nas junções das unidades anatômicas. Entretanto, as tendências atuais sugerem reparos menores e mais simples utilizando tecido local. Nossa experiência mostra que até mesmo grandes defeitos da bochecha medial podem ser fechados com retalhos de avanço local, evitando retalhos maiores que exijam um extenso recrutamento de tecido da bochecha lateral. Para a bochecha medial, retalhos como o rômbico, bilobado ou O-Z podem ser utilizados para fechar o defeito, mas geralmente produzem cicatrizes inestéticas.

5.5.1 Retalho de Avanço

O grande defeito cirúrgico da bochecha inferomedial mostrado na ▶ Fig. 5.3a foi reparado com um retalho de avanço. Os cones elevados superiores e inferiores ao defeito foram removidos (▶ Fig. 5.3a). Foi realizado um descolamento adequado da bochecha (▶ Fig. 5.3b). A hemostasia foi obtida cuidadosamente com eletrocoagulação. Uma sutura de aderência foi colocada do SMAS até o periósteo nasal dorsal para evitar a distorção do dorso do nariz e manter a posição do sulco nasofacial. Em seguida, foram colocadas suturas de aderência adicionais do SMAS até a abertura piriforme para evitar a tração lateral na asa nasal (▶ Fig. 5.3c). A camada profunda foi fechada com suturas de poliéster 5-0. glactin 910 e o fechamento epidérmico foi alcançado com suturas de náilon 5-0.

O fechamento primário do grande defeito na ▶ Fig. 5.3a não foi possível devido à proximidade com o nariz. Havia tecido adjacente adequado para reparar o defeito com um retalho de avanço. O retalho de avanço foi escolhido porque exigia menos descolamento e constituía um procedimento menor. Se não for bem-sucedido, devido a um movimento inadequado da testa ou distorção nasal, o reparo poderá ser convertido em um retalho de rotação com recrutamento de tecido da bochecha lateral (▶ Fig. 5.3a). O arco adicional ao longo da borda orbital permite movimento adicional do tecido, criando um retalho de rotação.

Em pacientes com frouxidão da pele, defeitos cirúrgicos médios a grandes da bochecha medial podem ser reparados com relativa simplicidade. Assim como em outros defeitos da bochecha, as incisões devem ser criadas na RSTL ou ao longo das junções das unidades (o sulco nasofacial) quando possível. Quando houver tensão lateral, uma sutura de aderência na abertura piriforme pode evitar a distorção da asa nasal e impedir a propagação da cicatriz. Além disso, suturas de aderência no periósteo nasal podem ajudar a manter o sulco nasofacial e evitar a distorção nasal.

Os pontos principais para reparos na bochecha medial usando retalhos de avanço são os seguintes:

• Defeitos médios a grandes na bochecha medial podem ser fechados com retalhos de avanço.

5.5 Subunidade Medial

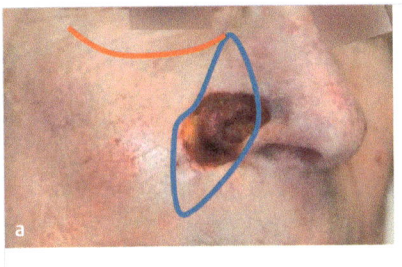

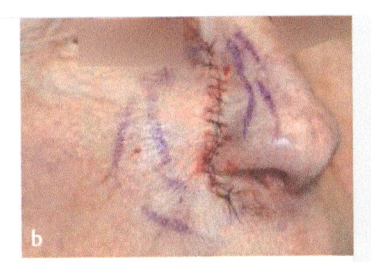

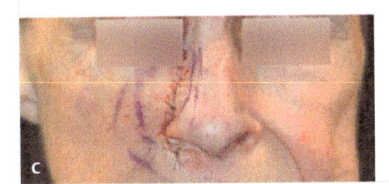

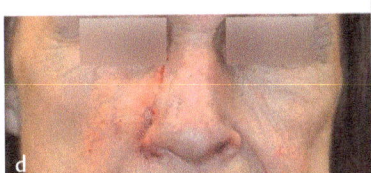

Fig. 5.3 (a) Um grande defeito cirúrgico está presente na bochecha inferomedial, aproximando-se da asa nasal. O *contorno azul* indica os cones elevados que foram removidos. Se o defeito cirúrgico não puder ser fechado com o retalho de avanço (*delineado em azul*), uma incisão pode ser feita ao longo da junção orbital para criar um retalho de rotação (*mostrado em laranja*). **(b)** O fechamento da ferida cirúrgica por sutura foi realizado com um retalho de avanço. As *marcações em roxo* indicam a extensão do descolamento que foi realizado. **(c)** Suturas fasciais foram colocadas no sistema músculo-aponeurótico superficial (SMAS) para evitar o deslocamento lateral do dorso nasal. As suturas de adesão foram colocadas na abertura piriforme para evitar o deslocamento lateral da asa nasal. **(d)** No momento da remoção da sutura, não havia evidência de distorção nasal.

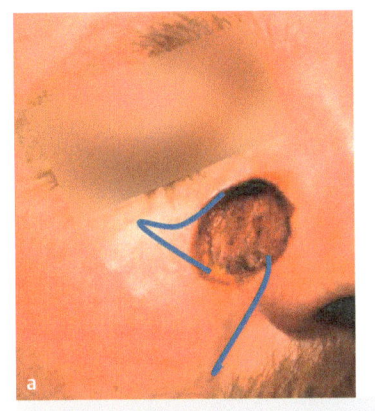

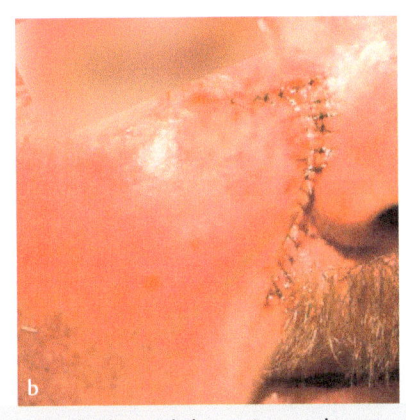

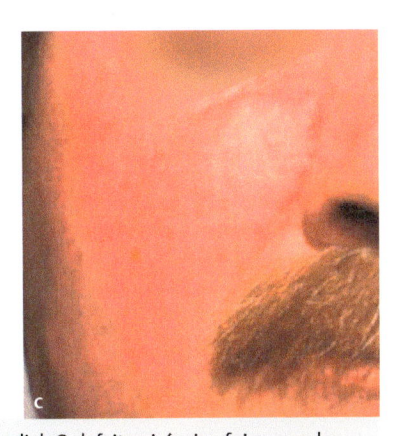

Fig. 5.4 (a) Um grande defeito cirúrgico na bochecha medial aproxima-se do canto medial. O defeito cirúrgico foi reparado com um retalho de rotação. O reparo do retalho de rotação com base inferior está *delineado em azul*. **(b)** O fechamento foi obtido com a remoção de um pequeno cone lateral. Foram colocadas suturas de adesão no periósteo do osso nasal para evitar o ectrópio. As incisões cirúrgicas foram colocadas em linhas de limite anatômicas. **(c)** O acompanhamento em 4 semanas demonstrou uma cicatriz cirúrgica eritematosa bem cicatrizada. Em 6 meses de acompanhamento, o eritema foi completamente resolvido.

- As suturas fasciais no SMAS podem evitar o deslocamento lateral do nariz e manter a posição natural do sulco nasofacial.
- As suturas de fixação no periósteo nasal e na abertura piriforme são importantes para evitar a distorção nasal.

5.5.2 Retalho de Rotação

O defeito orientado horizontalmente na ▶ Fig. 5.4a foi reparado com um retalho de rotação com base inferior. O arco rotacional foi criado ao longo do sulco nasofacial e do sulco nasolabial (▶ Fig. 5.4a). Um pequeno triângulo de Burow foi removido da borda lateral da ferida, o que permitiu que a incisão ficasse oculta na junção da borda orbital (▶ Fig. 5.4b). O retalho foi dissecado e a hemostasia foi obtida. Fixação de suturas do SMAS até a borda orbital foram colocadas para evitar ectrópio. A camada profunda foi fechada com suturas de poliglactina 910 5-0 e o fechamento epidérmico foi feito com suturas de náilon 5-0.

Os defeitos cirúrgicos na bochecha medial, que têm uma orientação horizontal, geralmente podem ser reparados com um fechamento primário ou retalho de avanço. No entanto, como no caso do defeito da ▶ Fig. 5.4a, defeitos maiores na bochecha medial podem exigir a movimentação de tecido adicional da bochecha lateral e/ou bochecha inferior. Isso pode ser obtido com um retalho de rotação. Devido ao grande tamanho e à mobilidade limitada do tecido circundante, o defeito na ▶ Fig. 5.4a foi reparado com um retalho de rotação com base inferior. Como alternativa, um retalho de rotação com base lateral teria exigido um descolamento significativo e maior morbidade potencial. Embora os ensinamentos anteriores frequentemente defendessem retalhos maiores para manter as linhas cirúrgicas nas junções anatômicas, é nossa experiência que retalhos menores fora das linhas de junção geralmente proporcionam resultados excelentes com menos morbidade.

Os retalhos de rotação combinam o avanço com um elemento pivô, que permite o movimento do tecido em mais de uma direção. Os retalhos de rotação geralmente são úteis em pacientes com sobrepeso ou mais jovens, que normalmente têm menos flacidez de pele. A direção da rotação pode ser determinada pela orientação do defeito. O reparo de um defeito orientado verticalmente, que exige o movimento do tecido da bochecha lateral, estenderá o arco ao longo da borda orbital/para a bochecha zigomática. Um corte posterior (*back cut*) pode ser feito, se necessário. Quando possível, essa incisão deve ser colocada nas rugas cantais laterais. Para evitar a distorção nasal, podem ser necessárias suturas de fixação na abertura piriforme. Os defeitos orientados horizontalmente, por outro lado, provavelmente exigirão a movimentação do tecido da bochecha inferior, e o arco de rotação provavelmente seguirá o sulco nasofacial e o sulco nasolabial. Ao mover o tecido da parte inferior da bochecha, é importante que a tensão vertical seja limitada para evitar o ectrópio. A colocação de suturas de fixação no periósteo da borda orbital ou no tendão cantal medial pode diminuir esse risco de ectrópio. Em defeitos maiores, as suturas de plicação podem ser colocadas na fáscia para minimizar a tensão no retalho.

Os pontos principais para reparos na bochecha medial usando retalhos de rotação são os seguintes:

- Defeitos na bochecha medial de quase todos os tamanhos podem ser reparados com retalhos de rotação.
- Defeitos orientados verticalmente geralmente podem ser reparados com o uso de tecido recrutado lateralmente. Nesses casos, podem ser utilizadas suturas de aderência à abertura piriforme para evitar a distorção nasal.
- Os defeitos orientados horizontalmente geralmente podem ser reparados com o uso de tecido recrutado inferiormente. Para esses reparos, podem ser necessárias suturas de aderência ao canto medial ou à borda orbital para evitar o ectrópio.
- Ao projetar um retalho de rotação na bochecha medial, a maioria das linhas cirúrgicas pode ser escondida em junções anatômicas.

5.5.3 Retalho de Avanço em V-Y

O grande defeito cirúrgico delineado na ▶ Figura 5.5 foi reemparelhado com um retalho de avanço em V-Y. A borda medial do retalho foi criada ao longo do sulco nasofacial para camuflar a incisão. A incisão lateral foi colocada na RSTL. O posicionamento das incisões cirúrgicas permitiu que o fechamento do defeito secundário (ou seja, "rabo de papagaio") fosse colocado em uma RSTL (▶ Fig. 5.5). O retalho foi desbastado em todas as direções, permanecendo um pedículo central até que a movimentação adequada fosse alcançada. Após a hemostasia, as camadas profundas foram fechadas com pontos de poliglactina 910 5-0 e a camada superior foi fechada com pontos de náilon 5-0. Os dois pontos principais para fixar o retalho foram (1) fixar as suturas ao periósteo nasal e (2) fechar o defeito secundário.

Defeitos médios a grandes da bochecha medial têm menos probabilidade de serem reparados com um fechamento primário. Para esses defeitos, as opções de reparo incluem o retalho de avanço em V-Y ou um retalho de rotação grande. O retalho de avanço em V-Y é um reparo menos complexo do que o retalho de rotação e tem menos morbidade. Por esse motivo, ele foi selecionado para o reparo do defeito indicado na ▶ Figura 5.5.

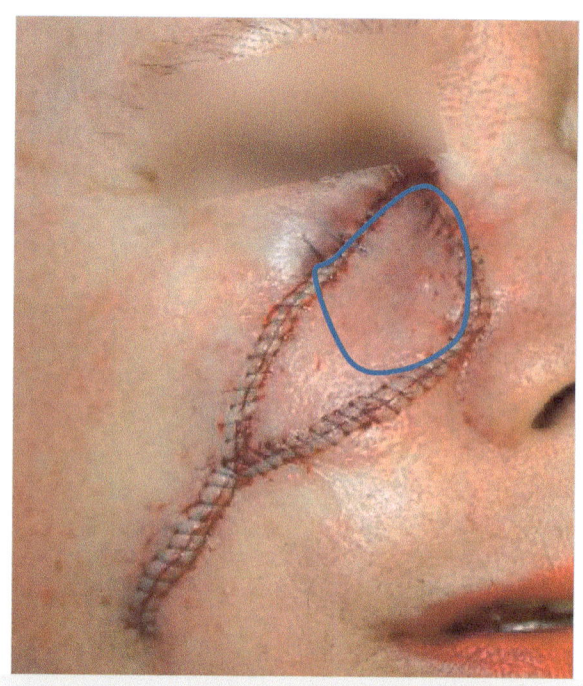

Fig. 5.5 Um retalho de avanço em V-Y foi usado para fechar um grande defeito na bochecha superomedial. O *contorno azul* indica um grande defeito cirúrgico da bochecha medial que se aproxima do sulco nasofacial e do canto medial. A maioria das incisões foi colocada nas junções das unidades anatômicas ou ao longo da linha de tensão relaxada da pele (RSTL). As suturas de amarração foram colocadas superiormente ao periósteo do osso nasal para evitar o ectrópio. Além disso, as suturas de adesão foram colocadas medialmente para evitar a distorção nasal.

O retalho de avanço em V-Y é caracterizado por uma estrutura triangular. O retalho é liberado do tecido circundante por meio de dissecção no plano subcutâneo profundo. O retalho é liberado do tecido circundante por dissecção no plano subcutâneo profundo. A abundância relativa de gordura na bochecha medial permite um retalho bem vascularizado. A profundidade adequada da liberação permite o movimento adequado sem romper a musculatura e a inervação motora. Muitas vezes, as incisões cirúrgicas para o retalho de avanço em V-Y podem ser colocadas nas RSTLs ou ocultas no sulco nasofacial ou no sulco nasolabial. Quando as linhas de limite anatômicas estão próximas, pode-se sacrificar pele adicional para que as incisões cirúrgicas possam ser colocadas nas junções. Ao se aproximar da órbita, podem ser colocadas suturas de adesão na borda orbital, no tendão cantal medial ou no periósteo nasal para evitar o ectrópio. O retalho de avanço em V-Y pode, às vezes, desenvolver uma deformidade de "alçapão". Isso pode ser melhorado com triancinolona intralesional ou com a redução cirúrgica.

Os pontos principais para reparos na bochecha medial usando retalhos de avanço em V-Y são os seguintes:

- O retalho de avanço em V-Y pode ser usado para reparar defeitos grandes da bochecha medial que, de outra forma, exigiriam um retalho de rotação grande.

- As linhas cirúrgicas muitas vezes podem estar ocultas em junções de unidades anatômicas ou em RSTL.
- É necessário um descolamento extenso para criar um movimento adequado sem comprometer o suprimento vascular.
- Podem ser necessários procedimentos secundários para corrigir uma deformidade em "alçapão".

5.6 Subunidade Zigomática

A bochecha zigomática é uma superfície convexa com pele relativamente espessa. Na maioria dos pacientes, a pele não tem pelos. O aspecto lateral da bochecha zigomática geralmente desenvolve rugas à medida que os pacientes envelhecem. A bochecha zigomática pode ser uma unidade difícil de ser reparada devido à ausência de frouxidão por causa dos ligamentos de retenção e da proximidade com o olho.[1] Esses fatores podem ser especialmente notáveis em pacientes mais jovens e com sobrepeso.

A bochecha zigomática estende-se lateralmente à bochecha medial ao longo do zigoma. Da mesma forma que a bochecha medial, a proximidade da subunidade zigomática com a órbita cria um alto risco de ectrópio; as suturas periosteais são úteis para evitar o ectrópio e diminuir a tensão nos retalhos. No aspecto superior da subunidade zigomática, o ramo temporal do nervo facial é relativamente superficial. Deve-se ter cuidado para evitar lesões no nervo.

Assim como na bochecha medial, o fechamento primário é o reparo de escolha. Quando um defeito cirúrgico não puder ser reparado primariamente, um retalho de rotação ou em V-Y deve ser considerado. Ocasionalmente, um retalho rômbico pode ser necessário para defeitos maiores; entretanto, a proximidade com o olho exige atenção aos vetores secundários. Embora a bochecha zigomática não faça parte da face central, ela pode ser visível em uma vista anterior. Os reparos devem ser estendidos lateralmente em vez de medialmente, quando possível, para evitar o deslocamento de lesões para a face central.

5.6.1 Fechamento Primário

O defeito cirúrgico da ▶ Fig. 5.6a foi fechado primariamente. O reparo foi colocado ao longo da RSTL para minimizar a tensão e obter uma cicatriz de linha fina. O triângulo inferior de tecido foi removido (▶ Fig. 5.6a - *contorno* azul). Nenhum tecido adicional foi removido para estender o defeito acima da borda orbital. Após o descolamento limitado da porção inferior, a hemostasia foi obtida com eletrocoagulação. Não foi realizado nenhum descolamento acima da borda orbital, excluir para evitar o rompimento linfático. A camada profunda foi fechada com suturas de poliglactina 910 5-0 e o fechamento epidérmico foi feito com suturas de náilon 5-0.

A maioria dos defeitos pequenos e médios da bochecha zigomática pode ser fechada primariamente; esse é o reparo de escolha quando possível. O defeito cirúrgico mostrado na ▶ Figura 5.3a foi passível de fechamento primário e não foi necessário um reparo mais complexo. Quando um fechamento primário se estende além da borda orbital, o cone superior pode ser removido com S-plastia ou M-plastia para diminuir a proximidade com o canto. A S-plastia curva o reparo ao longo da junção da borda orbital, removendo o cone permanente medial ou posteriormente. A M-plastia pode ser usada para encurtar o comprimento do fechamento. Conforme demonstrado na ▶ Figura 5.6c, a remoção dos cones elevados nem sempre é necessária. Se não houver frouxidão tecidual suficiente para fechar um defeito cirúrgico, um pequeno avanço em V-Y pode ser realizado. Como alternativa, um retalho de rotação da bochecha inferior pode ser usado para manter as incisões ocultas nas junções da borda orbital e do sulco nasofacial (▶ Fig. 5.6a - *contorno laranja*).

Todos os fechamentos primários na bochecha zigomática devem ser colocados no RSTL. Os reparos na bochecha zigomática geralmente se aproximam ou se estendem além da borda orbital. A pele fina da pálpebra acima da borda orbital requer um manuseio delicado. A pele fina da pálpebra inferior pode ser facilmente afetada por reparos próximos. Além disso, os reparos nessa região correm risco de ectrópio. É importante

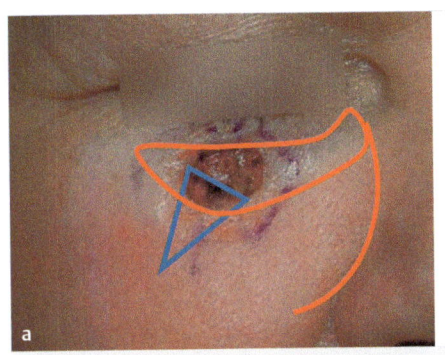

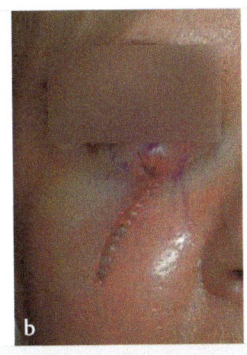

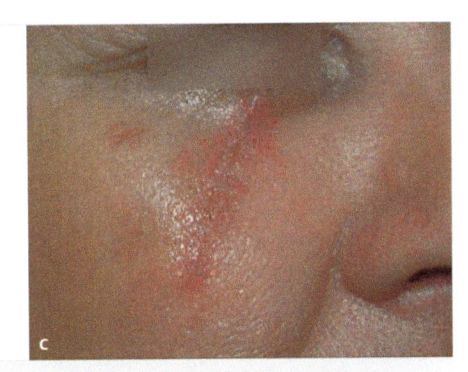

Fig. 5.6 (a) Um defeito cirúrgico da bochecha zigomática medial se aproxima da margem da pálpebra. O *contorno azul* indica o tecido a ser removido para evitar um cone elevado inferior. O *contorno laranja* indica as incisões cirúrgicas para uma opção de fechamento adicional, que seria um retalho de rotação com base inferior com linhas de sutura ocultas nas junções das unidades anatômicas. **(b)** O fechamento primário de um defeito zigomático da bochecha foi concluído. O aspecto superior não foi descolado para evitar o rompimento linfático. Apenas um descolamento limitado foi realizado na porção inferior. **(c)** No momento da remoção da sutura, não havia evidência de ectrópio. Além disso, não havia cone permanente na margem superior.

que a tensão seja direcionada horizontalmente para evitar o ectrópio. Ao não remover um cone elevado no aspecto superior do defeito cirúrgico, o risco de ectrópio e de interrupção da drenagem linfática é significativamente reduzido.

A ▶ Fig. 5.6c demonstra que o excesso de pele provavelmente vai se acomodar devido à pele fina e falta de estruturas subcutâneas de suporte.

Os pontos principais para reparos da bochecha zigomática usando fechamentos primários são os seguintes:

- Defeitos cirúrgicos pequenos e médios da bochecha zigomática geralmente podem ser fechados de forma primária.
- As incisões devem ser feitas ao longo da RSTL ou nas junções das unidades cosméticas para reduzir a tensão na ferida e evitar a propagação da cicatriz.
- Quando os defeitos cirúrgicos se estendem acima da borda orbital, os fechamentos primários podem não exigir a remoção do cone elevado superior.
- Os vetores de tensão para os fechamentos primários devem ser direcionados horizontalmente para evitar o ectrópio.
- Devido à natureza convexa do arco zigomático, os fechamentos primários podem exigir uma relação comprimento/largura maior do que a típica de 3:1 para evitar deformidades do cone elevado.

5.6.2 Retalho de Avanço em V-Y

O defeito cirúrgico da subunidade zigomática medial na ▶ Figura 5.7a foi reparado com um retalho de avanço em V-Y. O retalho *delineado em azul* na ▶ Figura 5.7a foi projetado para ser um pouco menor do que o defeito a fim de evitar deformidade em "alçapão". O retalho foi descolado em todas as direções, com a preservação de um pedículo central. Não foi realizada nenhuma dissecção no aspecto superior do defeito cirúrgico.

A borda superior ou principal do retalho foi colocada ao longo da borda orbital. O posicionamento das incisões cirúrgicas foi projetado para criar a cauda, ou defeito secundário, em uma RSTL. A borda anterior do retalho foi fixada na borda orbital para manter o contorno natural. Após a hemostasia, as camadas profundas foram fechadas com suturas de poliglactina 910 5-0 e a camada epidérmica foi fechada com suturas de náilon 5-0.

O uso de um retalho em forma de triângulo não é o reparo preferido para a subunidade zigomática. Entretanto, quando os defeitos são muito grandes para serem fechados primariamente, o retalho de avanço em V-Y pode ser uma boa opção, pois cria cicatrizes que podem ser escondidas na RSTL. Além disso, há menos morbidade com um retalho em V-Y, em comparação com um retalho de rotação grande. Os retalhos bilobados ou rômbicos são geralmente considerados opções de reparo secundárias devido à sua incapacidade de camuflar as linhas de incisão nas linhas de limite anatômicas.

O retalho de avanço em V-Y é uma ilha triangular de tecido que é perfundida por vasos perfurantes. O retalho é liberado do tecido circundante por dissecção no plano subcutâneo profundo. A abundância relativa de gordura na bochecha zigomática permite um retalho bem vascularizado. Ao descolar o retalho para obter o movimento adequado, pode ser necessária a liberação da borda anterior. Isso se deve à natureza fixa do tecido da bochecha zigomática. Quando possível, as incisões cirúrgicas do retalho de avanço em V-Y devem ser colocadas em RSTLs ou ocultas na junção de unidades anatômicas. Ao se aproximar da unidade orbital, podem ser necessárias suturas de aderência ao periósteo da borda orbital ou do canto lateral para evitar ectrópio. Quando superdimensionado, o retalho de avanço em V-Y é conhecido por ocasionalmente se projetar, resultando em uma deformidade de "alçapão". Isso pode ser melhorado com triancinolona intralesional ou com a redução cirúrgica.

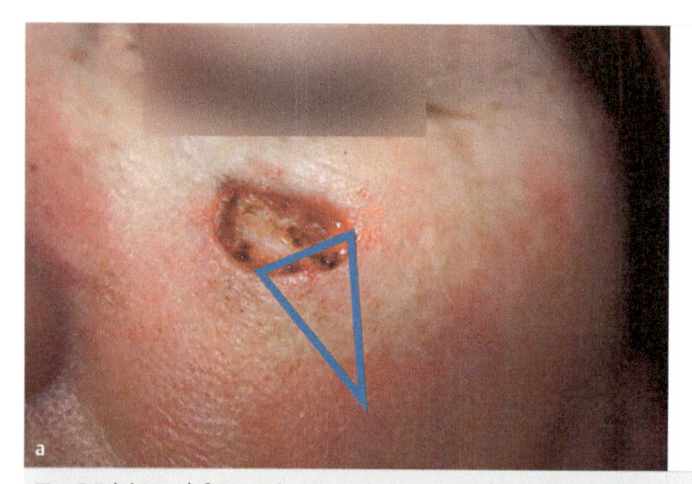

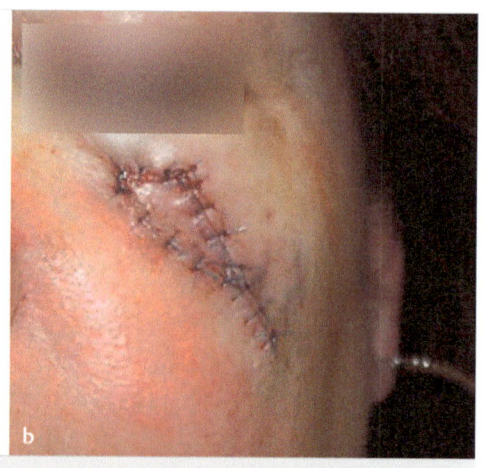

Fig. 5.7 (a) Um defeito cirúrgico está presente na bochecha zigomática. Devido ao movimento limitado do tecido, o defeito não pôde ser fechado primariamente. Em vez de realizar um grande retalho de rotação, o defeito foi reparado com um retalho de avanço em V-Y. A ilha pediculada, *delineada em azul*, foi avançada superomedialmente após a dissecção vertical. **(b)** O retalho de avanço em V-Y demonstrado foi obtido sem descolamento na borda superior do defeito. Após o fechamento, ocorreu um leve inchaço na pálpebra inferior, mas sem evidência de ectrópio. O retalho em V-Y foi usado para fechar com sucesso o defeito com menos morbidade do que outras opções de reparo.

Os pontos principais para reparos da bochecha zigomática usando retalhos de avanço em V-Y são os seguintes:

- O retalho de avanço em V-Y não costuma ser o reparo de escolha para a bochecha zigomática, devido ao pedículo volumoso e à estrutura convexa. Entretanto, ele pode ser usado para defeitos cirúrgicos de médio a grande porte com menos morbidade do que outros retalhos.
- O uso de um retalho de avanço em V-Y tem menos morbidade do que os grandes retalhos de rotação e tem menos probabilidade de transferir pelos indesejados ou pele incompatível do que um retalho de transposição.
- A colocação de suturas de adesão na borda orbital diminui a tensão na borda superior da ferida e evita o ectrópio.

5.7 Subunidade Lateral

A pele da bochecha lateral é mais fina e menos sebácea do que a da bochecha medial. Essa subunidade também tem características mais uniformes do que as outras subunidades.[1] A pele é geralmente menos móvel do que as outras subunidades da bochecha devido ao ligamento de retenção zigomático e ao SMAS, o que pode criar a necessidade de reparos mais complexos. O SMAS contribui para a mobilidade limitada, mas a plicatura do SMAS pode ser útil para minimizar a tensão nos retalhos. As rugas podem se estender para a bochecha lateral a partir das regiões periocular ou perioral. As rugas cantais laterais podem ocasionalmente ser usadas para ocultar incisões cirúrgicas. A presença de pele com e sem pelos faz com que seja importante manter a anatomia normal.

Em geral, os reparos cirúrgicos na bochecha lateral não são vistos em uma visão anterior. Quando são realizados reparos mais complexos nessa região, as incisões são laterais ao campo de visão. Devido à proximidade com a orelha, uma estrutura fixa, o movimento da pele é limitado aos reservatórios anterior e inferior. Assim como na bochecha zigomática, é importante que os reparos na bochecha lateral não distorçam a unidade ocular. Os reparos que se aproximam das margens livres podem exigir o uso de uma M-plastia para encurtar a linha cirúrgica. Ao realizar procedimentos cirúrgicos na subunidade lateral, deve-se ter cuidado para evitar traumas na artéria temporal e na glândula parótida.

Muitos defeitos cirúrgicos na parte lateral da bochecha podem ser reparados primariamente. Para defeitos cirúrgicos maiores ou aqueles com mobilidade limitada da pele, pode ser necessário um reparo mais complexo. Os retalhos de avanço em V-Y geralmente são de utilidade limitada nessa região devido à mobilidade limitada do tecido. Um retalho de transposição rômbico é, portanto, a próxima opção, mas é preciso ter cuidado para evitar a distorção dos gradientes capilares. Se os padrões de pelos forem uma preocupação ou se o defeito for muito grande, um retalho de avanço ou rotação pode ser considerado. Quando um defeito é muito grande para ser reparado com tecido da bochecha, podem ser usados retalhos grandes de transposição ou bilobados para mover a pele do pescoço para cima. Esses retalhos grandes, entretanto, têm maior morbidade e risco de complicações. Embora geralmente não seja uma opção reconstrutiva, a cicatrização por segunda intenção pode ser considerada se o defeito for pequeno, superficial e localizado em uma superfície côncava, como o sulco pré-auricular.[6]

5.7.1 Retalho de Avanço com Triângulo de Burow

O defeito cirúrgico da bochecha lateral na ▶ Fig. 5.8a foi reparado com um retalho de avanço com a remoção de um triângulo de Burow na região pós-auricular. O defeito cirúrgico foi convertido em um triângulo orientado anteriormente (*delineado em azul*). O retalho foi liberado ao longo do sulco

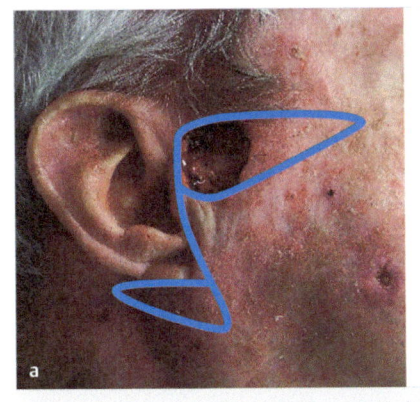

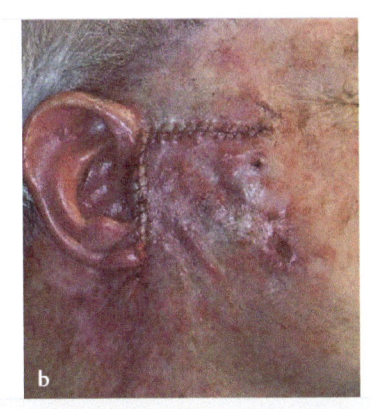

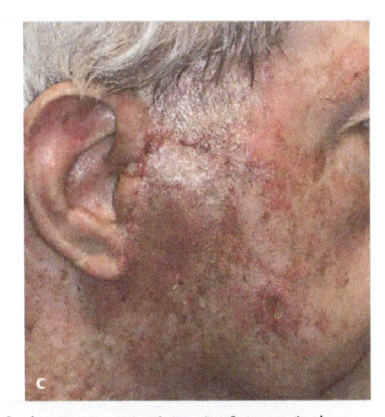

Fig. 5.8 (a) Um defeito cirúrgico na região lateral da bochecha aproxima-se do trago. O fechamento primário não foi possível devido à proximidade da orelha e falta de mobilidade dos tecidos adjacentes. Portanto, o fechamento foi feito com retalho de avanço com movimentação de tecido da reservatório inferior. Os contornos azuis indicam (1) o tecido removido para evitar um cone medial ao defeito, (2) a borda do tecido avanço na junção orelha-bochecha e (3) o triângulo de Burow escondido na região pós-auricular. (b) O defeito cirúrgico foi reparado com sucesso com um retalho de avanço. Suturas fasciais foram colocadas para minimizar a tensão nas bordas da ferida. (c) No momento de remoção da sutura, não há evidência de distorção das margens livres adjacentes ou necrose da ponta do retalho.

pré-auricular para avançar o tecido do reservatório inferior. O descolamento adequado do retalho foi realizado anterior e inferiormente além da incisão cirúrgica. Isso permitiu a movimentação adequada do tecido. A hemostasia foi então obtida. Foram colocadas suturas de plicação fascial de poliglactina 910 4-0. Após determinar o grau de movimento, um triângulo de Burow foi removido da pele pós-auricular. O fechamento da ferida foi então realizado com suturas de poliglactina 910 5-0 para a camada profunda e suturas de náilon 5-0 para a camada epidérmica.

O defeito cirúrgico na ▶ Fig. 5.8a não foi passível de fechamento primário devido ao grande tamanho e à proximidade com a orelha. O paciente apresentava frouxidão cutânea limitada devido a danos actínicos. Um retalho rômbico foi considerado, mas foi considerado uma má escolha devido à proximidade com a orelha e aos reservatórios limitados de tecido. Para mover o tecido da parte inferior da bochecha, foi escolhido um retalho de avanço. Defeitos pré-auriculares grandes que não podem ser fechados primariamente ou com um retalho rômbico geralmente podem ser reparados com um retalho de avanço. Os retalhos na bochecha lateral geralmente criam movimento na direção cefálica. Entretanto, há ocasiões em que o tecido anterior será movido, criando um retalho de rotação.

Para evitar a formação de um cone elevado, o defeito original deve ser convertido em um formato triangular. Se necessário, ele pode ser convertido em uma M-plastia para evitar a distorção da pálpebra. A porção vertical do reparo ficará oculta no sulco pré-auricular. O descolamento do retalho deve ser realizado além do aspecto inferior do retalho para liberar mais tecido inferior. Deve-se ter cuidado nessa região para evitar danos à artéria temporal e à glândula parótida. O apelo do retalho de avanço inclui a camuflagem da incisão lateral no sulco pré-auricular e no triângulo de Burow atrás da orelha. Além disso, ao avançar o tecido da mesma subunidade cosmética, a direcionalidade dos pelos pode ser mantida. Esses benefícios não são possíveis com uma transposição ou retalho bilobado. As suturas fasciais no SMAS e as suturas de aderência na têmpora lateral e no arco zigomático podem ajudar a diminuir a tensão vertical no retalho.

Os pontos principais para reparos laterais da bochecha usando retalhos de avanço são os seguintes:

- Defeitos de praticamente qualquer tamanho na bochecha lateral podem ser reparados com retalhos de avanço.
- Ocasionalmente, os retalhos moverão o tecido medial e inferiormente, o que cria um elemento de rotação.
- Os retalhos de avanço na bochecha lateral são vantajosos porque mantêm os gradientes capilares.
- Os triângulos de Burow podem ser escondidos na área pós-auricular.
- As suturas fasciais são essenciais para diminuir a tensão nas bordas da ferida.

5.8 Subunidade Bucal

A subunidade vestibular da bochecha tem espessura e mobilidade semelhantes às da bochecha inferomedial. A maioria das mulheres não tem pelos na bochecha; entretanto, os homens têm padrões de pelos e linhas de demarcação variáveis. A qualidade da pele e o grau de atrofia do coxim adiposo afetarão o reparo selecionado nessa subunidade. Os pacientes mais velhos geralmente apresentam maior frouxidão e aumento das rugas. É fundamental que, nessa região, os fechamentos caiam exatamente nas RSTLs.

Os reparos podem mover o tecido da área pré-auricular ou do pescoço inferiormente. A proximidade com o sulco nasolabial fornece um reservatório de tecido. Entretanto, o uso do tecido da bochecha medial deve ser feito de forma criteriosa para evitar distorções orais. O planejamento das incisões cirúrgicas na subunidade vestibular deve evitar a distorção da boca e do nariz. A avaliação do paciente com a boca aberta e durante um sorriso, além do repouso, pode ajudar a avaliar os vetores de tensão e as RSTLs.

Defeitos pequenos a médios da subunidade vestibular serão fechados primariamente. Quando isso não puder ser feito, podem ser usados retalhos de transposição ou rotação. Os retalhos na bochecha bucal devem ter base inferolateral para minimizar a retração na área periorbital e perioral. Defeitos grandes podem exigir a movimentação de tecido do pescoço. Os retalhos que se estendem sobre a mandíbula fazem a transição de estruturas côncavas para convexas. Para acomodar essa transição, é necessário um comprimento extra para evitar tensão e necrose da ponta. Pode ser necessário um descolamento extenso para obter o fechamento sem tensão. Em todas as situações, o cirurgião deve estar ciente da localização do ramo mandibular marginal do nervo facial.

5.8.1 Fechamento Primário

O pequeno defeito cirúrgico da ▶ Figura 5.9a foi fechado primariamente. O planejamento da direção dos ápices da elipse deve incluir a avaliação do paciente com a boca em repouso (▶ Fig. 5.9a), aberta (▶ Fig. 5.9b) e sorrindo (▶ Fig. 5.9c). Isso permite o posicionamento preciso da cicatriz cirúrgica nas RSTL e que elas coincidam com as rugas atuais e futuras ▶ Fig. 5.9 d-f. Uma vez que o reparo planejado tendo sido avaliado com as expressões faciais mencionadas acima, os cones elevados superior e inferior, delineados em roxo, foram excisados. O descolamento foi realizado em todas as bordas da ferida e a hemostasia foi obtida. A camada profunda foi fechada com suturas de poliglactina 910 5-0 e a camada superior foi fechada com suturas de náilon 5-0.

Defeitos pequenos e médios da bochecha bucal geralmente podem ser reparados primariamente. Esse é o fechamento de escolha quando possível. Para defeitos cirúrgicos que não podem ser fechados principalmente devido ao tamanho grande, à mobilidade limitada do tecido ou por causa do eclábio, considera-se um retalho de transposição ou um retalho de rotação. A

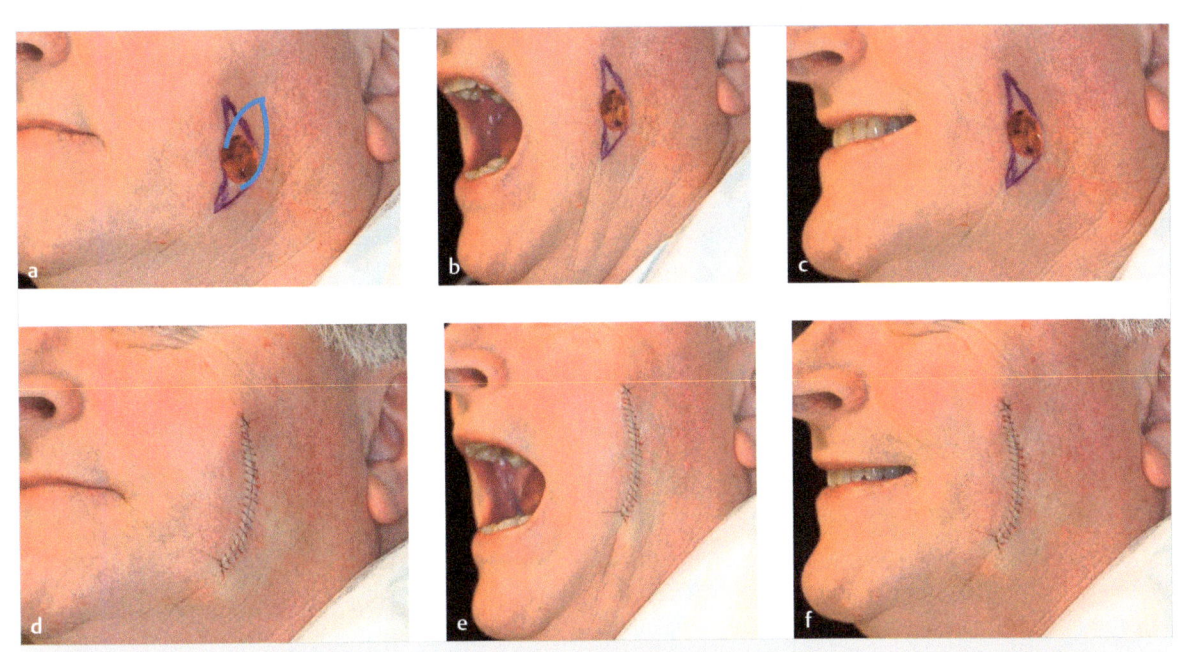

Fig. 5.9 (a) Um pequeno defeito cirúrgico está presente na bochecha. Um fechamento primário é *delineado em roxo* com o rosto do paciente em repouso. O *contorno azul* indica um fechamento primário alternativo que teria sido selecionado se as várias expressões faciais não tivessem sido avaliadas. **(b)** Ao planejar um fechamento primário em qualquer parte da bochecha, é importante avaliar a linha de tensão da pele em repouso (RSTL) com a boca do paciente aberta. Essa expressão acentua as RSTLs e indica a direção de menor tensão. Esse exercício ajuda no planejamento para determinar se é necessário um alongamento da incisão maior do que a proporção elíptica típica de 3:1. **(c)** A próxima etapa do planejamento é avaliar o fechamento com o paciente sorrindo. O reparo primário *delineado em roxo* demonstra que um fechamento adequado levará em conta as rugas atuais e futuras. **(d)** O reparo cirúrgico foi colocado no RSTL e coincide com as rugas. **(e)** Ao abrir a boca, o reparo é orientado no RSTL e a tensão no fechamento é minimizada. **(f)** Quando o paciente está sorrindo, o reparo fica oculto precisamente ao longo da RSTL. O fechamento está perfeitamente alinhado com as rugas perioral e periocular.

reconstrução por transposição de tecido requer uma execução cuidadosa para evitar o movimento de pele mal combinada ou vetores de tensão em direções desfavoráveis.

O reparo da bochecha bucal com um fechamento primário geralmente resulta em uma cicatriz curvilínea. O planejamento deve incluir a avaliação do defeito com o paciente em repouso, sorrindo e com a boca aberta. Essas posições indicam os vetores de maior tensão e acentuam as rugas. É importante que as incisões cirúrgicas sejam colocadas exatamente nessas linhas para evitar o espalhamento ou o desalinhamento da cicatriz. Em pacientes com bochechas cheias, a elipse pode exigir uma relação comprimento/largura maior do que a tradicional de 3:1 para evitar cones. A bochecha vestibular é uma área de grande mobilidade e maior risco de cicatrizes hipertróficas. Por esse motivo, pode ser necessário mais descolamento e suporte do que em outras áreas da bochecha. Quando os defeitos cirúrgicos estão próximos ao sulco nasolabial, os reparos podem ser camuflados no sulco.

Os pontos principais para reparos na bochecha bucal usando o fechamento primário são os seguintes:

- O fechamento primário é geralmente o reparo de escolha.
- O fechamento primário pode ser usado para feridas pequenas e médias na bochecha vestibular. Ocasionalmente, até mesmo feridas grandes podem ser fechadas primariamente se o paciente tiver uma frouxidão tecidual adequada.
- É importante que o paciente seja avaliado em repouso, com a boca aberta e ao sorrir, a fim de alinhar as incisões precisamente dentro da RSTL e das rítides.

5.8.2 Retalho de Transposição

O defeito cirúrgico da bochecha bucal superior na ▶ Figura 5.10a foi reparado com um retalho de transposição. O contorno roxo indica o posicionamento das incisões cirúrgicas iniciais. O defeito cirúrgico e o retalho foram descolados e a hemostasia foi realizada. O fechamento do defeito secundário e posicionamento do retalho foram então realizados com suturas de náilon. Um cone elevado foi removido superiormente do defeito cirúrgico original. O cone foi removido superiormente para manter o pedículo do retalho largo. A camada subcutânea foi fechada com pontos de poliglactina 910 5-0 e a camada epidérmica fechada com pontos de náilon 5-0.

O defeito na ▶ Figura 5.10a era muito grande para ser fechado primariamente. Havia uma frouxidão mínima da pele posterior, superior ou anterior ao defeito. Um retalho rômbico foi capaz de mover o tecido da área mandibular e do pescoço inferior ao defeito. Outra opção era um retalho bilobado do pescoço. Um grande retalho bilobado do pescoço, entretanto, aumentaria a morbidade e o risco de complicações.

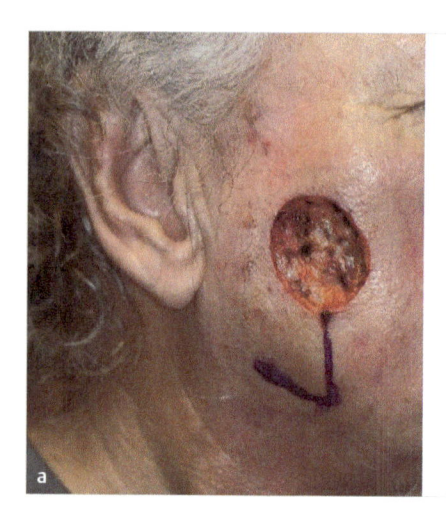

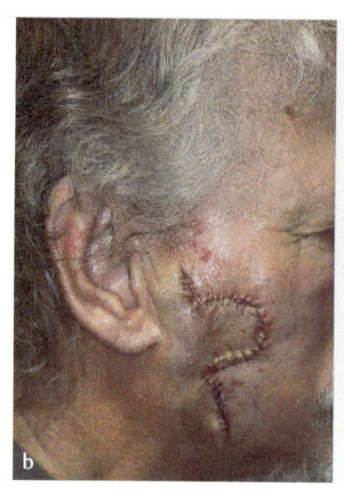

Fig. 5.10 (a) Um grande defeito cirúrgico está presente na bochecha vestibular superior. O defeito era muito grande para o fechamento primário. Os reparos alternativos incluíram o retalho de rotação e o retalho de transposição. O retalho de transposição foi selecionado devido a um reservatório de tecido inferior adequado e à menor morbidade. As *linhas roxas* indicam o desenho do retalho de transposição. **(b)** O defeito cirúrgico foi reparado com sucesso com um retalho de transposição. Foi tomado cuidado para evitar danos ao nervo mandibular marginal. Um cone permanente foi removido no aspecto superolateral do retalho. A remoção foi orientada superiormente para manter um pedículo de retalho largo.

Todos os reparos da bochecha vestibular devem ser executados com cuidado para evitar danos ao nervo mandibular marginal. Grandes reparos na bochecha vestibular podem exigir a movimentação de tecido de regiões não imediatamente adjacentes ao defeito, como o pescoço. Devido à localização central, não é possível camuflar as incisões cirúrgicas em linhas de limite anatômicas na bochecha vestibular. Por esse motivo, as linhas quebradas dos retalhos rômbicos e bilobados são geralmente vantajosas. Quando possível, as incisões cirúrgicas na RSTL podem tornar as cicatrizes menos notáveis.

Os pontos principais para reparos da bochecha bucal usando retalhos de transposição são os seguintes:

- Defeitos médios a grandes da bochecha bucal podem ser reparados com retalhos de transposição que exigem o movimento da pele não adjacente (geralmente inferior ou lateral).
- Além disso, os vetores de tensão podem ser redirecionados.
- Ao criar um retalho de transposição, deve-se ter cuidado para evitar a transferência de pele não compatível.
- Os retalhos de transposição são úteis porque não sacrificam grandes quantidades de tecido normal.

Referências

[1] Dobratz EJ, Hilger PA. Cheek defects. Facial Plast Surg Clin North Am. 2009;17(3):455–467
[2] Summers BK, Siegle RJ. Facial cutaneous reconstructive surgery: facial flaps. J Am Acad Dermatol. 1993;29(6):917–941, quiz 942–944
[3] Bernstein L, Nelson RH. Surgical anatomy of the extraparotid distribution of the facial nerve. Arch Otolaryngol. 1984;110(3):177–183
[4] Marur T, Tuna Y, Demirci P. Facial anatomy. Clin Derm. 2014;32:14–23
[5] Rapstine ED, Knaus WJ, II, Thornton JF. Simplifying cheek reconstruction: a review of over 400 cases. Plast Reconstr Surg. 2012;129(6):1291–1299
[6] Pepper JP, Baker SR. Local flaps: cheek and lip reconstruction. JAMA Facial Plast Surg. 2013;15(5):374–382
[7] Başağaoğlu B, Bhadkamkar M, Hollier P, Reece E. Approach to reconstruction of cheek defects. Semin Plast Surg. 2018;32(2):84–89
[8] Chandawarkar RY, Cervino AL. Subunits of the cheek: an algorithm for the reconstruction of partial-thickness defects. Br J Plast Surg. 2003;56(2):135–139
[9] Meaike JD, Dickey RM, Killion E, Bartlett EL, Brown RH. Facial skin cancer reconstruction. Semin Plast Surg. 2016;30(3):108–121
[10] Kilinc H, Erbatur S, Aytekin AH. A novel flap for the reconstruction of midcheek defects: "rabbit ear flap.". J Craniofac Surg. 2013;24(5):e452–e455
[11] Rebowe RE, Albertini JG. Complex medial cheek and lateral nasal ala defect. Dermatol Surg. 2016;42(1):115–118

6 Reconstrução da Unidade do Lábio Superior e Inferior

Gian Vinelli ▪ Ramone F. Williams ▪ David H. Ciocon ▪ Anne Truitt

Resumo

Indiscutivelmente a peça central estética da parte inferior da face, os lábios, são elegantes em sua forma e indispensáveis em sua função. Da expressão facial à fonação, sensação e mastigação, os lábios são mestres orquestradores.

Palavras-chave: subunidades cosméticas labiais, reconstrução do lábio superior e inferior, subunidades labiais, retalho para reparo labial, enxerto para reparo labial.

6.1 Considerações Anatômicas

O lábio é composto de várias subunidades estéticas: o filtro, o lábio superior cutâneo, o vermelhão, o lábio inferior cutâneo e o mento (▶ Fig. 6.1). Os defeitos nessas subunidades que necessitam de reparo podem resultar de trauma, infecção, inflamação, malformações congênitas e tumores.

Para fins de reconstrução, o lábio é dividido em três camadas: pele, mucosa e músculo. A pele é composta pela pele cutânea e pelo vermelhão, que é separado pela borda do vermelhão. O vermelhão é o lábio seco que se torna o lábio úmido da mucosa que encosta nos dentes. A linha vermelha marca a junção entre o lábio úmido da mucosa e o lábio seco do vermelhão. Sob o lábio mucoso há uma camada de glândulas salivares menores e, em seguida, o músculo. Sob o lábio vermelhão e o lábio inferior cutâneo estão as glândulas sebáceas e depois o músculo[1] (▶ Fig. 6.2).

O vermelhão é o aspecto mais marcante dos lábios; ele é exibido de forma proeminente na interação social. Sua tonalidade vermelha deriva do epitélio fino, da falta de queratinização e da abundante vasculatura subjacente. O vermelhão seco consiste em uma membrana mucosa modificada sem unidades pilosas, glândulas écrinas e glândulas salivares. O vermelhão e as porções cutâneas do lábio convergem para produzir uma linha de proeminência variável conhecida como rolo branco.[2]

O lábio cutâneo superior abrange a distância vertical da margem nasal até a borda superior do vermelhão. Ele é dividido em três subunidades cosméticas: uma medial e duas laterais. A subunidade filtral medial abrange as cristas filtrais convexas e o sulco filtral central, que conecta a columela ao arco de Cupido. As subunidades laterais estendem-se simetricamente até as dobras nasolabiais. O triângulo apical é uma seção cosmética pequena, mas importante, do lábio superior cutâneo, que se estende da asa lateralmente até o sulco nasolabial superior, com a borda horizontal inferior nivelada com a margem nasal. O lábio inferior cutâneo é uma subunidade única limitada superiormente pela borda inferior do vermelhão, inferiormente pela prega mental e lateralmente pelas pregas labiomentais.[3]

A musculatura do lábio pode ser agrupada em constritores e dilatadores. O orbicular da boca é o principal músculo do lábio e funciona como um constritor. Ele é composto por quatro quadrantes distintos de músculo que se entrelaçam para dar a aparência de circularidade. Cada quadrante contém dois conjuntos distintos de fibras que são mais bem apreciados na seção sagital: a *pars marginalis*, localizada mais anteriormente, e a *pars peripheralis*, localizada mais posteriormente. Portanto, há oito partes musculares, cada uma com inserções dérmicas, próximas aos cantos da boca. Acredita-se que as fibras do músculo orbicular do olho decussam no plano médio, criando

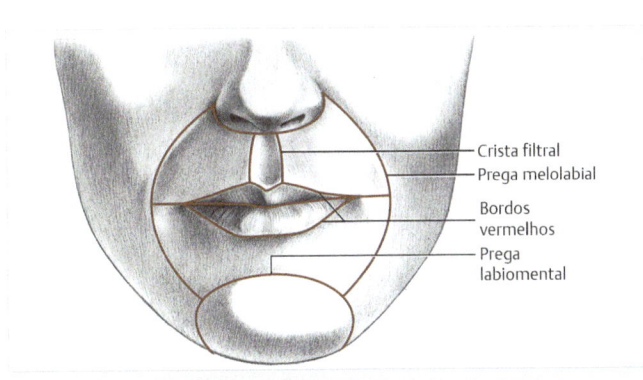

Fig. 6.1 Subunidades labiais. (Reproduzida de Lips and Chin. In: Larrabee Jr W, Sherris D, Teixeira J, ed. Principles of Facial Reconstruction: A Subunit Approach to Cutaneous Repair. 3rd Edition. New York: Thieme; 2021.)

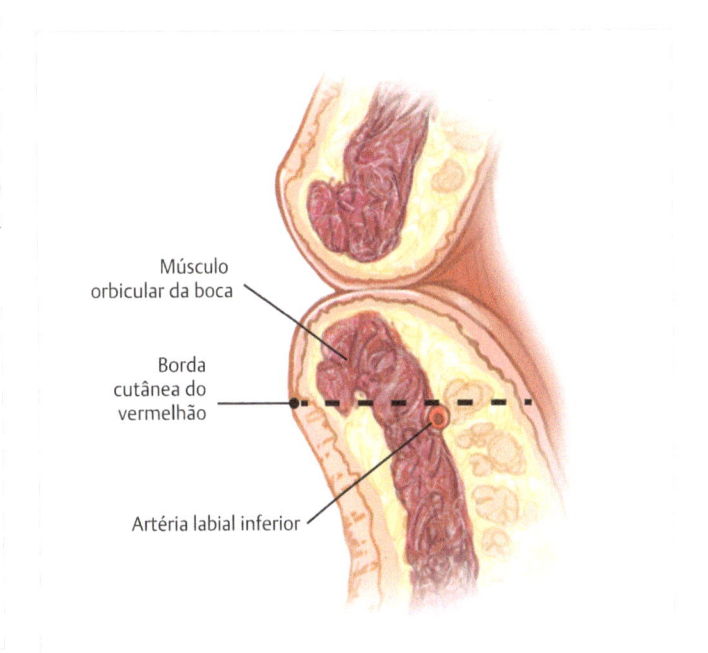

Fig. 6.2 Seção transversal do lábio inferior (Reimpressa de Anatomy. Em: Hanasono M, Butler C, ed. Handbook of Reconstructive Flaps. 1st Edition. New York: Thieme; 2020.)

o filtro cosmeticamente distinto. Os segmentos musculares do *orbicularis oris* trabalham em sinergia para garantir a competência oral e, ao mesmo tempo, fornecem suporte para os músculos dilatadores. Os dilatadores da boca estão localizados radialmente ao redor da margem periférica do orbicular da boca e são agrupados nas seguintes categorias (1) os elevadores do lábio superior (*levator labii superioris alaeque nasi, levator labii superioris, zygomaticus major, zygomaticus minor* e *levator anguli oris*); (2) os elevadores dos cantos da boca (*levator anguli oris*, bucinador e *risorius*); e (3) os depressores do lábio inferior (depressor angular da boca, depressor *labii inferioris* e *mentalis*).[3-5] A estrutura do modíolo é a convergência dos músculos orbicular da boca, elevador do lábio e depressor do lábio e está localizada a aproximadamente 1 cm lateral às comissuras orais. Como esse feixe neuromuscular é uma unidade fundamental para a expressão perioral e a enunciação da fala, a preservação do modíolo, embora às vezes seja difícil com defeitos grandes e reparos de retalho subsequentes, ajudará na expressão labial geral se mantido[6,7] (▶ Fig. 6.3).

As artérias labiais superior e inferior, ramos da artéria facial, servem como suprimento primário de sangue para os lábios. A artéria facial corre abaixo da incisura pré-massetérica e depois segue para cima em direção ao canto da boca. Lá, ela se ramifica em várias tributárias, incluindo as artérias labiais superior e inferior. A artéria labial inferior perfunde as glândulas salivares menores e a musculatura do lábio inferior. Na maioria dos casos, a artéria labial inferior corre ao longo da borda inferior do vermelhão. Alguns estudos anatômicos sugerem que ela pode percorrer o sulco labiomental. Nesses casos, a artéria é denominada artéria labiomental horizontal.[8] A artéria labial superior ramifica-se do tronco da artéria facial a aproximadamente 12 mm ou um dedo de distância do canto da boca.[9] Em seguida, a artéria segue ao longo da borda superior do vermelhão e produz um afluente verticalmente ascendente denominado ramo septal nasal.[10] A profundidade da artéria labial superior foi estudada por anatomistas em estudos com cadáveres. As artérias labiais superiores de ambos os lados anastomosam-se no meio do lábio. Na maioria das vezes, a artéria labial superior é submucosa, contornando a mucosa oral e o músculo orbicular. Embora alguns relatos tenham observado que a artéria labial superior corre intramuscularmente, um trajeto subcutâneo é bastante raro, sendo observado em apenas 2% dos casos.[11]

Os nervos infraorbital e mental, ramos do nervo trigêmeo, fornecem inervação sensorial aos lábios superior e inferior, respectivamente. Os bloqueios nervosos podem ser vitais para o conforto do paciente durante a reconstrução. Compreender a localização dos nervos infraorbital e mental ajudará na produção de um bloqueio nervoso para fornecer anestesia eficaz com dose menor de anestésico, bem como menor distorção dos lábios pelo volume injetado que pode levar à confusão durante a reconstrução. O nervo infraorbital sai do osso maxilar no

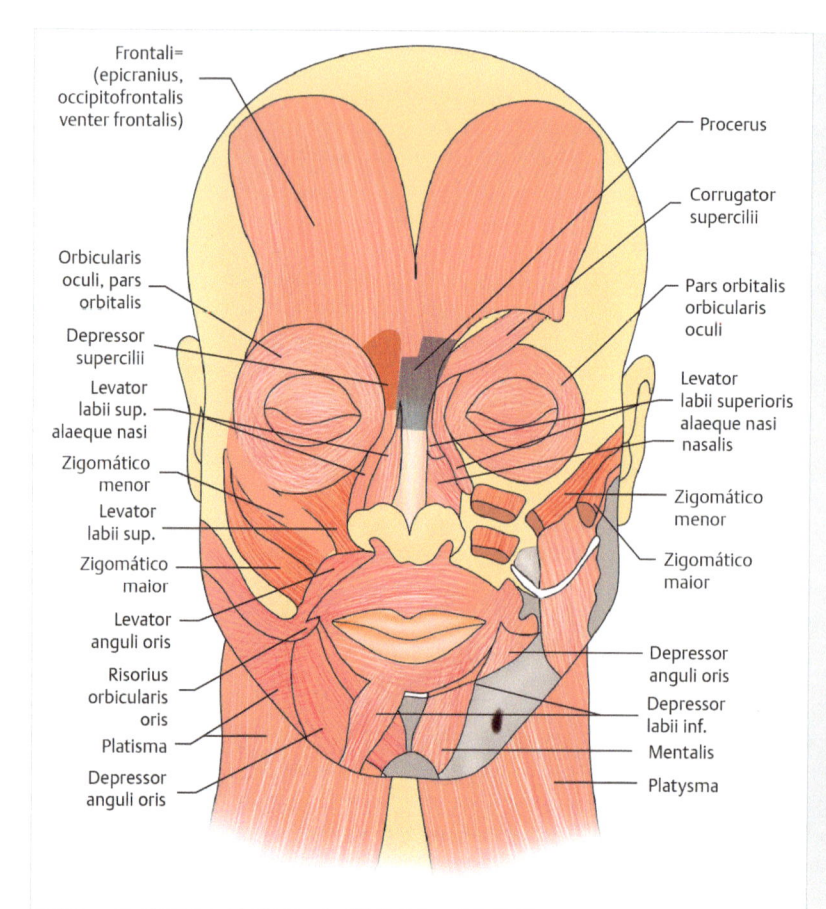

Fig. 6.3 Diagrama muscular. (Reproduzida de Browlift and Reshaping. In: Agrawal K, Singh K, Garg A, ed. Textbook of Plastic, Reconstructive, and Aesthetic Surgery: Volume VI Aesthetic Surgery. 1st Edition. Delhi, India: Thieme; 2021.)

forame infraorbital a aproximadamente 1 cm abaixo da borda orbital, dentro da linha média da pupila. O nervo infraorbital sai do osso maxilar no forame infraorbital a aproximadamente 1 cm abaixo da borda orbital, dentro da linha média da pupila. Cerca de 1 a 2 mL de anestésico devem ser injetados profunda e superficialmente ao periósteo do osso maxilar. Outro método de anestesia do nervo infraorbital é injetar intraoralmente entre o primeiro e o segundo pré-molares, movendo-se cefalicamente em direção ao osso maxilar. O nervo mental sai do osso da mandíbula na linha média da pupila e é mais facilmente anestesiado pela via intraoral. Usando uma agulha de 0,5 polegada, a injeção é feita entre o primeiro e o segundo pré-molares inferiores, estendendo-se caudalmente em direção ao osso até aproximadamente o nível médio do queixo.[7] Uma pequena injeção de anestésico com epinefrina no local do reparo ajudará na hemostasia sem causar distorção significativa, mas a anestesia adequada por meio de um bloqueio do nervo proporcionará um conforto significativo aos pacientes com menos anestésico, além de proporcionar menos distorção da área.

A inervação motora é fornecida por ramos do nervo facial (nervo craniano VII). O ramo vestibular inerva os músculos orbicular e elevador do lábio, enquanto o ramo mandibular marginal inerva os músculos orbicular e depressor do lábio. A lesão do ramo bucal é incomum durante a reconstrução labial; no entanto, pode ocorrer lesão do ramo mandibular marginal devido à sua localização mais superficial sobre a mandíbula anterior e que se estende próximo à comissura oral. Se o ramo mandibular marginal for lesionado, os músculos depressor angular da boca e depressor do lábio inferior não mais fornecerão movimento contrário aos elevadores labiais, produzindo um sorriso assimétrico.[12]

A drenagem linfática do lábio ocorre principalmente através dos nódulos submandibulares e submentais. Para cânceres de lábio mais agressivos, os linfonodos devem ser avaliados clinicamente antes de qualquer procedimento cirúrgico. Como há comunicação cruzada entre os sistemas linfáticos, o que poderia permitir a drenagem para o lado contralateral, o exame das regiões nodais bilaterais deve ser realizado.

6.2 Abordagem para a Reconstrução da Unidade Labial

A reconstrução de um defeito labial requer a consideração da melhor forma de restaurar a função, a estética, a abertura oral adequada e a sensação. Os objetivos estéticos da reconstrução incluem a manutenção da altura do lábio, da borda do vermelhão, das subunidades cosméticas, quando possível, e da cor da pele correspondente. As metas funcionais da reconstrução incluem a restauração da competência oral, da sensação, da expressão e da atividade dinâmica, bem como a maximização da abertura oral (para comer, escovar os dentes e remover as próteses, conforme necessário). A minimização da cicatrização não é apenas vital para o resultado estético, mas também funcional, pois diminui o risco de microstomia.

O ensino tradicional da reconstrução labial baseia-se na localização, no tecido envolvido e no tamanho do defeito. Apresentamos uma abordagem anatômica para a reconstrução da unidade labial. Embora existam diferentes esquemas de classificação de defeitos labiais e opções de reconstrução, a abordagem algorítmica deste capítulo envolverá a localização, depois a ramificação em subunidades anatômicas e, por fim, o tamanho do defeito (▶ Fig. 6.4, ▶ Fig. 6.5).

Assim, a primeira etapa da árvore algorítmica é a avaliação da localização do defeito: lábio superior ou inferior, medial ou lateral. Essa é uma determinação inicial importante, pois um defeito no lábio superior ou inferior lateral pode ter um reparo diferente em comparação com o lábio superior central, mesmo que o defeito tenha o mesmo tamanho. Dessa forma, a análise da subunidade deve ser realizada – isso é particularmente importante para a reconstrução do lábio superior. Consulte a ilustração das subunidades cosméticas do lábio na ▶ Figura 6.1. Em seguida, os tecidos anatômicos envolvidos devem ser avaliados (ou seja, pele cutânea com ou sem vermelhão do lábio) e, finalmente, o tamanho do defeito em proporção ao tamanho do lábio como um todo. Essas avaliações iniciais do defeito são necessárias para uma abordagem anatômica algorítmica da reconstrução labial.

Por fim, há duas regras gerais para a reconstrução labial que devem ser seguidas: (1) remontagem cuidadosa da estrutura trilaminar (pele, músculo, mucosa) para restaurar a função e a forma e (2) antes de qualquer fechamento labial, como o anestésico pode distorcer e borrar a borda do vermelhão, ela deve ser delineada com um marcador de pele ou sutura para garantir o realinhamento meticuloso, pois um *step-off* será uma detração cosmética permanente e facilmente perceptível.

6.3 Lábio Superior

6.3.1 Subunidade Filtral

Lábio Cutâneo com ou sem Envolvimento do Vermelhão

Menos de 50% de Envolvimento

Após determinar a localização e o envolvimento do tecido do defeito, a próxima avaliação deve ser o tamanho do defeito. Se o defeito no lábio superior medial for menor que 50% do filtro e não for de espessura total, as opções de fechamento incluem fechamento primário, enxerto de pele de espessura total (FTSG) e ressecção em cunha (embora as ressecções em cunha também possam ser usadas para espessura total).

Fechamento Primário

Um fechamento primário inclui um descolamento adequado acima do músculo e uma boa eversão da pele, com a colocação de suturas subcutâneas absorvíveis para garantir uma melhor estética. A eversão proeminente da pele do lábio superior ajudará a reduzir a aparência da linha cirúrgica ao longo do

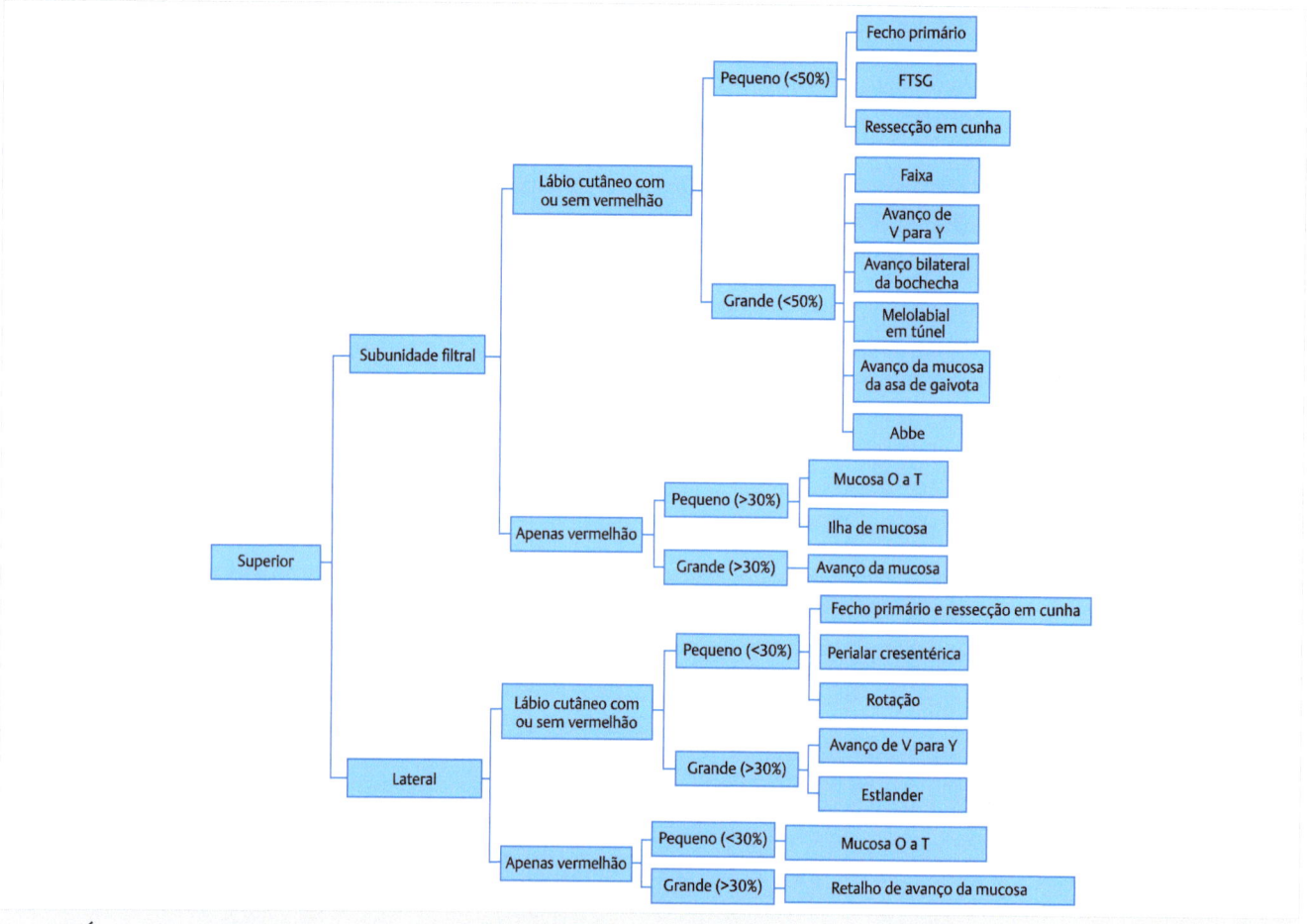

Fig. 6.4 Árvore algorítmica do lábio superior mostrando a localização, a ramificação em subunidades anatômicas e o tamanho do defeito.

tempo. Um pouco irônico, mas vários excelentes cirurgiões de Mohs ensinaram que "não existe muita eversão no lábio cutâneo". O longo eixo dos fechamentos lineares deve ser orientado ao longo das linhas de tensão da pele relaxada perioral, que correm perpendicularmente ao eixo horizontal do lábio. Na subunidade filtral, as cristas filtrais são excelentes para camuflar cicatrizes (▶ Fig. 6.6). Se a remoção do triângulo de Burow inferior do fechamento primário envolver extensão através da borda vermelha, novamente o realinhamento meticuloso desta borda é imperativo. A restauração do arco de Cupido pode ser mais complicada com fechamentos primários que cruzam a borda do vermelhão filtral; é necessária atenção especial à formação da descida e da subida do arco do Cupido (▶ Fig. 6.7). Outra opção é realizar uma W-plastia na borda inferior para reduzir o comprimento do cone elevado e talvez não ser necessário cruzar a borda do vermelhão; no entanto, novamente, é necessária uma reaproximação precisa da borda, caso seja atravessada.

Às vezes, um defeito maior pode precisar de uma "mini-cunha" com a remoção de algumas das fibras distais do músculo orbicular do lábio para reduzir o risco de uma deformidade de enrugamento labial. A reaproximação cuidadosa da camada muscular com uma sutura dura e absorvível é necessária para a função e a estética.[13]

Enxerto de Pele de Espessura Total

A FTSG também é uma excelente opção para o reparo de um defeito filtral. O local doador geralmente é a bochecha pré-auricular ou o sulco nasolabial, pois há uma boa combinação de textura e cor da pele cutânea do lábio. Apesar de a linha de incisão estar em um ângulo no sulco nasolabial, garanta vetores de tensão horizontal para a sutura subcutânea dessa linha para evitar o eclábio.

Para melhorar a cosmese e reduzir o risco do aspecto de "selo postal", geralmente é recomendada a remoção de todo o filtro cutâneo em vez de simplesmente enxertar a parte menor do defeito. Um enxerto que cubra toda a subunidade cutânea do filtro pode ser mais facilmente fechado nas bordas naturais da margem nasal, das cristas filtrais e da borda do vermelhão. Recomenda-se a técnica-padrão de sutura do enxerto à pele circundante (*ship to shore*). Suturas simples interrompidas são colocadas centralmente para ajudar a criar a concavidade do filtro, bem como para evitar o levantamento do enxerto devido ao exsudato seroso (▶ Fig. 6.8).

6.3 Lábio Superior

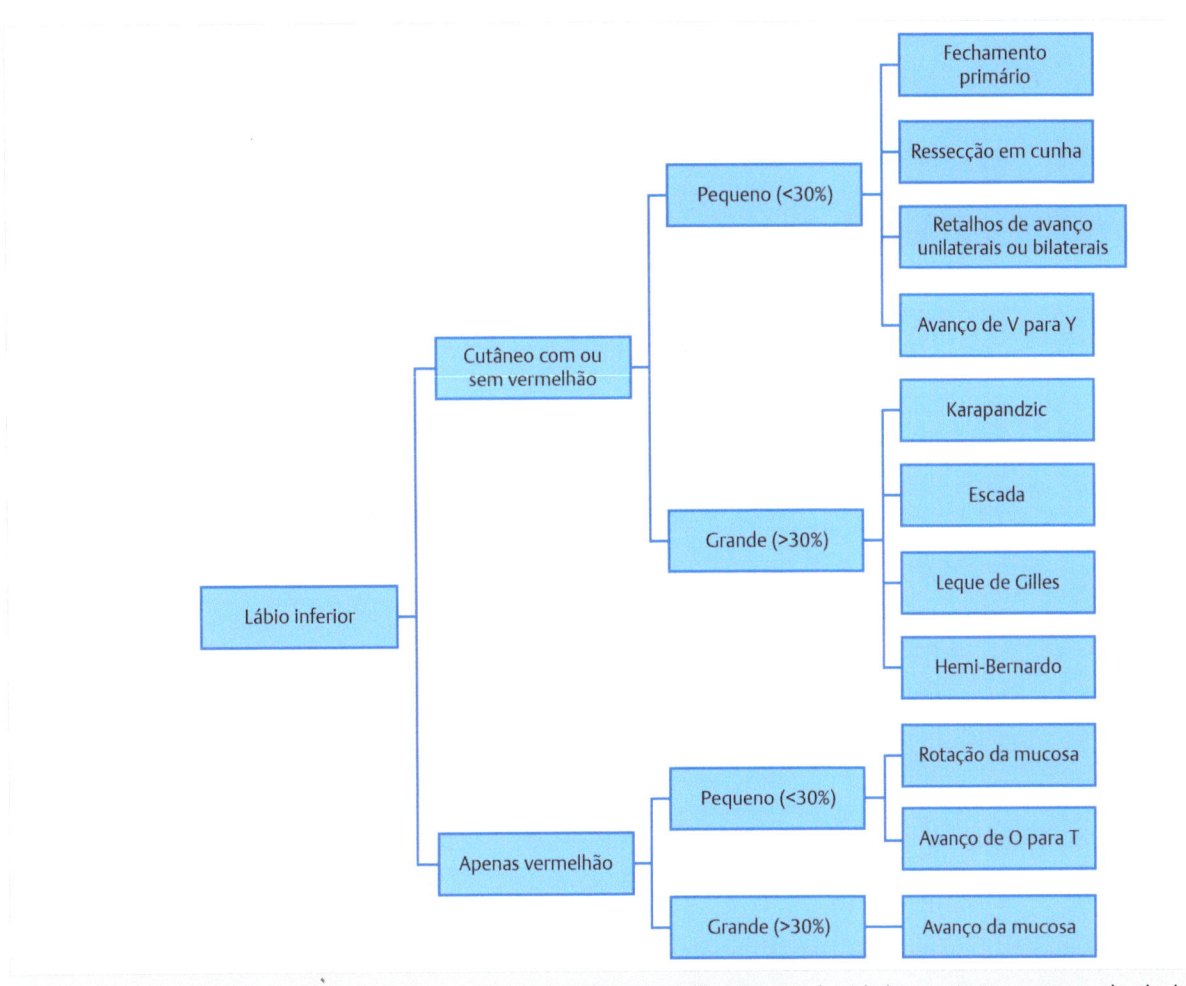

Fig. 6.5 Árvore algorítmica do lábio inferior mostrando a localização, a ramificação em subunidades anatômicas e o tamanho do defeito.

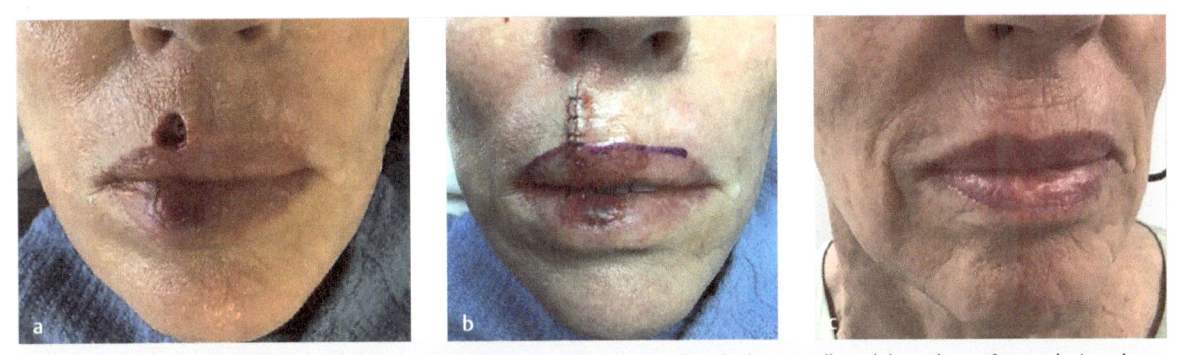

Fig. 6.6 (a) Defeito de Mohs na crista filtral. **(b)** Reparo do defeito com a borda do vermelhão delineada e reforma do ângulo do arco de Cupido. **(c)** Oito meses de pós-operatório.

Ressecção em Cunha

Conforme mencionado anteriormente, para defeitos de espessura total inferiores a 50% do filtro, pode-se realizar uma ressecção em cunha, tomando o cuidado de preservar as bandas mais profundas do músculo orbicular da boca, se possível. Uma excisão triangular ou em forma de cunha é feita estendendo-se até a margem nasal. A artéria labial é ligada ou eletrocauterizada e, em seguida, o fechamento é feito em várias camadas. O realinhamento de dentro para fora (mucosa, músculo e depois pele) com uma sutura absorvível enterrada é preferível para facilitar a técnica e melhor estética. Deve-se ter cuidado para ainda realizar descolamento moderado no nível do tecido subcutâneo para garantir uma boa eversão da pele com colocação de sutura enterrada. Como

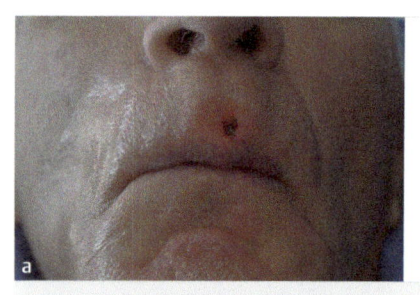

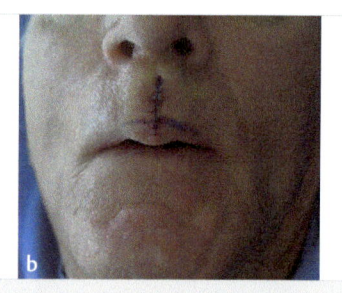

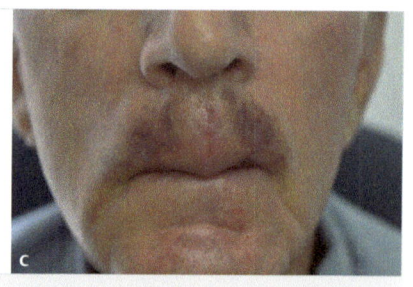

Fig. 6.7 Um defeito filtral medial fechado por fechamento primário. **(a)** Um defeito de Mohs com menos de 50% do filtro. **(b)** Fechamento realizado por fechamento primário com boa reaproximação da borda do vermelhão. **(c)** Reparo em 1 semana mostrando boa reforma do arco de Cupido.

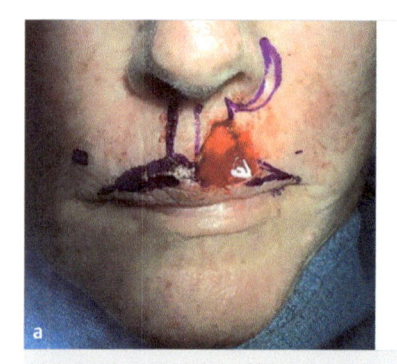

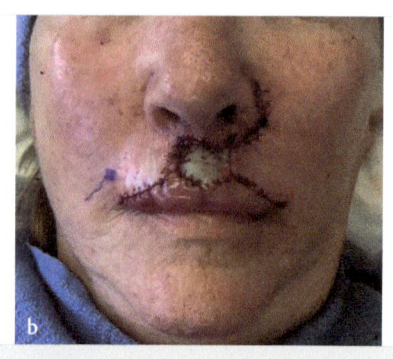

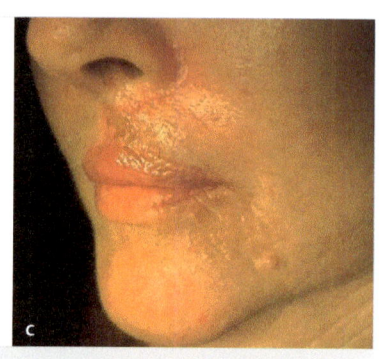

Fig. 6.8 (a) Um defeito filtral em combinação com o vermelhão do lábio e defeito cutâneo no lábio esquerdo. Reparo com avanço combinado da mucosa, retalho de avanço perialar e enxerto de pele de espessura total (FTSG) no filtro. **(b)** Reparo concluído. **(c)** Dez semanas de pós-operatório.

mencionado anteriormente, o realinhamento da borda vermelha pode ser mais desafiador no lábio superior filtral, especialmente em pacientes mais jovens com arco de Cupido mais proeminente.

Defeitos Maiores que 50% do Filtro

Para defeitos que envolvem mais de 50% do filtro, as opções de reparo incluem retalhos de transposição de faixa, retalho de avanço em V-Y, retalhos de avanço bilateral, retalho de pedículo tunelizado e, para defeitos de espessura total, o retalho de Abbe.

Retalho de Transposição de Banner (Retalho Nasolabial)

O retalho de transposição de faixa do sulco nasofacial da bochecha é uma excelente opção para mulheres (ou homens que não desejam ter bigode). As linhas de incisão para esse retalho ficam bem escondidas ao longo do sulco nasofacial e da borda do vermelhão. Deve-se ter o cuidado de realizar um descolamento generoso (mas não muito fino) do retalho lateralmente nas bochechas superior e inferior para permitir a transferência do retalho para o lábio cutâneo sem tensão. A sutura-chave é profunda e colocada na base do sulco nasofacial puxando a bochecha medialmente em direção ao nariz para fechar o defeito secundário, permitindo assim que o retalho se estenda suavemente sobre o lábio cutâneo. A largura horizontal do retalho no sulco nasofacial deve corresponder à altura vertical do defeito cutâneo do lábio. Se for considerado que a altura do defeito é maior do que a largura do retalho, um FTSG (ou enxerto de Burow da ponta do retalho) também pode ser adicionado à cobertura. Primeiro, certifique-se de que o retalho transposto esteja alinhado com a borda do vermelhão e, em seguida, coloque o enxerto mais próximo da margem nasal; isso reduzirá o risco de eclábio e também ajudará a camuflar as linhas cirúrgicas sob a margem nasal. O triângulo de Burow inferior pode se curvar facilmente ao redor da comissura oral lateral, tomando cuidado para não cruzar a borda do vermelhão[14] (▶ Fig. 6.9).

Retalho de Avanço em V-Y

Um retalho de avanço em V-Y (retalho pediculado em ilha) também é uma excelente opção para um defeito maior no lábio superior medial. Esse retalho usa pele semelhante à pele com pelos, de modo a causar pouca ruptura dos pelos faciais masculinos. Considere aumentar o defeito até o nível da borda do vermelhão para permitir uma melhor vedação da base inferior do retalho ao longo dessa borda natural da unidade cosmética. O desenho tradicional do retalho envolve uma proporção de 3:1 entre o tamanho do retalho e o tamanho do defeito e a curvatura da cauda do retalho inferior e medial, se possível, para imitar a curva natural da linha da marionete. Recomenda-se um descolamento generoso do retalho e da

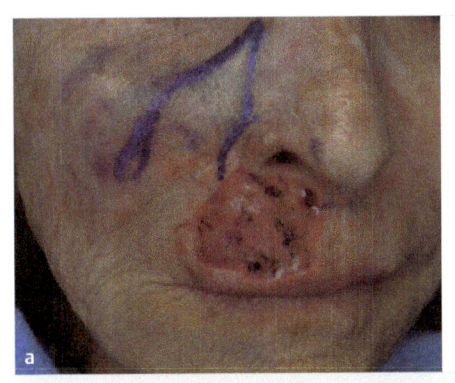

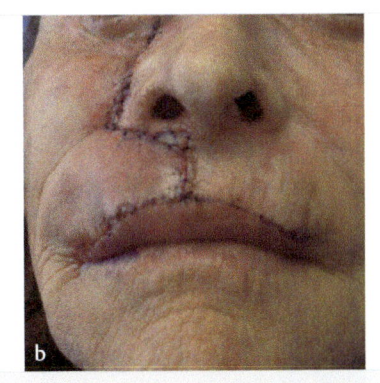

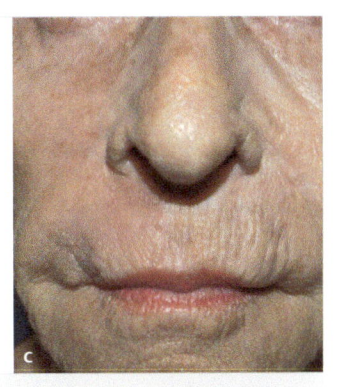

Fig. 6.9 Defeito cutâneo de Mohs no lábio superior fechado com um retalho de transposição nasolabial. **(a)** O defeito com o desenho para fechamento. **(b)** O defeito final com a criação de uma nova borda de vermelhão e reaproximação da borda existente. Observe o triângulo de Burow no peitoril nasal. **(c)** O paciente com 6 meses de pós-operatório.

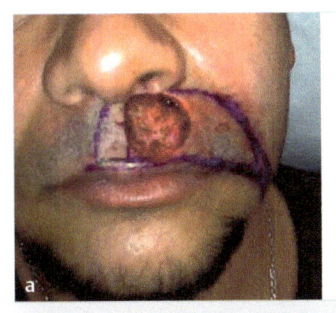

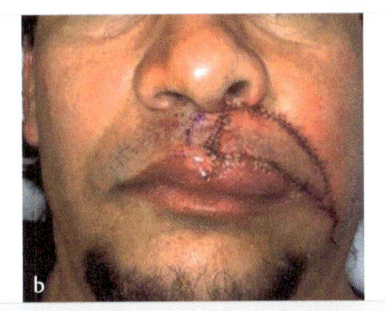

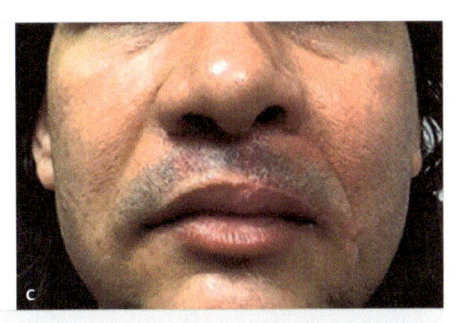

Fig. 6.10 (a) Defeito com desenho de retalho de avanço VY, **(b)** retalho de avanço VY no lugar e **(c)** retalho de avanço VY aos 2 meses de pós-operatório. (Fotografia cortesia do Dr. David H. Ciocon.)

pele ao redor, mantendo um pedículo muscular central de tamanho saudável, para garantir menos tensão e boa vascularização do retalho. Mais uma vez, a eversão cutânea proeminente onde o retalho encontra a pele circundante (excluindo a borda vermelhão) ajudará a ocultar as linhas cirúrgicas ao longo do tempo[5] (▶Fig. 6.10).

Avanço Bilateral da Bochecha

O avanço bilateral da bochecha é uma técnica de fechamento excepcional para defeitos do lábio superior medial, pois segue os limites cosméticos naturais horizontais e, portanto, obscurece as linhas da cicatriz. Com o descolamento adequado, esse retalho compartilhará a tensão bilateralmente, reduzindo assim qualquer tração unilateral. Como o retalho é criado a partir do tecido que circunda o defeito, a cor, a textura, a espessura e a densidade de pelos são correspondências mais precisas. Além disso, o forte suprimento vascular fornecido pelas artérias labiais permite a rápida cicatrização da ferida e uma excelente estética. Da mesma forma, quando adequadamente projetado, há um risco significativamente menor de hipoestesia e disfunção esfincteriana em comparação com outras técnicas de reconstrução.

O descolamento extenso dos retalhos bilaterais é necessário para uma aproximação sem tensão. O plano de descolamento deve ser superior ao músculo orbicular da boca para garantir a função contínua do esfíncter. A dissecção através da musculatura e em direção à mucosa pode levar a infecção tardia, hematoma e necrose do retalho. É importante garantir que uma frouxidão tecidual suficiente seja recrutada com cada retalho, caso contrário, há a possibilidade de aumento da altura do vermelhão e do lábio cutâneo, bem como necrose da ponta do retalho distal por excesso de tensão.

Os triângulos de Burow são frequentemente necessários nas bordas distais dos retalhos, embora sejam particularmente adequados para o lábio superior central, pois as linhas podem ser anguladas em torno da asa superiormente e da comissura oral inferiormente. O esquadrinhamento do defeito e o posicionamento da barra transversal do "H" (lembre-se de que o "H" é girado 90 graus nesse desenho) verticalmente em uma coluna do filtro ajudarão a ocultar a linha da cicatriz. A atenção cuidadosa ao posicionamento do rolo branco e do vermelhão do lábio é fundamental para garantir uma estética adequada com uma borda de vermelhão suave.

Uma alternativa à criação de uma linha cirúrgica ao longo da borda do vermelhão com esse fechamento, é possível, dependendo do tamanho do defeito e da abertura oral do paciente, extirpar qualquer tecido redundante inferior semelhante a uma excisão em cunha. Os retalhos bilaterais são criados superiormente com os triângulos de Burow curvados ao redor da asa bilateral, como em um avanço bilateral tradicional; entretanto,

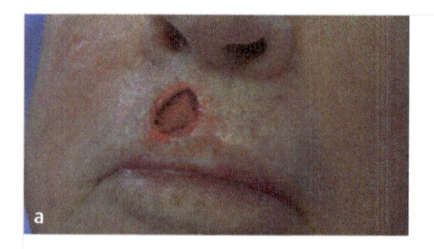

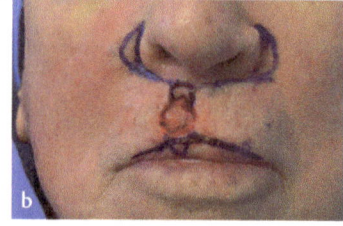

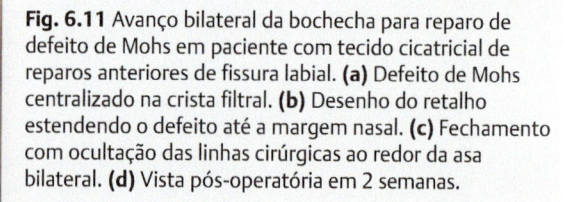

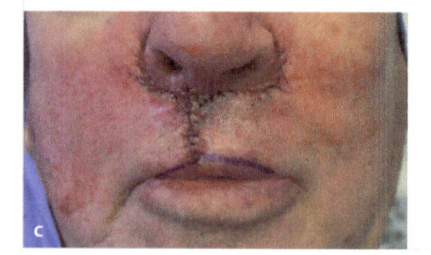

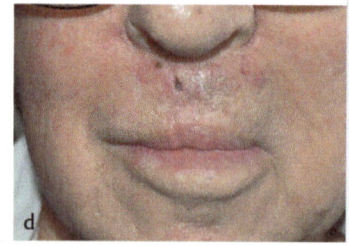

Fig. 6.11 Avanço bilateral da bochecha para reparo de defeito de Mohs em paciente com tecido cicatricial de reparos anteriores de fissura labial. **(a)** Defeito de Mohs centralizado na crista filtral. **(b)** Desenho do retalho estendendo o defeito até a margem nasal. **(c)** Fechamento com ocultação das linhas cirúrgicas ao redor da asa bilateral. **(d)** Vista pós-operatória em 2 semanas.

uma vez que as bordas superiores dos retalhos são unidas abaixo da margem nasal, o restante do tecido redundante inferior é excisado e as camadas trilaminares são unidas como uma excisão em cunha. Aconselha-se cuidado para garantir que esta modificação não resulte em microstomia (▶ Fig. 6.11).

Retalho Melolabial Tunelizado

O retalho melolabial tunelizado tira proveito das bochechas volumosas que geralmente podem ser encontradas em pacientes mais velhos. Um retalho melolabial é levantado com a desepitelização do retalho proximal, enquanto o retalho distal retém a epiderme no mesmo tamanho do defeito. O retalho é então tunelizado através do tecido subcutâneo e puxado medialmente através do defeito. A epiderme é então orientada em relação ao defeito e as suturas cuticulares são colocadas. O defeito da área doadora melolabial é então realinhado de acordo com o limite cosmético natural com camadas de suturas subcutâneas e cuticulares. As vantagens desse retalho incluem a manutenção do tamanho da estrutura labial e do triângulo apical, enquanto oculta as linhas cirúrgicas dentro das subunidades naturais[16] (▶ Fig. 6.12).

Retalho de Avanço da Mucosa em Asa de Gaivota

O retalho de avanço da mucosa em asa de gaivota é uma excelente opção de reconstrução para um defeito oblongo de espessura parcial que envolve o vermelhão do lábio e o lábio superior cutâneo, onde o comprimento horizontal é maior do que a altura vertical. A asa de gaivota tem um nome apropriado, pois abrange o filtro central como as asas arqueadas de uma gaivota, recriando o arco de Cupido natural. Deve-se tomar cuidado para garantir a remoção bilateral e igualitária dos triângulos (vermilionectomia) para criar um lábio superior equilibrado; estender a excisão desses triângulos em direção às comissuras geralmente ajuda nesse esforço. O descolamento da mucosa em direção ao sulco gengival, permanecendo abaixo das glândulas e acima do músculo, permitirá que a mucosa se eleve suavemente para encontrar a nova borda do vermelhão. Suturas cuticulares macias e absorvíveis são recomendadas ao longo da nova borda vermelhão e não são necessárias suturas subcutâneas. Muitas vezes é necessária uma hidratação suave e generosa da mucosa labial por várias semanas após o reparo, pois há descamação proeminente até que a mucosa se torne o vermelhão seco[17] (▶ Fig. 6.13).

Uma modificação desse retalho pode ser realizada com defeitos duplos simultâneos cutâneos e do vermelhão do lábio. Usando uma técnica semelhante à do Dr. Mellett, uma vermelhectomia é realizada medialmente entre os defeitos para permitir a elevação do retalho e a criação de um novo arco de Cupido. A remoção dos triângulos de Burow bilaterais é feita como mencionado anteriormente. O retalho é então minado e levantado para criar um novo lábio vermelhão e suturado no lugar (▶ Fig. 6.14).

Retalho de Abbe (Retalho de Troca de Lábios)

O retalho de Abbe (também chamado de retalho de troca de lábio ou retalho de lábio cruzado) é um retalho escalonado baseado na artéria labial e pode ser usado tanto para defeitos no lábio superior quanto no inferior. É mais comumente usado para defeitos centrais de espessura total do lábio superior que não envolvem as comissuras laterais. O retalho é projetado para ter a metade do tamanho do defeito para permitir uma aparência cosmética mais equilibrada dos lábios superior e inferior após a transposição do retalho. O retalho é projetado para girar e ser colocado no lugar, com o pedículo mais lateral para permitir maior abertura oral e um suprimento de sangue mais proximal. Como o retalho é baseado no suprimento sanguíneo axial, é possível realizar um maior afinamento do pedículo, preservando a artéria, para permitir maior rotação e menor tensão no retalho. Recomenda-se uma discussão completa com o paciente antes do procedimento, pois ele precisa entender que o pedículo ficará no local por 3 semanas e impedirá a alimentação, a fala e o conforto social. O realinhamento da borda do vermelhão e do rolo branco também pode ser mais difícil com esse tipo de retalho.[18]

6.3 Lábio Superior

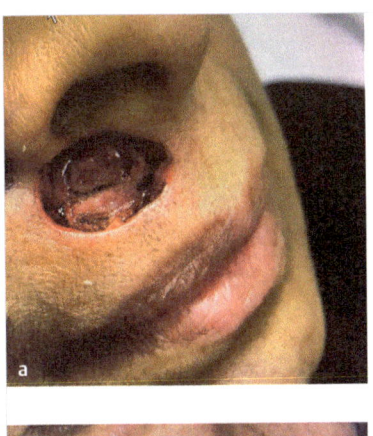

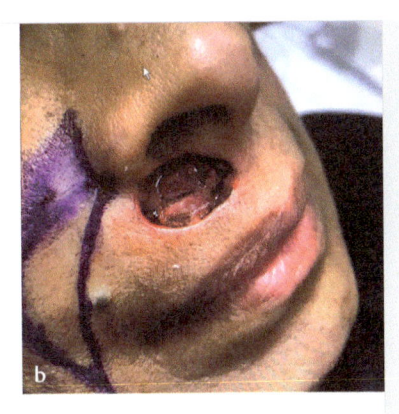

Fig. 6.12 (a) Defeito cutâneo no lábio superior. **(b)** Desenho envolvendo a linha melolabial e o tecido lateral da bochecha. **(c)** Retalho tracionado e suturado no lugar com fechamento da área doadora. **(d)** Doze semanas de pós-operatório. (Fotografia cortesia do Dr. David H. Ciocon.)

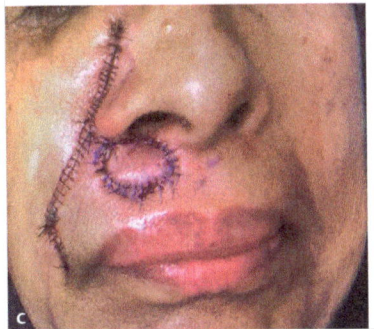

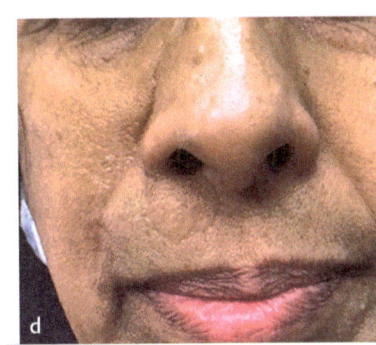

Fig. 6.13 Defeito de Mohs envolvendo a pele central e o vermelhão do lábio. (a) Defeito de Mohs com desenho do retalho. **(b)** Retalho descolado e pronto para ser fixado no local para criar uma nova borda de vermelhão. **(c)** Retalho concluído. **(d)** Resultado de longo prazo em 1 ano.

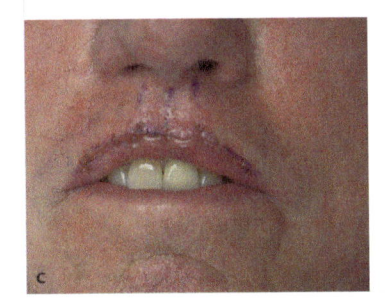

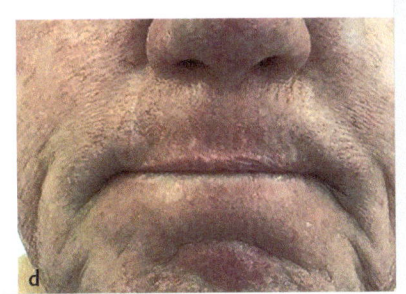

Alguns ajustes técnicos ajudarão na criação desse retalho: (1) uma pequena extensão horizontal distal ou abas no retalho podem ser criadas para serem inseridas na margem nasal bilateralmente; (2) como a artéria labial está no nível da borda do vermelhão, mas no aspecto profundo da mucosa, é possível a liberação inicial do rolo branco, permitindo assim a inserção adequada da borda do vermelhão e do rolo branco no local de recepção nos aspectos bilaterais do pedículo;[19] e (3) semelhante a outros reparos labiais de espessura total, a sutura do retalho de Abbe deve ser feita de forma trilaminar com boa eversão da pele dos lábios cutâneos superiores e inferiores.

6.3.2 Subunidade Filtral: Somente Vermelhão do Lábio

Menos de 30% de Envolvimento

Fechamento Primário *Versus* Retalho de Avanço O-T

Para pequenos defeitos confinados ao vermelhão do lábio, pode ser realizado um fechamento primário ou um pequeno retalho de avanço O-T se houver preocupação com a distorção da borda do vermelhão (*lip pucker*) pelo tecido redundante. É necessário dissecar o vermelhão, tomando cuidado para ficar

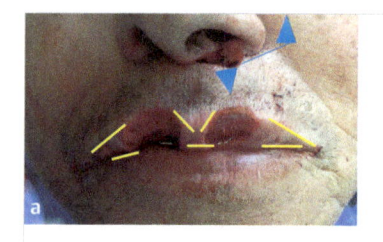

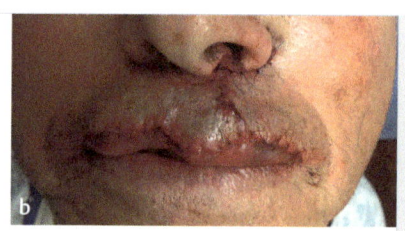

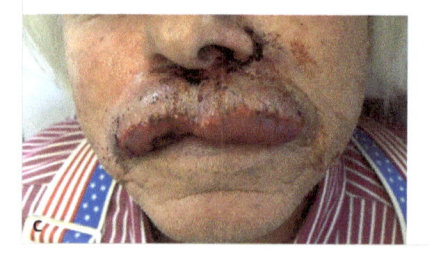

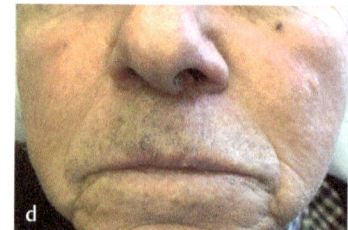

Fig. 6.14 Defeitos de Mohs triplos na pele e no lábio superior reparados com dois retalhos separados.
(a) Defeitos de Mohs com um desenho do retalho de avanço da mucosa e do retalho perialar em crescente.
(b) Fechamento no local. (c) Dois dias de pós-operatório demonstrando o edema normal da reconstrução labial.
(d) Vista pós-operatória em 2 meses com resolução do edema.

acima do músculo. Recomenda-se o uso apenas de uma sutura cuticular macia (ou seja, sutura crômica), pois não são necessárias suturas subcutâneas.

Retalho Pediculado em Ilha da Mucosa

Os retalhos de pedículo em ilha da mucosa são uma boa opção de reconstrução para defeitos confinados ao vermelhão do lábio, pois ajudam a manter uma borda natural do vermelhão. A ilha de mucosa é incisada bilateralmente em direção ao sulco gengival e, em seguida, elevada e movida para a borda do vermelhão, mantendo um pedículo central. O descolamento adequado do retalho deve ser realizado para garantir a facilidade de movimentação e, ao mesmo tempo, manter uma boa perfusão vascular do pedículo. Esse tipo de retalho é mais bem utilizado em pequenos defeitos superficiais que não envolvem perda muscular significativa.

Mais de 30% de Envolvimento

Retalho de Avanço da Mucosa

Esse retalho é semelhante ao retalho de avanço da mucosa em asa de gaivota, mas não cria uma nova borda de vermelhão, pois o lábio cutâneo não está envolvido. Ele simplesmente traz a mucosa para a borda do vermelhão existente. Essa é uma técnica comumente usada para o reparo de grandes defeitos que envolvem o vermelhão do lábio. A totalidade do vermelhão pode ser reparada pelo avanço da mucosa labial. Esse retalho é realizado por meio de um amplo descolamento da mucosa labial posterior ao defeito. O plano adequado é abaixo do nível das glândulas salivares, mas acima da musculatura orbicular. O retalho é então avançado até a borda mais anterior do defeito. O descolamento até o sulco labiogengival geralmente não é necessário para o avanço do retalho. As bordas laterais não afetadas do vermelhão do lábio precisam ser removidas como triângulos de Burow antes do avanço, pois isso permitirá o equilíbrio bilateral. A camada de avanço da mucosa não é adequada para suturas profundas, e suturas superficiais suaves são suficientes.

Em geral, esse retalho é bem tolerado, com estética favorável. Entretanto, há uma possível preocupação com a contratura e a rotação interna do lábio, o que pode levar à irritação dos pelos que se projetam em direção ao lábio na nova borda do vermelhão. Como em qualquer cicatriz cirúrgica, há risco de hipoestesia, que pode ser minimizado com a limitação da área de descolamento. Danos às glândulas salivares durante o avanço podem levar ao ressecamento dos lábios no pós-operatório, exigindo petrolato. Além disso, uma cor vermelha mais profunda é frequentemente observada no vermelhão recém-gerado.

6.3.3 Subunidades Laterais

Lábio Cutâneo com ou sem Envolvimento do Vermelhão

Defeitos em Menos de Um Terço do Lábio Superior

Fechamento Primário e Ressecção em Cunha

As opções comuns e excelentes de fechamento para defeitos cutâneos laterais do lábio superior, que correspondem a um terço ou menos do comprimento do lábio superior, são os fechamentos primários e os fechamentos de ressecção em cunha. O fechamento primário é frequentemente usado para defeitos que não são de espessura total. Como mencionado anteriormente, as bandas do músculo orbicular distal podem precisar ser excisadas para garantir que não haja "enrugamento labial" para baixo ou distorção labial. Recomenda-se um descolamento moderado abaixo da pele e acima do músculo para reduzir a tensão dos dois lados que estão sendo unidos, além de promover uma boa eversão da pele. O lábio é então fechado em camadas, garantindo um bom alinhamento da borda do vermelhão. Uma ressecção em cunha é frequentemente realizada para defeitos mais profundos ou de espessura total. Uma cunha triangular transmural é removida para o sulco gengival (ou cunha modificada sem extensão total para o sulco gengival). A artéria labial pode ser cauterizada ou ligada. A sutura das camadas é feita de posterior para anterior começando pela

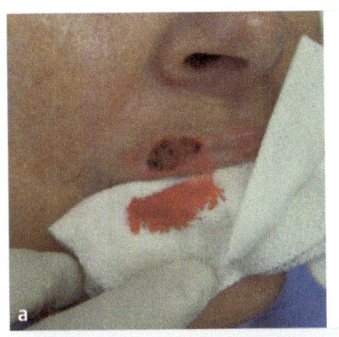

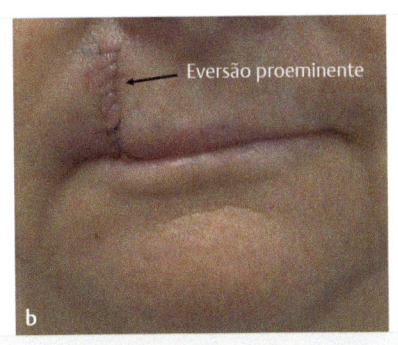

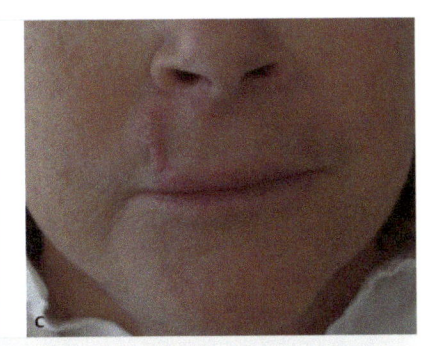

Fig. 6.15 Defeito lateral do lábio superior reparado com fechamento primário. **(a)** Defeito de Mohs. **(b)** Fechamento primário após descolamento moderado e mostrando boa eversão da pele. **(c)** Vista pós-operatória em uma semana mostrando bom alinhamento da borda do vermelhão.

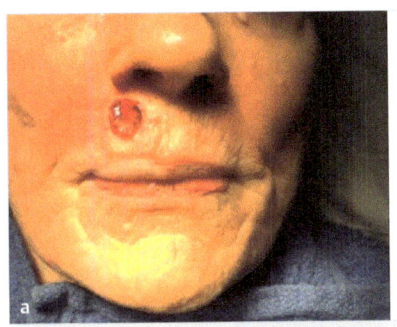

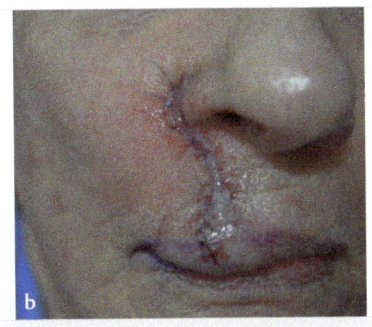

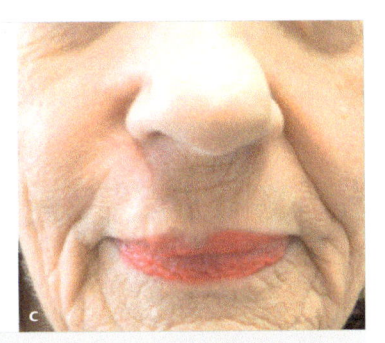

Fig. 6.16 Reparo de defeito de Mohs no lábio cutâneo lateral superior. **(a)** Defeito de Mohs final. **(b)** Reparo do retalho perialar em crescente mostrando bom alinhamento da borda do vermelhão. **(c)** Na consulta pós-operatória de 7 semanas, com a eversão da pele se resolvendo em uma linha cirúrgica fina.

mucosa, depois muscular, derme e finalizando na pele cutânea cuidando do alinhamento do vermelhão[20] (▶ Fig. 6.15).

Para defeitos menores, recomenda-se permanecer dentro dos limites da subunidade; se achar que o triângulo de Burow superior precisa estender-se além da linha melolabial cruzando a bochecha medial, então curve a orelha de cachorro medialmente em linha com a prega melolabial ou possivelmente escolha outra opção de fechamento.

Retalho de Avanço Melolabial Perialar Crescente

Esse retalho é frequentemente usado para defeitos menores e de espessura parcial da área superior do lábio cutâneo superior, e recebeu esse nome devido à curvatura do triângulo superior de Burow ao redor da asa para melhorar a estética. A elegância desse retalho decorre da quantidade de tecido que pode ser recrutada lateralmente, bem como da linha cirúrgica oculta ao redor da asa, que se estende inferiormente ao vermelhão do lábio em uma linha de tensão relaxada da pele ou possivelmente em uma crista filtral. Ao projetar esse retalho, é melhor usar um triângulo de Burow de tamanho adequado para não empurrar a asa medialmente na tentativa de fazer com que o retalho se estenda pelo defeito. Também é melhor deixar de 1 a 2 mm entre a asa e a linha de incisão medial do triângulo de Burow para evitar que as suturas cutâneas sejam colocadas através da asa.

O descolamento do retalho deve ser realizado acima da musculatura para evitar danos aos ramos do nervo facial. A sutura crítica aproxima a borda anterior do retalho lateralmente à borda medial do defeito, logo abaixo da margem nasal, com uma sutura forte de aderência ao periósteo para evitar tração e distorção alar. Assim como nas reconstruções anteriores, a boa eversão da pele e o alinhamento do vermelhão são princípios cosméticos[21] (▶ Fig. 6.16).

Retalho de Rotação

O retalho de rotação é um retalho cosmeticamente atraente, rápido e de fácil execução; no entanto, seu uso é limitado principalmente a defeitos menores das áreas superior e lateral do lábio cutâneo. O retalho é desenhado desenhando-se um arco a partir do aspecto superolateral do defeito ao longo da linha melolabial, estendendo-se abaixo do nível da comissura oral, conforme necessário para defeitos maiores. Para preservar a aparência cosmética do triângulo apical, bem como ocultar as linhas cirúrgicas ao longo dos limites cosméticos naturais, o arco deve ser estendido superiormente ao longo da linha melolabial até a asa, ampliando o defeito conforme necessário para atender à aparência cosmética do lábio superior. O retalho é descolado acima do músculo, desde a linha melolabial lateralmente até o vermelhão do lábio inferiormente. O retalho é então rodado no lugar ao redor da comissura oral. O cone elevado inferiormente

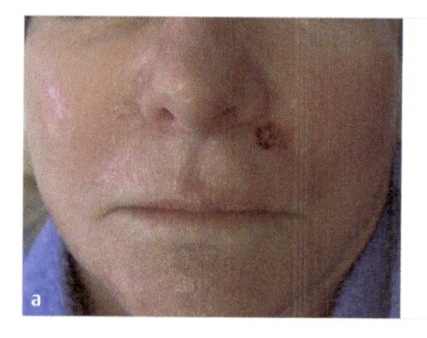

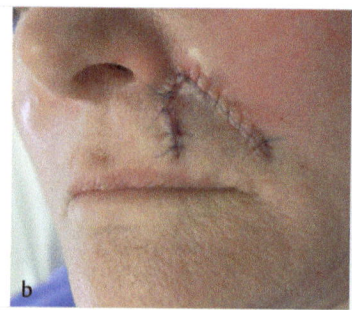

Fig. 6.17 (a) Defeito de Mohs. **(b)** Fechamento do retalho rotacional ocultando a linha cirúrgica dentro do sulco nasolabial e estendendo-se até o topo do triângulo apical.

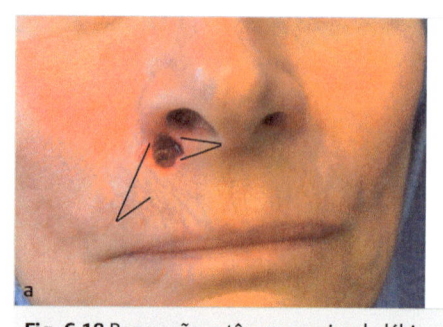

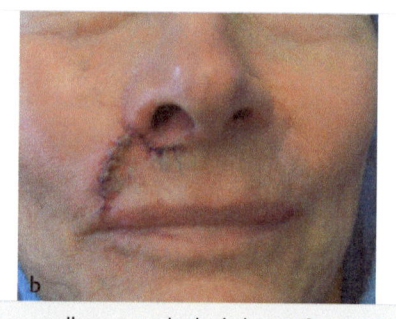

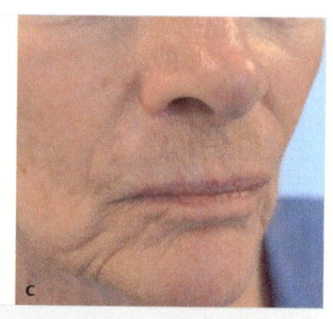

Fig. 6.18 Reparação cutânea superior do lábio com retalho em machado de base inferior. **(a)** Defeito de projeto. **(b)** Pós-reparo. **(c)** Imagem pós-operatória de 1 ano mostrando ausência de eclábio e cicatrizes mínimas devido ao extenso descolamento e boa eversão da pele durante a reconstrução.

pode cruzar a borda do vermelhão conforme necessário, com realinhamento cuidadoso da borda do vermelhão. Esse tipo de retalho deve ser restrito a pacientes com pequenos defeitos e um lábio cutâneo superior relativamente grande, pois um torque rotacional excessivo no retalho para reparar um grande defeito em um lábio cutâneo pequeno pode causar uma distorção sorrateira da comissura oral[22,23] (▶ Fig. 6.17).

Para defeitos horizontais menores logo abaixo da margem nasal ou dentro do triângulo apical, uma versão modificada desse retalho envolve a realização de um pequeno corte posterior que se estende medial e superiormente no final da incisão melolabial para permitir maior rotação do retalho. Esse corte posterior pode ser facilmente escondido dentro da linha do arco da dobra melolabial com o fechamento final. O descolamento extenso do lábio cutâneo acima do músculo permitirá que o retalho rode facilmente no lugar com pouco risco de eclábio (▶ Fig. 6.18).

Defeitos Maiores que Um Terço do Lábio Superior

Retalho em V-Y (Retalho Pedicular em Ilha)

O retalho em V-Y é versátil, pois pode ser usado para pequenos defeitos, bem como para defeitos maiores que um terço do lábio superior. De fato, o retalho em V-Y pode ser usado para subunidades laterais de até 3 cm de tamanho. O *design* é como mencionado anteriormente para defeitos filtrais. O descolamento amplo do retalho, ao mesmo tempo em que se preserva um pedículo central para o músculo orbicular da boca sobreposto, garantirá um retalho bem vascularizado com pouca tensão. Teste a tensão do retalho usando um gancho de pele para guiar o retalho até o local; pode ser necessário um descolamento adicional para liberar quaisquer restrições. O descolamento da pele ao redor deve ser realizado para reduzir a possibilidade de afundamentos.[24]

Defeitos maiores exigirão um retalho maior, que pode de fato estender-se pela dobra melolabial até a mandíbula, mas a curvatura suave da porção inferior e lateral do retalho, imitando a linha de marionete natural, produzirá uma melhor aparência cosmética geral. A dissecção de um retalho desse tamanho pode, na verdade, exigir o corte do pedículo para o músculo orbicular da boca, mantendo um pedículo periférico que ganha vascularização do tecido adiposo da bochecha medial.[25,26]

Uma desvantagem desse retalho é que pode ser difícil esconder um dos três membros da ilha, comprometendo a estética. Esse retalho é melhor para um defeito em que um dos membros pode ser ocultado ao longo de um limite cosmético natural, como a dobra melolabial, a borda do vermelhão ou a borda da asa.

Retalho Estlander

Um defeito lateral de espessura total que englobe mais de 30% do lábio superior pode ser um desafio para a reconstrução. Os retalhos de troca de lábio são uma boa opção de reparo se os retalhos de avanço mais comuns ou os reparos em cunha forem considerados inadequados. O retalho de Abbe foi projetado para o reparo de defeitos mediais à comissura, enquanto o retalho de Estlander é uma boa opção para defeitos que envolvem a comissura. O retalho de Estlander pode ser usado para reparar o lábio superior, mas é mais comumente usado no lábio inferior.[22] É uma variante de um estágio de um retalho labial cruzado. Foi descrito pela primeira vez em 1972 para ajudar a restaurar grandes defeitos do lábio lateral.[27] É indicado para defeitos que envolvam de um terço a metade do lábio lateral com envolvimento da comissura oral. A execução do retalho é semelhante à do retalho de Abbe, exceto pelo fato de incluir a comissura oral. O lábio contralateral e a comissura são transferidos para o defeito de espessura total e suturados no lugar. O local doador é então suturado. Como em todos os defeitos de espessura total, deve-se tomar muito cuidado com o alinhamento da borda e das camadas do vermelhão para obter resultados cosméticos e funcionais ideais. Historicamente, o retalho foi projetado como uma cunha triangular, mas as modificações para uma aparência mais arredondada para ocultar as linhas cirúrgicas dentro da dobra melolabial têm mérito.[28]

A principal vantagem do retalho de Estlander é que ele é um procedimento de estágio único capaz de reparar grandes defeitos de espessura total com tecido semelhante do lábio oposto. No entanto, o retalho resulta em uma borda de vermelhão embotada na comissura, sem a aparência cônica normal. A discrepância entre a comissura não afetada e a comissura recém-formada é mais aparente visualmente quando os lábios estão abertos. A comissura embotada é frequentemente revisada com outros procedimentos para melhorar a aparência, mas retornar à aparência natural da comissura é difícil. O aconselhamento adequado do paciente antes do procedimento e durante o reparo é vital para melhorar a satisfação do paciente. Há também uma hipoestesia significativa associada ao retalho, que pode levar mais de 1 ano para melhorar e talvez nunca retorne totalmente.

Uma comissuroplastia pode ser realizada cerca de 3 semanas após a reconstrução para melhorar a estética e a função da comissura afetada. Ciocon e colegas fornecem uma descrição elegante de zetaplastia na comissura oral, garantindo pontos laterais simétricos nos lábios superior e inferior.[29]

2.3.4 Vermelhão do Lábio Isoladamente

Menos de Um Terço do Lábio Superior

Retalho de Avanço de O-T da Mucosa

Esse é um retalho versátil que pode ser usado para defeitos de até aproximadamente 2 cm de diâmetro no vermelhão do lábio. O descolamento é realizado abaixo das glândulas e acima do músculo, o que protege o músculo orbicular e as estruturas neurovasculares. As linhas cirúrgicas podem ser ocultadas ao longo da borda do vermelhão e dentro da cavidade oral. Não é necessário remover as orelhas de cachorro, pois a diferença pode ser trabalhada ao longo da borda do vermelhão. As suturas profundas não são necessárias. Suturas cuticulares macias, como as cromadas, são recomendadas para o conforto do paciente e são removidas 6 a 7 dias após a cirurgia (▶ Fig. 6.19).

Mais de Um Terço do Lábio Superior

Retalho de Avanço da Mucosa

Conforme discutido anteriormente, o retalho de avanço da mucosa cria um novo vermelhão do lábio, estendendo a mucosa da boca interna para fora até a borda do vermelhão. Em defeitos maiores, recomenda-se remover o restante da mucosa do lábio superior, criando um novo lábio para obter um lábio superior simétrico e com contorno. O descolamento é realizado acima do músculo e abaixo das glândulas para diminuir o sangramento e o risco para os feixes neuromusculares. A quantidade de descolamento necessária é baseada na largura anterior ou posterior da lesão. As lesões mais estreitas e longas geralmente requerem um descolamento mínimo, enquanto as lesões de maior largura que se estendem para dentro da boca podem precisar de mais descolamento para obter menos tensão do retalho e maior movimento do retalho. Muita tensão no retalho pode puxar o lábio para dentro da boca, criando uma aparência cosmética menos desejável. O cuidado para recriar o arco de Cupido central é fundamental para um lábio superior mais natural (▶ Fig. 6.20).

6.4 Reconstrução do Lábio Inferior

6.4.1 Lábio Inferior Cutâneo com ou sem Envolvimento do Vermelhão

Menos de Um Terço do Comprimento do Lábio

Fechamento Primário

O fechamento primário é a primeira técnica que deve ser considerada ao projetar uma reconstrução do lábio inferior. Defeitos de um terço (e possivelmente até a metade) do lábio inferior podem ser fechados primariamente sem interromper a competência oral.[30,31] O fechamento primário permitirá um excelente resultado cosmético, mantendo a função do esfíncter do músculo orbicular. O objetivo é que a linha de sutura final fique bem escondida dentro das linhas naturais de tensão

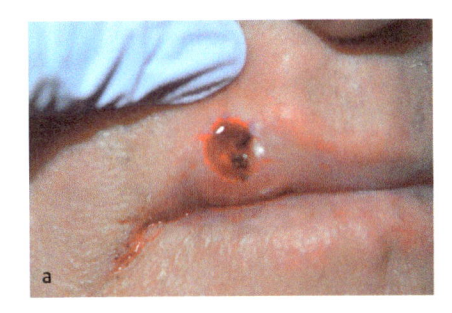

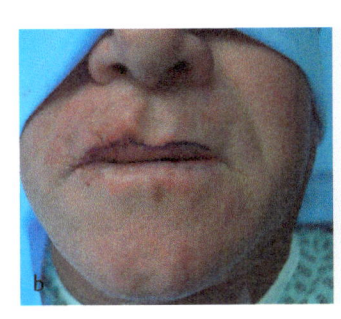

Fig. 6.19 (a) Defeito de Mohs confinado apenas ao vermelhão do lábio. **(b)** Retalho de avanço O-T com barra transversal em T ao longo da borda do vermelhão.

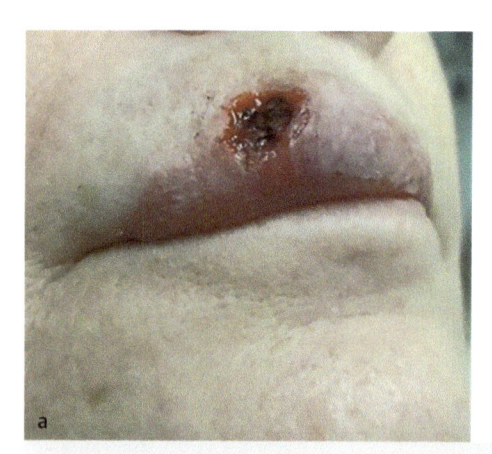

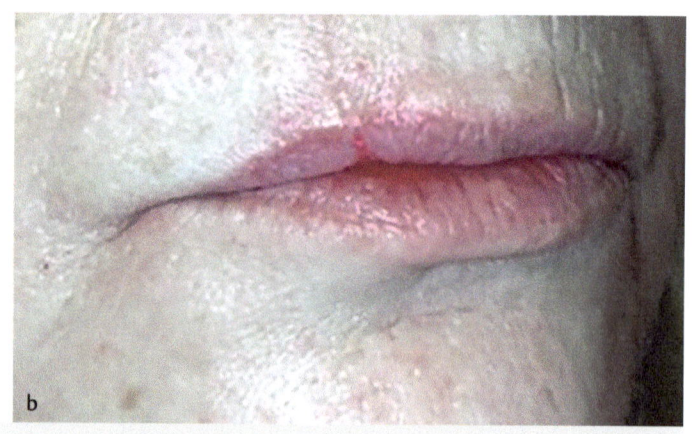

Fig. 6.20 (a) Defeito de Mohs confinado ao vermelhão do lábio. **(b)** Vista pós-operatória 2 meses após o retalho de avanço da mucosa com arco de Cupido bem contornado. (Fotografia gentilmente cedida pelo Dr. David H. Ciocon.)

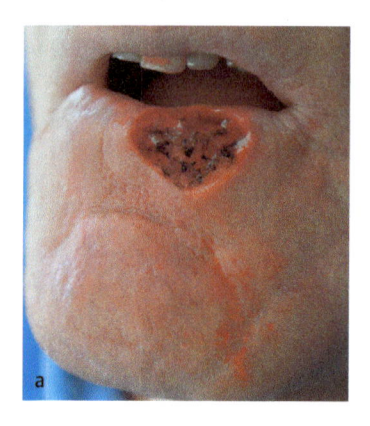

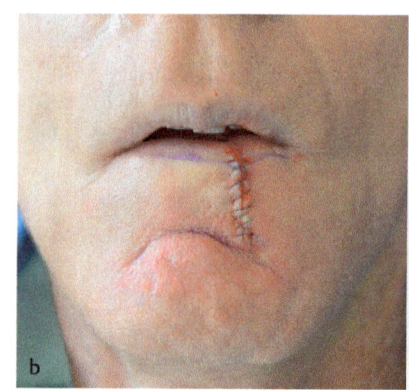

Fig. 6.21 (a) Defeito de Mohs abrangendo o vermelhão do lábio e o lábio cutâneo inferior. **(b)** Fechamento primário completo com remoção de "mini-cunha" do músculo orbicular distal. Observe a borda do vermelhão e o sulco mental delineados antes do reparo.

da pele ao redor do lábio. Os fechamentos primários são mais adequados para defeitos que não envolvem a comissura e dentro da mesma subunidade cosmética. É importante observar, ao projetar fechamentos lineares, que a falha na redução e volume adequada do músculo orbicular da boca ("mini cunha") pode levar ao comprometimento estético com deformidades de projeção do lábio.[13] O fechamento primário tem a vantagem de restaurar o músculo orbicular da boca e não alterar a posição do modíolo, com risco de perda de sensibilidade.[32] Quando possível, é preferível preservar a mucosa, pois isso levará a um tempo de recuperação mais rápido e menor risco de infecção.[33]

Para defeitos envolvendo o lábio cutâneo inferior que se estende em direção ao queixo, é importante projetar adequadamente o retalho dentro das subunidades cosméticas. O delineamento dos limites anatômicos da borda do vermelhão e da prega mental antes da reconstrução orientará o desenho e a execução do reparo. O ápice do reparo do lábio inferior não deve se estender além do sulco mental, pois os reparos que cruzam o sulco mental podem causar má estética. É preferível curvar o triângulo de Burow para seguir lateralmente o sulco mental a cruzar essa linha. Finalmente, uma boa aproximação da borda do vermelhão e a eversão adequada da pele são necessárias para a cosmese (▶ Fig. 6.21).

Ressecção em Cunha

A ressecção em cunha é uma reconstrução versátil para o lábio superior ou inferior e é frequentemente usada para defeitos de espessura total, e muitas vezes pode produzir um reparo esteticamente agradável e sem tensão.[33] Esse reparo pode ser usado tanto na área lateral quanto na central do lábio inferior. Os defeitos laterais geralmente são excisões em forma de V, enquanto, para os defeitos centrais, uma W-plastia (M-plastia inversa) pode ser usada para garantir que o reparo não ultrapasse o sulco mental. Os dois ápices da W-plastia são orientados para longe da borda do vermelhão e os ângulos não devem exceder 30 graus.[23,34] A excisão do tecido remanescente no local da ferida que se estende em direção ao sulco gengival é removida para produzir um defeito em forma de V de espessura total. Embora o descolamento seja frequentemente limitado nesse reparo, ainda é importante estar ciente do nervo mental, pois ele fornece inervação para o lábio inferior e diversas variações de ramificação foram caracterizadas.[35] É prudente conscientizar os pacientes sobre o risco de hipoestesia do lábio inferior para defeitos nessa área, especialmente defeitos mais profundos.

O reparo é transmural e precisa ser fechado em camadas. A reaproximação cuidadosa das diferentes camadas é importante para a função e a estética. A artéria labial pode ser ligada ou cauterizada e, em seguida, fechar cada camada de dentro para fora, começando com a mucosa, depois o músculo, o tecido subcutâneo e, por fim, a camada cuticular. O alinhamento meticuloso da borda do vermelhão e a boa eversão do lábio cutâneo são requisitos cosméticos.

Retalhos de Avanço Unilaterais ou Bilaterais

Essa é uma excelente opção de fechamento para defeitos de espessura parcial mais profundos ou defeitos de espessura total. A abordagem de retalho unilateral é adequada para defeitos pequenos. Para defeitos na área central e dependendo do tamanho da abertura oral, os retalhos de avanço bilateral podem ser usados para defeitos maiores que um terço do tamanho do lábio. A área é convertida em um defeito retangular de espessura total para facilitar o fechamento com a base do retângulo no nível da prega mental (▶ Fig. 6.22). O desenho é então realizado inferiormente em uma linha arciforme bilateralmente no sulco mental. Embora um método de escada ao longo da prega mental também seja uma opção para permitir o avanço dos retalhos,[36] seguir a curva da prega mental e as orelhas de cachorro conforme necessário proporciona uma forma fácil e elegante de avanço do retalho e uma estética aceitável para defeitos menores. O fechamento é em de forma transmural, garantindo boa aproximação da borda muscular e vermelhão.

Os retalhos de avanço bilateral de espessura parcial também podem ser realizados para defeitos de profundidade modesta. Esses retalhos são projetados em ambos os lados do defeito primário com as linhas de incisão na borda do vermelhão e na dobra mental.[22] Se o defeito for corrigido, a cor, a textura, a espessura e a densidade do cabelo são excelentes. Além disso, o forte suporte vascular fornecido pelas artérias labiais permite a rápida cicatrização da ferida e uma excelente estética. Da mesma forma, quando adequadamente projetado, há um risco significativamente menor de hipoestesia e disfunção esfincteriana em comparação com outras técnicas de reconstrução. Esse reparo também foi descrito em defeitos somente no vermelhão com bom sucesso.[37]

Esse retalho de avanço bilateral utiliza tecido de ambos os lados do defeito. O descolamento extenso dos aspectos laterais e das bordas superior e inferior é necessário para uma aproximação sem tensão. O plano de descolamento deve ser superior ao músculo orbicular para garantir a função contínua do esfíncter. O descolamento através da musculatura e da mucosa pode levar a infecção tardia, hematoma e necrose. É importante garantir que a frouxidão tecidual suficiente seja recrutada com cada retalho, caso contrário, há a possibilidade de aumento da altura do vermelhão e do lábio cutâneo, bem como de necrose da ponta distal do retalho por excesso de tensão.

Os triângulos de Burow são frequentemente necessários nas bordas distais dos retalhos, embora sejam particularmente

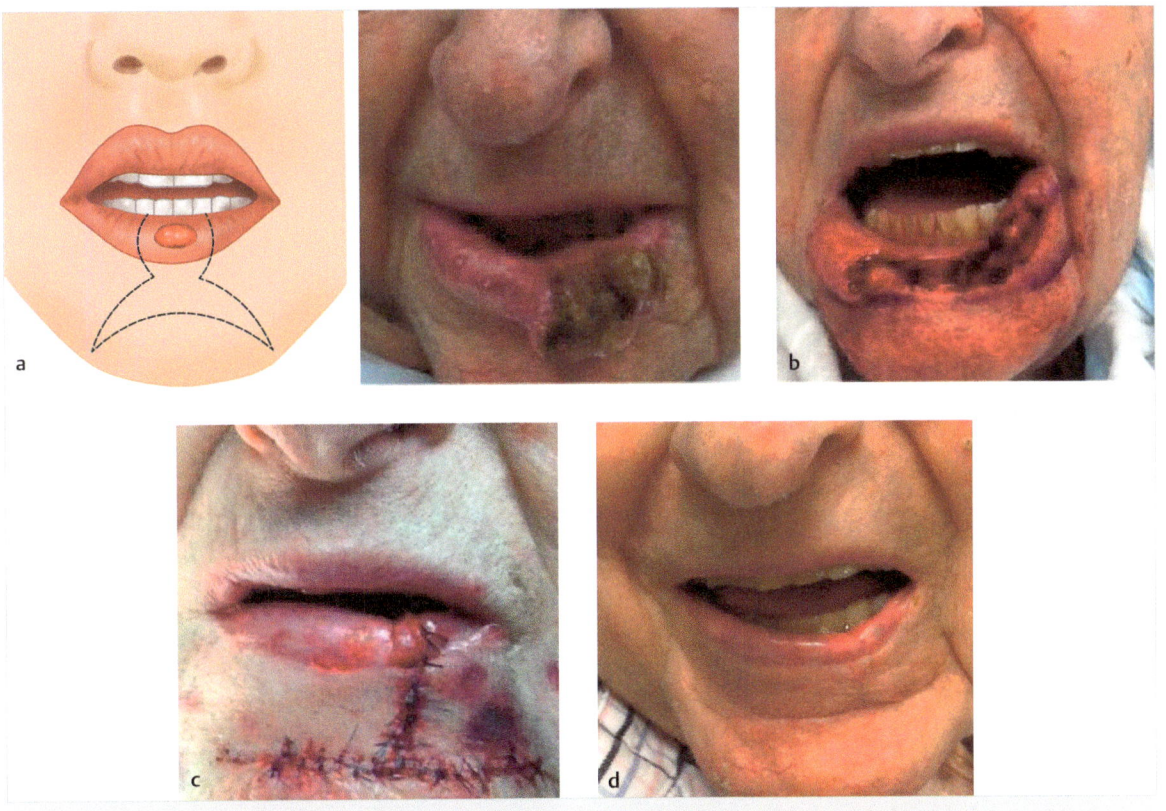

Fig. 6.22 (a) Desenho esquemático mostrando os triângulos de Burow seguindo a prega mental. **(b)** Carcinoma espinocelular (CEC) grande do lábio inferior lateral. **(c)** Esquadrinhamento do defeito após a conclusão do procedimento de Mohs. **(c)** Fechamento. **(d)** Vista pós-operatória em 2 meses. (Fotografia cortesia do Dr. David H. Ciocon.)

adequados para os lábios centrais superiores e inferiores. As linhas cirúrgicas em ângulo distal podem ficar bem escondidas ao longo da curvatura das comissuras e da prega labiomental nos defeitos do lábio inferior. Esse reparo também pode ser combinado com avanço da mucosa ou menor rotação da mucosa se o vermelhão estiver envolvido. Isso garantirá que as subunidades permaneçam separadas.[25]

Nos defeitos do lábio inferior, as linhas cirúrgicas laterais podem ser ocultadas no sulco labiomental. A linha central do retalho em forma de "H" pode ser uma fonte de má cosmese, especialmente se estiver sob alta tensão; dissecção adequada e a boa eversão da pele no fechamento ajudarão a melhorar a cosmese. As cicatrizes subsequentes ficarão bem escondidas dentro dos limites cosméticos naturais. Se o retalho não for projetado adequadamente sobre o vermelhão, o resultado será desfavorável e poderá exigir revisões da cicatriz. As Z-plastias são particularmente eficazes nessas circunstâncias.

Retalho de Avanço em V-Y (Retalho Pediculado em Ilha)

Esse é um retalho versátil, pois pode ser usado tanto no lábio cutâneo superior quanto no inferior. Semelhante ao lábio superior, o *design* envolve uma proporção aproximada de 3:1 do retalho em relação ao tamanho do defeito, e a sutura principal fica no ponto do V (ou ilha) com as forças se estendendo horizontalmente. Essa sutura é especialmente importante para o lábio inferior, pois ajudará a apoiar o retalho e a neutralizar a tração gravitacional para baixo. O descolamento do retalho, ao mesmo tempo em que mantém um pedículo muscular central, permitirá um bom movimento e vascularização do retalho. O descolamento da pele ao redor também deve ser realizado para reduzir afundamentos. Uma boa eversão cuticular, conforme mencionado anteriormente, melhorará a estética em longo prazo.

Se a mucosa estiver envolvida nesse defeito, deve ser realizada uma rotação da mucosa ou um retalho de avanço para respeitar as subunidades. O retalho de mucosa deve ser trazido para fora após o descolamento para encontrar a nova borda do vermelhão e fixado no lugar com suturas cuticulares macias. O reparo pode ser um retalho de avanço completo com vermelhionectomia para defeitos maiores ou um retalho rotacional, dependendo do tamanho e da localização do defeito.

Como benefício adicional, o reparo da mucosa também pode fornecer tração na direção oposta para aliviar a tração para baixo do retalho em V-Y (▶ Fig. 6.23). Bocchi et al. relataram excelentes resultados com esse retalho em sua coorte.[38]

Mais de Um Terço de Envolvimento Labial ou Envolvimento da Comissura

Retalho de Karapandzic

O retalho de Karapandzic é um retalho de rotação-avanço circunferencial de espessura total modificado, descrito pela primeira vez em 1857 por von Bruns.[39] O retalho foi projetado como uma rotação e um avanço para se mover ao redor da comissura. A modificação feita por Karapandzic em 1974 melhorou a versão original, mantendo a inervação. O retalho foi projetado para garantir a preservação das estruturas neurovasculares e manter a função do esfíncter.[40] Ele é classicamente usado na reconstrução de defeitos de espessura total dos lábios inferiores, pois os defeitos do lábio superior que não estão localizados centralmente geralmente não são adequados para esse reparo devido à distorção do filtro. Esse método é confiável para defeitos que envolvam até dois terços do lábio inferior. Outros pesquisadores relataram sucesso com defeitos de até 80%.[41,42]

Para defeitos no lábio inferior, o retalho é criado por incisões circunorais paralelas à margem livre dos lábios ao longo dos sulcos mentoniano e melolabial. As incisões devem terminar perto da projeção lateral da asa nasal. Ao projetar os dois retalhos circunorais, é importante manter a simetria tanto quanto possível, dada a variação de simetria nos sulcos melolabiais. A próxima etapa, conforme descrito por Karapandzic, envolve incisões de espessura parcial feitas no subcutâneo para facilitar a dissecção e a identificação do pedículo neurovascular. As fibras musculares periféricas são dissecadas e preservadas e, em seguida, apenas divididas e reposicionadas conforme necessário para o avanço do retalho. Todo cuidado é tomado para evitar a incisão da mucosa, a menos que seja necessário. O retalho é então avançado até o defeito e suturado

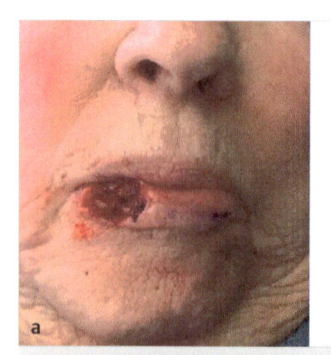

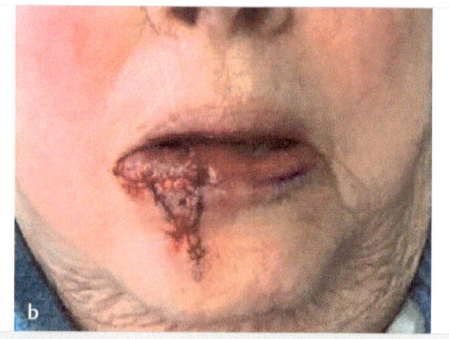

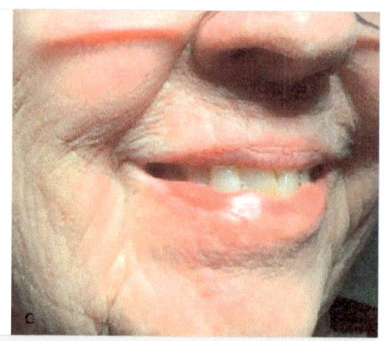

Fig. 6.23 Retalho de avanço em V-Y (retalho pediculado em ilha) e retalho de rotação da mucosa. **(a)** Defeito de Mohs após a remoção do carcinoma espinocelular (CEC). **(b)** Retalho de avanço em V-Y com retalho de rotação da mucosa garantindo um bom realinhamento com a borda do vermelhão. **(c)** Vista pós-operatória em 10 semanas.

no lugar com cuidado especial para garantir que cada camada seja suturada no lugar. O não alinhamento adequado das abas pode resultar em uma aparência distorcida e de palhaço.[43]

O retalho de Karapandzic é um procedimento de um estágio que pode reconstruir de forma confiável grandes defeitos do lábio inferior. A hipoestesia e a perda da função esfincteriana, que afetam outros retalhos maiores, são observadas com menos frequência. Há algum embotamento das comissuras, mas, diferentemente do retalho de Estlander, a comissuroplastia raramente é indicada.[44]

Plastia em Escada/Escadaria

A plastia em escada ou escadaria foi descrita pela primeira vez por Johanson e é utilizada para defeitos de até dois terços do lábio inferior.[45] Esse retalho é um retalho de avanço modificado que utiliza várias incisões pequenas em forma de escada. O defeito é convertido em espessura total com um formato retangular e margens livres. As incisões curtas ou "degraus" são direcionadas horizontalmente e, em seguida, verticalmente para baixo em um ângulo geral de 45 graus, afastando-se das bordas quadradas do defeito. As etapas individuais são progressivamente menores do que a última, afastando-se do defeito. Os degraus individuais do retalho são incisados em toda a espessura no mesmo nível do defeito convertido. O retalho é avançado horizontalmente e a mucosa, o subcutâneo e o músculo são suturados no lugar. Na prática, são necessários de dois a quatro degraus para que haja frouxidão suficiente para a aproximação do tecido. Para lesões centrais maiores, pode ser utilizado um retalho em escada bilateral, enquanto um único conjunto de degraus é suficiente para defeitos laterais com menos de 2 cm. Embora classicamente considerado um reparo para o lábio inferior, Dado e Angelats mostraram que a técnica também pode ser utilizada em defeitos do lábio superior.[46]

Há uma versão modificada da técnica de Johanson criada por Kuttenberger e Hardt que não envolve incisões de espessura total no lábio inferior.[47] A principal diferença nessa modificação está no fato de que o retalho é dissecado acima do músculo orbicular e do músculo depressor dos lábios inferiores, deixando a musculatura intacta. Essa modificação elimina o risco de possível disfunção do esfíncter e do depressor que pode ocorrer com a reconstrução clássica.

Semelhante a uma zetaplastia, a forma gradual do retalho alonga a ferida, evitando a contratura. Além disso, o retalho não resulta em uma abertura diminuída da cavidade oral, o que é uma possível desvantagem de muitos reparos para grandes defeitos dos lábios. Quando oculto no sulco mental, o resultado cosmético é geralmente excelente.

Retalho em Leque de Gilles (*Gilles Fan Flap*)

Descrito pela primeira vez em 1957 por Gillies e Millard, esse retalho é um tipo de retalho em leque ou rotacional que pode ser usado tanto em defeitos do lábio superior quanto do inferior,[22,47,48] mas é mais comumente usado em defeitos do lábio inferior. Semelhante ao retalho em escada, ele pode ser modificado para defeitos laterais ou centrais com mobilidade tecidual unilateral e bilateral. O retalho utiliza o reservatório de tecido da bochecha e dos lábios para preencher o defeito. O defeito é convertido em espessura total e em forma de quadrado com margens livres. Uma incisão radial de espessura total é então feita no lábio contralateral em direção ao sulco nasolabial e depois direcionada para o sulco labiomental. O retalho é então rodado para dentro do defeito e suturado no lugar. Assim como em outros retalhos de espessura total, deve-se tomar cuidado especial para garantir que cada camada do retalho do doador seja suturada adequadamente no local receptor, especialmente para manter algum grau de função muscular simultânea.

A principal vantagem desse retalho é que ele é um procedimento de estágio único que pode reparar grandes defeitos do lábio. Há possíveis desvantagens nessa técnica, principalmente a diminuição da abertura oral e a formação de uma comissura arredondada. Em retalhos com base bilateral, há perda completa da comissura oral em ambos os lados. Embora o reparo seja feito em um único estágio, muitas vezes o paciente precisa retornar para uma revisão da cicatriz para melhorar a aparência da comissura. Por fim, frequentemente é observado afundamento das bochechas, bem como a diminuição da função do músculo orbicular rotacionado e a diminuição da sensibilidade.

Retalho Hemi-Bernard

Esse retalho é uma versão unilateral do retalho bilateral de Bernard-Burow e não altera a continuidade do músculo orbicular ou a relação modíolo-comissura. Esse retalho é melhor para um defeito lateral do lábio inferior em que a microstomia pode ser uma preocupação com reparos mais comumente usados. Ele combina um retalho de bochecha de avanço unilateral com o avanço do lábio inferior contralateral remanescente, preservando o músculo orbicular e o nervo mental. Ao preservar essas duas estruturas, a função e a sensação são poupadas.

O desenho envolve uma incisão ao longo da borda do vermelhão, curvando-se lateralmente ao redor da comissura oral até a linha nasolabial. A incisão contralateral corre lateralmente ao longo do sulco masculino, seguindo a curva natural. O tecido redundante é excisado ao longo do sulco nasolabial e da comissura e, bilateralmente, ao longo dos arcos do sulco mental. Os dois retalhos são deslizados juntos, garantindo a reaproximação transmural e o bom realinhamento da borda do vermelhão.[32]

6.5 Somente Envolvimento do Vermelhão

6.5.1 Menos de Um Terço do Comprimento do Lábio

Retalho de Rotação da Mucosa

Pequenos retalhos de rotação são bons para o vermelhão do lábio lateral, onde o defeito não cruza a borda do vermelhão. É melhor alargar o defeito conforme necessário para se estender até a borda do vermelhão, permitindo assim que o retalho siga a subunidade cósmica. O retalho é incisado estendendo-se em direção ao sulco gengival e o descolamento é realizado acima do músculo e abaixo das glândulas. O retalho é então rodado (geralmente em torno da comissura oral) e levantado para fora para ficar alinhado com a borda do vermelhão. Um pequeno retalho de avanço na direção medial pode ajudar a fornecer menos tensão no retalho rotacional, ao mesmo tempo que permite um pequeno afinamento do tecido subcutâneo medialmente para melhor contorno labial e transição ao longo do lábio vermelho. Depois de garantir uma boa aproximação da borda vermelhão, os retalhos são suturados apenas com suturas cuticulares (▶ Fig. 6.24).

Retalho de Avanço O-T

O retalho de rotação da mucosa tem *design* semelhante ao retalho de avanço O-T no vermelhão do lábio superior. Esse retalho é excepcionalmente útil para lábios inferiores mais cheios e pode ser usado para defeitos um pouco maiores do que um terço do lábio inferior, pois há movimento adequado do retalho com bom descolamento do vermelhão do lábio e da mucosa. O descolamento é feito acima do músculo e abaixo das glândulas. Os triângulos de Burow não são necessários, pois a diferença pode ser distribuída ao longo da borda do vermelhão. Não são necessárias suturas subcutâneas, pois as suturas macias cuticulares serão suficientes[49] (▶ Fig. 6.25).

6.5.2 Maior que Um Terço do Comprimento do Lábio

Retalho de Avanço da Mucosa

O avanço da mucosa é uma excelente opção para lesões de vermelhão maiores que um terço do comprimento do lábio e também pode ser usado se apenas 1 a 2 mm do lábio cutâneo estiver envolvido. O desenho é semelhante aos retalhos de avanço mucoso e retalho em asa de gaivota do lábio superior; no entanto, é considerado mais simples, pois não é necessário recriar o arco de Cupido. É necessária uma vermelhionectomia dos triângulos de Burow bilaterais para garantir um lábio inferior com contorno. O retalho é criado por meio do descolamento para dentro em direção ao sulco, abaixo das glândulas e acima do músculo.[25] A quantidade de descolamento é determinada pela largura do defeito, pois defeitos mais estreitos podem exigir apenas um descolamento mínimo e não se estender até o sulco. Esse retalho cria um vermelhão e uma borda de vermelhão totalmente novos à medida que a mucosa é trazida para fora e suturada no lugar. A sutura-chave é colocada no meio do lábio, conectando a mucosa ao lábio cutâneo, e suturas subsequentes são colocadas em um lado da sutura-chave e depois no outro, trabalhando para frente e para trás até a conclusão. (▶ Fig. 6.26).

Uma desvantagem desse retalho é que, nos homens, ele pode eliminar a pequena área de 2 a 3 mm entre a borda

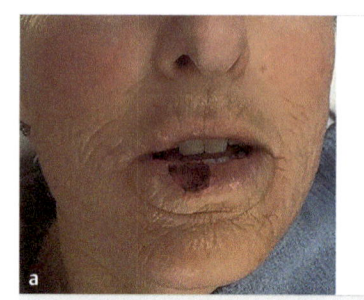

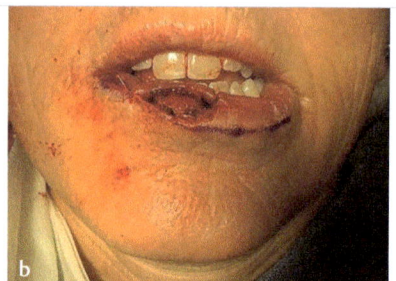

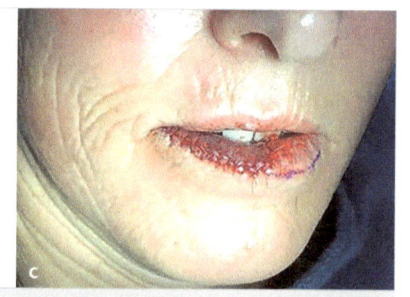

Fig. 6.24 Retalho de rotação da mucosa após procedimento de Mohs. **(a)** Defeito de Mohs envolvendo apenas o vermelhão do lábio. **(b)** Retalho rotacional da mucosa com a primeira sutura no meio do retalho ao longo da borda do vermelhão. **(c)** Reparo completo.

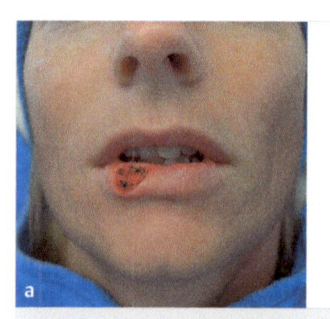

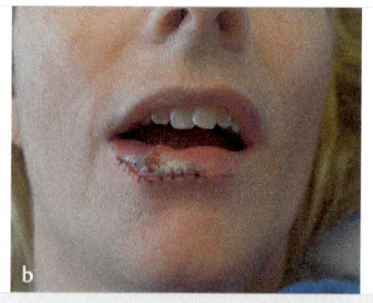

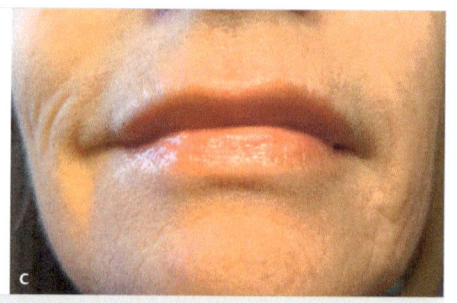

Fig. 6.25 (a) Defeito de Mohs no vermelhão do lábio. **(b)** Retalho de avanço O-T com bom alinhamento da borda do vermelhão e sem necessidade de triângulos de Burow. **(c)** Vista pós-operatória em 6 meses.

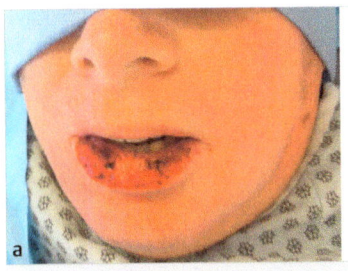

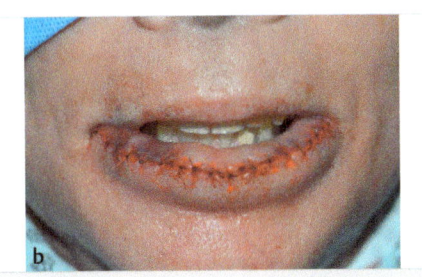

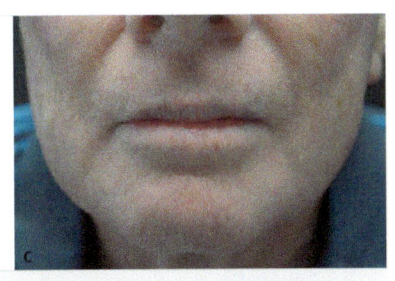

Fig. 6.26 (a) Defeito de Mohs após a remoção de carcinoma espinocelular (CEC) extenso. **(b)** Retalho de avanço da mucosa com descolamento para o sulco e uso de suturas crômicas. **(c)** Vista pós-operatória em 12 meses.

do vermelhão e o início da linha da barba. Pode ser desconcertante ter pelos de barba rígidos próximos ao lábio. Outra desvantagem desse retalho é a tração para dentro do lábio inferior, reduzindo assim a aparência cosmética de um lábio cheio. Os pacientes também devem ser informados de que esse retalho exigirá o uso de hidratantes por muitos meses até que a mucosa se queratinize.

Referências

[1] Sanniec KJ, Carboy JA, Thornton JF. Simplifying lip reconstruction: an algorithmic approach. Semin Plast Surg. 2018; 32(2):69–74

[2] Jacono AA. A new classification of lip zones to customize injectable lip augmentation. Arch Facial Plast Surg. 2008; 10(1):25–29

[3] Pepper JP, Baker SR. Local flaps: cheek and lip reconstruction. JAMA Facial Plast Surg. 2013; 15(5):374–382

[4] Rogers CR, Mooney MP, Smith TD, et al. Comparative microanatomy of the orbicularis oris muscle between chimpanzees and humans: evolutionary divergence of lip function. J Anat. 2009; 214(1):36–44

[5] Krunic AL, Weitzul S, Taylor RS. Advanced reconstructive techniques for the lip and perioral area. Dermatol Clin. 2005; 23(1):43–53, v–vi

[6] Tong CCL, Vandegriend ZP, Lee YH, Lawson W. Anatomical basis for lip reconstruction: the role of the modiolus. Ann Plast Surg. 2019; 82(5):565–569

[7] Bolognia JL, Jorizzo JL, Schaffer JV. Dermatology. 3rd ed. Amsterdam: Elsevier Saunders; 2012

[8] Lee SH, Lee HJ, Kim YS, Kim HJ, Hu KS. What is the difference between the inferior labial artery and the horizontal labiomental artery? Surg Radiol Anat. 2015; 37(8):947–953

[9] Lee SH, Lee M, Kim HJ. Anatomy-based image processing analysis of the running pattern of the perioral artery for minimally invasive surgery. Br J Oral Maxillofac Surg. 2014; 52(8):688–692

[10] Lee HJ, Won SY, O J, et al. The facial artery: a comprehensive anatomical review. Clin Anat. 2018; 31(1):99–108

[11] Samizadeh S, Pirayesh A, Bertossi D. Anatomical variations in the course of labial arteries: a literature review. Aesthet Surg J. 2019; 39(11):1225–1235

[12] Tulley P, Webb A, Chana JS, et al. Paralysis of the marginal mandibular branch of the facial nerve: treatment options. Br J Plast Surg. 2000;53(5):378–385

[13] Zitelli JA, Brodland DG. A regional approach to reconstruction of the upper lip. J Dermatol Surg Oncol. 1991; 17(2):143–148

[14] Luce EA. Upper lip reconstruction. Plast Reconstr Surg. 2017; 140(5):999–1007

[15] Thornton JF, Harirah MH. Discussion: elegance in upper lip reconstruction. Plast Reconstr Surg. 2019; 143(2):585–588

[16] Yim E, Tinklepaugh AJ, Libby TJ, Ciocon DH. Reconstruction of a deep cutaneous lip defect involving the nasal sill. Dermatol Surg. 2020; 46(1):123–125

[17] Paniker PU, Mellette JR. A simple technique for repair of Cupid's bow. Dermatol Surg. 2003; 29(6):636–640

[18] Baumann D, Robb G. Lip reconstruction. Semin Plast Surg. 2008; 22(4):269–280

[19] Culliford A, IV, Zide B. Technical tips in reconstruction of the upper lip with the Abbé flap. Plast Reconstr Surg. 2008; 122(1):240–243

[20] Godek CP, Weinzweig J, Bartlett SP. Lip reconstruction following Mohs' surgery: the role for composite resection and primary closure. Plast Reconstr Surg. 2000; 106(4):798–804

[21] Wang SQ, Behroozan DS, Goldberg LH. Perialar crescentic advancement flap for upper cutaneous lip defects. Dermatol Surg. 2005; 31(11, Pt 1):1445–1447

[22] Krunic AL, Weitzul S, Taylor RS. Advanced reconstructive techniques for the lip and perioral area. Dermatol Clin. 2005; 23(1):43–53, v–vi

[23] Guanning NL, Desai SC. Lip reconstruction: primary full thickness closure and superficial partial thickness closure. Oper Tech Otolaryngol Head Neck Surg. 2020; 31:2–9

[24] Braun M, Jr, Cook J. The island pedicle flap. Dermatol Surg. 2005; 31(8, Pt 2):995–1005

[25] Goldman GD, Dzubow LM, Yelverton CB. 2013

[26] Griffin GR, Weber S, Baker SR. Outcomes following V-Y advancement flap reconstruction of large upper lip defects. Arch Facial Plast Surg. 2012; 14(3):193–197

[27] Estlander JA. Methode d'autoplastie de la joue ou d'une levre par un lambeau emprunte a l'autre levre. Rev Mens Med Chir. 1877; 1:344

[28] Baker SR, Swanson NA. Local Flaps in Facial Reconstruction. St. Louis, MO: Mosby; 1995

[29] Songco JAP, Routt E, Vinelli G, Ciocon D. Reconstruction of a fullthickness defect of the left upper lip, cheek, and oral commissure. Dermatol Surg. 2021; 47(12):e220-e223

[30] Soliman S, Hatef DA, Hollier LH, Jr, Thornton JF. The rationale for direct linear closure of facial Mohs' defects. Plast Reconstr Surg. 2011; 127(1):142–149

[31] Pelly AD, Tan EP. Lower lip reconstruction. Br J Plast Surg. 1981; 34(1):83–86

[32] Boukovalas S, Boson AL, Hays JP, Malone CH, Cole EL, Wagner RF, Jr. A systematic review of lower lip anatomy, mechanics of local flaps, and special considerations for lower lip reconstruction. J Drugs Dermatol. 2017; 16(12):1254–1261

[33] Barry RB, McKenzie J, Berg D, Langtry JA. Direct primary closure without undermining in the repair of vermilionectomy defects of the lower lip. Br J Dermatol. 2012; 167(5):1092–1097

[34] McCarn KE, Park SS. Lip reconstruction. Otolaryngol Clin North Am. 2007; 40(2):361–380

[35] Alsaad K, Lee TC, McCartan B. An anatomical study of the cutaneous branches of the mental nerve. Int J Oral Maxillofac Surg. 2003; 32(3):325–333

[36] Ebrahimi A, Kalantar Motamedi MH, Ebrahimi A, Kazemi M, Shams A, Hashemzadeh H. Lip reconstruction after tumor ablation. World J Plast Surg. 2016; 5(1):15–25

[37] Ohtsuka H, Nakaoka H. Bilateral vermilion flaps for lower lip repair. Plast Reconstr Surg. 1990; 85(3):453–456

[38] Bocchi A, Baccarani A, Bianco G, Castagnetti F, Papadia F. Double V-Y advancement flap in the management of lower lip reconstruction. Ann Plast Surg. 2003; 51(2):205–209

[39] von Bruns V. Chirurgischer Atlas: Bildliche Darstellung der chirurgischen Krankheiten und der zu ihrer Heilung erforderlichen Instrumente, Bandagen und Operationen, II Abt, Kau- und Geschmaks-Organ. Tubingen: Luupp; 1857/1860

[40] Karapandzic M. Reconstruction of lip defects by local arterial flaps. Br J Plast Surg. 1974; 27(1):93–97

[41] Neligan PC. Cheek and lip reconstruction. In: Neligan PC, ed. Plastic surgery. Vol. 6. 3rd ed. London: Elsevier Saunders; 2013:254–277

[42] Neligan PC. Strategies in lip reconstruction. Clin Plast Surg. 2009; 36(3):477–485

[43] Renner GJ. Reconstruction of the lips. In: Baker SR, ed. Local Flaps in Facial Reconstruction. 3rd ed. Philadelphia, PA: Saunders; 2014:481–529

[44] Anvar BA, Evans BCD, Evans GRD. Lip reconstruction. Plast Reconstr Surg. 2007; 120(4):57e–64e

[45] Johanson B, Aspelund E, Breine U, Holmström H. Surgical treatment of non-traumatic lower lip lesions with special reference to the step technique. A follow-up on 149 patients. Scand J Plast Reconstr Surg.1974; 8(3):232–240

[46] Dado DV, Angelats J. Upper and lower lip reconstruction using the step technique. Ann Plast Surg. 1985; 15(3):204–211

[47] Kuttenberger JJ, Hardt N. Results of a modified staircase technique for reconstruction of the lower lip. J Craniomaxillofac Surg. 1997; 25(5):239–244

[48] Gillies H, Millard DR. The Principles and art of Plastic Surgery. Vol. 2. Boston, MA: Little, Brown, & Co.; 1957

[49] Hirokawa D, Samie FH. Lip reconstruction with a mucosal A-to-T flap, revisited. Dermatol Surg. 2014; 40(6):696–698

7 Reconstrução da Unidade Mental

Thomas K. Barlow ▪ Arjun Dayal ▪ Vineet Mishra

Resumo

O queixo é uma característica facial fundamental e uma das partes mais proeminentes da anatomia facial. Embora sirva como base óssea para a face e local de fixação muscular, acredita-se que grande parte de sua função seja estética. Durante séculos, um queixo forte foi associado à força, ao poder e à confiança e, até hoje, continua sendo uma das estruturas mais importantes na avaliação da estética facial. O olhar de um observador normalmente se concentra nos olhos e na parte central do rosto, especialmente em uma conversa. No entanto, qualquer desfiguração visível do queixo pode quebrar esse contato visual, criando olhares desconfortáveis para baixo. No perfil, um queixo jovem e atraente forma uma curva suave, equilibrando a proeminência da testa e do nariz e definindo nitidamente a borda da área submental e do pescoço. Devido ao seu papel proeminente na estética facial, é importante reconstruir cuidadosamente o queixo após a cirurgia de pele.

Palavras-chave: reconstrução do queixo, unidade submental, queixo central, queixo lateral, retalho O-T, retalho de dupla rotação

7.1 Anatomia

O formato do queixo é definido pela protuberância mental da mandíbula. A forma é refinada pelo músculo acima do osso, por uma camada de tecido subcutâneo e pela pele, que é mais espessa aqui do que em qualquer outra área da face.[1] A pele do queixo tem inserção direta do músculo mentoniano, o que permite movimentos e expressões complexos.[2] A superfície do queixo é principalmente convexa, com uma área plana ou côncava perto da junção com o lábio inferior. Devido à sua convexidade, a cicatrização de feridas por segunda intenção nesse local tende a causar irregularidades de contorno inestéticas com cicatrizes deprimidas ou hipertróficas.[3,4]

O queixo é definido superior e lateralmente pelo sulco labial e inferiormente pelo sulco submentoniano-cervical (▶ Fig. 7.1).[5] Esses sulcos proporcionam uma ocultação razoável das linhas de cicatriz. Com o envelhecimento facial, os pacientes também desenvolvem linhas melomentais ou de "marionete", que delineiam o queixo das bochechas e, também, podem servir como dobras para a ocultação da cicatriz. No entanto, há uma variabilidade significativa na localização e na presença dessas dobras na parte inferior da face, o que torna o planejamento antecipado da reconstrução nessa área um desafio.[6]

A pele do queixo tende a ser espessa, oleosa e dinâmica, movendo-se tanto com a mastigação, quanto com a expressão facial. A abertura da boca estica a pele do queixo, exacerbando as cicatrizes apertadas e os déficits de tecido. Os reservatórios locais para a flacidez da pele do queixo incluem as bochechas e a área submental. O recrutamento excessivo de tecidos moles do lábio cutâneo inferior pode causar eclábio e incompetência oral e, portanto, deve ser evitado.[2,7]

A expressão facial no queixo envolve o músculo mental, que se origina das profundezas da protuberância mental e se insere na pele sobrejacente. Ele é útil para transmitir expressões faciais de dúvida e beicinho e também está envolvido na elevação indireta do lábio inferior.[8] Como o músculo mentoniano se liga diretamente à pele, ele é propenso a ser rompido com a dissecção e o rearranjo do tecido. Embora a perda de função do músculo mental seja geralmente aceita pelos pacientes, a assimetria do músculo deve ser evitada. Ao dissecar uma parte do músculo mental, deve-se pensar em dissecá-lo completamente para permitir uma cicatrização simétrica. A assimetria ou discinesia do músculo mental, caso ocorra, pode ser tratada com neuromoduladores.[9]

Logo na superfície do mental encontra-se o depressor labial inferior (DLI), que se origina da mandíbula e se insere na pele do queixo junto com as fibras do orbicular da boca. Como o nome indica, o DLI depressiona o lábio inferior e o move lateralmente. O depressor do ângulo da boca (DAO) também se origina da mandíbula e corre superficialmente ao DLI, que também se insere na pele do queixo e do orbicular da boca e deprime o canto da boca durante o franzimento da testa.[10] O platisma envolve a parte anterior do pescoço, cobre o espaço submentoniano e se insere na mandíbula. Não atinge a porção anterior do queixo, mas sobe mais superiormente na linha lateral da mandíbula, cruzando a mandíbula para se inserir nos músculos das bochechas (▶ Fig. 7.2).[11]

O queixo tem um suprimento sanguíneo robusto, adequado para suportar retalhos aleatórios em muitas configurações. O suprimento primário vem da artéria mental, que é um ramo terminal da artéria maxilar. As artérias mentais pareadas saem do forame mental de cada lado e correm medialmente, formando uma anastomose entre si. O suprimento sanguíneo adicional para a área é fornecido por ramos das artérias labial inferior e labiomentoniana pares (não ilustradas), que seguem medialmente ao longo do queixo e lábio inferior, e inferiormente a partir de contribuições da artéria submental (▶ Fig. 7.3).[12-14]

A inervação motora do músculo mental e dos depressores orais é fornecida pelo ramo mandibular marginal do nervo facial. Esse nervo sai da glândula parótida e segue medial e inferiormente sob o músculo platisma ao longo da mandíbula, cruzando de forma confiável a artéria facial na borda medial do músculo masseter e correndo entre os depressores labiais e o músculo platisma a 2 cm do canto da boca.[5,15,16] Ele é especialmente propenso a lesões perto do meio do corpo

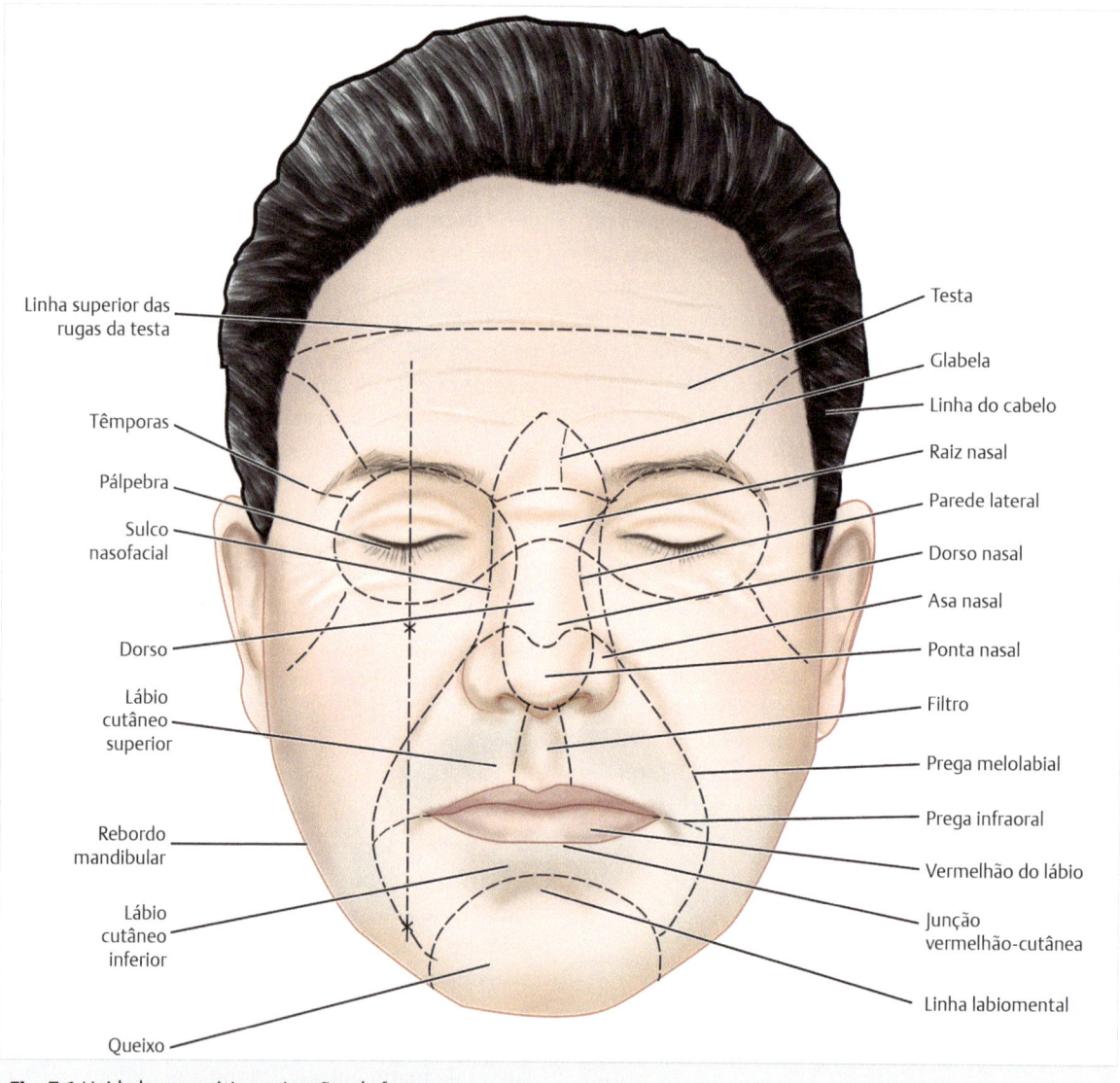

Fig. 7.1 Unidades cosméticas e junções da face.

mandibular, onde a camada de platisma-SMAS sobreposta é com frequência imprevisivelmente fina (▶ Fig. 7.4).[17,18] Além disso, este ramo do nervo facial muitas vezes tem apenas um único ramo após deixar a glândula parótida, aumentando o risco de desnervação completa e paralisia permanente dos músculos-alvo, caso seja acidentalmente transeccionado.[10,15,16] Felizmente, dentro da unidade mental, o nervo mandibular marginal fica profundamente nos depressores labiais, o que torna a lesão nessa área rara.

O nervo mental, um ramo da divisão mandibular (V_3) do nervo trigêmeo, fornece inervação sensorial nessa área. O nervo mentoniano sai da mandíbula junto com a artéria e a veia mentonianas através do forame mentoniano e imediatamente se divide em três ramos: um que fornece sensação ao queixo, e os outros que inervam a pele e as membranas mucosas do lábio inferior, conforme mostrado na ▶ Figura 7.5. Devido à ramificação inicial abaixo do músculo DAO, esse nervo geralmente é lesionado apenas quando o tecido profundo próximo ao forame é manipulado e em procedimentos que expõem a mandíbula.[10,19] No entanto, a lesão desse nervo resulta em dormência ao longo da metade ipsilateral do músculo DAO, lábio inferior e queixo. Os pacientes podem relatar que mordem inadvertidamente o lábio inferior enquanto mastigam e têm dificuldade em manter o alimento na boca após uma lesão no nervo mental.[17]

Um bloqueio intraoral do nervo mental pode ser usado de forma eficaz para procedimentos cirúrgicos maiores na unidade mental. Para isso, primeiro aplica-se um anestésico tópico, como a lidocaína viscosa a 5%, na base do primeiro e segundo dentes pré-molares, adjacente ao forame mental. Posteriormente, uma agulha de calibre 30 é avançada aproximadamente 1 cm pela mucosa em direção ao nervo mental, e entre 1,5 e 3,0 mL de anestésico local são instilados ao nível do periósteo mandibular (▶ Fig. 7.6).[20] Abordagens percutâneas

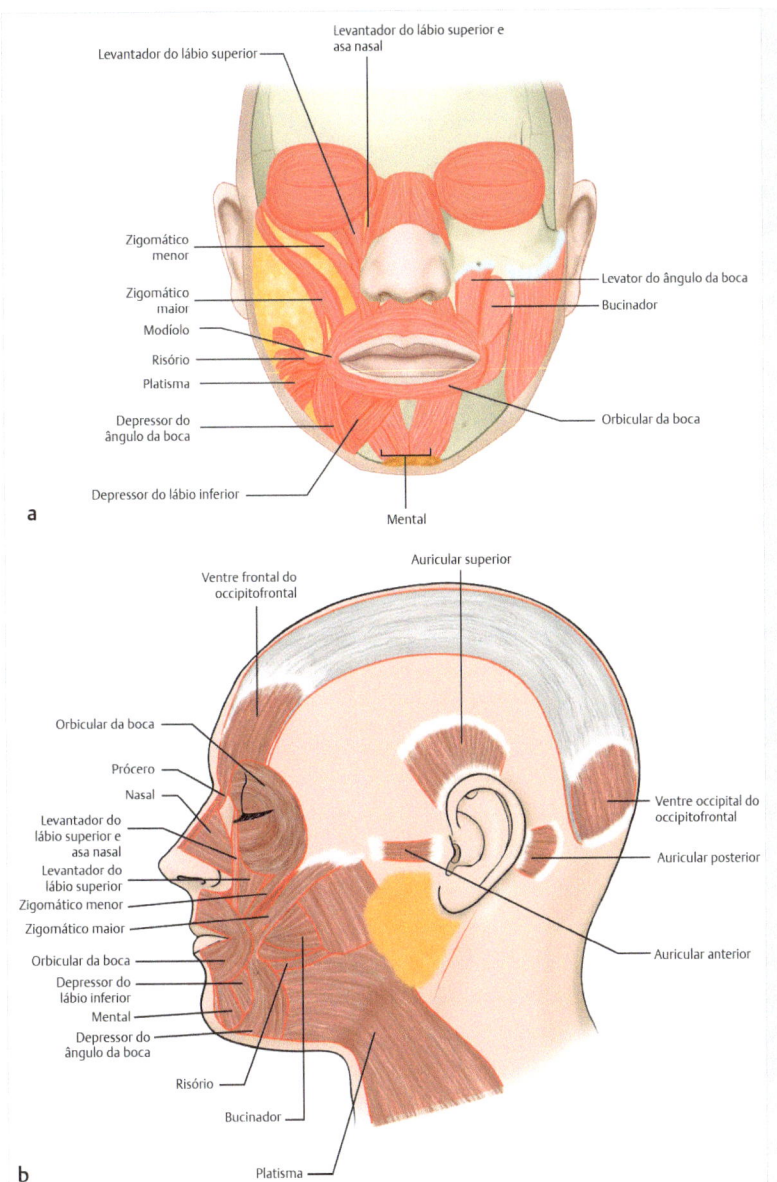

Fig. 7.2 (a, b) Musculatura da parte inferior da face.

também foram descritas, mas foram consideradas mais dolorosas do que abordagens intraorais em um estudo.[21]

7.2 Defeitos e Reparos

Devido à convexidade, ao movimento e à qualidade da pele do queixo, as cicatrizes nesse local cosmeticamente sensíveis podem ser implacáveis. Há pouca frouxidão inerente da pele nessa subunidade devido à aderência dos tecidos moles subjacente à mandíbula. O recrutamento excessivo da pele do lábio inferior para reparos pode levar ao eclábio e à incompetência oral, aumentando ainda mais o desafio da reconstrução da unidade mental.[22] A natureza relativamente espessa e oleosa da pele da subunidade mental faz com que essa área seja desfavorável para reparos com enxerto de pele 7. Cicatrização por segunda intenção, que produz cicatrizes favoráveis quando usadas em áreas côncavas, raramente é usada no queixo, devido à natureza predominantemente convexa da unidade mental.[4] Zitelli descobriu que a cicatrização por segunda intenção nessa área geralmente leva a cicatrizes estreladas e hipertróficas, enquanto outros relatam cicatrizes com sulco deprimido. Becker *et al.* constataram que a cicatrização por segunda intenção de defeitos mais profundos nessa área leva a cicatrizes com contratura.[3]

Os retalhos com formato digitado causam constrição à medida que se contraem, destacando o contorno com um efeito de almofada de alfinetes. Se essa cicatriz se sobrepuser à inserção dérmica do mental, a contração muscular exacerbará a deformidade. Até mesmo o movimento passivo da pele mental ao falar ou comer pode destacar as cicatrizes. Por esses motivos, os reparos devem ser cuidadosamente projetados, tendo em mente as cicatrizes, e os projetos devem

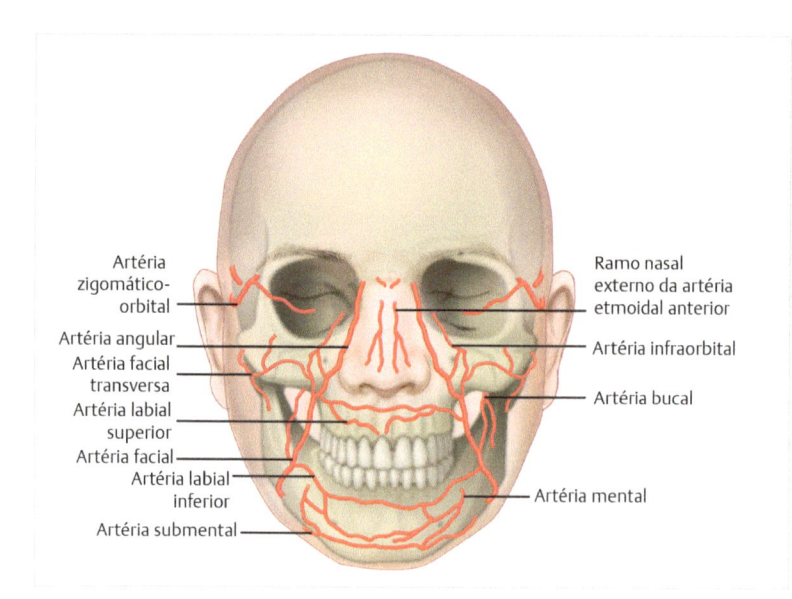

Fig. 7.3 Suprimento vascular para as faces média e inferior.

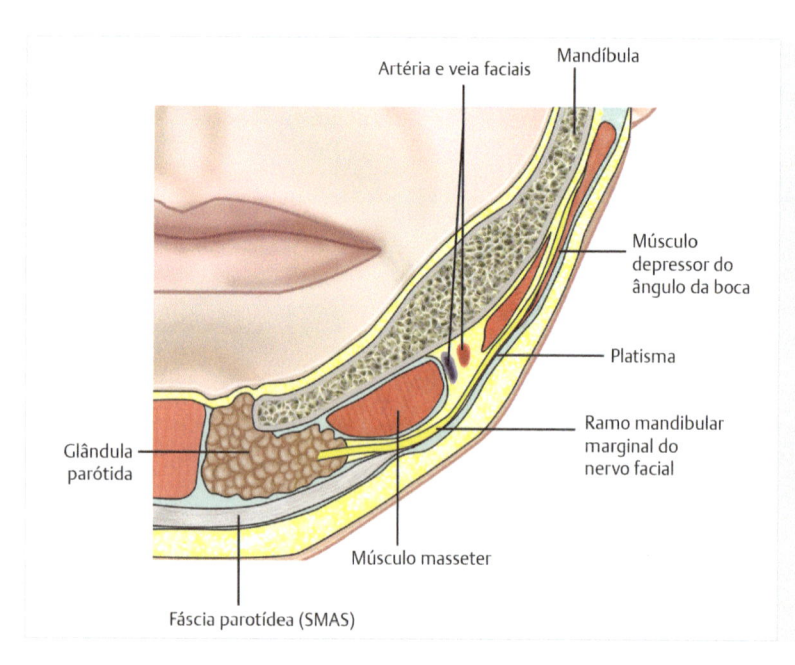

Fig. 7.4 Ilustração mostrando uma seção transversal da hemiface direita no nível da mandíbula. Observe o ramo mandibular marginal do nervo facial localizado superficialmente, coberto apenas por uma fina camada de sistema musculoaponeurótico superficial (SMAS)/músculo platisma, gordura subcutânea e pele nesse nível.

ser reconsiderados se resultarem em uma linha de cicatriz mal posicionada. Ao usar retalhos no queixo, o cirurgião pode considerar o uso da Z-plastia ou do *design* em zigue-zague nas bordas anterior e lateral. Essa estratégia, juntamente com o descolamento adequado, limitará o efeito de almofada de alfinetes que pode resultar da constrição concêntrica com a contração da cicatriz.

Os reparos lineares podem ser razoavelmente projetados ao longo das junções das unidades cosméticas: o sulco labiomental, as linhas melomentais ou de "marionete" e transversalmente na pele submental. Além disso, as cicatrizes geralmente são bem escondidas quando colocadas verticalmente ao longo da linha média, onde a criação ou recapitulação de uma fenda não cria uma característica não natural. Mesmo ao longo dessas linhas favoráveis, as feridas devem ser cuidadosamente evertidas durante o reparo, pois há uma tendência significativa de depressão e contração da cicatriz no queixo.

Consideraremos agora os defeitos dos queixos central, lateral e submental e discutiremos as estratégias de reconstrução e as armadilhas.

7.3 Queixo Central

Embora o cirurgião de Mohs tenha várias técnicas de fechamento disponíveis, muitas vezes um fechamento linear direto permite obter resultados estéticos superiores, minimizando a quantidade de tecido dissecado e evitando complicações como a necrose do retalho.[6,22] Uma revisão retrospectiva das

7.3 Queixo Central

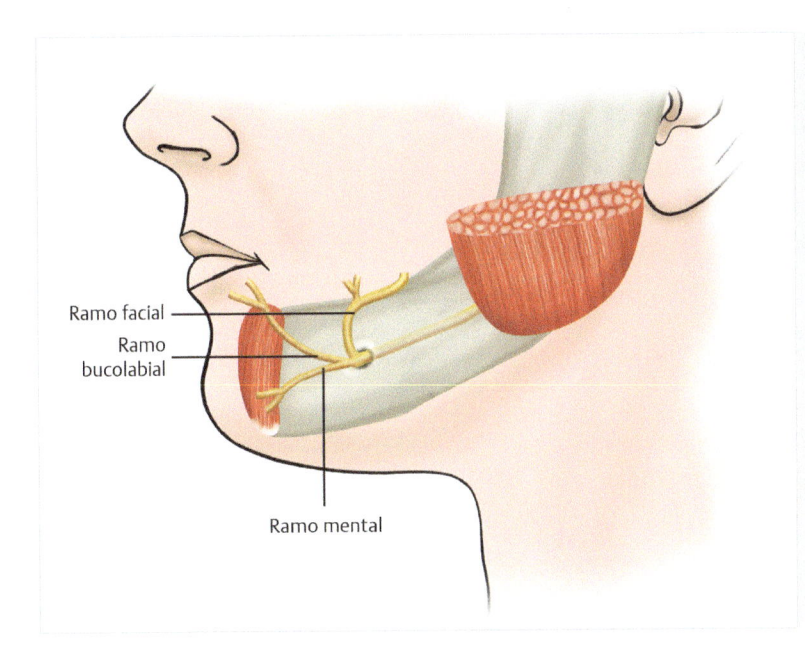

Fig. 7.5 O nervo mental quando emerge do forame mental. Observe a divisão inicial do nervo em ramos vestibular-labial, mental e facial.

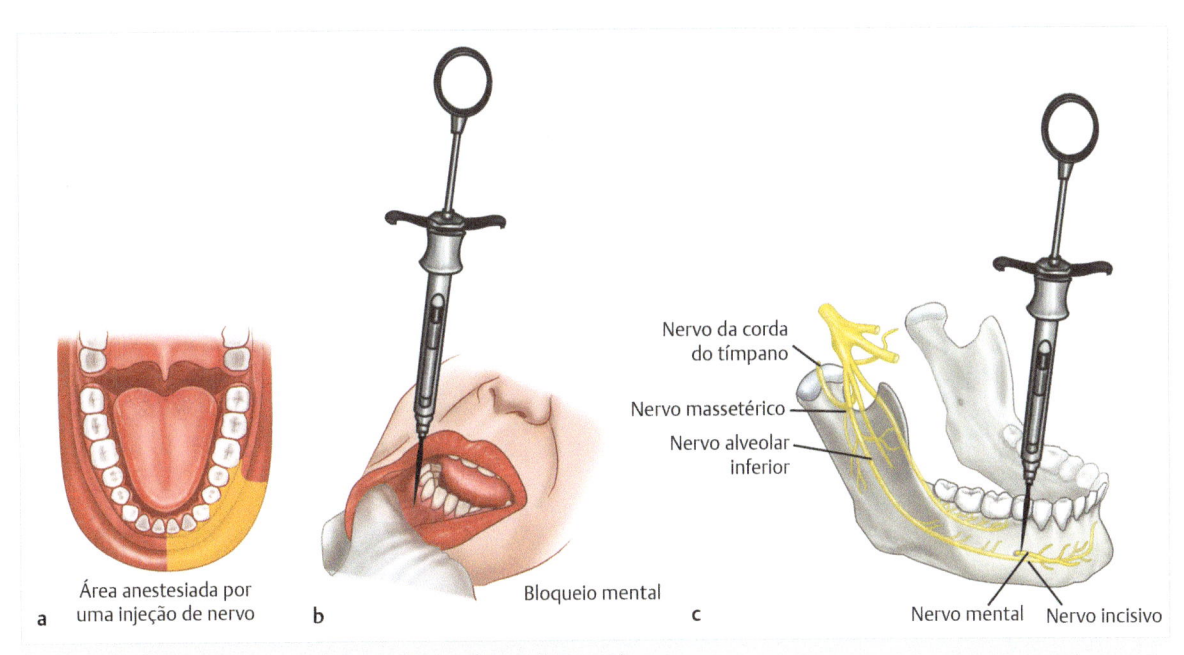

Fig. 7.6 Anatomia e técnica do bloqueio do nervo mental intraoral.

técnicas de reconstrução do queixo empregadas após a excisão de Mohs constatou que defeitos de até 2,2 cm podem ser totalmente fechados com sucesso pelo fechamento linear.[22]

Defeitos pequenos a médios próximos à linha média do queixo podem ser reparados com um fechamento linear orientado verticalmente ao longo da linha média. Muitos pacientes têm uma fenda ou depressão natural na linha média do queixo e, portanto, uma cicatriz sutil ao longo da linha média pode não ser muito visível (▶ Fig. 7.7). Em pacientes sem fissura preexistente, o fechamento deve ser realizado com eversão moderada para minimizar a depressão da cicatriz final, que tende a acontecer nessa área.[1]

Para defeitos que estão um pouco fora da linha média, o cirurgião pode considerar modificar a ferida para que ela fique simétrica na linha média antes do reparo. Os fechamentos também podem ser orientados ao longo das linhas de tensão da pele relaxada circum-oral para reduzir a visibilidade das cicatrizes lineares resultantes.[23] Uma M-plastia pode ser usada para evitar o cruzamento das unidades cosméticas do lábio inferior e do vermelhão com fechamentos verticais.

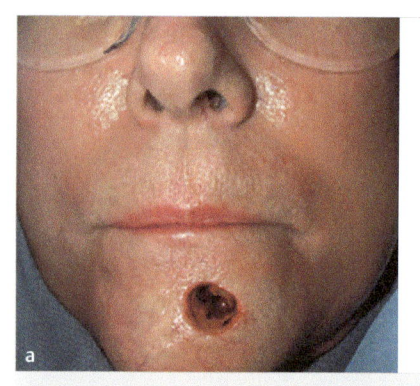

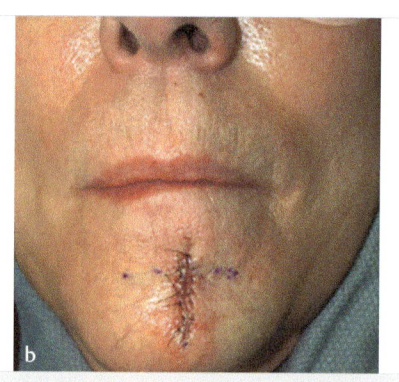

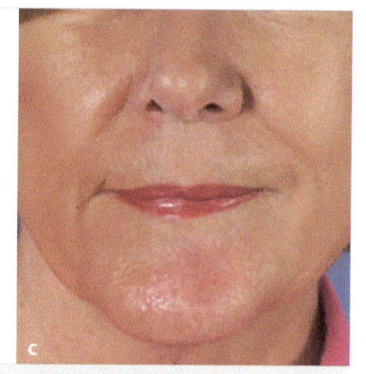

Fig. 7.7 (a-c) Reconstrução de um defeito de Mohs no queixo central com fechamento linear vertical. O defeito foi amplamente dissecado e as orelhas de cachorro foram excisadas antes do fechamento linear vertical. A imagem mais à direita mostra os resultados pós-operatórios de um mês.

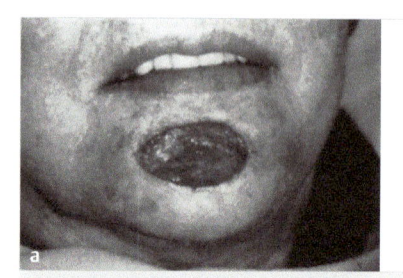

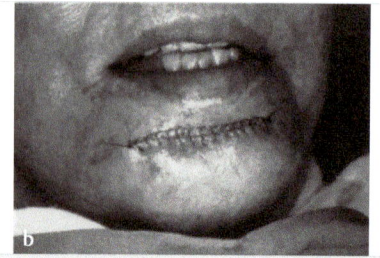

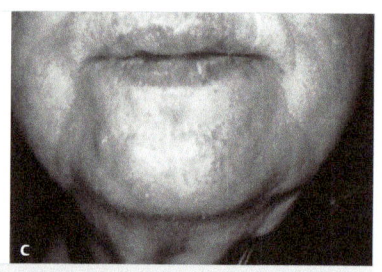

Fig. 7.8 (a-c) Um defeito no queixo central após a excisão de Mohs. O defeito foi fechado com sucesso com um fechamento linear horizontal. A imagem mais à direita mostra os resultados pós-operatórios de 4 meses.

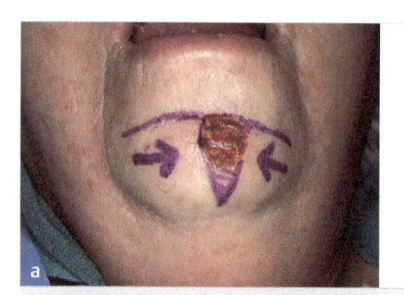

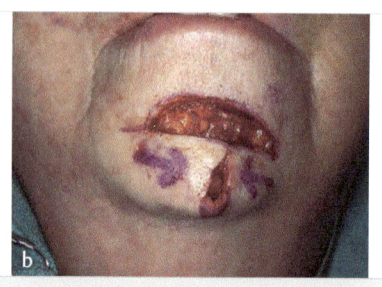

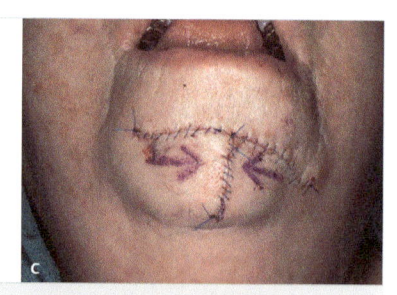

Fig. 7.9 (a-c) Um defeito central no queixo de 1,5 × 1,5 cm é reparado com um retalho de avanço O-T. A direção do avanço do retalho é demonstrada por setas, e a deformidade cutânea triangular elevada prevista é desenhada na imagem **a** e subsequentemente excisada e reparada nas imagens **b** e **c**.

Descolamento amplo no plano subcutâneo pode ser necessário para permitir o fechamento sob tensão mínima.

Pode ser tentador fechar defeitos no queixo central com um fechamento linear horizontal ao longo do sulco labiomental (▶ Fig. 7.8), mas o cirurgião deve avaliar cuidadosamente a tensão com a boca do paciente aberta e fechada para evitar a criação inadvertida de eclábio, incompetência oral e dificuldades com o sorriso, a fala e outros movimentos da boca, especialmente ao reparar defeitos maiores.

Para defeitos centrais maiores no queixo que não podem ser reparados com fechamentos lineares simples, o cirurgião deve considerar o uso de retalhos de avanço O-T e de rotação O-Z. O retalho de avanço O-T é ideal para pequenos defeitos na linha média adjacentes ao sulco labiomental (▶ Fig. 7.9). Uma incisão linear horizontal é feita ao longo do sulco labiomental, e os retalhos bilaterais são dissecados no plano subcutâneo. Os retalhos são então avançados medialmente, rodando em direção um ao outro, para cobrir o defeito, e então são suturados. É criada uma deformidade cutânea vertical inferior elevada pelo avanço do tecido, a qual deve ser ressecada, resultando na linha vertical do reparo final em forma de T. A incisão horizontal é fechada por um avanço inferior mínimo da pele do lábio inferior. Raramente, pequenas deformidades cutâneas elevadas podem surgir ao longo da incisão

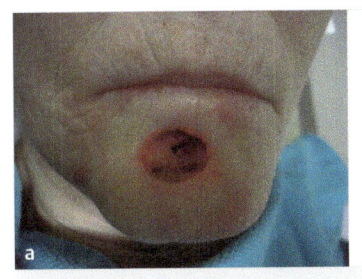

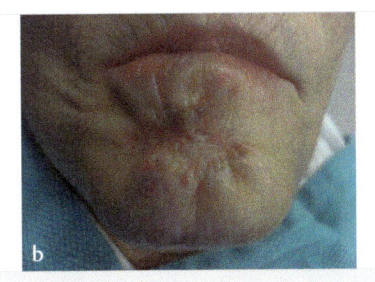

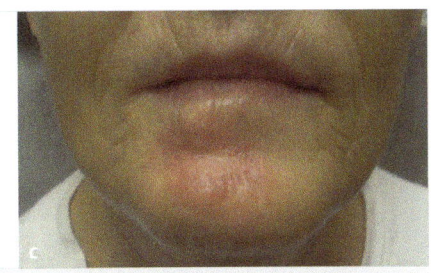

Fig. 7.10 (a-c) Defeito de Mohs oval descentralizado no queixo reparado com retalho de rotação O-Z bilateral. O painel mais à direita mostra os resultados pós-operatórios de 8 semanas.

horizontal. A excisão dessas deformidades, se necessária, deve ser feita ao longo das dobras melomentais.

O retalho de rotação bilateral O-Z, que normalmente é usado em áreas de peles espessa e inelástica (como o tronco), também pode ser usado para reparar defeitos centrais do queixo de tamanho pequeno a médio. Ele é particularmente útil quando o defeito não se alinha bem com a linha média, mas quando ainda há tecido suficiente adjacente ao defeito que pode ser recrutado. Com o descolamento adequado, esse tipo de retalho é bem adequado para o queixo porque resulta em uma cicatriz com segmentos quebrados e angulares, evitando linhas longas e afloramentos digitiformes que se acentuam à medida que a cicatriz se contrai.

Jenkins e Lequeux-Nalovic publicaram uma série de casos de defeitos circulares do queixo de tamanho pequeno a médio (< 4 cm de diâmetro) que foram reparados com os retalhos O-Z com bons resultados estéticos e funcionais (▶ Fig. 7.10).[2] Para executar esse retalho, são feitas incisões curvilíneas nos lados opostos do defeito para que o comprimento de cada retalho seja aproximadamente quatro vezes o raio do defeito original. Cada retalho é criado com um ângulo agudo para minimizar a tensão de fechamento.[24] Os retalhos de pele são elevados por dissecção no plano subcutâneo, e a pele circundante é minada. Cada retalho é criado com um ângulo agudo de *takeoff* para minimizar a tensão de fechamento.[24] Os retalhos de pele são elevados por meio de descolamento no plano subcutâneo, e a pele circundante é descolada, conforme mostrado na ▶ Figura 7.11.[24,25] Observe que a base de cada retalho foi minada para minimizar o pivô

A sutura é feita com o auxílio de uma pinça de fixação e melhora a mobilização. Os retalhos são então girados um em direção ao outro no defeito primário e suturados no lugar. Em seguida, os defeitos secundários são fechados. Podem-se formar redundâncias de cones permanentes perto do ponto de articulação de cada retalho, que podem ser excisadas ou redistribuídas, usando a técnica de sutura "regra das metades".[26,27]

Para defeitos centrais maiores no queixo, pode ser necessário recrutar pele da área submental e do pescoço para o fechamento (▶ Fig. 7.12).[28] Isso pode ser feito com retalhos de transposição, como o retalho bilobado, que transfere a área de tensão máxima de fechamento da ferida para um local consideravelmente distante do defeito primário.

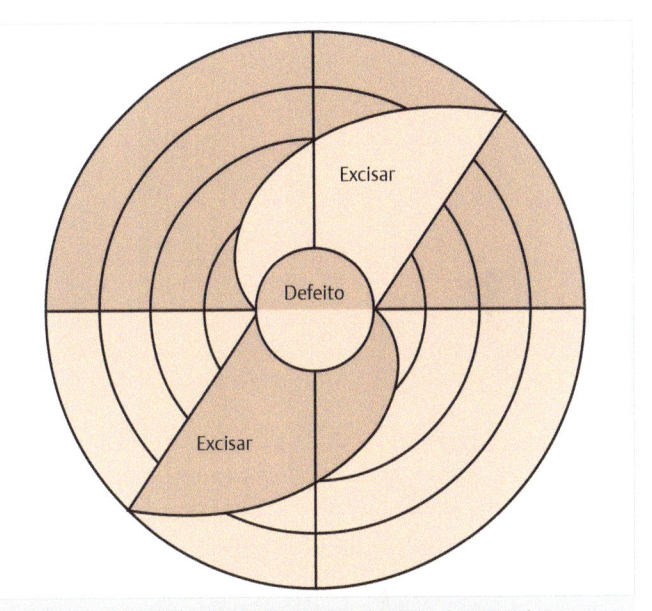

Fig. 7.11 *Design* ideal do retalho para minimizar a tensão de fechamento no retalho de rotação O-Z.

O primeiro lóbulo é adjacente ao defeito primário e normalmente está situado na área submental. Esse lóbulo é orientado a aproximadamente 45 graus do eixo do defeito primário para minimizar o tamanho da deformidade cutânea elevada que se desenvolve com a rotação do lóbulo em torno de seu ponto central com um arco de rotação maior. O primeiro lóbulo é geralmente menor do que o defeito primário, mas o tamanho exato depende da frouxidão da pele adjacente ao defeito, pois é necessário um maior avanço do tecido adjacente quando se usa um lóbulo de tamanho menor. O segundo lóbulo é projetado no pescoço e deve ser adjacente ao primeiro lóbulo e orientado a mais 45 graus do eixo do primeiro lóbulo, sendo assim orientado a 90 a 110 graus do eixo do defeito primário. Devido à maior quantidade de pele disponível para avanço na área submental e no pescoço, o segundo lóbulo é geralmente menor do que o primeiro lóbulo.

Após a conclusão do planejamento, o retalho bilobado é elevado por meio de dissecção no plano subcutâneo profundo (permanecendo acima do platisma), e o tecido circundante é amplamente descolado para facilitar o movimento do retalho.[7,29] Deve-se tomar extremo cuidado para evitar a transecção do ramo marginal mandibular do nervo facial, que é protegido apenas por

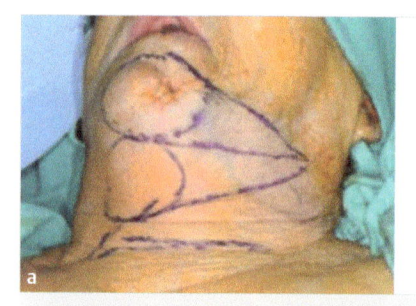

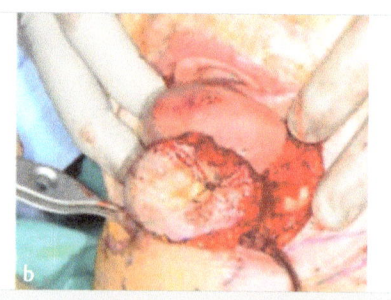

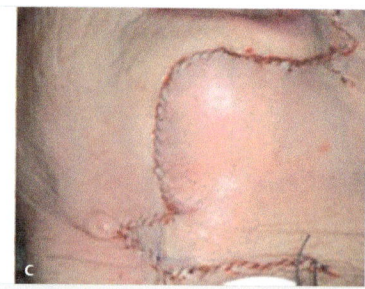

Fig. 7.12 (a-c) Um grande defeito central no queixo reparado com um grande retalho bilobado.

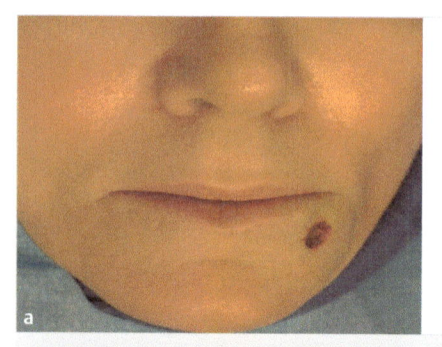

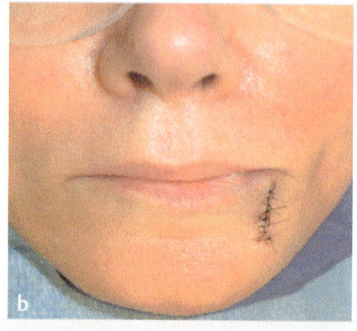

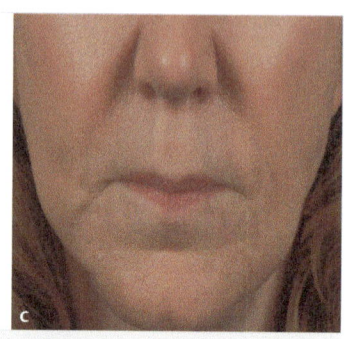

Fig. 7.13 (a-c) Um defeito de 3 cm no queixo lateral fechado com um fechamento linear vertical. Bom resultado cosmético observado em um ano de acompanhamento.

uma fina camada do músculo platisma e tem um curso variável ao longo da mandíbula, muitas vezes cruzando para dentro da região submandibular 15. A primeira sutura fecha o defeito terciário e mobiliza o primeiro lobo em direção ao defeito primário. A próxima sutura fixa o primeiro lobo no defeito primário Se necessário, a deformidade cutânea elevada é excisada. Por fim, o segundo lobo é transposto, aparado e fixado.[30,31]

Assim como no nariz, existe o risco de deformidade em almofada de alfinetes com retalhos bilobados no pescoço e no queixo. Esse risco pode ser minimizado por meio de um amplo descolamento, que deve incluir a liberação simétrica da inserção do mentoniano da superfície dérmica. O mentoniano acabará se reinserindo na pele sobrejacente recém-configurada, à medida que a cicatrização ocorrer. Retalhos de avanço em V-Y e enxertos de pele também foram descritos para defeitos nessa região; entretanto, acreditamos que essas técnicas resultam em aparência e contorno pós-operatórios abaixo do ideal.

7.3.1 Pontos-Chave do Queixo Central

- Os reparos lineares são úteis ao longo da dobra mental e da fenda da linha média.
- Os retalhos de rotação O-Z podem ser usados quando há tecido adequado nos dois lados do defeito.
- Os retalhos bilobados podem ser usados para defeitos grandes e utilizar a flacidez da pele presente na área submental e no pescoço.
- Os retalhos em V-Y e os enxertos de pele geralmente produzem resultados cosméticos abaixo do ideal.

7.4 Queixo Lateral

Os defeitos laterais do queixo são difíceis de reparar com excelentes resultados cosméticos devido às junções indistintas das subunidades cosméticas e à falta de dobras naturais. Em pacientes com rugas desenvolvidas e pele redundante, o fechamento linear para recapitular a dobra melomental é ideal. Pacientes mais jovens sem linhas visíveis podem ser desfigurados pela criação de uma linha reta não natural nessa junção convexa, portanto, é preferível um reparo que resulte em linhas quebradas, como após uma zetaplastia.

Os defeitos cirúrgicos próximos à prega melomentoniana podem ser reemparelhados com um fechamento linear vertical com a colocação do fechamento ao longo das linhas circum-orais ou ao longo da prega melomentoniana (▶ Fig. 7.13). Retalhos de avanço único podem ser adequados quando as linhas resultantes recapitulam as dobras naturais da pele (▶ Fig. 7.14).

Um retalho de avanço bilateral O-T também pode ser usado para defeitos laterais do mento. Isso é semelhante ao retalho O-T descrito anteriormente para defeitos centrais do mento, exceto que aqui há um avanço maior da bochecha do que do mento médio.[1] Como descrito anteriormente para defeitos centrais do mento, os retalhos O-Z e os retalhos bilobados também podem ser usados nessa área.

Defeitos maiores do mento lateral podem ser reconstruídos com o tecido redundante da bochecha medial e da dobra melolabial, usando um retalho de transposição melolabial com base inferior (▶ Fig. 7.15). Um retalho longo com uma

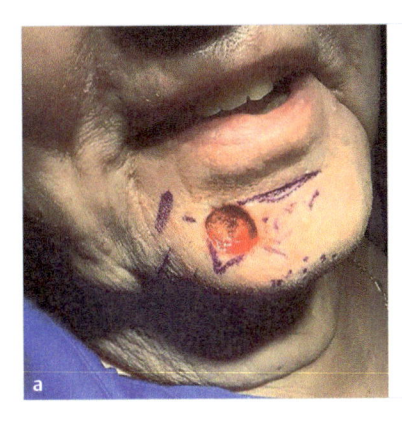

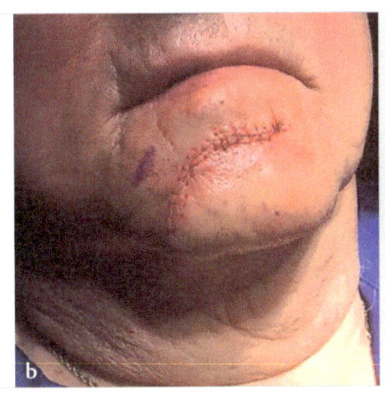

Fig. 7.14 (a, b) Reparo de retalho de avanço único de defeito no queixo lateral direito.

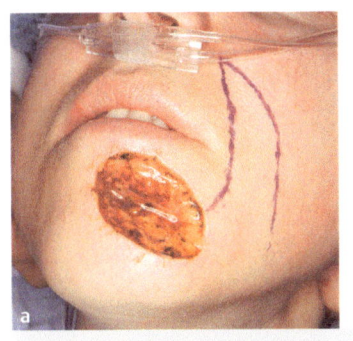

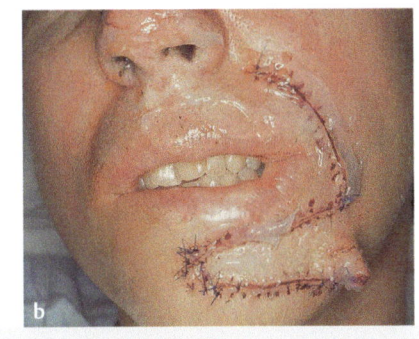

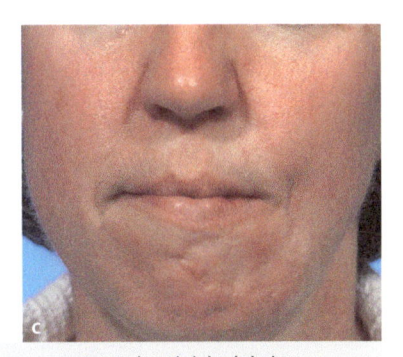

Fig. 7.15 (a-c) Um defeito de 5 × 4 cm no queixo esquerdo reparado com um retalho transposicional melolabial de base inferior. A imagem central também mostra a deformidade em cone elevado resultante após a fixação do retalho. Essa deformidade acabou sendo extirpada quatro meses depois. A imagem mais à direita mostra os resultados pós-operatórios em 3,5 anos de acompanhamento.

base adjacente ao defeito é planejado paralelamente à dobra melolabial. O retalho é elevado por meio de dissecção no plano subcutâneo acima dos músculos subjacentes.[32] O descolamento amplo é realizado ao redor do retalho e do local receptor para minimizar a tensão de fechamento e evitar a deformidade em almofada de alfinetes. O ponto-chave da sutura é colocado na base do defeito secundário, permitindo a transposição do retalho para o defeito primário. O retalho é então fixado com suturas. A incompatibilidade de altura do retalho é gerenciada aprofundando-se a base do local receptor em vez de afinar o retalho para evitar comprometimento vascular.[30] Retalhos muito estreitos podem criar um deslocamento para baixo no lábio e, infelizmente, levar ao eclábio.

Embora tecnicamente seja um retalho de padrão aleatório, as veias ricas do plexo subdérmico são orientadas ao longo do eixo longo do retalho, permitindo a viabilidade de um retalho desse comprimento com um pedículo estreito.[34] No entanto, para evitar a necrose do retalho, alguns autores recomendam a excisão da deformidade cutânea elevada resultante em um segundo estágio após a cicatrização do retalho ou o planejamento da excisão longe do pedículo do retalho para evitar o comprometimento da vasculatura do retalho.[30,33]

Por fim, os retalhos de avanço em V-Y também foram descritos para defeitos laterais do queixo, mas geralmente levam a resultados cosméticos inferiores.[7,35]

7.4.1 Pontos-Chave do Queixo Lateral

- Os reparos lineares são úteis em pacientes com rugas bem formadas. Em pacientes mais jovens sem linhas visíveis, o fechamento pode ser modificado com Z-plastia ou reparo de linha quebrada para melhorar a estética.
- Considere os retalhos de avanço bilateral O-T com maior recrutamento de tecido do queixo lateral e da bochecha ou os retalhos rotacionais O-Z bilaterais para defeitos que não são passíveis de fechamento linear.
- Defeitos maiores podem ser reparados com os retalhos bilobado e de transposição melolabial.
- Os retalhos em V-Y geralmente produzem resultados cosméticos abaixo do ideal.

7.5 Queixo Submental

O queixo submental geralmente tem frouxidão suficiente, mesmo em pacientes jovens, para fechamentos lineares de defeitos de tamanho pequeno a médio. Os reparos lineares podem ser realizados de um lado ao outro ao longo de um plano sagital ou de anterior para posterior ao longo de um plano coronal.[36] Defeitos maiores podem ser reparados usando um retalho de transposição bilobado ou um retalho de avanço de pedículo em ilha V-Y, que recruta o excesso de pele do pescoço anterior (Fig. 7.16).[37]

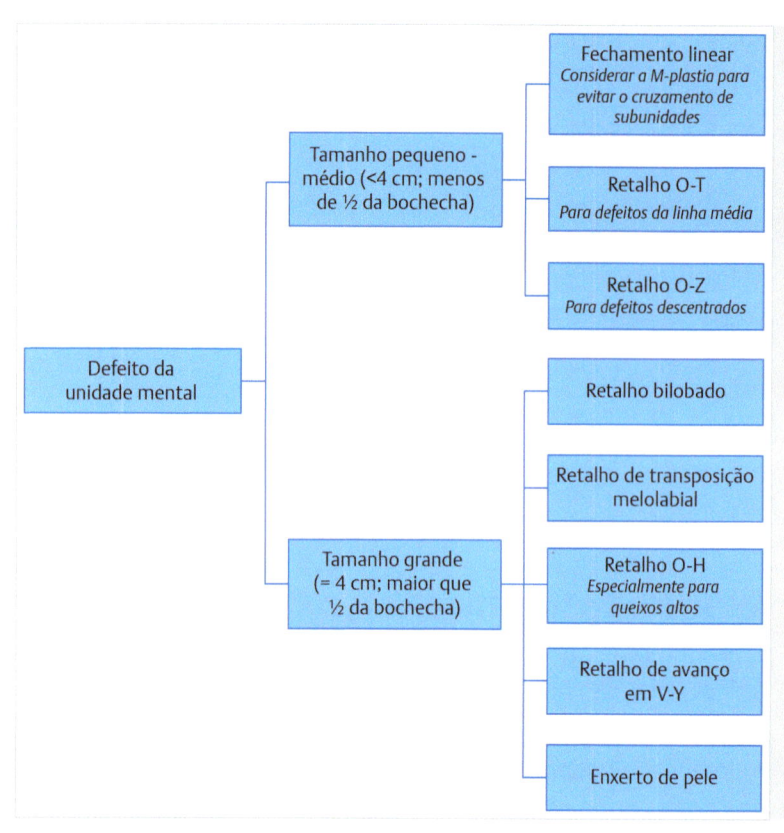

Fig. 7.16 Algoritmo de fechamento para o queixo.

- Defeito da unidade mental
  - Tamanho pequeno - médio (<4 cm; menos de ½ da bochecha)
    - Fechamento linear — *Considerar a M-plastia para evitar o cruzamento de subunidades*
    - Retalho O-T — *Para defeitos da linha média*
    - Retalho O-Z — *Para defeitos descentrados*
  - Tamanho grande (= 4 cm; maior que ½ da bochecha)
    - Retalho bilobado
    - Retalho de transposição melolabial
    - Retalho O-H — *Especialmente para queixos altos*
    - Retalho de avanço em V-Y
    - Enxerto de pele

Referências

[1] Larrabee YC, Moyer JS. Reconstruction of Mohs defects of the lips and chin. Facial Plast Surg Clin North Am. 2017; 25(3):427–442
[2] Jenkins S, Lequeux-Nalovic KG. Reconstruction of chin defects using an O to Z bilateral rotation flap. J Cosmet Dermatol Sci Appl. 2012; 2(2):41–44
[3] Becker GD, Adams LA, Levin BC. Outcome analysis of Mohs surgery of the lip and chin: comparing secondary intention healing and surgery. Laryngoscope. 1995; 105(11):1176–1183
[4] Zitelli JA. Wound healing by secondary intention. A cosmetic appraisal. J Am Acad Dermatol. 1983; 9(3):407–415
[5] Salasche S, Mandy P. Anatomy. In: Flaps and Grafts in Dermatologic Surgery. 2nd ed. Philadelphia, PA: Elsevier; 2007:1–15
[6] Wheeland RG. Reconstruction of the lower lip and chin using local and random-pattern flaps. J Dermatol Surg Oncol. 1991; 17(7):605–615
[7] Thornton JF, Carboy J. Chin reconstruction. In: Facial Reconstruction after Mohs Surgery. 1st ed. New York, NY: Thieme; 2018:151–153
[8] Carney JM. Implants. In: Surgery of the Skin: Procedural Dermatology. 3rd ed. Philadelphia, PA: Elsevier Inc.; 2015:409–206
[9] Sykes JM. Complications of Facial Implants. In: Eisele DW, Smith RV, eds. Complications in Head and Neck Surgery. 2nd ed. Philadelphia, PA: Mosby; 2009:671–676
[10] Afifi Ahmed M, Sanchez R, Djohan R. Anatomy of the head and neck. In: Aesthetic Surgery. Vol. 2. Plastic Surgery. 4th ed. London: Elsevier; 2017:24
[11] Drake RL, Vogl AW, Mitchell AWM. Head and neck. In: Gray's Anatomy for Students. 4th ed. Philadelphia, PA: Elsevier; 2020:823–1121.e4
[12] Tansatit T, Apinuntrum P, Phetudom T. A typical pattern of the labial arteries with implication for lip augmentation with injectable fillers. Aesthetic Plast Surg. 2014; 38(6):1083–1089
[13] Fang M, Rahman E, Kapoor KM. Managing complications of submental artery involvement after hyaluronic acid filler injection in chin region. Plast Reconstr Surg Glob Open. 2018; 6(5):e1789
[14] Flowers FP, Goldsmith CB, Steadmon M. Surgical Anatomy of the Head and Neck. In: Dermatology. 4th ed. Philadelphia, PA: Elsevier;2018:2425–2439.e2
[15] Batra AP, Mahajan A, Gupta K. Marginal mandibular branch of the facial nerve: an anatomical study. Indian J Plast Surg. 2010; 43(1):60–64
[16] Liebman EP, Webster RC, Gaul JR, Griffin T. The marginal mandibular nerve in rhytidectomy and liposuction surgery. Arch Otolaryngol Head Neck Surg. 1988; 114(2):179–181
[17] Seckel BR. Facial danger zones: avoiding nerve injury in facial plastic surgery. Can J Plast Surg. 1994; 2(2):59–66
[18] Bard RL. Anatomy of the face for cosmetic purposes. In: Wortsman X, ed. Dermatologic Ultrasound with Clinical and Histologic Correlations. New York, NY: Springer; 2013:357–363
[19] Nguyen J, Duong H. Anatomy, Head and Neck, Mental Nerve. Treasure Island, FL: StatPearls Publishing; 2020
[20] Norton NS. Intraoral injections. In: Netter's Head and Neck Anatomy for Dentistry. 3rd ed. Philadelphia, PA: Elsevier; 2017:567–588
[21] Syverud SA, Jenkins JM, Schwab RA, Lynch MT, Knoop K, Trott A. A comparative study of the percutaneous versus intraoral technique for mental nerve block. Acad Emerg Med. 1994; 1(6):509–513
[22] Soliman S, Hatef DA, Hollier LH, Jr, Thornton JF. The rationale for direct linear closure of facial Mohs' defects. Plast Reconstr Surg. 2011; 127(1):142–149
[23] Renner G. Reconstruction of the lips. In: Advanced Therapy in Facial Plastic and Reconstructive Surgery. Shelton, CT: PMPH-USA; 2010
[24] Buckingham ED, Quinn FB, Calhoun KH. Optimal design of O-to-Z flaps for closure of facial skin defects. Arch Facial Plast Surg. 2003; 5(1):92–95
[25] Baker SR. Rotation flaps. In: Local Flaps in Facial Reconstruction. 3rd ed. Philadelphia, PA: Elsevier/Saunders; 2014:108–130

[26] Quatrano NA, Samie FH. Modification of Burow's advancement flap: avoiding the secondary triangle. JAMA Facial Plast Surg. 2014; 16(5):364–366

[27] Goldman GD. Rotation flaps. In: Rohrer TE, Cook JL, Kaufman AJ, eds. Flaps and Grafts in Dermatologic Surgery. 2nd ed. Philadelphia, PA: Elsevier; 2018:71–81

[28] Mourad M, Arnaoutakis D, Sawhney R, Chan D, Ducic Y. Use of giant bilobed flap for advanced head and neck defects. Facial Plast Surg. 2016; 32(3):320–324

[29] Arnaoutakis D, Rihani J, Thornton J. Comparison of various techniques in the reconstruction of Mohs chin defects. Am J Cosmet Surg. 2015; 32(4):258–263

[30] Bhatia AC. Transposition flaps. In: Rohrer TE, Cook JL, Kaufman AJ, eds. Flaps and Grafts in Dermatologic Surgery. 2nd ed. Philadelphia, PA: Elsevier; 2017:18

[31] Baker SR. Bilobe flaps. In: Local Flaps in Facial Reconstruction. 3rd ed. Philadelphia, PA: Elsevier/Saunders; 2014:187–209

[32] Singh S, Singh RK, Pandey M. Nasolabial flap reconstruction in oral cancer. World J Surg Oncol. 2012; 10(1):227

[33] Baker SR. Transposition flaps. In: Local Flaps in Facial Reconstruction. 3rd ed. Philadelphia, PA: Elsevier/Saunders; 2014:131–155

[34] Hynes B, Boyd JB. The nasolabial flap. Axial or random? Arch Otolaryngol Head Neck Surg. 1988; 114(12):1389–1391

[35] Thornton JF, Reece EM. Submental pedicled perforator flap: V-Y advancement for chin reconstruction. J Oral Maxillofac Surg. 2008;66(12):2633–2637

[36] Bitner JB, Friedman O, Farrior RT, Cook TA. Direct submentoplasty for neck rejuvenation. Arch Facial Plast Surg. 2007; 9(3):194–200

[37] Benjegerdes KE, Jamerson J, Housewright CD. Repair of a large submental defect. Dermatol Surg. 2019; 45(1):141–143

8 Reconstrução da Orelha

David G. Brodland

Resumo

O pavilhão auricular é uma estrutura anatômica e estética primária da cabeça e do pescoço e um local comum para o câncer de pele. Ela é topograficamente complexa e tem a função relativamente simples de transmitir o som para as orelhas média e interna. O principal objetivo da reconstrução da orelha é restaurar a forma e manter a função por meio da permeabilidade do canal auditivo externo. A grande maioria das reconstruções de defeitos da orelha resultantes da remoção do câncer de pele tem como objetivo principal a restauração da forma. A estética da reconstrução da orelha é um pouco simplificada pelo fato de que as orelhas geralmente não são o foco de atenção em situações sociais devido à sua localização lateral na vista anterior. Portanto, a principal preocupação estética é a projeção da orelha na cabeça. A assimetria da projeção da orelha será perceptível na vista anterior. É interessante considerar que, na vista lateral, a forma específica da orelha é menos um problema estético devido à complexidade dos contornos e da topografia da orelha. Além disso, na vista lateral, a assimetria não é tão perceptível. A reconstrução da orelha requer uma avaliação detalhada do defeito e do efeito estrutural que o defeito e sua reconstrução terão sobre ela. Como a maior parte da orelha é uma margem livre, a consideração cuidadosa dos vetores de tensão induzidos pela reconstrução é um requisito constante. Este capítulo apresenta os fundamentos da reconstrução de defeitos que variam de simples a complexos.

Palavras-chave: reconstrução da orelha, hélice, anti-hélice, pavilhão auricular, lóbulo da orelha, sulco pós-auricular, *tragus*, retalho de interpolação, retalho de avanço, retalho de transposição, enxerto de cartilagem, retalho de cartilagem, enxerto de pele de espessura total, enxerto de pele de espessura parcial

8.1 Conceitos Básicos de Reconstrução da Orelha

A orelha é um local comum para a formação de câncer de pele e representa um desafio especial na reconstrução. A estrutura do pavilhão auricular é topograficamente complexa, mas sua função é relativamente simples na transmissão do som para as orelhas média e interna.

Há dois objetivos principais em toda reconstrução de estruturas da cabeça e do pescoço: forma e função. A manutenção e a restauração da forma ocupam a maior parte da atenção na reconstrução, enquanto a função é uma questão muito menos comum e limitada a grandes defeitos que afetam diretamente o canal auditivo externo (CAE).

As características anatômicas complexas tornam a reconstrução do pavilhão auricular única e desafiadora. E, no entanto, a mesma complexidade pode resultar em perdão estético. Pequenas alterações na anatomia normal geralmente não são facilmente percebidas pelo observador casual. A essência da reconstrução pode ser resumida em três regras, em ordem decrescente de importância: patência do CAE, perfis anterior e lateral. A manutenção da permeabilidade do CAE é fundamentalmente a prevenção da constrição do canal induzida pela cicatriz e, no caso de perda quase total ou total da estrutura do canal, o reparo e a manutenção da permeabilidade dessa estrutura. É um tumor raro que exige que o foco da reconstrução seja a manutenção da patência do CAE.

O perfil anterior supera o perfil lateral em importância, porque a aparência face a face é a mais importante. O perfil anterior é caracterizado por uma projeção modesta da orelha a partir da lateral da cabeça. Essa projeção aumenta ligeiramente de inferior para superior. Como uma pequena variação na projeção de um lado para o outro é normal, há alguma margem de manobra. Mas o ideal é manter a simetria da projeção.

É muito importante reconstruir o perfil lateral, mas a assimetria é ainda mais aceitável no perfil lateral, pois os perfis das orelhas direita e esquerda nunca são vistos simultaneamente pelo observador casual ou pelo paciente. Preencher o exterior liso da hélice em forma de náutilo é a maior prioridade em termos de consideração estética, seguida pelas estruturas mais complexas e altamente variáveis da orelha, como a anti-hélice e a mesma complexidade da concha.

A estrutura cartilaginosa do pavilhão auricular, quando pré-servida, serve como uma estrutura robusta para restaurar a orelha após a remoção do tumor. Se a cartilagem puder ser preservada com segurança durante a extirpação do tumor, ela deve ser preservada. No caso de perda significativa da cartilagem, pode ser necessário considerar sua substituição e reparo.

A exceção à base estrutural bem sustentada da orelha é o lóbulo. De fato, o lóbulo talvez seja a subunidade com o menor suporte estrutural de todas as características cutâneas da cabeça e do pescoço. Sem cartilagem, sem estrutura fibrosa ou óssea, talvez seja a mais vulnerável a distorções e desfigurações. Isso exige uma abordagem muito especializada para sua reconstrução. No entanto, assimetrias leves entre os lóbulos das orelhas esquerda e direita são gerenciáveis e, de fato, o tecido solto e redundante do lóbulo é frequentemente utilizado como um *pool* de doadores para recobrir a orelha helicoidal.

Dada a complexidade típica de cada orelha e a maneira como cada ferida interage com a aparência e a estrutura da orelha, uma abordagem dogmática para sua reconstrução não é realista. No entanto, existem princípios lógicos que são básicos para uma abordagem reconstrutiva bem-sucedida que podem ser usados para otimizar os resultados de cada caso (▶ Fig. 8.1, ▶ Fig. 8.2).

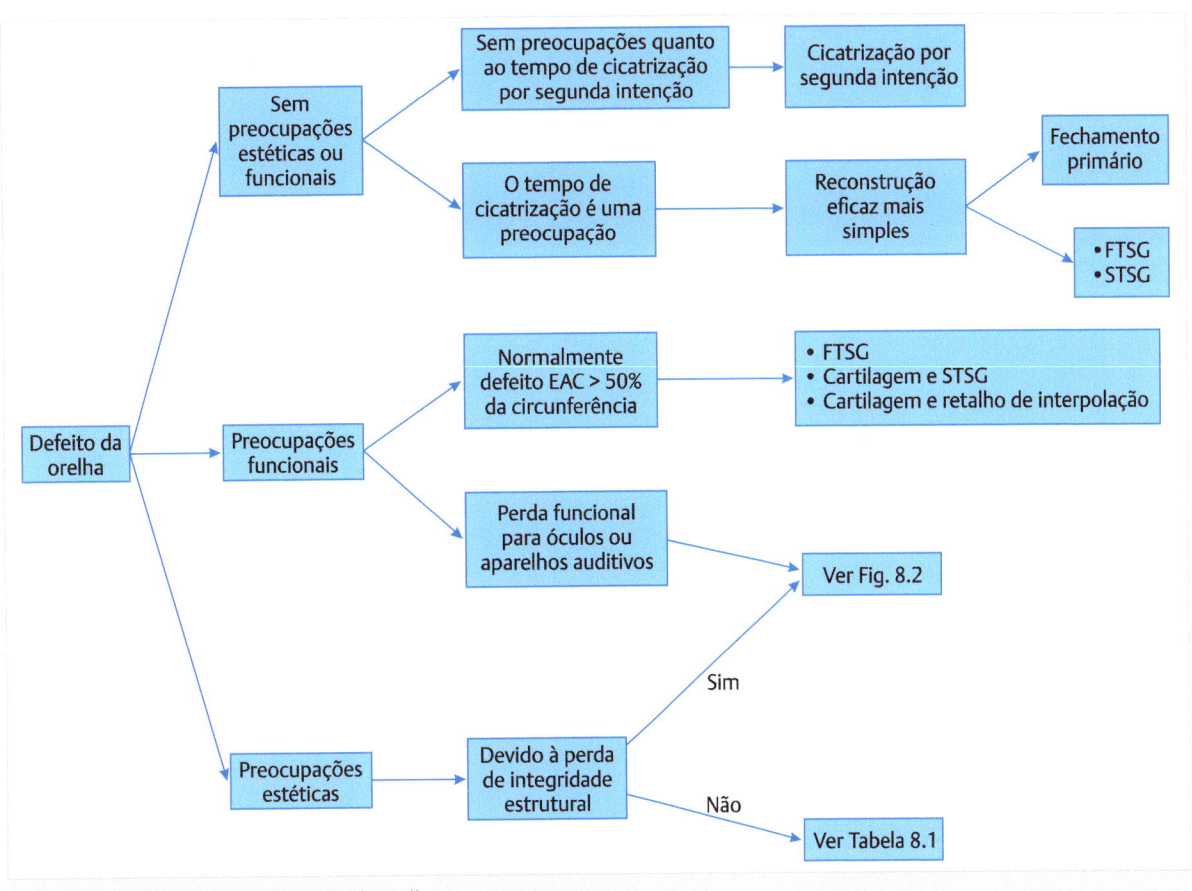

8.1 Conceitos Básicos de Reconstrução da Orelha

Fig. 8.1 Algoritmo para reconstrução da orelha.

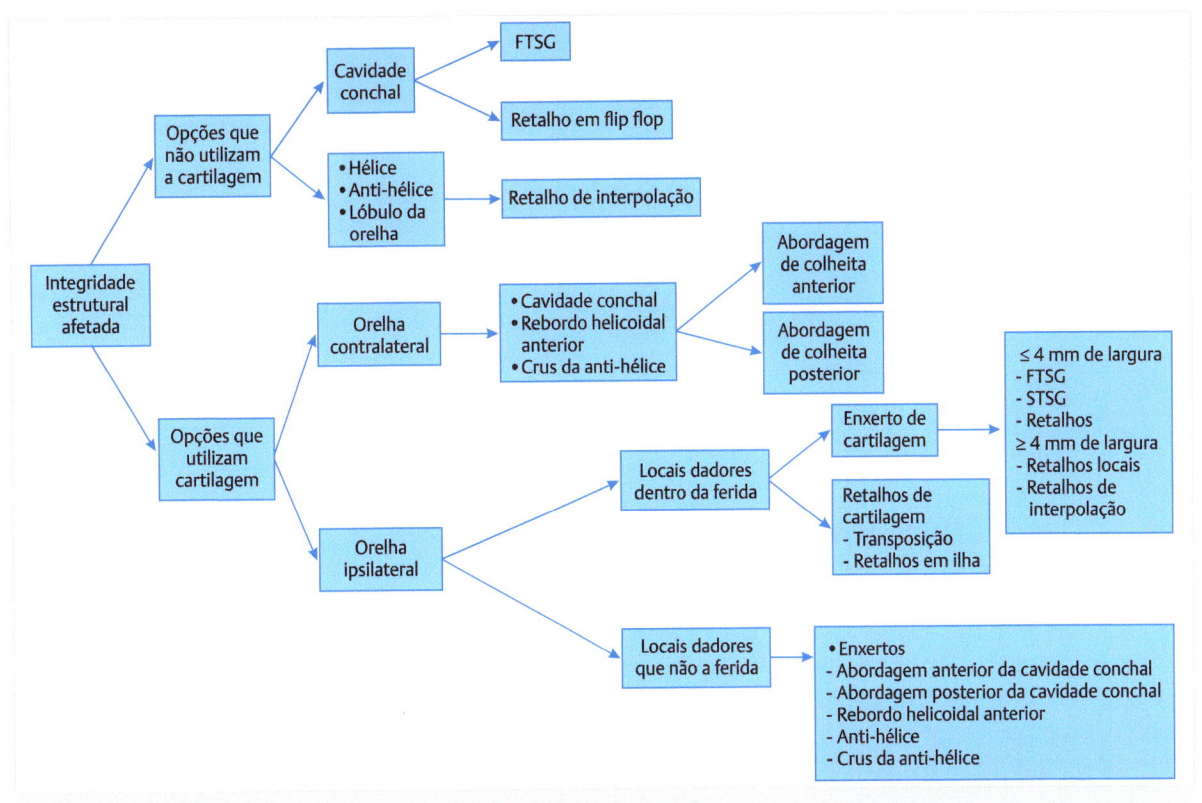

Fig. 8.2 Reparo de ferimento na orelha com perda de integridade estrutural.

8.1.1 Hélice Superior

Os defeitos na hélice superior são alguns dos mais desafiadores devido à relativa falta de pele doadora solta adjacente (▶ Tabela 8.1). Esteticamente, é de importância moderada, pois na vista frontal, a maior parte da hélice superior não é facilmente vista. Os pacientes com cabelo curto ficarão mais preocupados com a cicatriz do que aqueles que usam o cabelo mais longo. Na vista lateral, uma cicatriz perceptível pode ser uma distração se interromper a curvatura helicoidal suave natural.

Nessa paciente, temos uma mulher que usa o cabelo curto e tem um alto nível de expectativa estética (▶ Fig. 8.3a, b). A primeira opção de fechamento a ser considerada seria a segunda intenção, já que toda a estrutura da cartilagem está intacta e seria esperado que a ferida cicatrizasse sem distorção da orelha (▶ Fig. 8.1). No entanto, o tipo de cicatriz e, mais importante, a textura da pele cicatrizada podem ser inaceitáveis para um paciente com grande expectativa estética.

Outra consideração razoável seria um retalho de avanço helicoidal ou o avanço bilateral da hélice. Como mencionado anteriormente, não há locais doadores facilmente acessíveis, e isso é verdade para os retalhos de avanço helicoidal. Dito isso, a hélice anterior pode ocasionalmente ser avançada. Uma incisão seria feita ao longo da borda helicoidal, logo acima do nível do *tragus* e, muito provavelmente, seria usado um corte posterior (*Back cut*) na raiz da hélice anterior, em vez do tradicional cone vertical elevado, que normalmente se estenderia posteriormente ao redor da borda helicoidal para defeitos helicoidais médios. O corte posterior libera a fixação da pele juntamente com um amplo descolamento ao redor da hélice e na orelha posterior. Um triângulo de Burow seria tirado estendendo-se do defeito para a orelha posterior perpendicular à borda helicoidal. A pele seria elevada a partir da hélice e da orelha posterior e avançada superior e posteriormente. O tamanho anterior a posterior desse defeito tornaria o fechamento com um retalho de avanço helicoidal unilateral um desafio. Portanto, o uso de um retalho de avanço helicoidal bilateral também é uma consideração. O retalho anterior seria feito conforme descrito anteriormente, enquanto o retalho posterior seria executado com uma linha de incisão que se estenderia ao longo da borda helicoidal até o ponto necessário para recrutar pele frouxa suficiente. Como alguns pacientes têm a pele muito frouxa na hélice média a superior, uma quantidade significativa de movimento do tecido pode ser possível. Caso contrário, é provável que a linha de incisão precise ser feita inferiormente ao nível do lóbulo da orelha para recrutar uma quantidade adequada de flacidez de tecido. Isso representaria um retalho muito grande e uma mobilização extensa de tecido para efetuar um fechamento relativamente pequeno.

Os retalhos de interpolação são possíveis e frequentemente úteis para defeitos helicoidais superiores quando seu tamanho e complexidade merecem um retalho de dois estágios. Nesse caso, a complexidade de um retalho de interpolação supera o benefício. Sentiu-se que um enxerto de pele de espessura total (FTSG) colhido da pele pré-auricular era o ideal. Há vários motivos para isso, inclusive sua relativa simplicidade, a expectativa é de bons resultados cosméticos e a restauração e manutenção da aparência não apenas do ponto de vista estrutural, mas também da textura. A pele pré-auricular, localizada posteriormente à região da costeleta com pelos, rotineiramente tem uma excelente correspondência com a pele helicoidal em termos de espessura, cor e textura (▶ Fig. 8.3c). Outros excelentes locais doadores de FTSG na hélice incluem o sulco pós-auricular e a cavidade conchal. Nesse caso, o local doador mais oculto do sulco pós-auricular consistia em uma pele que se pensava ser muito fina para combinar com a pele helicoidal adjacente. Por outro lado, a cavidade conchal tinha pele provavelmente muito grossa para combinar perfeitamente.

Os FTSG exigem uma base vascular adequada. Como pode ser visto, o pericôndrio está intacto nesse defeito, que tem um suprimento sanguíneo muito adequado para sustentar o enxerto. Quando partes do pericôndrio estão ausentes ou o suprimento sanguíneo é mais questionável, pode ser preferível optar por um dos retalhos discutidos anteriormente ou por um enxerto de pele de espessura parcial (STSG). O STSG é uma opção quando a vascularização da base da ferida é mais tênue devido às suas necessidades metabólicas inerentes mais baixas.

A localização da orelha representa um desafio para o paciente durante o período de inosculação do FTSG. Esse crescimento dos vasos sanguíneos da base da ferida subjacente para o enxerto exige que o enxerto não seja movido ou exposto a qualquer força de cisalhamento. A primeira semana é a mais crítica, durante a qual o enxerto é muito suscetível à ruptura do suprimento sanguíneo que se desenvolve. Embora a primeira semana de pós-operatório seja a mais crítica, a pele enxertada não é capaz de suportar choques e hematomas normais durante aproximadamente o primeiro mês. Portanto, um curativo de reforço com amarração é geralmente usado e deixado no local durante a primeira semana. Em seguida, ele é removido, e outro curativo é aplicado e deixado no local durante toda a segunda semana. No final da segunda semana, esse curativo é removido, e os pacientes são instruídos a continuar tomando cuidado para não bater na área até o final do primeiro mês de pós-operatório e a usar um curativo leve sobre a pomada, que pode ser trocada diariamente. Depois de um mês, o paciente pode suspender os curativos, mas é instruído a lubrificar o enxerto conforme necessário. Como pode ser visto na fotografia de acompanhamento, o resultado cosmético é excelente (▶ Fig. 8.3d). A normalização típica da pele enxertada é atrasada em comparação à pele do retalho e normalmente leva de 6 a 12 meses para atingir uma aparência cosmética ideal.

Pontos Principais
- Esforce-se para entender as expectativas estéticas do paciente.
- Escolha o fechamento mais simples quando a função e a estética puderem ser obtidas com várias opções de reconstrução.
- Os FTSG são simples e proporcionam excelente função e estética para defeitos helicoidais que não envolvem cartilagem.
- A pele pré e a pós-auricular, bem como a cavidade conchal, são excelentes locais doadores para defeitos helicoidais.
- Evitar lesões por força de cisalhamento durante um mês é fundamental para defeitos de orelha fechados com enxertos.

8.1 Conceitos Básicos de Reconstrução da Orelha

Tabela 8.1 Opções de reconstrução classificadas (1, 2, 3) de acordo com a frequência aproximada de uso. Menos usada (X), mas opção de reconstrução adequada em determinadas circunstâncias

	Trago	Hélice superior		Hélice média		Lóbulo da orelha		Anti-hélice	Orelha posterior	Cavidade conchal
		<1,5 cm	>1,5 cm	<1,5 cm	>1,5 cm	<1,5 cm	>1,5 cm			
Primário	1	2							1	
FTSG	X	1	1	1	2	2	2	2	3	1
STSG	3	3			1			1	2	2
HAF	X	3	3	2	3	3	3			
HAF bilateral		X			X					
Retalho de transposição	3	X	X					X	X	
Retalho bilobado	X	X	X	3				X	X	
Cunha	X	X	X	X		1	1	X		X
Cunha estrelada		X	X		X			X		X
Retalho V-Y	X	X		X		X				
Retalho flip flop										3
Retalho de interpolação		X	X		2		X	3		X
Retalho de avanço de tangente dupla	2	X	X							

1. A consideração mais comum ou principal em um defeito típico.
2. Segunda consideração mais comum.
3. Terceira consideração mais comum para ferimentos típicos nessa subunidade.
X. Indica uma opção de reconstrução a ser considerada em determinadas circunstâncias, raramente considerada para a maioria das feridas nessa subunidade.
Abreviações: FTSG, enxerto de pele de espessura total; HAF, retalho de avanço da hélice; STSG, enxerto de pele de espessura parcial.

8.1.2 Hélice Média

A hélice média é uma porção crítica da hélice com alto valor estético. Representando a porção média da bela e suave curvatura da hélice, ela é muito visível na vista lateral e também pode ser facilmente vista na vista anterior. Topograficamente, a hélice média é provavelmente a subunidade mais "simples" da orelha, pois tem aproximadamente 3 a 4 cm de comprimento com curvatura mínima e características muito delicadas, representadas principalmente pela borda helicoidal. Devido à relativa falta de complexidade topográfica, as cicatrizes tendem a ser mais perceptíveis do que acima, abaixo, anterior ou posteriormente na estrutura auricular. Há uma variação significativa de pessoa para pessoa nessa área também. Algumas têm um tecido muito frouxo, solto e "carnudo", enquanto outras têm uma constituição muito rígida e inflexível, relativamente sem tecido subcutâneo. A reconstrução obviamente deve levar em conta estas características individuais (▶ Tabela 8.1).

Neste caso, a maior parte da pele helicoidal média está ausente, embora o defeito se estenda apenas minimamente até a orelha posterior (▶ Fig. 8.4a). Ele se estende até o sulco anti-helicoidal, mas há perda mínima da delicada cartilagem da borda helicoidal. Esta é uma mulher que usa o cabelo curto e tem uma grande expectativa estética. É improvável que a cicatrização de feridas por segunda intenção forneça ao paciente um resultado estético satisfatório e provavelmente resultaria em uma perda perceptível de substância, bem como na perda da borda e do sulco helicoidal característicos.

Um FTSG é uma consideração muito boa com uma base de ferida vascular adequada. No entanto, seria difícil manter as características estéticas da borda helicoidal. O enxerto provavelmente cicatrizaria com uma deficiência de tecido mole, danificando ainda mais a curvatura helicoidal suave nessa área. Por fim, há feridas em três lados dessa parte da orelha, incluindo o sulco helicoidal anterior, a orelha posterior e a própria hélice. A probabilidade de um enxerto com cicatrização perfeita é relativamente baixa por causa disso, e deve ser considerada uma opção de fechamento de ferida um tanto arriscada em um paciente com grandes expectativas estéticas.

Os retalhos de transposição não costumam desempenhar papéis importantes em defeitos como esse, embora possam ser considerados quando há um local doador adequado na superfície posterior da orelha que possa ser acessado, por exemplo, por um retalho bilobado.

Um retalho de interpolação retroauricular em dois estágios seria uma ótima opção e poderia funcionar muito bem na restauração desse defeito. Como a cartilagem está totalmente intacta e não haverá necessidade de um enxerto de cartilagem, o benefício do retalho de interpolação é menor, e deve-se buscar um fechamento menos complexo. Quando o enxerto de cartilagem é necessário para substituir a cartilagem do rebordo helicoidal ausente, o retalho de interpolação retroauricular é uma escolha excelente, e espera-se que não apenas cicatrize bem, mas também forneça um excelente suprimento de sangue para o enxerto de cartilagem. Como a extensão anterior a posterior da ferida era muito pequena, a opção do retalho de interpolação não foi selecionada.

Esse defeito está relativamente próximo a um amplo *pool* de doadores. O lóbulo da orelha representa uma excelente fonte para o avanço de pele helicoidal tubular superiormente com o mínimo de rompimento do próprio lóbulo. Por esse

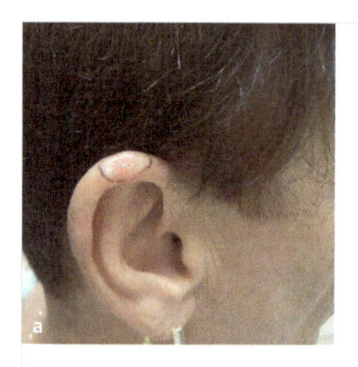

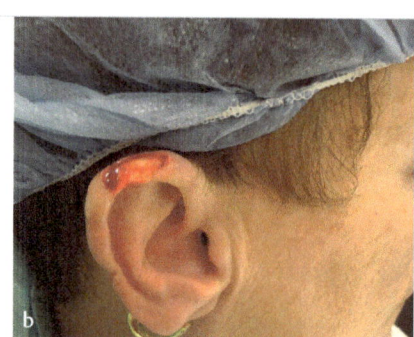

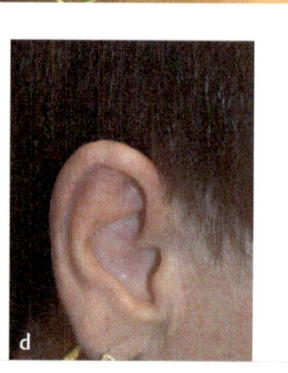

Fig. 8.3 (a) Carcinoma basocelular no pré-operatório envolvendo a hélice superior. **(b)** O defeito após a excisão se estende até o pericôndrio. **(c)** Enxerto de pele de espessura total colhido do local doador pré-auricular, suturado no local com sutura intestinal de absorção rápida. Será aplicado um curativo de reforço com amarração. **(d)** Seis meses de pós-operatório.

motivo, foi planejado um retalho de avanço helicoidal com base inferior.

A incisão inicial é feita ao longo do sulco helicoidal, inferiormente ao aspecto superior do lóbulo da orelha (▶ Fig. 8.4b). Aqui, um triângulo de Burow em forma de crescente foi incisado no lóbulo da orelha e sobre a borda inferior da cavidade da concha. O aspecto cartilaginoso da orelha foi identificado, e a pele foi cuidadosamente dissecada da cartilagem, tanto anteriormente quanto ao redor da superfície posterior do pavilhão auricular. O retalho é elevado da superfície posterior da cartilagem auricular até próximo ao sulco pós-auricular (▶ Fig. 8.4c), e um triângulo de Burow é excisado posteriormente do defeito perpendicular à borda helicoidal. Todas as bordas da ferida são minadas, inclusive sobre a porção mais superior do defeito, separando a pele da borda helicoidal da cartilagem subjacente. Um pequeno tubérculo cartilaginoso é identificado sob a pele logo acima da ferida e foi contornado por leve barbear para otimizar a continuidade da borda helicoidal. Para retalhos de avanço, a primeira sutura crítica a ser colocada é aquela que fecha o local doador no lóbulo da orelha. Isso faz com que o retalho avance naturalmente para dentro da ferida. A segunda sutura-chave é usada para fechar o triângulo de Burow na superfície posterior da orelha. Essas duas suturas-chave posicionam o retalho com precisão para que ele seja facilmente posicionado e refinado pelas suturas subsequentes. A sutura-chave final é a colocação do canto mais anterior e superior do retalho avançado. Nesse caso, a sutura é colocada no sulco helicoidal (▶ Fig. 8.4d). É importante enfatizar a eversão da ferida, à medida que o retalho é suturado na hélice (▶ Fig. 8.4e). Sem eversão precisa, a junção do retalho com a pele nativa através da hélice pode desenvolver um entalhe perturbador, que pode ser persistente. É melhor que esta eversão da borda da pele seja criada pelas suturas profundas e pela sutura superior da pele.

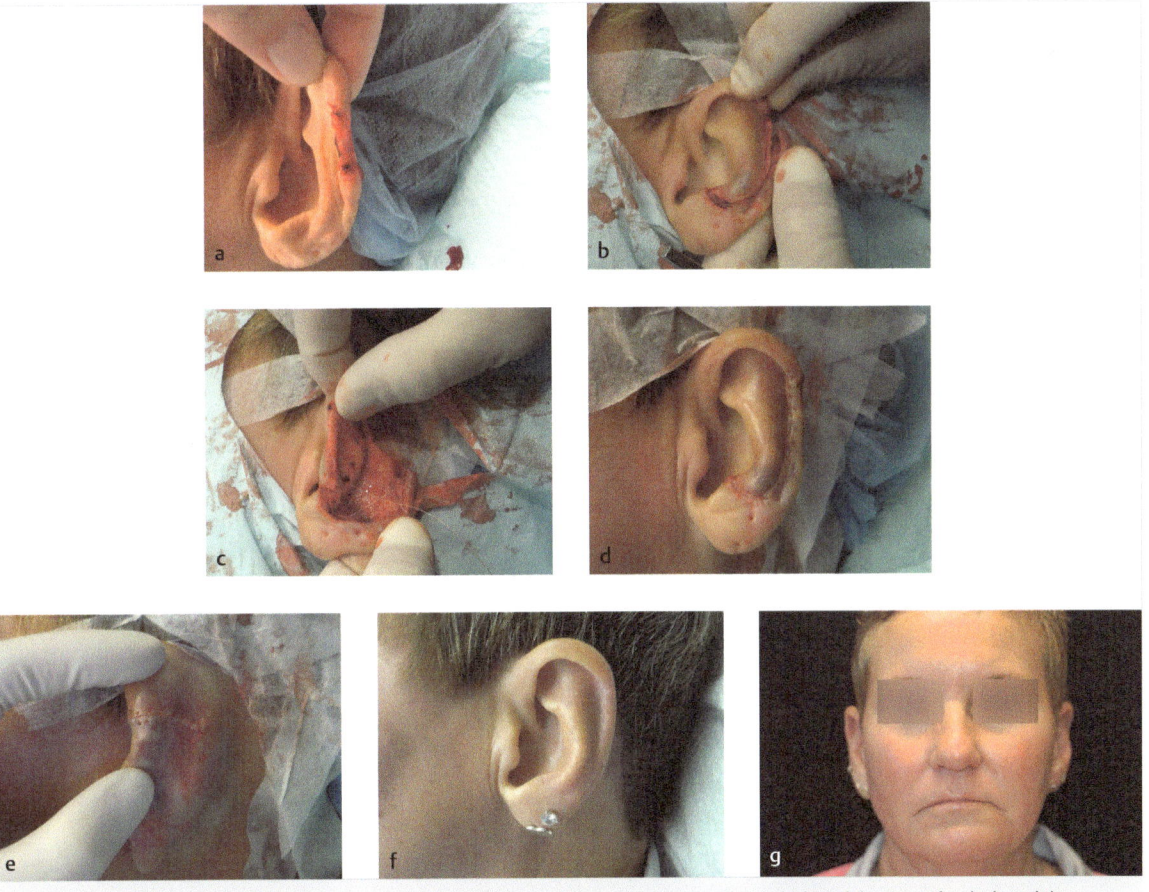

Fig. 8.4 (a) Após a excisão de Mohs, o defeito se estende anteriormente sobre a borda helicoidal até o sulco helicoidal e posteriormente até a superfície posterior da hélice. **(b)** A incisão inicial é feita ao longo do sulco helicoidal, inferiormente ao lóbulo superior da orelha, onde um triângulo de Burow em forma de crescente é excisado. **(c)** Um retalho é criado por dissecção ao longo da orelha posterior, estendendo-se em direção ao sulco pós-auricular. **(d)** As principais suturas dérmicas são colocadas primeiro no triângulo de Burow em forma de crescente no lóbulo da orelha, seguidas por uma sutura dérmica que fecha o triângulo de Burow na orelha posterior. E, por último, as bordas superior e anterior do retalho no sulco helicoidal para avançar e posicionar com precisão o retalho para a sutura epidérmica. **(e)** A sutura do retalho sobre a hélice é feita com o máximo eversão para evitar um entalhe perceptível no meio da hélice. **(f)** Vista lateral no acompanhamento de 4 meses. **(g)** Os resultados finais mostram a preservação da simetria.

A fotografia pós-operatória de quatro meses mostra uma excelente restauração do contorno da hélice e a manutenção do sulco helicoidal (▶ Fig. 8.4f, g). Embora o lóbulo da orelha tenha sido o local doador do defeito de 1,9 cm, a alteração no tamanho é sutil e não é perceptível na vista frontal.

Pontos Principais

- O lóbulo da orelha é um excelente *pool* de doadores para reconstruções da orelha, tornando os retalhos de avanço helicoidais excelentes opções para defeitos helicoidais médios e inferiores (▶ Tabela 8.1).
- Para retalhos de avanço, o primeiro ponto crítico fecha o local doador do lóbulo da orelha.
- A segunda sutura-chave fecha o triângulo de Burow na orelha posterior.
- A eversão da ferida é importante para linhas de incisão perpendiculares que cruzam a hélice para evitar entalhes helicoidais visíveis.

8.1.3 Lóbulo da Orelha/Hélice Inferior

O lóbulo da orelha é único, pois é a única parte da orelha que não contém cartilagem. Dessa forma, ele é totalmente móvel e distensível. É essa característica que pode ser problemática, quando a cirurgia é realizada nele. A contração da cicatriz pode ter um efeito profundo e indesejável sobre a forma, a posição e a textura do lóbulo da orelha. Ela é mais proeminentemente visível na vista lateral, e desde que sua projeção da cabeça não seja conspícua, a vista frontal pode ser esteticamente tolerada. Mesmo pequenas assimetrias entre os lóbulos das orelhas direita e esquerda podem ser minimamente perturbadoras, uma vez que não podem ser facilmente visualizadas simultaneamente. Dito isso, o objetivo da reconstrução do lóbulo da orelha é tentar minimizar a assimetria e normalizar sua posição e projeção em relação à linha da mandíbula adjacente. Conforme descrito anteriormente, o lóbulo da orelha representa uma área de frouxidão e uma fonte de pele doadora. Dessa forma, defeitos menores do lóbulo da orelha podem ser facilmente gerenciados aproveitando-se sua flexibilidade e elasticidade intrínsecas, desde que seja dada atenção à manutenção de sua curvatura natural.

Esse defeito do lóbulo da orelha é em uma mulher que usa o cabelo curto e tem um nível moderadamente alto de expectativa estética (▶ Fig. 8.5a). Aproximadamente metade do lóbulo da orelha foi removida por excisão de espessura total, e o defeito se estende ligeiramente até a hélice inferior. Uma característica incidental do lóbulo da orelha é que ele é a variante "conectada", pois está conectado à bochecha.

A cicatrização por segunda intenção seria abaixo do ideal em quase todos os pacientes. Mesmo um paciente com baixa expectativa estética se beneficiaria de alguma forma de fechamento. O fechamento primário simples, realinhando a margem do lóbulo da orelha com a hélice, proporcionaria um resultado estético melhor, além de facilitar os cuidados com a ferida no pós-operatório. O avanço inferior da hélice não traz nenhuma vantagem devido à relativa falta de pele doadora na parte superior. Um FTSG não faria nada para restaurar o contorno do lóbulo da orelha/junção helicoidal inferior e, de fato, exacerbaria o entalhe do lóbulo da orelha. Para defeitos grandes no lóbulo da orelha, um retalho de interpolação de dois estágios pode, ocasionalmente, ser muito útil. Isso pode

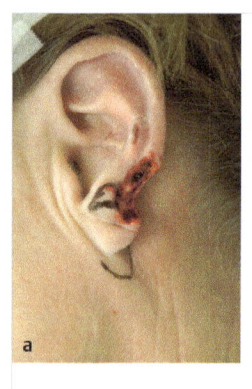

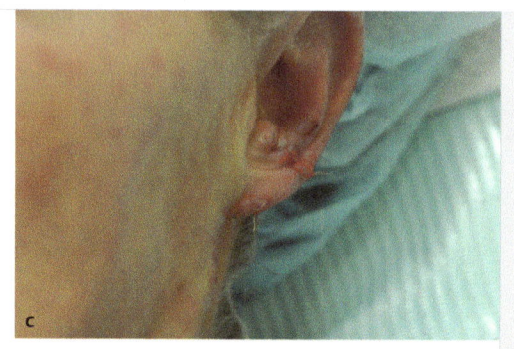

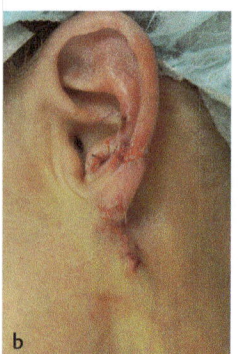

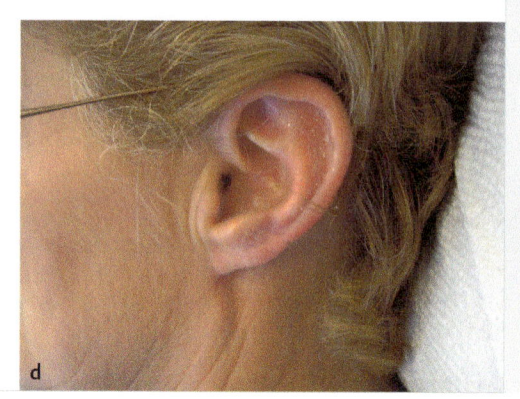

Fig. 8.5 (a) Defeito pós-Mohs envolvendo a hélice inferior e o lóbulo da orelha. As marcações indicam a localização do triângulo de Burow antecipado, bem como um avanço em V-Y da pele infra-auricular para fornecer tecido doador adicional para o avanço do lóbulo da orelha remanescente. **(b)** Avanço direto do lóbulo da orelha residual juntamente com o recrutamento de pele infra-auricular para complementar o lóbulo. **(c)** Vista anterior mostrando a transferência induzida por V-Y de tecido suplementar da pele infra-auricular para o lóbulo da orelha inferior. **(d)** Vista pós-operatória de quatro meses mostrando excelente reconstrução da hélice inferior e do lóbulo da orelha com reconstituição razoável do lóbulo.

ser utilizado não apenas para defeitos limitados à superfície anterior ou posterior do lóbulo da orelha, mas também para defeitos de espessura total do lóbulo da orelha, pois o retalho de interpolação pode ser dobrado sobre si mesmo, recriando o lóbulo ausente. Para manter o formato do lóbulo da orelha, os enxertos de cartilagem podem ser colocados entre o retalho de interpolação dobrado, proporcionando alguma rigidez ao lóbulo da orelha reconstruído e ajudando a manter um formato mais natural. A fonte de cartilagem é, mais convenientemente, a tigela conchal.

Nesse caso, foi planejado o fechamento direto do lóbulo da orelha para a hélice inferior. Isso foi feito por meio do avanço direto do lóbulo, que foi esticado até a porção superior do defeito. Entretanto, devido à natureza ampla do defeito, isso teria eliminado efetivamente o lóbulo, pois a maior parte do tecido do lóbulo da orelha seria recrutada para preencher a ferida. Para recriar a aparência de um lóbulo, foi planejado um avanço em V-Y da bochecha logo abaixo da fixação do lóbulo da orelha para recrutar tecido para o lóbulo.

Primeiro, um triângulo de Burow foi excisado no lóbulo da orelha diretamente da base da ferida. Esse triângulo foi intencionalmente diminuído, antecipando que a plasticidade da pele do lóbulo da orelha acomodaria a redundância medial e superiormente. Em seguida, uma incisão em forma de V foi feita a partir da base da fixação do lóbulo da orelha inferiormente em direção ao ângulo da mandíbula. Esse retalho em forma de V foi incisado profundamente, incluindo e incorporando intencionalmente a maior parte do tecido subcutâneo. O retalho foi cortado com uma incisão a partir do ápice inferior do retalho, superiormente à junção original entre o lóbulo da orelha e a bochecha. Aqui, como de costume, o lóbulo da orelha estava preso por faixas fibrosas que se estendiam e se integravam ao sistema musculoaponeurótico superficial (SMAS). Esse tecido fibroso foi transeccionado, liberando o lóbulo da orelha e mobilizando todo o retalho em V-Y. Isso permitiu que o retalho em V-Y fosse dobrado sobre si mesmo, acrescentando substância ao volume agora depletado do lóbulo da orelha. O retalho é então suturado sobre si mesmo e colocado sob o lóbulo da orelha. O defeito resultante na bochecha é fechado primariamente, completando efetivamente a transferência de tecido da bochecha para o lóbulo inferior da orelha (▶ Fig. 8.5b, c).

O resultado aos 4 meses mostra uma cicatriz imperceptível com aparência de lóbulo de orelha graças à plastia V-Y (▶ Fig. 8.5d). Sem ele, o resultado teria retratado uma orelha menos natural, sem lóbulo, com a borda inferior da cavidade conchal, representando efetivamente a conexão orelha-bochecha. Tal como acontece com todos os fechamentos na hélice, as suturas de eversão em toda a margem helicoidal minimizam o formato do entalhe que pode ocasionalmente ser proeminente.

Pontos Principais

- A chave para as reconstruções do lóbulo da orelha e da hélice inferior é a manutenção ou recriação do formato lobular do lóbulo da orelha.
- O recrutamento de pele infra-auricular na forma de retalhos em V-Y ou retalhos de interpolação pode ajudar a restaurar o lóbulo em feridas maiores.
- Enxertos de cartilagem podem ser usados para manter o formato lobular, se houver probabilidade de contração da cicatriz deformante.

8.2 Anti-Hélice e Cavidade Conchal

A subunidade anti-hélice/cavidade do pavilhão auricular pode apresentar desafios reconstrutivos complexos e fascinantes. Entretanto, a grande maioria dos tumores que ocorrem nessas subunidades não costuma ser altamente destrutiva de sua infraestrutura. Dessa forma, o tratamento da ferida geralmente é feito por segunda intenção e, alternativamente, é tão simples quanto recobrir a ferida com um enxerto de pele. Entretanto, uma boa analogia da relação entre a cavidade da concha e a anti-hélice com a hélice é que ela é o cubo da roda com o pneu. E, assim como eixo, a anti-hélice e a cavidade da concha fornecem a estrutura central para a aurícula. Um defeito que envolve perda de cartilagem geralmente é bastante extenso quando é suficiente para exigir reconstrução. Porém, quando é suficientemente extenso, é importante restabelecer sua integridade estrutural semelhante à do eixo.

Este caso é de um defeito relativamente grande que envolve a porção superior da cavidade da concha, estendendo-se até a anti-hélice e a *crus* da anti-hélice (▶ Fig. 8.6a). Há uma exposição substancial da cartilagem envolvendo uma área de, aproximadamente, 3 × 2 cm. No entanto, não há comprometimento estrutural, apesar do tamanho da ferida. Este é um senhor idoso com expectativas estéticas moderadas.

A primeira opção que vem à mente é a cura por segunda intenção. Essa é uma excelente opção na maioria dos defeitos sem comprometimento estrutural e envolvendo principalmente a anti-hélice e da cavidade da concha. O tratamento oclusivo da ferida com trocas diárias de curativos levará à formação de granulação sobre a base da ferida e, posteriormente, à reepitelização marginal das margens da ferida. Os desafios para a cicatrização por segunda intenção nessa ferida incluem o tamanho da ferida, que resultaria em uma cicatrização relativamente prolongada, com um intervalo esperado de 1 a 3 meses, dependendo das complicações intercorrentes e da atenção do paciente aos cuidados oclusivos com a ferida. Outro desafio é a área relativamente grande do que parece ser uma cartilagem exposta desprovida de pericôndrio e seu suprimento sanguíneo questionável. Em feridas com cartilagem exposta medindo mais de 1 cm, uma técnica útil para aumentar a cicatrização por segunda intenção é a perfuração da cartilagem com punções *Keyes*. Uma perfuração de 3 ou 4 mm na cartilagem cria um corredor para a pele da orelha posterior e expõe o tecido vascularizado subjacente. Por meio dessas perfurações, o tecido de granulação se formará, servindo para aumentar a cicatrização. Isso também diminui o risco de dessecação da cartilagem, o que é mais provável de ocorrer quando o processo de cicatrização da ferida se estende por um longo período de tempo.

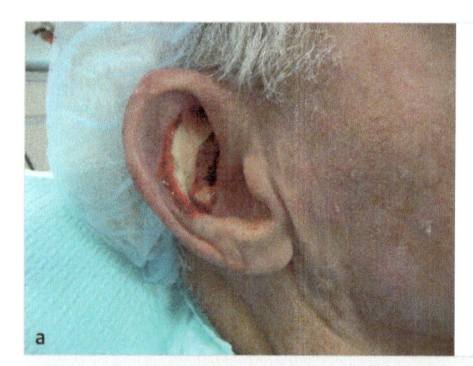

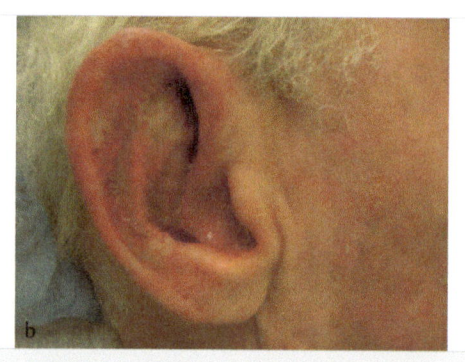

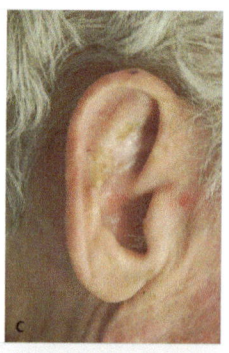

Fig. 8.6 (a) Defeito após a excisão, resultando na exposição da cartilagem da anti-hélice e da cavidade da concha. **(b)** Enxerto de pele suturado de espessura parcial colhido com uma lâmina de *Weck* da pele sobre a clavícula. Um curativo de reforço com amarração será aplicado por uma semana. **(c)** Resultados da reconstrução em 4 anos de pós-operatório.

Essa técnica também é útil para fornecer suporte vascular para enxertos em uma área sem pericôndrio.

Outro fechamento muito comum para esse tipo de ferida é um STSG. Mesmo diante de um suprimento vascular diminuído na base da ferida, os requisitos metabólicos reduzidos de um STSG aumentam a probabilidade de sobrevivência em condições fisiologicamente austeras e, se houver preocupação com o suporte vascular adequado para um STSG, as perfurações através da cartilagem com uma punção *Keyes* seriam úteis para STSG, conforme mencionado anteriormente. Uma das desvantagens normais dos STSG é a falta de anexos, e a superfície muito lisa e de cor clara que é característica desses enxertos. Entretanto, na cavidade da concha e na anti-hélice, tanto a textura lisa quanto a cor clara se aproximam da aparência natural dessa pele. Os locais doadores incluem, além do local doador tradicional da coxa, a pele sobre o processo mastoide e a pele sobre a clavícula. No caso do local doador da mastoide, o cabelo é raspado, e o enxerto é colhido com uma lâmina *Weck* sobre a proeminência da mastoide. A natureza superficial do enxerto não afeta os folículos pilosos subjacentes e, de fato, os folículos contribuem para a reepitelização muito rápida da pele doadora.

Outra opção razoável seria um FTSG. As vantagens são semelhantes às dos STSG; entretanto, o FTSG tem uma exigência metabólica maior. Portanto, a escassez de suprimento de sangue nessa ferida é mais um problema para um FTSG. Mais uma vez, se o FTSG for considerado a melhor opção, então as perfurações da cartilagem, conforme mencionado anteriormente, são uma técnica razoável para melhorar o suprimento vascular do enxerto. Os locais doadores podem incluir áreas pré-auriculares, pós-auriculares e supraclaviculares, e a escolha do local doador dependeria do tamanho do enxerto necessário, da espessura desejável e da qualidade da pele do doador.

Outras considerações que podem ser consideradas incluem o retalho *pull-through* (retalho flip-flop), o retalho pedicular retroauricular ou um retalho de interpolação com base pré-auricular. Embora essas opções possam ser eficazes, elas são substancialmente mais complicadas e caras, sem benefícios substanciais para o paciente.

Nesse caso, o paciente não estava interessado no período prolongado de cicatrização por segunda intenção e porque devido à correspondência relativamente boa do tecido e aos baixos requisitos metabólicos, um STSG foi usado para a reconstrução (▶ Fig. 8.6b). Nesse caso, o STSG é retirado da clavícula direita, usando-se uma lâmina *Weck* e uma proteção de lâmina de 12/100 de polegada. Isso proporciona um enxerto muito fino de uma área que é simples para o paciente cuidar durante a cicatrização por segunda intenção. O osso subjacente proporciona uma excelente superfície firme que aumenta a colheita do enxerto. Uma vez colhido, o enxerto é transferido para o defeito e fixado no lugar. Depois disso, o enxerto é aparado para se ajustar ao defeito e suturado no lugar circunferencialmente. O uso de *bolster* é importante em áreas contornadas como essas para garantir que o enxerto permaneça intacto durante o período de inosculação. O suporte pode ser uma gaze antiaderente colocada sobre uma fina camada de pomada e fixada no lugar com uma gaze afofada. O umedecimento da gaze com soro fisiológico a torna mais maleável e moldável, de modo que ela possa ser acomodada nas complexas excursões do globo conchal e da anti-hélice. Outro excelente material de reforço é a gaze com vaselina. Ela pode ser prontamente encaixada nos contornos da orelha e igualmente fixada com suturas. A sutura de amarração é colocada para fixar o reforço, e a sutura e o reforço são removidos em uma semana. Ataduras oclusivas adicionais são colocadas por, no mínimo, mais uma semana após a remoção inicial do suporte. Após a segunda semana, o enxerto é mantido fortemente lubrificado com pomada de petróleo pelo período restante de um mês. Os enxertos são bastante suscetíveis a pequenos traumas, necessitando de cobertura protetora por um mês.

A ▶ Figura 8.6c mostra os resultados da reconstrução quatro anos depois. Observe a combinação quase imperceptível do STSG sem anexos com a pele nativa circundante. Diferentemente de um FTSG, os STSG não atenuam ou diminuem o contorno complexo da anti-hélice, a *crus* da anti-hélice ou a cavidade da concha.

Pontos Principais

- A cicatrização por segunda intenção geralmente é a melhor abordagem para feridas que não envolvem cartilagem.

8.2 Anti-Hélice e Cavidade Conchal

- A cartilagem exposta sem pericôndrio pode ser perfurada com um *punch* de *Keyes* para promover a granulação e a revascularização da comunicação transcartilaginosa com a orelha posterior.
- Os STSG fornecem uma correspondência razoável da pele com os defeitos da cavidade da concha e da anti-hélice.
- O local tradicional de doação para STSG é a parte superior da coxa. Entretanto, a pele que recobre o processo mastoide e a clavícula também é excelente local de doação.

Esse defeito na anti-hélice mede mais de 2 cm na dimensão vertical e 2 cm na direção horizontal (▶ Fig. 8.7a). O que é difícil de apreciar é que a cartilagem da hélice está totalmente ausente no terço médio do defeito do sulco helicoidal, apesar de a pele da hélice estar intacta. Assim, a tarefa em mãos para esta reconstrução incluem não apenas o recapeamento da grande área, mas também a manutenção da forma da hélice através do reparo da estrutura cartilaginosa.

Embora ocorresse a cicatrização por segunda intenção, a consequência seria a dobra e a deformação perceptível da curvatura suave da hélice. A pele seria fundida à superfície anterior da anti-hélice, e o sulco helicoidal seria ablacionado. Os enxertos de pele também são opções (▶ Tabela 8.1). Um STSG por si só seria um excelente reparo da parte do defeito limitada à anti-hélice. No entanto, isso faria pouco para evitar a deformação do sulco helicoidal e a curvatura da hélice. A contração da cicatriz é menos inibida por um STSG do que por um FTSG. Um FTSG seria uma opção e poderia reduzir a quantidade de contração e a fusão da superfície anterior da hélice com a anti-hélice. No entanto, haveria alguma contração e é provável que a porção sem estrutura da hélice não mantivesse sua curvatura normal.

Um retalho de interpolação retroauricular seria uma opção razoável. Ele recobriria de forma muito eficaz o defeito anti-helicoidal, e um enxerto de cartilagem poderia ser colocado

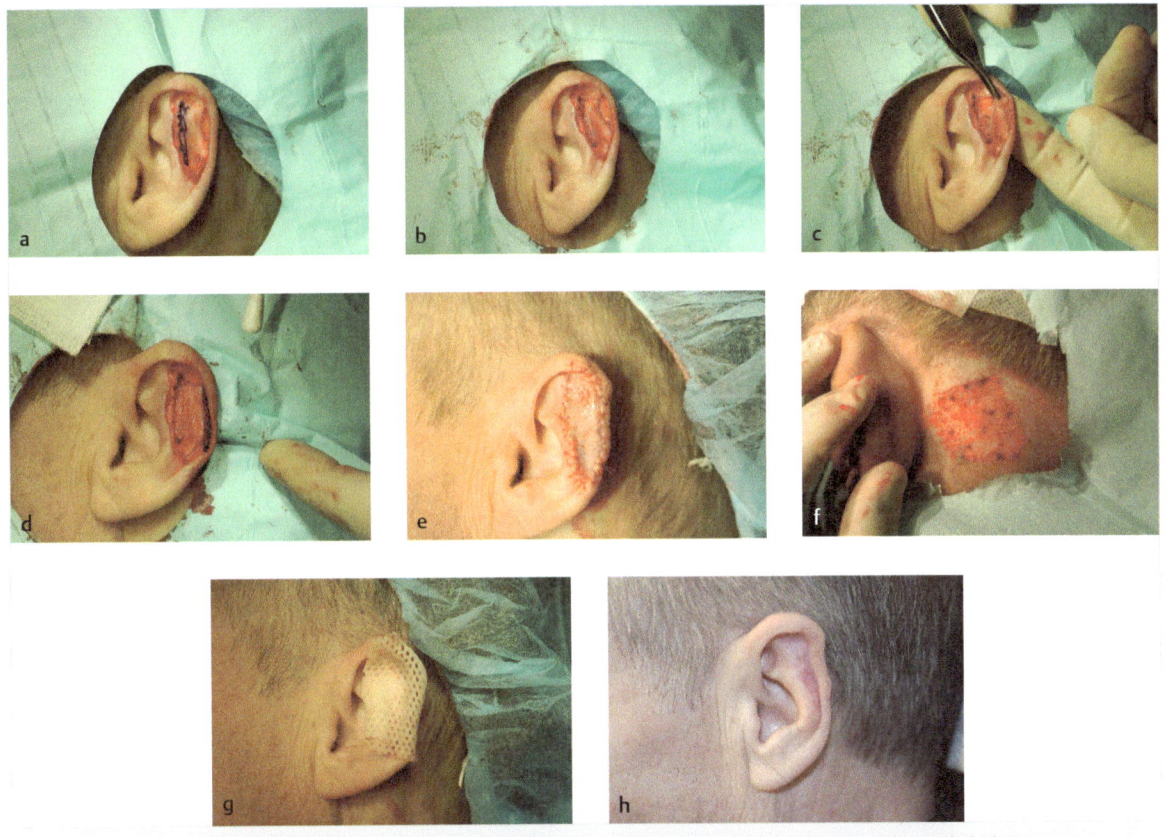

Fig. 8.7 (a) Esse defeito da anti-hélice e do sulco helicoidal inclui a perda de cartilagem da anti-hélice e da hélice posteriores, resultando em uma borda helicoidal sem estrutura. As *marcas roxas* delineiam o local doador de cartilagem, que será colocado dentro da borda helicoidal com deficiência de cartilagem. **(b)** Após a coleta do enxerto de cartilagem e sua colocação no leito receptor da hélice média. O retalho de cartilagem de base inferior foi incisado e elevado. **(c)** Retalho de cartilagem após a dissecção da pele subjacente e rotação posterior para fortalecer e manter o formato da orelha em seu perímetro. **(d)** Retalho de cartilagem suturado e enxerto de cartilagem pronto para o enxerto de espessura parcial. **(e)** Enxerto de espessura parcial suturado no lugar. **(f)** Local doador do enxerto de pele de espessura parcial colhido com uma lâmina de *Weck* sobre o processo mastoide. **(g)** O enxerto é coberto com pomada, gaze antiaderente e, em seguida, com um curativo termoplástico. Esse curativo foi moldado manualmente após ter-se tornado maleável quando mergulhado em água quente. Após o resfriamento, o curativo termoplástico é rígido e protege os retalhos, enxertos e o formato da orelha por uma semana. **(h)** Cinco meses de pós-operatório com preservação razoável do formato de náutilo da orelha.

no local do defeito da cartilagem, com boa expectativa de sucesso graças ao excelente suprimento vascular que o retalho de interpolação e a pele do sulco helicoidal forneceriam. O local doador da cartilagem poderia ser a cartilagem exposta do defeito na cavidade da concha.

Um retalho flip-flop ou *pull-through* também pode ser considerado e, em contraste com o retalho pediculado retroauricular, seria um fechamento de estágio único. Seria necessário criar um portal para permitir a passagem do retalho. Isso provavelmente seria criado no aspecto mais anterior do defeito e envolveria a remoção de espessura total de uma porção da cartilagem auricular grande o suficiente para passar o retalho e conduzir o pedículo vascular para o retalho. O paciente não estava interessado em um procedimento de dois estágios, que elimina o retalho de interpolação retroauricular. O retalho *pull-through* seria mais adequado para defeitos da cavidade da concha, e essa ferida não é ideal para esse retalho.

A opção escolhida envolve o uso de um enxerto de suporte de cartilagem delineado em roxo na face mais anterior do defeito na ▶ Fig. 8.7a. A rotação posterior do retalho cartilaginoso adjacente ao local doador deste enxerto de cartilagem foi planejada para fornecer suporte adicional à hélice e ao sulco helicoidal. Finalmente, o defeito e todos os componentes da cartilagem foram cobertos com STSG.

Primeiro, o suporte de cartilagem é colhido e transferido para o leito receptor, a pele helicoidal (▶ Fig. 8.7b). O enxerto de cartilagem é fixado dentro desse sulco por suturas em alça Vicryl 6-0 com o envolvimento dos três lados do enxerto pela pele helicoidal. Em seguida, a cartilagem exposta da anti-hélice localizada imediatamente posterior ao local doador do enxerto de cartilagem é dissecada da pele subjacente e elevada sobre uma base inferior. O retalho de cartilagem é rodado posteriormente, adjacente ao referido enxerto de cartilagem (▶ Fig. 8.7c). Este retalho de rotação da cartilagem vascularizada é então suturado e fixado em sua posição na face mais posterior do defeito, a fim de apoiar e manter o tamanho total da hélice (▶ Fig. 8.7d).

Em seguida, um STSG colhido do processo mastoide ipsilateral é suturado sobre a ferida restante, retalho de cartilagem e enxerto (▶ Fig. 8.7e, f). Um molde de plástico cuidadosamente estruturado e moldado com precisão (tala termoplástica) é colocado sobre toda a ferida, incluindo a hélice (▶ Fig. 8.7g). Esse molde tem duas finalidades: servir de base para o enxerto e manter o formato da hélice durante a inosculação da cartilagem e do enxerto de pele. Esse molde é deixado no local por 1 semana, após a qual o curativo de gaze antiaderente original é removido e então substituído por uma nova gaze antiaderente sobre pomada e enfaixado novamente por uma segunda semana. O molde plástico pode ser reaplicado para proteção mais prolongada da delicada estrutura da hélice reconstruída. Na verdade, este gesso pode ser utilizado diariamente após a segunda semana, quando a ferida é simplesmente coberta por um curativo leve.

Cinco meses após a cirurgia, observa-se que a hélice está razoavelmente bem conservada e esteticamente aceitável (▶ Fig. 8.7h).

Pontos Principais

- A relação da cavidade conchal com a hélice é análoga à do cubo de uma roda com o pneu.
- O comprometimento estrutural da cavidade da concha ou da anti-hélice (o "eixo") exige reparo para preservar a aparência da hélice (o "pneu").
- A cartilagem adjacente ou exposta pode ser usada como local doador para enxertos de cartilagem e retalhos de cartilagem.
- Os moldes de plástico maleável ao calor são úteis como suportes para enxertos e para proteger e manter a forma dos enxertos de cartilagem subjacentes para orelhas extensivamente reconstruídas.

8.3 Defeitos na Orelha Posterior

A grande maioria dos defeitos da orelha posterior é cosmeticamente inconsequente e, portanto, a cicatrização por segunda intenção é uma opção muito comum de tratamento de feridas. Desde que não haja comprometimento estrutural e que o aspecto visível da hélice não esteja envolvido, o principal motivo para considerar o fechamento é a velocidade de cicatrização e a facilidade de tratamento da ferida. Nesse caso, tanto o FTSG, quanto o STSG são relativamente simples e eficazes para esses casos (▶ Tabela 8.1). Caso um defeito posterior da orelha se estenda sobre ou sobre a hélice na porção visível da orelha, uma consideração mais séria para uma reconstrução abrangente pode ser feita.

Esse defeito se estende do sulco pós-auricular superiormente até o couro cabeludo temporal e a costeleta e até a orelha posterior com extensão para cima e sobre a hélice superior (▶ Fig. 8.8a, b). Nesse caso, se a ferida tivesse que cicatrizar por segunda intenção, a hélice exposta poderia ser removida. A cartilagem seria colocada em risco de distorção. Mesmo que não ocorresse distorção, a cicatrização por segunda intenção deixaria a hélice visivelmente atrófica, sem qualquer tecido subcutâneo. As considerações para o fechamento podem incluir um retalho de transposição com base superior da pele pré-auricular com transposição para a hélice. Essa técnica é adequada para tratar defeitos helicoidais anteriores, mas não seria capaz de reconstruir o grande defeito posterior da orelha nem tratar diretamente o defeito que se estende ao couro cabeludo temporal. Um FTSG poderia ser usado em combinação com esses retalhos de transposição para cobrir o defeito remanescente atrás e acima da orelha.

Devido ao defeito que envolve o sulco pós-auricular e o couro cabeludo, um retalho retroauricular de dois estágios não seria viável.

Um STSG grande recobriria a pele; entretanto, a natureza fina do enxerto não atenderia bem às preocupações estéticas. Nesse sentido, um grande FTSG seria uma consideração

8.3 Defeitos na Orelha Posterior

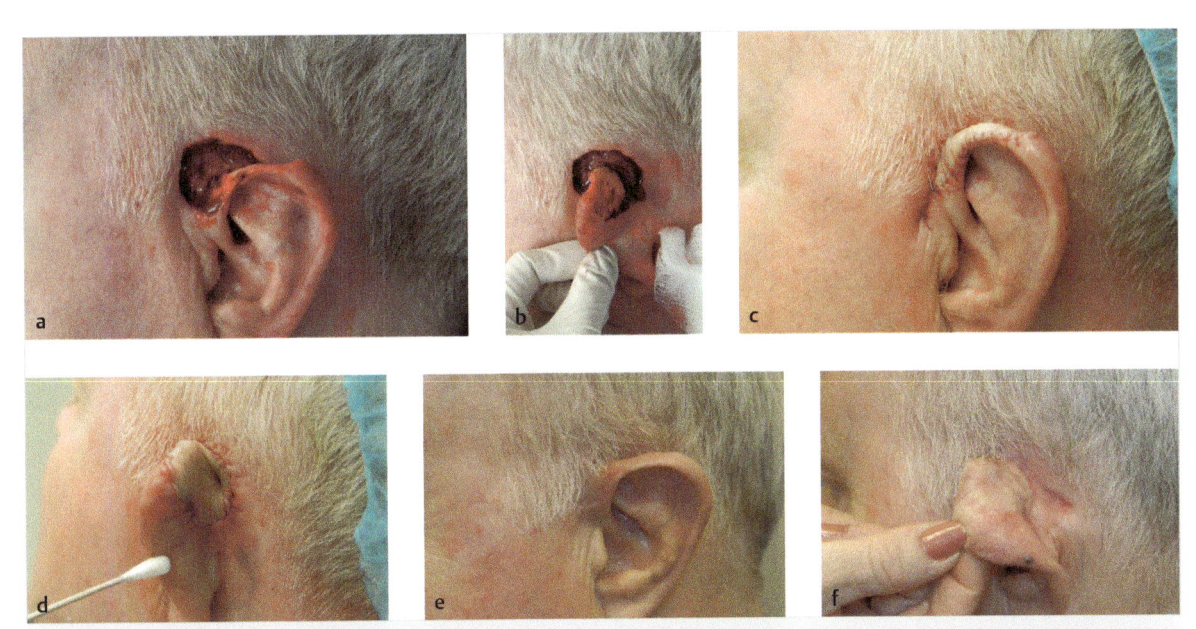

Fig. 8.8 (a) Grande defeito envolvendo a hélice anterior, a orelha posterior e estendendo-se para a pele supra-auricular e o couro cabeludo. **(b)** Vista do defeito envolvendo a orelha posterior. **(c)** Após o avanço direto do defeito do couro cabeludo para a orelha e reparo de espessura total do defeito, envolvendo a hélice anterior e a orelha posterior. **(d)** Vista da orelha posterior recoberta com enxerto de pele de espessura total colhido da fossa supraclavicular. **(e)** Vista lateral com 3 meses de pós-operatório mostrando excelente preservação da aparência da orelha. **(f)** Vista da reconstrução bem cicatrizada do enxerto de pele de espessura total da orelha posterior.

razoável e proporcionaria um resultado mais esteticamente agradável nas partes visíveis da hélice e limitam a contração da cicatriz que ocorreria em grande parte no caso de um STSG ou segunda intenção.

O fechamento real neste caso utilizou o princípio de fechar as subunidades cosméticas independentemente. Dessa forma, a pele do couro cabeludo temporal e da costeleta foi avançada diretamente para o sulco pós-auricular (▶ Fig. 8.8c), isolando a ferida remanescente na orelha posterior e da hélice. Foi feito um molde dessa ferida, e um FTSG foi colhido da fossa supraclavicular, e o local doador foi fechado primariamente.

O FTSG foi agressivamente afinado, removendo todo o tecido subcutâneo. Em seguida, ele foi suturado no lugar (▶ Fig. 8.8d), e um curativo de gaze bem apertado foi colocado contra o enxerto sobre todas as superfícies envolvidas, incluindo a hélice. Esta almofada foi então fixada no lugar com uma sutura de amarração e permaneceu no lugar por uma semana. Em uma semana, a almofada é removida, e uma leve atadura de gaze é reaplicada na segunda semana. Durante o restante do mês de pós-operatório, o paciente é instruído a manter o delicado enxerto coberto com um curativo leve que pode ser trocado diariamente. Esse curativo serve principalmente para proteger o enxerto de choques acidentais que poderiam levar à avulsão parcial. As fotografias de acompanhamento de 3 meses mostram uma orelha bem reconstruída e proporcionada com preservação da hélice e distorção mínima da borda helicoidal causada por cicatrizes devido à excelente sobrevivência do FTSG (▶ Fig. 8.8e, f).

Este caso (DSC 003-2A) mostra um defeito de espessura total através da porção média da borda helicoidal, mas envolvendo pelo menos um terço da orelha posterior (▶ Fig. 8.9a, b). A porção da orelha posterior do defeito não se estende pela cartilagem, o que significa que a promessa estrutural está limitada à borda helicoidal. Nessa situação, pode-se considerar o fechamento da porção da borda helicoidal do defeito separada da orelha posterior usando, por exemplo, um retalho de avanço helicoidal, utilizando a frouxidão do tecido no lóbulo da orelha. O defeito remanescente na orelha posterior poderia cicatrizar por segunda intenção ou ser fechado com um STSG ou um FTSG.

Como alternativa, um retalho de pedículo retroauricular pode ser usado predominantemente para o fechamento da borda helicoidal. O defeito cartilaginoso da borda helicoidal pode ser substituído por um enxerto de cartilagem colhido da cavidade da concha no local de curvatura máxima para simular a cartilagem helicoidal ausente. Essa cartilagem é visível na base do defeito na orelha posterior, o que proporciona excelente acesso a esse local doador (▶ Fig. 8.9b). Quando da liberação do pedículo do retalho retroauricular, o pedículo poderia ser usado para recobrir a maior parte possível do defeito remanescente na orelha posterior. Qualquer defeito residual é geralmente deixado cicatrizar por segunda intenção. Após a inspeção e a manipulação do defeito, observou-se que um fechamento em cunha poderia ser realizado sob tensão modesta com uma recapitulação completa da hélice. Isso se deve, em parte, a um lóbulo da orelha amplo e à excelente elasticidade da pele da orelha posterior.

A execução desse retalho implica a excisão de toda a espessura da pele da anti-hélice e da cartilagem em uma configuração em forma de V que se estende sobre a borda conchal

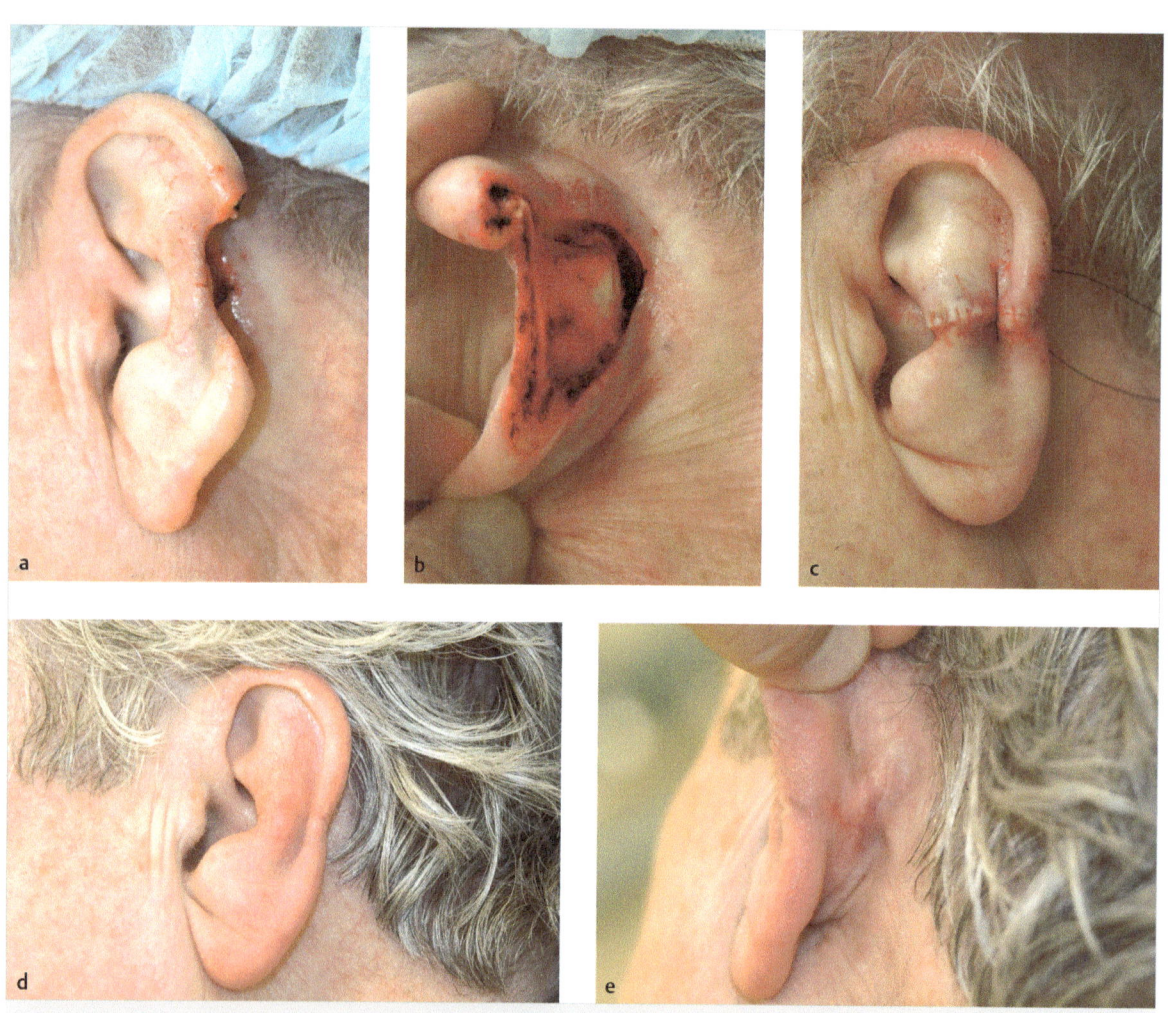

Fig. 8.9 (a) Grande defeito envolvendo a perda de toda a espessura da hélice média e envolvendo extensivamente a superfície posterior da orelha. **(b)** Visão da extensão posterior do defeito. **(c)** Fechamento após a excisão em cunha de espessura total da pele e da cartilagem que se estende até a cavidade da concha com avanço das hélices inferior e superior residuais. Observe a acentuada eversão das suturas sobre a curvatura da hélice. Uma sutura de náilon passante é colocada no sulco helicoidal e será suturada na pele pós-auricular como uma sutura de retenção para evitar a formação de uma concha e manter o posicionamento e a projeção adequados da orelha. A sutura de náilon foi removida quatro semanas depois, quando a projeção da orelha foi estabelecida e estabilizada. **(d)** Vista lateral com 3 meses de pós-operatório. **(e)** Vista pós-auricular com 3 meses de pós-operatório.

até o cavidade da concha. Uma das principais desvantagens do fechamento da cunha é o "encapsulamento" que ocorre durante a aproximação das bordas superior e inferior da cartilagem auricular para fechar a cunha. Conceitualmente, isso se deve ao fato de que o comprimento da curvatura da hélice agora é menor do que o restante da cartilagem auricular, resultando em tensão no fechamento, que se manifesta como um movimento para frente da borda helicoidal. Esse abaulamento pode ser tratado por vários métodos. Cirurgicamente, o uso de uma configuração de cunha "estrelada" excisa triângulos não apenas na direção horizontal, mas também nas direções superior e inferior ao longo da anti-hélice. Isso diminui o "alcance" necessário para que os aspectos superior e inferior da borda helicoidal sejam suturados juntos. Outra tática é o uso de suturas de retenção, que são deixadas no local por pelo menos duas semanas com a intenção de neutralizar a tendência da hélice de submetidos à escavação. Essa técnica foi usada neste caso porque a quantidade total de escavação era moderada. Se a tendência de escavação for mais grave, o fechamento em "cunha estrelada" é uma opção melhor. Conforme mostrado na ▶ Figura 8.9c, as suturas de náilon são colocadas pela orelha suturada dentro do sulco helicoidal e serão suturadas à pele pós-auricular, mantendo o pavilhão auricular na posição anatômica desejada. Essas suturas podem permanecer por 2 a 4 semanas antes de serem removidas, o que resulta em uma leve reconfiguração da cartilagem e no posicionamento desejável da orelha em relação à cabeça. Em 3 meses (▶ Fig. 8.9d, e), o resultado final é visto. A estética é excelente, com boa retenção da forma da hélice e na ausência de escavação. A única mudança notável é a diminuição do tamanho da cavidade do conchal, que é funcional e esteticamente inconsequente.

8.3 Defeitos na Orelha Posterior

Pontos Principais

- Quando os defeitos se estenderem da orelha para a pele ao redor, sempre avalie se essas partes da ferida podem ser reconstruídas separadamente, seguindo o princípio do fechamento cosmético de subunidades.
- Os FTSG são eficazes em fornecer substituição de tecido mole, textura correspondente para a hélice e a orelha posterior e para inibir a contração da cicatriz (▶ Tabela 8.1).
- Quando os fechamentos em cunha são considerados, é necessária uma análise cuidadosa do grau de "*cupping*", pois esse é o desafio mais problemático dos fechamentos em cunha.
- O *cupping* pode ser atenuado pelo uso do padrão de cunha estrelada, que reduzirá significativamente o tamanho da orelha. Como alternativa, as suturas de retenção podem proporcionar uma correção variável do *cupping*, mas precisam ser deixadas no local por 2 a 4 semanas.

9 Reconstrução da Unidade do Pescoço

Merrick A. Brodsky ▪ Saud Aleissa ▪ Anthony Rossi

Resumo

A reconstrução de feridas cirúrgicas cutâneas do pescoço exige a compreensão da anatomia e da dinâmica do movimento. Embora o pescoço possa ser uma subunidade cosmética tolerante em comparação a outros locais anatômicos para reconstrução após cirurgia cutânea, há zonas de perigo em potencial e complexidades das quais se deve estar ciente. Em pacientes com idade avançada, o pescoço contém o maior reservatório de tecido com maior frouxidão tecidual, o que permite reparos diretos. Entretanto, antes de realizar uma cirurgia cutânea no pescoço, é imperativo entender e dominar a anatomia superficial do pescoço, incluindo o suprimento vascular, as inervações motora e sensorial, a musculatura e as zonas de perigo.

Palavras-chave: anatomia superficial do pescoço, triângulo cervical anterior, triângulo cervical posterior, ponto de Erb, reconstrução do pescoço

9.1 Anatomia do Pescoço

A base da anatomia superficial do pescoço depende de pontos de referência anatômicos e da criação dos triângulos bem definidos do pescoço.

O osso hioide está localizado na linha média da parte anterior do pescoço e fica aproximadamente 2,5 a 3 cm abaixo do queixo. Ao continuar inferiormente, você encontrará a cartilagem tireoide, seguida pela lâmina anterior da cartilagem cricoide e, por fim, os anéis cartilaginosos da traqueia. Lateralmente, as duas estruturas mais identificáveis incluem o processo mastoide superiormente e o músculo esternocleidomastóideo (ECM). Posteriormente, a protuberância occipital externa é a proeminência mais superior, com cada um dos processos espinhosos das vértebras cervicais seguindo inferiormente na linha média da parte posterior do pescoço.

As regiões do pescoço são divididas topograficamente em triângulos cervicais anterior e posterior pelo ECM, que segue obliquamente do processo mastoide do osso temporal até o manúbrio do esterno. Cada triângulo possui bordas distintas e estruturas anatômicas dentro de seus limites (▶ Fig. 9.1).

9.1.1 Triângulo Cervical Anterior

O triângulo cervical anterior é formado superiormente pela borda inferior da mandíbula, posteriormente pelo ECM e anteriormente pela linha média anterior do pescoço. O triângulo cervical anterior pode ser subdividido em quatro triângulos menores pelos ventres anterior e posterior do músculo digástrico, do músculo omo-hióideo e do osso hioide. O primeiro desses triângulos é o triângulo submental. Esse triângulo é formado inferiormente pelo corpo do osso hioide, lateralmente pelo ventre anterior do músculo digástrico, e o assoalho é formado pelo músculo milo-hióideo. Apenas um triângulo segmentar está presente na linha média, e seu conteúdo inclui linfonodos submentais, músculo milo-hióideo, nervo e veias que unem as veias jugulares anteriores.

O triângulo submandibular é delimitado pela borda inferior da mandíbula e pelos ventres anterior e posterior do músculo digástrico. O conteúdo desse triângulo inclui a glândula submandibular e os linfonodos, a artéria e a veia faciais, o nervo hipoglosso e o nervo milo-hióideo. O triângulo muscular é delimitado pelo ventre superior do músculo omo-hióideo, o ECM e a linha média do pescoço. Esse triângulo, como o nome sugere, contém os músculos infra-hióideos ou "alça", como os músculos esterno-hióideo, omo-hióideo, esternotireóideo e tireo-hióideo. Além disso, abaixo do nível dos músculos da "alça" estão a glândula tireoide, as glândulas paratireoides, as veias jugulares anteriores, os nervos laríngeos recorrentes, a laringe e a traqueia, que raramente serão encontrados durante uma cirurgia cutânea e reconstrução.

Por fim, o triângulo carotídeo é formado pelo ventre superior do músculo omo-hióideo, o ECM e o ventre posterior do músculo digástrico. Esse triângulo contém as estruturas da bainha carotídea (veia jugular interna, nervo vago e artéria carótida comum), artéria carótida externa, nervo laríngeo superior, nervo acessório espinhal, nervo hipoglosso e ansa cervical.

9.1.2 Triângulo Cervical Posterior

O triângulo cervical posterior do pescoço é delimitado pelo processo mastoide, borda posterior do ECM, clavícula e borda anterior do músculo trapézio. Esse triângulo pode ser subdividido pelo ventre inferior do músculo omo-hióideo em triângulo occipital superiormente e triângulo subclávio inferiormente. Estruturas importantes no triângulo cervical posterior incluem a emergência de vários ramos do plexo cervical e do nervo acessório espinhal.

Classicamente, o triângulo cervical posterior do pescoço representa uma das principais zonas anatômicas de perigo na cirurgia cutânea da cabeça e do pescoço. O ponto de Erb é classicamente descrito como o ponto no aspecto posterior do ECM onde emerge o feixe de quatro ramos superficiais do plexo cervical. Esses nervos incluem os nervos auricular maior, occipital menor, cervical transverso e supraclavicular. Esse ponto fica aproximadamente na junção dos terços superior e médio desse músculo. A presença e a natureza superficial desses nervos que percorrem o triângulo cervical posterior

9.1 Anatomia do Pescoço

O triângulo anterior contém triângulos:
- Triângulo muscular
- Triângulo carotídeo
- Triângulo submandibular
- Triângulo submental

Triângulo posterior contém nervos:
- Nervo acessório espinhal (nervo craniano XI)
- Ramos do plexo cervical
- Raízes e troncos do plexo braquial
- Nervo frênico (C3,4,5)

Ponto de Erb:
O ponto na borda posterior do músculo esternocleidomastóideo, onde os quatro ramos superficiais do plexo cervical – os nervos auricular maior, occipital menor, cervical transverso e supraclavicular – emergem posteriormente ao músculo.

Este ponto está localizado na junção dos terços superior e médio do ECM.

É importante notar que o nervo acessório espinhal passa através do triângulo posterior do pescoço para entrar na borda anterior do músculo trapézio num ponto localizado aproximadamente na junção dos terços médio e inferior da borda anterior deste músculo.

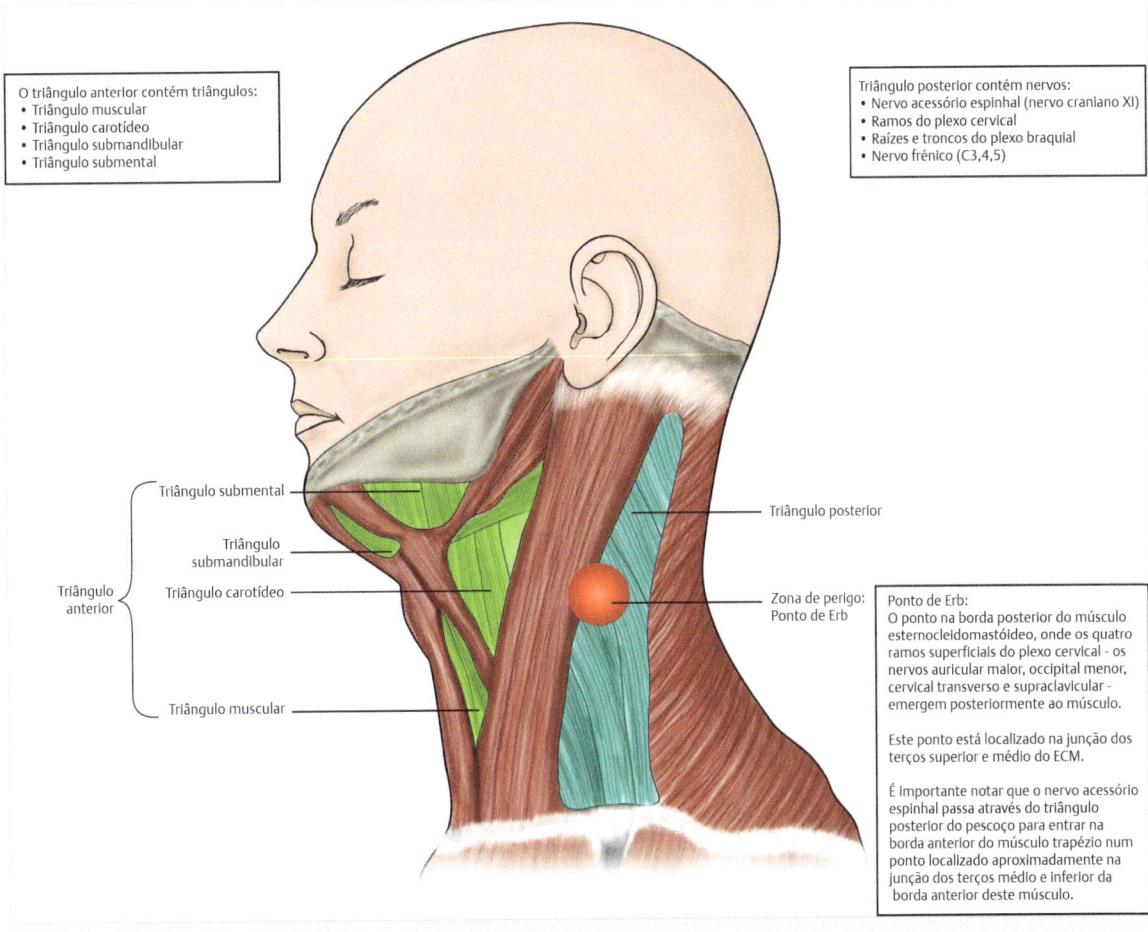

Fig. 9.1 Triângulos anterior e posterior do pescoço e ponto de Erb.

justificam um cuidado extra durante a cirurgia e a reconstrução cutânea. A verdadeira zona de perigo está classicamente centrada no meio do ECM com diâmetro de 6 cm, aproximadamente 6,5 cm inferior ao conduto auditivo externo.[1,2] Esses nervos correm na fáscia de revestimento na face superficial do ECM. A lesão do nervo auricular maior pode resultar em anestesia, parestesia ou disestesia da pele circundante do pescoço, bochecha e orelha.

A lesão do nervo acessório espinhal é a complicação mais comumente relatada em procedimentos cirúrgicos no triângulo cervical posterior do pescoço. Entretanto, a maior parte da literatura descreve o encontro com o nervo em procedimentos mais invasivos, como biópsias de linfonodos cervicais e dissecções abertas do pescoço.[3] O nervo acessório espinhal geralmente é encontrado cerca de 1 cm acima do ponto de Erb, mas segue em direção inferoposterior profunda à fáscia cervical superficial ao longo do triângulo posterior até entrar na borda anterior do músculo trapézio entre os terços médio e inferior.[4] A lesão do nervo acessório espinhal pode resultar em dor crônica e função muscular prejudicada dos músculos trapézio e ECM, e pode exigir reparo imediato do nervo. Clinicamente, o paciente pode-se apresentar com um ombro caído e atrofia do músculo trapézio no lado afetado.

Durante as excisões e reconstruções de câncer de pele, a dissecção deve ser feita no tecido subcutâneo superior e acima do ECM, se possível, para evitar o encontro com esses nervos sensoriais e motores.[5]

9.1.3 Platisma

Outra consideração importante no pescoço é o músculo platisma. O platisma é um músculo superficial, largo e extremamente fino que cobre a porção anterior do pescoço. Ele se origina do tecido subcutâneo e da fáscia da região peitoral superior do tórax. Ele se estende pelo pescoço até se inserir na pele da parte inferior da face, onde se intercala com a base da mandíbula, os ângulos da boca e o orbicular da boca. O platisma cobre a parte medial do ECM, os nervos, incluindo os nervos auriculares maiores, o ramo cervical do nervo facial, os vasos faciais, a glândula submandibular e parte inferior da glândula parótida. É inervado pelo ramo cervical do nervo facial, o qual entra no platisma por sua superfície profunda próximo ao ângulo da mandíbula. O platisma desempenha uma importante função mimética, pois desenha os cantos da boca para baixo e se alarga como nas expressões de tristeza e medo.[6,7] A banda platismal pode ser bastante proeminente

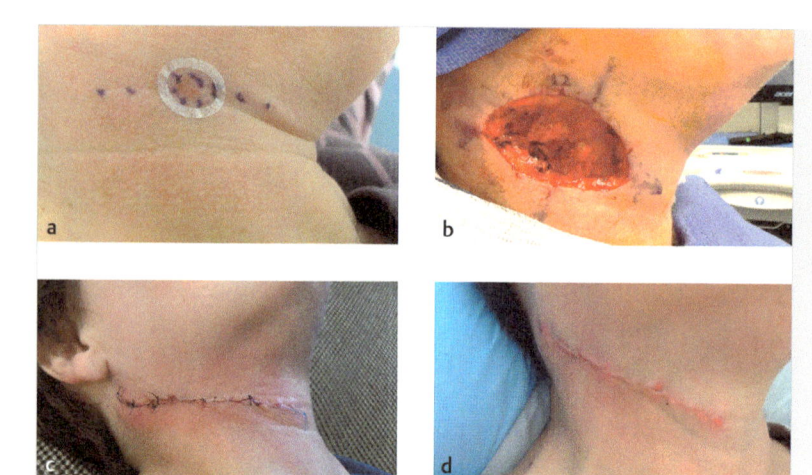

Fig. 9.2 (a) Exemplo de um melanoma *in situ* comprovado por biópsia no pescoço lateral direito. **(b)** Defeito cirúrgico após excisão em etapas e obtenção de margens claras. **(c)** Reparo cirúrgico linear, envolvendo os triângulos anterior e posterior, subjacente à frouxidão da subunidade do pescoço. **(d)** Aparência da cicatriz 2 semanas após a cirurgia.

em certos indivíduos e pode ser provocada, pedindo-se ao paciente que contraia o músculo platisma. Embora as linhas de tensão da pele relaxada corram horizontalmente no pescoço, e a incisão colocada dentro delas possa cicatrizar mais favoravelmente, é importante observar os vetores de tensão concorrentes, como a rotação do pescoço e a contração do platisma.

9.2 Reconstrução

Depois que o tumor é totalmente excisado, os cirurgiões enfrentam o desafio de reconstruir o defeito. Os fatores que devem ser considerados ao avaliar cada etapa da escada reconstrutiva incluem a localização do defeito, o tamanho do defeito, a idade do paciente, a abundância de tecido disponível, a preferência do paciente e a experiência do cirurgião. Até o momento, não há diretrizes bem definidas para a reconstrução do pescoço após a cirurgia cutânea. A maioria dos livros didáticos e artigos de periódicos se concentra nos defeitos das subunidades cosméticas da face, como couro cabeludo, testa, bochecha, nariz, pálpebra, queixo, lábio e orelha, e pode ignorar o pescoço.[8] Nossa abordagem se concentrará na definição de uma abordagem gradual para a reconstrução do pescoço. Os objetivos da reconstrução do pescoço se concentrarão em restaurar a forma e a função do pescoço e colocar as cicatrizes em linhas de tensão da pele relaxadas, dobras naturais e respeitar as bordas anatômicas.

9.2.1 Fechamento Primário

Os fechamentos lineares primários são o carro-chefe da reconstrução cutânea do pescoço. Devido à frouxidão local da pele e à quantidade de reservatório de tecido dentro do pescoço cutâneo, muitos reparos dessa natureza funcionarão bem nesse local, subunidade cosmética. O foco deve ser colocado para orientar esse fechamento primário na mesma orientação das linhas de tensão da pele relaxada. No pescoço anterior, as linhas de tensão da pele relaxada ficam na horizontal, o que é perpendicular ao eixo de contração do músculo platisma (▶ Fig. 9.2).

9.2.2 Cicatrização por Segunda Intenção

A cicatrização por segunda intenção foi historicamente adotada para locais côncavos, como as regiões da têmpora, periocular, periauricular e perinasal.[9,10]

No entanto, mais recentemente, a cicatrização por intenção secundária tornou-se mais amplamente aceita, de acordo com uma pesquisa recente de cirurgiões micrográficos de Mohs, realizada por Vedvyas *et al.*, em 2017. Eles descobriram que essa técnica também pode ser apropriada para locais convexos, feridas profundas, feridas grandes e feridas complicadas por deiscência, necrose do retalho ou infecção.[11] Com relação aos defeitos do pescoço, há uma escassez de conhecimento e dados que sugiram quais defeitos seriam mais passíveis de cicatrização por segunda intenção. O pescoço, como subunidade cosmética, tem sido amplamente ignorado na cicatrização por segunda intenção. Em nossa experiência, a cicatrização por segunda intenção não deve ser negligenciada como um método reconstrutivo viável. Pacientes com defeitos cirúrgicos amplos, mas limitados à derme ou ao tecido subcutâneo superficial, em que os fechamentos primários ou outras técnicas de reconstrução seriam extensos, não tolerados pelo paciente ou de acordo com a preferência do paciente. As desvantagens podem incluir maior tempo de cicatrização, maior cuidado com a ferida, hipopigmentação na cicatriz (pode não ser ideal para pacientes com pigmentação mais escura) e contração da pele que pode limitar a motilidade.[12]

9.2.3 Enxertos de Pele

Os enxertos de pele são definidos como um pedaço intacto de pele que foi completamente removido de um local doador e, em seguida, é reinserido em um local receptor. Os enxertos de pele de espessura total (FTSG) são compostos por toda a espessura da epiderme e da derme, em contraste com os enxertos de pele de espessura parcial (STSG), que têm um grau variável de espessura dérmica junto com toda a espessura da epiderme. Na cirurgia dermatológica, os FTSG são mais

9.2 Reconstrução

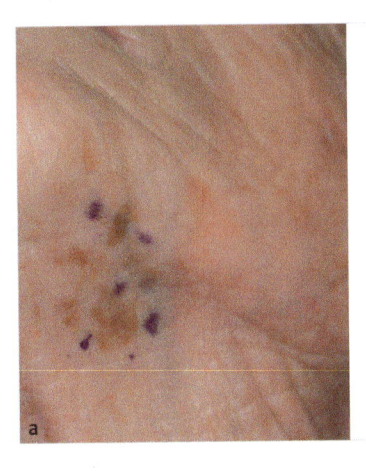

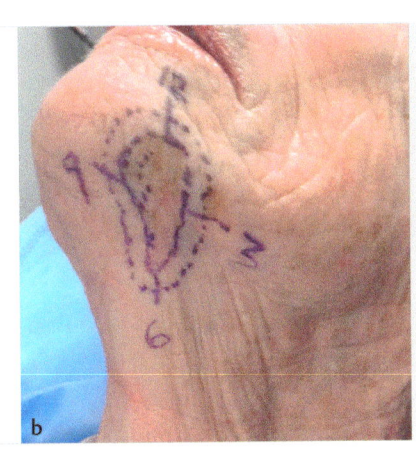

Fig. 9.3 (a) Grande melanoma *in situ* envolvendo a área esquerda do pescoço e do queixo em um paciente com histórico de carcinoma de células de Merkel no lado direito tratado com radiação. **(b)** Mostrando o contorno clínico e as margens cirúrgicas.

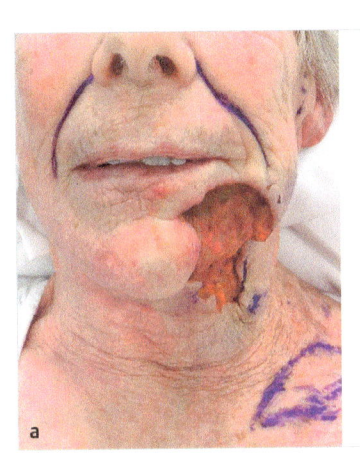

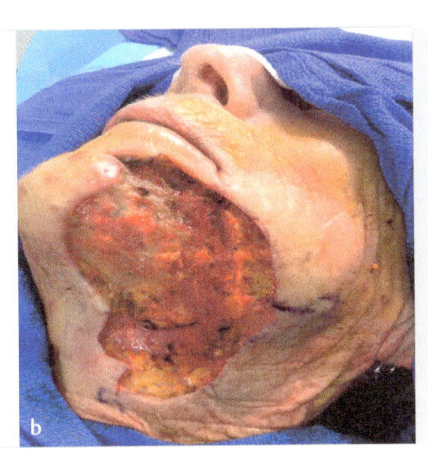

Fig. 9.4 (a,b) Defeito final após a excisão em etapas e obtenção de margens claras.

desejáveis do que os enxertos de pele de espessura parcial devido à melhor combinação de cores, contorno e texturas, além da diminuição da contratura.[13] O enxerto de pele pode ser uma opção viável para reparos complexos no pescoço; no entanto, recomenda-se cautela em áreas altamente móveis ou pontos de tensão ao girar a cabeça de um lado para o outro (▶ Fig. 9.3, ▶ Fig. 9.4, ▶ Fig. 9.5, ▶ Fig. 9.6).

9.2.4 Substitutos de Pele

Em comparação ao enxerto de pele que usa tecido nativo, os substitutos de pele são feitos de materiais sintéticos ou biologicamente derivados. Na cirurgia dermatológica, esses substitutos de pele podem ser usados de várias maneiras, dependendo do tipo de ferida e da preferência do cirurgião. Vamos nos concentrar principalmente em seu uso como reparo temporário, reparo permanente ou em conjunto com outra técnica de reconstrução. Em termos gerais, os substitutos de pele podem ser divididos em quatro categorias principais com base em como são derivados, incluindo xenoenxertos, enxertos sintéticos, enxertos alogênicos e enxertos autólogos.[14] Os xenoenxertos são uma fonte de colágeno exógeno e, menos comumente, de outros componentes dérmicos. Esses são derivados de fontes suínas ou bovinas, dependendo do fabricante específico. No cenário da cirurgia dermatológica, eles podem ser usados como uma solução temporária antes

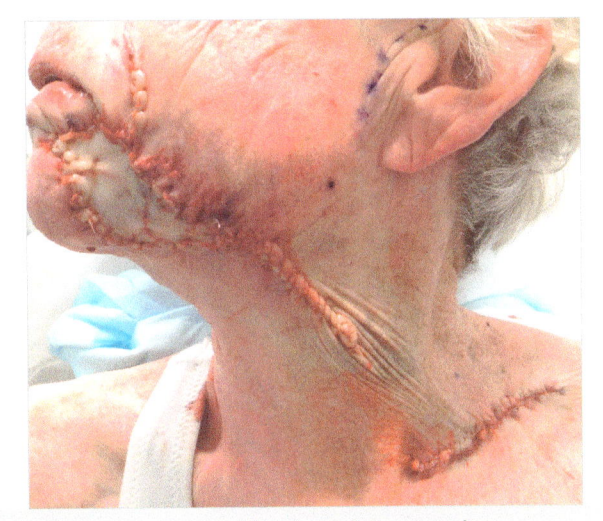

Fig. 9.5 Reconstrução combinando um fechamento linear com enxerto de pele de espessura total de Burow (FTSG) da clavícula esquerda.

do fechamento definitivo ou ser aplicados para aumentar a cicatrização por segunda intenção. Os enxertos sintéticos são fabricados como um enxerto de duas camadas. A porção inferior do enxerto é composta de colágeno e outros elementos da matriz extracelular, enquanto a porção superior é composta de silicone. As bicamadas sintéticas têm uma finalidade

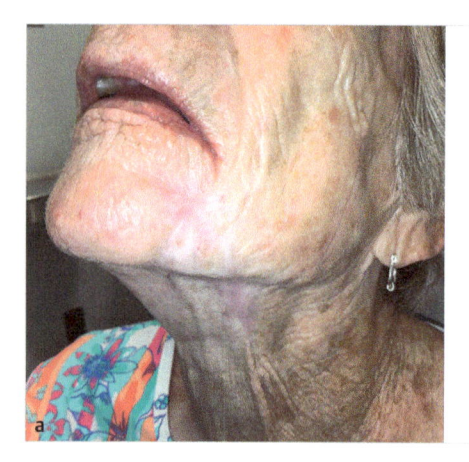

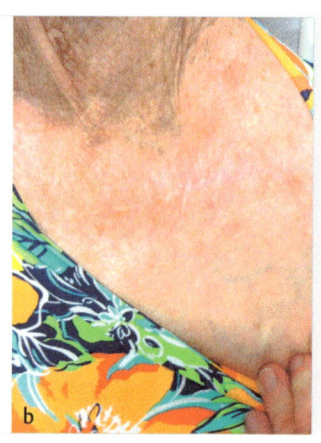

Fig. 9.6 (a,b) Aspecto final da cicatriz e do local doador um ano após a cirurgia.

semelhante à dos xenoenxertos. Os enxertos alogênicos ou aloenxertos são ainda estratificados em várias categorias distintas. O primeiro ponto de ramificação é que os enxertos podem ser acelulares, o que significa que eles consistem em tecido humano descelularizado ou são compostos de componentes celulares. O próximo ponto de ramificação é se o enxerto é composto de tecido humano epidérmico, dérmico ou composto. Por fim, temos a opção de enxertos de pele autóloga. Atualmente, os substitutos de pele autóloga são criados por meio da cultura de vários componentes epidérmicos e dérmicos, incluindo queratinócitos e fibroblastos, e depois aplicados de volta às feridas do paciente, na maioria das vezes como suspensão ou *spray*. Atualmente, essa é a forma menos utilizada de substituto de pele em cirurgia dermatológica devido a uma série de fatores, incluindo custo e tempo para desenvolver o enxerto.

9.2.5 Retalhos de Pele

O recrutamento de tecido adjacente com retalhos locais proporciona um excelente resultado para defeitos que não são passíveis de fechamento primário ou de qualquer uma das técnicas de reconstrução anterior.[15] Os retalhos locais são definidos por se originarem da mesma subunidade cosmética ou de uma subunidade cosmética adjacente. Esses retalhos são então subdivididos com base em seu eixo ou tipo de movimento. Os retalhos locais comumente usados incluem os retalhos de rotação, de avanço e de transposição. Ao lidar com defeitos na subunidade cosmética do pescoço, esses retalhos são compostos em grande parte por retalhos de avanço e de rotação. Esses tipos de retalhos são considerados retalhos de padrão aleatório, pois não se baseiam em nenhum suprimento arterial específico.

9.2.6 Complicações

As complicações após a cirurgia de câncer de pele e a reconstrução do pescoço apresentam um conjunto único de desafios em comparação a outras subunidades anatômicas da cabeça e do pescoço. O pescoço é um local anatômico altamente móvel que tem musculatura que se estende, flexiona e gira. O cirurgião deve estar ciente desses movimentos ao projetar a reconstrução e durante o aconselhamento pós-operatório para otimizar a restauração da forma, da função e da estética. As complicações pós-operatórias, como hematoma, seroma, deiscência e aparência anormal ou ruim da cicatriz, podem ser exacerbadas pelo aumento da mobilidade dessa subunidade cosmética. Deve-se tomar cuidado para garantir que não haja evidência de sangramento, exsudação ou espaço morto em potencial ao realizar o fechamento. Devido à mobilidade, as cicatrizes geralmente têm um resultado menos desejável em comparação às áreas de reconstrução que não estão sob tensão relacionada ao movimento, como a bochecha lateral, a parte superior da testa ou a ponta nasal. Na maioria das vezes, os cirurgiões de várias especialidades aconselham os pacientes a evitar movimentos excessivos ou vigorosos para limitar as forças de tração na ferida, mas isso pode ser difícil devido à funcionalidade do pescoço nas atividades diárias da vida. Recentemente, houve um ensaio clínico randomizado que estudou os efeitos da toxina botulínica no pós-operatório precoce de tireoidectomias para avaliar a melhora na aparência da cicatriz.[16] Isso também foi estudado em outras cicatrizes cirúrgicas faciais relacionadas ao tratamento de nevos melanocíticos congênitos, manchas de vinho do porto, malformações arteriovenosas e cirurgia de revisão de cicatrizes.[17] Suas conclusões mostraram que a toxina botulínica era segura e eficaz na produção de cicatrizes cosmeticamente superiores. Até onde sabemos, a toxina botulínica no período perioperatório ou pós-operatório imediato não foi bem descrita na literatura em relação à reconstrução do câncer de pele e à subsequente melhora da cosmese da cicatriz; no entanto, isso precisa ser investigado. Pode-se postular que a quimiodesnervação temporária do platisma com toxina botulínica provavelmente reduziria a tensão na contração e no movimento muscular relacionados à cicatriz cirúrgica. Outra complicação importante à reconstrução do pescoço está relacionada ao potencial de lesão dos nervos. Isso foi discutido em detalhes na seção de anatomia deste capítulo.

Referências

[1] Monsen H. Anatomy of the anterior and lateral triangles of the neck. In: Nyhus LM, Baker RJ, eds. Mastery of Surgery. 2nd ed. Boston, MA: Little, Brown and Company; 1992

[2] Salasche SJ, Bernstein G. Surgical Anatomy of the Skin. Norwalk, CT: Appleton & Lange; 1988

[3] Nason RW, Abdulrauf BM, Stranc MF. The anatomy of the accessory nerve and cervical lymph node biopsy. Am J Surg. 2000; 180(3):241–243

[4] Soo KC, Hamlyn PJ, Pegington J, Westbury G. Anatomy of the accessory nerve and its cervical contributions in the neck. Head Neck Surg. 1986; 9(2):111–115

[5] Bernstein G. Surface landmarks for the identification of key anatomic structures of the face and neck. J Dermatol Surg Oncol. 1986; 12(7):722–726

[6] de Castro CC. The anatomy of the platysma muscle. Plast Reconstr Surg. 1980; 66(5):680–683

[7] Hwang K, Kim JY, Lim JH. Anatomy of the platysma muscle. J Craniofac Surg. 2017; 28(2):539–542

[8] Ibrahim AM, Rabie AN, Borud L, Tobias AM, Lee BT, Lin SJ. Common patterns of reconstruction for Mohs defects in the head and neck. J Craniofac Surg. 2014; 25(1):87–92

[9] van der Eerden PA, Lohuis PJFM, Hart AAM, Mulder WC, Vuyk H. Secondary intention healing after excision of nonmelanoma skin cancer of the head and neck: statistical evaluation of prognostic values of wound characteristics and final cosmetic results. Plast Reconstr Surg. 2008; 122(6):1747–1755

[10] Zitelli JA. Secondary intention healing: an alternative to surgical repair. Clin Dermatol. 1984; 2(3):92–106

[11] Vedvyas C, Cummings PL, Geronemus RG, Brauer JA. Broader practice indications for Mohs surgical defect healing by secondary intention: a survey study. Dermatol Surg. 2017; 43(3):415–423

[12] Zitelli JA. Wound healing by secondary intention. A cosmetic appraisal. J Am Acad Dermatol. 1983; 9(3):407–415

[13] Brenner MJ, Moyer JS. Skin and composite grafting techniques in facial reconstruction for skin cancer. Facial Plast Surg Clin North Am. 2017; 25(3):347–363

[14] Nathoo R, Howe N, Cohen G. Skin substitutes: an overview of the key players in wound management. J Clin Aesthet Dermatol. 2014; 7(10):44–48

[15] Starkman SJ, Williams CT, Sherris DA. Flap basics I: rotation and transposition flaps. Facial Plast Surg Clin North Am. 2017; 25(3):313–321

[16] Kim YS, Lee HJ, Cho SH, Lee JD, Kim HS. Early postoperative treatment of thyroidectomy scars using botulinum toxin: a split-scar, double-blind randomized controlled trial. Wound Repair Regen. 2014; 22(5):605–612

[17] Hu L, Zou Y, Chang SJ, et al. Effects of botulinum toxin on improving facial surgical scars: a prospective, split-scar, double-blind, randomized controlled trial. Plast Reconstr Surg. 2018; 141(3):646–650

10 Reconstrução do Couro Cabeludo

Adam J. Tinklepaugh ▪ *Rachel Westbay*

Resumo

O couro cabeludo é um local comum de malignidade cutânea e apresenta desafios reconstrutivos exclusivos. O couro cabeludo é uma área do corpo que tem cabelo e é relativamente inelástica e, juntamente com a gálea aponeurótica, fornece a cobertura de tecido para o crânio. O couro cabeludo é anatomicamente homogêneo e não é dividido por subunidades cosméticas. A cicatrização por segunda intenção, o fechamento primário e os retalhos e enxertos cutâneos podem ser utilizados para a reconstrução do couro cabeludo. Este capítulo fornecerá ao cirurgião uma revisão completa da anatomia relevante do couro cabeludo no que se refere à reconstrução cutânea e às várias técnicas reconstrutivas.

Palavras-chave: couro cabeludo, reconstrução do couro cabeludo, anatomia do couro cabeludo, galeotomia, *pinwheel*, *Orticochea*, O-Z, transferência livre de tecido, retalho regional, expansão de tecido

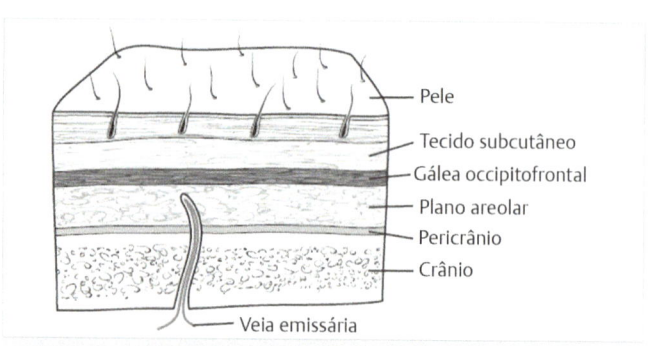

Fig. 10.1 As camadas do couro cabeludo vistas em um corte sagital. O plano de tecido areolar frouxo abaixo da gálea permite a mobilização do couro cabeludo. (Reproduzida de Scalp. Em: Marcus J, Erdmann D, Rodriguez E (Ed.). Essentials of Craniomaxillofacial Trauma. 1st Edition. New York: Thieme; 2012.)

10.1 Anatomia do Couro Cabeludo

É necessário um conhecimento detalhado da anatomia relevante para projetar e executar uma reconstrução bem-sucedida do couro cabeludo. O couro cabeludo apresenta desafios reconstrutivos distintos devido à sua estrutura exclusiva. O tecido cutâneo do couro cabeludo é espesso e variavelmente móvel; o último está relacionado à gálea aponeurótica inelástica que recobre o crânio. Em certos pacientes, a imobilidade que isso confere é tão significativa que complica o fechamento da ferida.[1] A familiaridade com as estruturas mais delicadas do couro cabeludo também é fundamental. Se o cirurgião levantar um retalho superficialmente à gálea, onde existem os vasos sanguíneos, o sistema linfático e os nervos do couro cabeludo, sua vasculatura pode ser comprometida, tornando-o inviável.[2] Além disso, uma reconstrução esteticamente agradável do couro cabeludo exige que o cirurgião aprecie sua natureza de portador de cabelos, o que, por si só, apresenta desafios de reconstrução exclusivos.[3]

10.1.1 Camadas de Tecido Mole

O couro cabeludo é organizado em uma estrutura em camadas. "SCALP" é um mnemônico usado para lembrar as camadas do couro cabeludo. Significa pele, tecido subcutâneo, gálea aponeurótica, tecido areolar frouxo e pericrânio.[4] Uma ilustração dessas camadas pode ser vista na ▶ Figura 10.1. A pele do couro cabeludo é composta pela epiderme e pela derme e mede 3 e 8 mm de profundidade.[4] Essa espessura faz com que seja um excelente local doador para enxertos de pele de espessura parcial (STSG).[4] Um reflexo de sua natureza de portador de cabelo terminal é mais espesso em áreas de crescimento denso de cabelo e afina com alopecias patológica e fisiológica.[3] Os abundantes cabelos terminais que caracterizam o couro cabeludo histologicamente residem na camada de gordura subcutânea, assim como outras estruturas anexiais, como as glândulas sudoríparas e sebáceas.

Profundamente às estruturas anexiais do couro cabeludo, encontra-se o músculo occipitofrontal e sua gálea aponeurótica de conexão. A função primária da gálea aponeurótica é fortalecer o tegumento sobrejacente. Ela está intimamente conectada a outras estruturas anatômicas e torna-se descontínua com a fáscia do músculo frontal anterior, com a fáscia temporoparietal lateral e com a fáscia do músculo occipital posterior.[2] Essas conexões são a base das chamadas porções apertadas e soltas do couro cabeludo. Onde a gálea se conecta à fáscia e, por fim, ao músculo, a espessura do tecido diminui, e a pele é relativamente móvel.[1] Essas porções "soltas" do couro cabeludo são facilmente notadas na manipulação da pele nas regiões frontal, temporal e occipital. Por outro lado, na linha média do couro cabeludo, do vértice estendendo-se caudalmente até a linha do cabelo frontal, a gálea é totalmente formada sem nenhum músculo sobreposto e, portanto, a pele é relativamente inelástica.[2] Devido à incapacidade de essa área se esticar facilmente, o fechamento primário de grandes defeitos pode ser um desafio. Profundamente à gálea está o plano subgaleal, que contém tecido alveolar frouxamente organizado, e é o principal responsável pela mobilidade do tecido sobreposto.[5] Por ser um espaço avascular, o plano subgaleal é altamente propício à dissecção romba e, portanto, é ideal para o descolamento amplo.[6] Abaixo do plano subgaleal está o pericrânio. A mais profunda das camadas de tecido mole do couro cabeludo, o pericrânio é firmemente aderente ao crânio subjacente. Na maioria dos casos, o pericrânio é deixado intacto durante a reconstrução do couro cabeludo, pois pode servir como uma superfície vascularizada para o enxerto de pele e também permite o "enxerto posterior" do local doador, se necessário.[2,3]

10.1.2 Suprimentos Vascular e Linfático

Suprimento Vascular

O suprimento sanguíneo para o couro cabeludo é robusto e apresenta uma extensa rede de plexos vasculares anastomosantes, que se encontram predominantemente no plano subcutâneo superficial à gálea.[2,5] Isso beneficia o cirurgião, porque a ampla circulação colateral da maioria das áreas do couro cabeludo promove a sobrevivência do tecido, mesmo se o suprimento sanguíneo axial estiver comprometido.[2] Isso proporciona uma utilidade significativa, pois a anatomia do couro cabeludo frequentemente impede o fechamento primário. Uma exceção notável é o couro cabeludo da linha média, que contém conexões anastomóticas limitadas e no qual os retalhos que se estendem por uma distância considerável podem ser comprometidos.[4,7] A maioria das grandes artérias cutâneas primárias das quais derivam os plexos vasculares menores está localizada dentro da gálea e da fáscia temporoparietal e é derivada dos sistemas carotídeos externo e interno.[2,4] A artéria carótida externa supre a maior parte do couro cabeludo por meio de três vasos de ramificação primários: as artérias temporal superficial, auricular posterior e occipital (▶ Fig. 10.2a). Mais especificamente, as artérias temporais superficiais suprem o couro cabeludo temporoparietal, as artérias auriculares posteriores suprem o couro cabeludo posterolateral relativamente pequeno, e as artérias occipitais suprem o couro cabeludo posterolateral.

As artérias carótidas internas suprem o couro cabeludo posterior acima da linha nucal. Abaixo da linha nucal, os ramos musculocutâneos perfurantes, que perfuram os músculos trapézio e esplênio da cabeça, fornecem o suprimento sanguíneo.[2] Embora tenha uma contribuição comparativamente menor, o sistema carotídeo interno é significativo, pois é o principal suprimento sanguíneo para o couro cabeludo anterior por meio das artérias supraorbitais e supratrocleares.[4]

É fundamental que o cirurgião considere os locais e as trajetórias típicas dos vasos primários durante planejamento pré-operatório. Como regra geral, os retalhos locais usados para a reconstrução do couro cabeludo devem incorporar pelo menos uma das principais artérias do couro cabeludo para manter o suprimento sanguíneo axial.[3] Como as artérias maiores correm dentro da gálea e da fáscia temporoparietal, a dissecção e a elevação dos retalhos no plano subcutâneo correm o risco de lesão do vaso e isquemia do tecido. A dissecção da gordura subcutânea representa um risco significativo de lesão dos folículos pilosos terminais, o que pode causar alopecia irreversível e, portanto, um resultado estético inaceitável.[4] Os retalhos de couro cabeludo devem ser dissecados e levantados no plano subgaleal avascular, de modo a preservar o suprimento vascular e os anexos.[3] Embora a inclusão da camada galeal torne os retalhos menos elásticos e distensíveis, isso geralmente é considerado insignificante, pois o risco geral de falha do retalho é substancialmente reduzido.[4]

Linfáticos

A drenagem linfática do couro cabeludo corre no plano subcutâneo e é paralela à drenagem venosa.[2] Assim como na testa, a linfa é drenada por canais linfáticos diretamente para as bacias da parótida, cadeias auriculares anterior e posterior e regiões occipitais. É importante notar a ausência de linfonodos, uma consideração importante no tratamento de tumores malignos do couro cabeludo.[1]

Inervação

O nervo trigêmeo fornece a maior parte da inervação sensorial ao couro cabeludo. Seu ramo supraorbital, que passa por um forame frequentemente palpável na borda óssea supraorbital, estende-se superiormente pela testa para inervar o couro cabeludo anterior. Depois de atravessar o músculo corrugador, seu ramo supratroclear inerva o couro cabeludo central. A inervação sensorial para o couro cabeludo lateral e posterior é fornecida por ramos dos nervos temporal, auricular e occipital (▶ Fig. 10.2b). É importante observar que

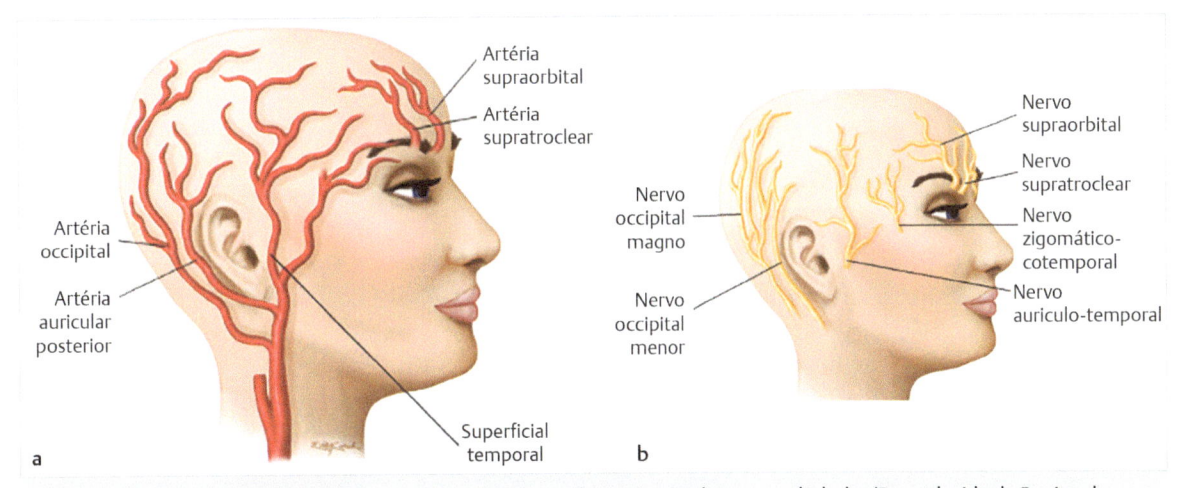

Fig. 10.2 Ilustração do **(a)** suprimento sanguíneo primário e **(b)** inervação do couro cabeludo. (Reproduzida de Regional Anatomy. Em: Hanasono M, Robb G, Skoracki R, Yu P (Ed.). Reconstructive Plastic Surgery of the Head and Neck: Current Techniques and Flap Atlas. 1st Editon. New York: Thieme; 2016.)

todos os nervos sensoriais do couro cabeludo atravessam sua periferia. Portanto, o cirurgião pode usar isso a seu favor infiltrando anestésico local ao redor do couro cabeludo para a anestesia total do couro cabeludo.[7]

O ramo temporal do nervo facial é o mais importante nervo motor é mais importante com relação à anatomia cirúrgica do couro cabeludo. Há um risco de lesão com a dissecção superficial na região das têmporas, onde ele corre dentro da fáscia temporoparietal antes de terminar distalmente nas superfícies profundas dos músculos frontais e corrugadores.[4] Na maioria das áreas, a dissecção profunda da gálea reduz significativamente o risco de lesão desse ramo e, por extensão, minimiza a probabilidade de disfunção motora. Uma exceção a isso é a vizinhança do arco zigomático, onde a dissecção deve ser realizada logo abaixo da camada superficial da fáscia temporal e do periósteo.

10.2 Avaliação Pré-Operatória
10.2.1 Avaliação do Paciente

O passo inicial ao abordar a cirurgia de reconstrução cutânea é considerar os fatores relacionados ao paciente, tanto intrínsecos, quanto extrínsecos, que devem ocorrer antes da avaliação do local da cirurgia. O *status* médico e funcional do paciente deve ser considerado, pois esse último pode afetar a capacidade de realizar o tratamento adequado da ferida no pós-operatório. Deve-se dar atenção especial às comorbidades médicas e/ou medicamentos conhecidos por impedir a cicatrização de feridas. Além disso, é importante observar a presença de quaisquer condições dermatológicas que possam afetar a qualidade do tecido e/ou a probabilidade geral de uma reconstrução bem-sucedida. Essas condições incluem, entre outras, alopecia cicatricial, dermatose pustular erosiva do couro cabeludo, danos actínicos extensos e qualquer neoplasia benigna ou maligna concomitante. Em uma revisão retrospectiva de casos de reconstrução do couro cabeludo em um período de 15 anos, Newman *et al.* descobriram que a radiação pré-operatória do couro cabeludo é um fator de risco estatisticamente significativo para o desenvolvimento de complicações maiores.[8] Por fim, é importante entender e gerenciar completamente as expectativas do paciente em relação ao curso pós-operatório, aos cuidados com a ferida, às possíveis complicações e ao resultado esperado.

10.2.2 Avaliação do Defeito

Após a realização de uma avaliação adequada do paciente, devem-se levar em consideração os fatores específicos do local relacionados à anatomia do defeito cirúrgico. Esses fatores incluem o tamanho e a profundidade do defeito, se o local tem cabelo ou é glabro, e sua localização específica no couro cabeludo, que pode estar correlacionada ao grau de frouxidão do tecido.

Profundidade

A profundidade do defeito cirúrgico deve ser considerada ao selecionar uma abordagem reconstrutiva para o couro cabeludo. Defeitos no couro cabeludo que são superficiais ao bulbo do folículo piloso e em áreas sem cabelo cicatrizam bem por segunda intenção. Para defeitos de espessura total, é importante considerar que será necessário um descolamento extenso no plano subgaleal para facilitar o movimento do tecido necessário para um reparo bem-sucedido. É improvável que os enxertos de pele sobrevivam quando o periósteo não estiver intacto, e um defeito dessa profundidade geralmente requer perfurações para induzir o sangramento pontual.[7]

Densidade do Cabelo

Também é importante considerar se o local do defeito tem cabelo ou é glabro. Em um couro cabeludo sem cabelo, os defeitos superficiais deixados para cicatrizar por segunda intenção deixam uma cicatriz relativamente discreta. Por outro lado, quando o defeito está localizado em uma área de cabelo terminal denso, essas abordagens tendem a criar resultados esteticamente indesejáveis.

Frouxidão do Tecido

O couro cabeludo tem áreas "apertadas" e "soltas" devido à presença da gálea aponeurótica e suas conexões com a fáscia na periferia do couro cabeludo. Devido à reduzida frouxidão do tecido nas porções "apertadas", como no vértice do couro cabeludo, grandes defeitos cirúrgicos nessas áreas geralmente não são passíveis de fechamento primário. O fechamento de grandes defeitos pode exigir um descolamento extenso, incisando a gálea aponeurótica, fechamento parcial, reparo tardio e/ou criação de um grande retalho cutâneo local.

10.3 Conceitos Essenciais na Reconstrução do Couro Cabeludo
10.3.1 Metas de Reconstrução

Ao abordar a reconstrução cutânea do couro cabeludo, o cirurgião deve ter dois objetivos: preservação funcional e estética. A principal consideração funcional é preservar a viabilidade e a durabilidade do couro cabeludo, o que exige que ele esteja intacto e adequadamente vascularizado. Isso garante que a calvária subjacente permaneça suficientemente protegida e, assim, evita complicações como dessecação e infecção. As principais considerações cosméticas incluem a preservação da linha do cabelo e do contorno do couro cabeludo, bem como a minimização da alopecia e da aparência da cicatriz. Isso é conseguido principalmente com atenção aos padrões de crescimento do cabelo e incisões esteticamente posicionadas.

10.3.2 Princípios Cirúrgicos

A proficiência em vários conceitos cirúrgicos é essencial para uma reconstrução bem-sucedida do couro cabeludo. Um princípio importante é o acesso ao espaço subgaleal. Por ser relativamente avascular, é um excelente plano para descolamento atraumático e sem corte (▶ Fig. 10.3).

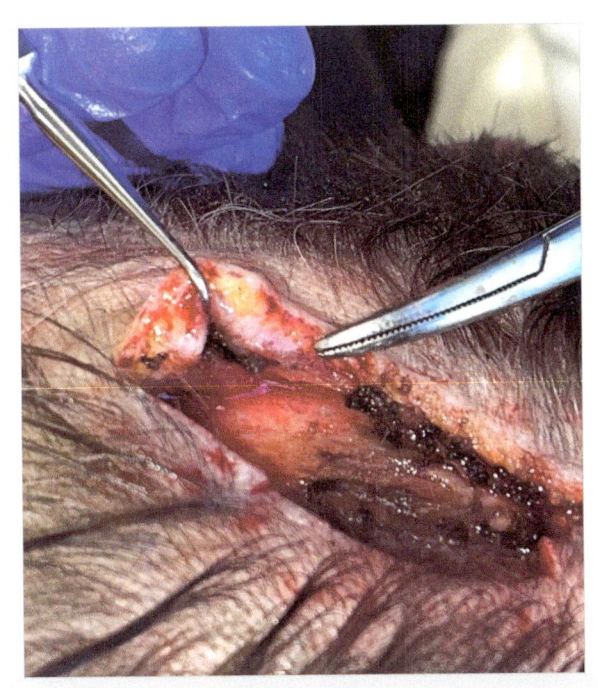

Fig. 10.3 Dissecção do espaço subgaleal.

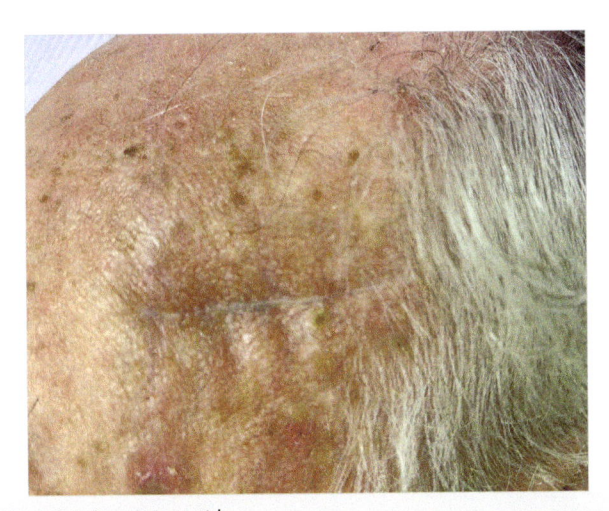

Fig. 10.4 Cicatriz invertida.

Um segundo princípio é a importância de reaproximar a gálea no momento do fechamento. Se a gálea não for reaproximada, a pele deve ser esticada significativamente, e a tensão resultante colocada nas bordas epidérmicas pode resultar em uma cicatriz invertida ou deiscência da ferida (▶ Fig. 10.4). Ao incluir uma boa quantidade de gálea com a agulha de sutura na borda anterior do defeito, no entanto, a gálea se reaproxima e absorve a tensão das margens epidérmicas, resultando em uma cicatriz esteticamente mais agradável (▶ Fig. 10.5a, b).

Um terceiro princípio é saber quando e como realizar uma galeotomia para um couro cabeludo imóvel. Para aumentar a frouxidão do tecido, uma galeotomia pode ser realizada para permitir que a pele se estique. A técnica é relativamente simples e realizada no espaço subgaleal. As incisões lineares são feitas pela gálea e são orientadas paralelamente à borda da ferida (▶ Fig. 10.6). Idealmente e se possível, as incisões também devem ser feitas paralelamente ao sistema vascular subjacente. As galeotomias são simples de realizar em retalhos grandes, o que permite a reflexão do retalho para expor a gálea para incisão. Eles podem ser mais desafiadores durante um fechamento primário, onde a reflexão da pele e a visualização da gálea são mais difíceis de realizar.

10.4 Escolha da Abordagem Reconstrutiva

10.4.1 Segunda Intenção

Em determinadas situações, a cicatrização de feridas por segunda intenção é apropriada. A segunda intenção é adequada para pacientes que não toleram ou não desejam uma cirurgia reconstrutiva extensa. A cicatrização por segunda intenção pode ser a opção reconstrutiva mais adequada em pacientes com couro cabeludo alopécico, em que a cicatriz resultante costuma ser esteticamente mais aceitável do que na pele com cabelo. Pacientes com tipos de pele mais claros têm melhores resultados estéticos, pois a cicatriz cirúrgica fica mais clara devido ao aumento da densidade do colágeno e à diminuição da vasculatura do tecido. O periósteo intacto é necessário para a formação do tecido de granulação. Quando presente, até mesmo a cicatrização de feridas cirúrgicas profundas por segunda intenção se reepiteliza com o tempo (▶ Fig. 10.7).

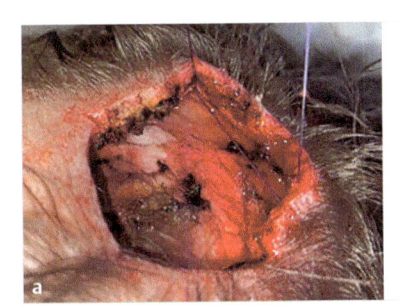

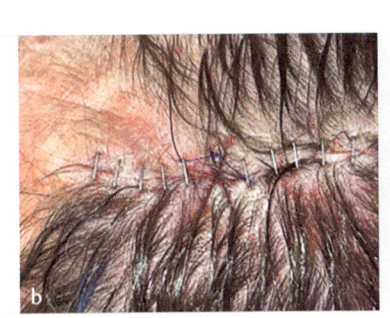

Fig. 10.5 (a,b) Aproximação galeal e cicatriz resultante. (Fotografia cortesia do Dr. David H. Ciocon.)

A cicatrização por segunda intenção tem várias desvantagens notáveis. A cicatrização tardia da ferida é comum no couro cabeludo devido à contração mínima da ferida. A cicatrização atrasada é significativa para pacientes que planejam se submeter a tratamento adjuvante no pós-operatório, como radioterapia, o que pode atrasar o início do tratamento. Além disso, a cicatrização de segunda intenção acarreta uma alta probabilidade de alopecia dentro da cicatriz.

10.4.2 Fechamento Primário

O reparo linear primário é a opção de reconstrução preferida no couro cabeludo. Geralmente é um procedimento tecnicamente simples que produz o mínimo de cicatrizes, deslocamento de tecido e alopecia. Além disso, a vigilância da recorrência do tumor é mais fácil em comparação a retalhos e enxertos locais.

A convexidade do couro cabeludo exige uma elipse fusiforme mais longa com uma relação comprimento/largura de 4:1 ou mais para o fechamento primário. O fato de um defeito poder ou não ser reparado primariamente é determinado em grande parte por dois fatores: tamanho e localização do defeito. Como regra geral, defeitos com menos de 3 cm de diâmetro em áreas "soltas" do couro cabeludo podem ser fechados primariamente (▶ Fig. 10.8). Defeitos maiores podem ser fechados primariamente e são mais bem-sucedidos quando o defeito está em uma região "solta". Uma ferramenta útil para avaliar se o fechamento primário provavelmente será bem-sucedido é tentar primeiro fechar manualmente o defeito. Se o defeito não se fechar manualmente, é improvável que se feche completamente com o reparo primário, e pode ser necessário o fechamento parcial.

O reparo linear primário tem várias desvantagens. O reparo primário pode distorcer a posição da linha do cabelo e produzir cones cutâneos elevados, sendo que os últimos geralmente se resolvem sem a necessidade de revisão da cicatriz. O alargamento da cicatriz pode ocorrer com a dissecção subgaleal inadequada, o que pode resultar em áreas de alopecia. A probabilidade de alopecia pode ser reduzida com a orientação do reparo na direção do crescimento do cabelo para minimizar a transecção dos folículos pilosos.

Há várias técnicas cirúrgicas que podem ser empregadas durante o reparo primário para minimizar a tensão nas bordas da ferida. Se um defeito envolver apenas a pele, ele deve ser aprofundado com a remoção da gálea antes de qualquer tentativa de fechamento. Isso é necessário para permitir o acesso ao espaço subgaleal, onde é realizado o descolamento. Como a convexidade do couro cabeludo muitas vezes limita a mobilidade que pode ser obtida apenas com o descolamento, a galeotomia é particularmente útil para reparos primários. Como alternativa, alguns autores defendem a expansão de tecido intraoperatória (ITE). Ao fechar o defeito, a gálea deve ser reaproximada primeiro, pois isso permite que a gálea suporte a maior parte da tensão da ferida, reduzindo assim a tensão na pele sobreposta. A agulha deve ser colocada somente pela gálea. A inclusão da derme com a gálea durante a sutura pode aumentar o risco de uma cicatriz invertida. O fechamento da gálea deve ser realizado das bordas até o centro com suturas interrompidas enterradas. Se for atingido um ponto em que a gálea não se reaproximará, o restante do defeito poderá ser fechado com suturas dérmicas e suturas de superfície de colchoeiro horizontal, embora isso possa resultar em inversão focal da cicatriz. Como alternativa, a área não reaproximada pode ser deixada para cicatrizar por segunda intenção, ou seja, um fechamento parcial.

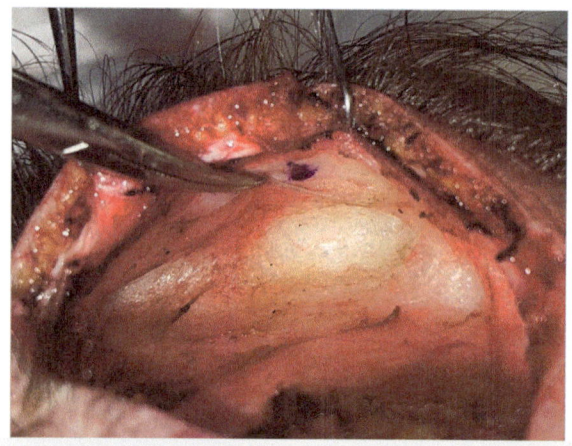

Fig. 10.6 Técnica de galeotomia.

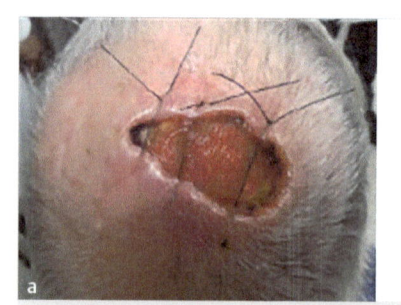

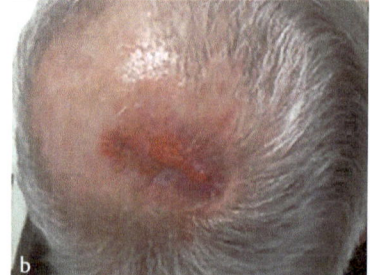

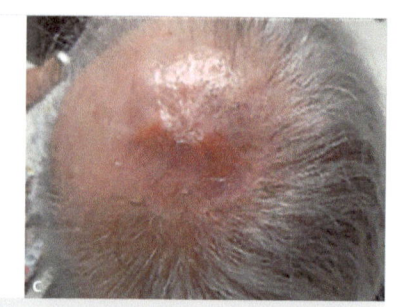

Fig. 10.7 Cicatrização por segunda intenção. **(a)** Um paciente com uma ferida aberta no couro cabeludo encaminhado para fechamento. **(b)** Um mês após o tratamento com um antimicrobiano tópico. **(c)** Após 3 meses. (Reproduzida de Secondary Intention. Em: Cohen M, Thaller S (Ed.). The Unfavorable Result in Plastic Surgery. 4th Edition. New York: Thieme; 2018).

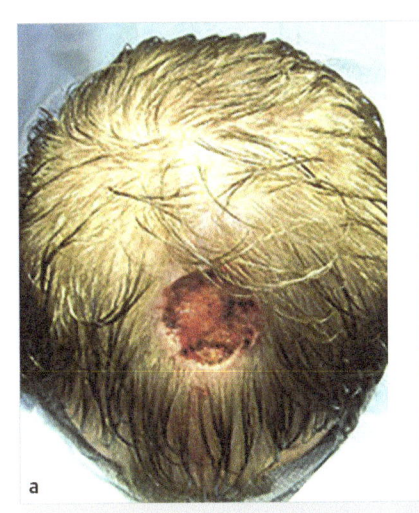

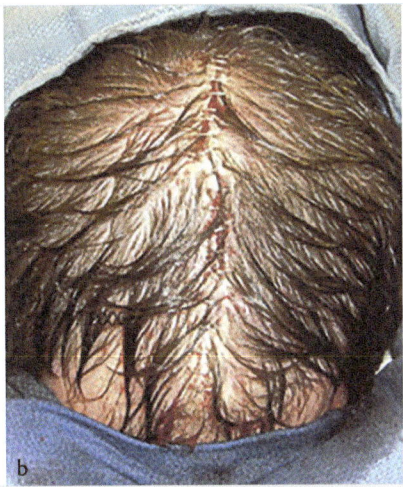

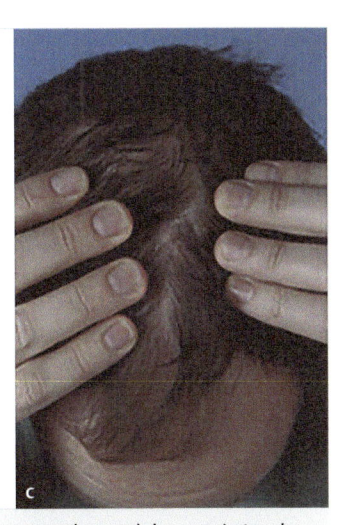

Fig. 10.8 Homem branco de 36 anos de idade, pós-excisão de Mohs de 4 × 3,5 cm para carcinoma basocelular no vértice do couro cabeludo. A ferida foi reparada com fechamento primário com excisão de cone elevada. Resultados pós-operatórios mostrados em 7 meses. (Reproduzida de Direct Closure. Em: Thornton J, Carboy J (Ed.). Facial Reconstruction After Mohs Surgery. 1st Edition. New York: Thieme; 2018.)

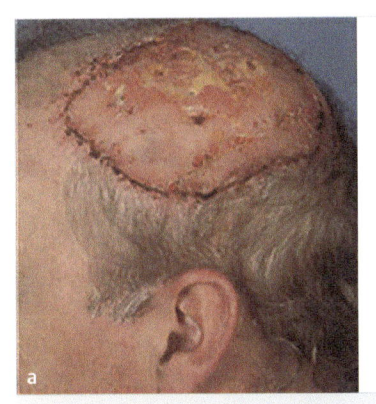

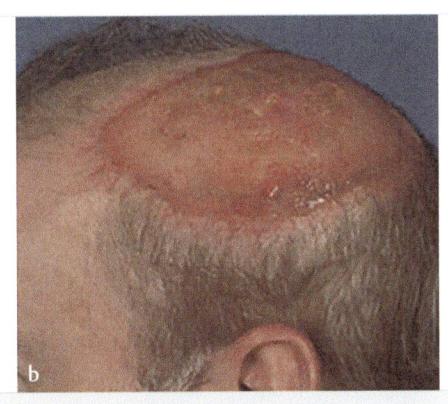

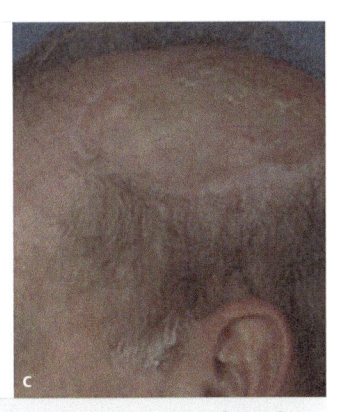

Fig. 10.9 (a-c) Estado de um homem de 54 anos após a excisão de Mohs de um carcinoma de células escamosas multifocal. O defeito de Mohs foi fechado com Integra e enxerto de pele de espessura parcial da mesma cor. Resultados pós-operatórios mostrados em 5 meses. (Reproduzida de Integra and Split-Thickness Skin Grafting. Em: Thornton J, Carboy J (Ed.). Facial Reconstruction After Mohs Surgery. 1st Edition. New York: Thieme; 2018.)

10.4.3 Enxerto de Pele

Tipos

Enxertos de Pele com Espessura Parcial

Ao se deparar com um defeito médio a grande no couro cabeludo, especialmente em um paciente que não pode tolerar um reparo mais complexo, o STSG é uma escolha razoável. Na maioria das vezes, os STSG são colocados para fornecer fechamento temporário de um defeito em antecipação a um reparo mais definitivo, como como um avanço de retalho local ou um retalho livre. Eles também são usados para fechar defeitos secundários. Em geral, elas tendem a funcionar melhor para defeitos no vértice de um couro cabeludo alopécico e na testa.

As STSG devem ser escolhidas somente quando a estética não for uma preocupação. Após a cicatrização, elas não se harmonizam com a pele circundante e resultam em uma cicatriz brilhante, deprimida e sem cabelos (▶ Fig. 10.9). Os STSG não têm folículos pilosos e são mais finos do que os enxertos de pele de espessura total (FTSG). Uma desvantagem adicional é que a área enxertada é muito menos capaz de suportar forças de cisalhamento, tornando-a frágil e suscetível a traumas. Os STSG não são adequados para pacientes que receberão radioterapia pós-operatória. Os STSG oferecem várias vantagens, como a cicatrização rápida e mais rápida do que uma ferida por segunda intenção. Em comparação aos retalhos, os STSG permitem uma vigilância mais fácil da recorrência do tumor.

Enxertos de Pele de Espessura Total

Os FTSG foram descritos para a reconstrução do couro cabeludo, mas sua utilidade é limitada devido a vários fatores. Há poucos locais doadores adequados com crescimento de cabelo terminal suficiente e, quando encontrados, geralmente têm altas demandas metabólicas que apresentam risco de

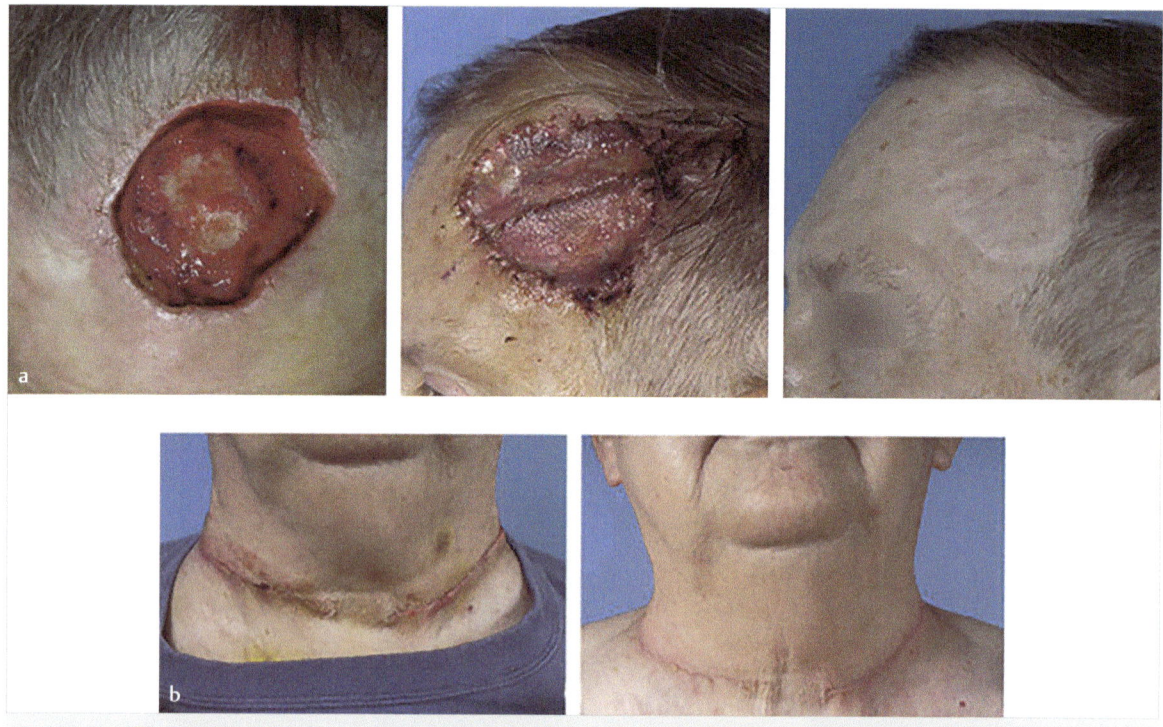

Fig. 10.10 (a) Estado de um homem de 73 anos de idade após excisão de Mohs de 7 × 7 cm para carcinoma basocelular na parte superior esquerda da testa/escalpo. A ferida foi tratada com enxerto de pele de espessura total da mesma cor. Resultados pós-operatórios do couro cabeludo mostrados em 7 meses. **(b)** Observe o enxerto dividido em duas partes e retirado do pescoço bilateralmente devido às dimensões do defeito. Local doador fotografado em uma semana de pós-operatório e novamente em dois meses de pós-operatório. (Reproduzida de Full-Thickness Skin Grafts. Em: Thornton J, Carboy J (Ed.). Facial Reconstruction After Mohs Surgery. 1st Edition. New York: Thieme; 2018.)

necrose isquêmica do FTSG. Os FTSGs oferecem várias vantagens, como a rápida cicatrização da área doadora e a capacidade de fechá-la primariamente, o que pode ser favorável em pacientes idosos ou debilitados, para os quais o cuidado mínimo com a área doadora é ideal. Outros cenários em que os FSTG são úteis incluem o enxerto do local doador em grandes retalhos de avanço rotacional ou para fornecer cobertura do defeito quando a expansão do tecido é uma medida temporária. Os FTSG também oferecem resultados cosméticos mais aceitáveis para os locais doador e receptor quando comparados aos STSG (▶ Fig. 10.10).

Um FTSG comum realizado no couro cabeludo e o enxerto de Burow. O local doador do enxerto é um único triângulo de Burow excisado quando um defeito circular é convertido em uma elipse fusiforme. Os dois ápices da elipse são fechados da periferia para dentro até que a tensão seja muito grande no centro para suportar o fechamento primário. O pequeno defeito central residual pode então ser coberto com o enxerto de Burow. Como o defeito e o enxerto são pequenos, os cabelos terminais contidos no enxerto geralmente sobrevivem e, portanto, a aparência cosmética é relativamente bem preservada. Como a tensão no couro cabeludo geralmente impede o fechamento primário, o enxerto de Burow é especialmente útil porque permite que defeitos de tamanho médio, que de outra forma não poderiam ser fechados primariamente ao longo de seu comprimento, sejam fechados sem o uso de um retalho maior.

Considerações

Os STSG e FTSG exigem um periósteo intacto porque a sobrevivência do enxerto é altamente dependente da presença de um suprimento vascular suficiente. Se o periósteo estiver ausente, o sangramento pode ser induzido por meio de uma broca no córtex externo do crânio para expor o espaço diploico. Um dos vários instrumentos pode ser usado para essa finalidade, incluindo um cinzel e um martelo ou uma furadeira de alta velocidade.[7] No entanto, alguns consideram que esse método resulta em uma cicatrização deficiente da ferida e apresenta o risco de complicações intracranianas. Uma opção alternativa é cobrir o osso exposto com um retalho regional. A colocação tardia do enxerto geralmente é vantajosa, pois o local pode cicatrizar parcialmente por segunda intenção, aumentando a probabilidade de sobrevivência do enxerto. Ao usar um enxerto retardado em um defeito grande, pode-se fazer um fechamento em bolsa para reduzir seu diâmetro de 10% a 30% (▶ Fig. 10.11).[7] Isso é feito pegando-se pequenas quantidades da gálea em uma sutura circunferencial ao redor do defeito e atando-se a sutura dentro da ferida, para que ela não precise ser removida posteriormente. O enxerto é então posicionado no centro do defeito final.

Um método alternativo ao enxerto de pele é o uso de produtos de regeneração dérmica artificial para promover crescimento celular. Entre eles estão o Integra, a derme humana acelular

10.4 Escolha da Abordagem Reconstrutiva

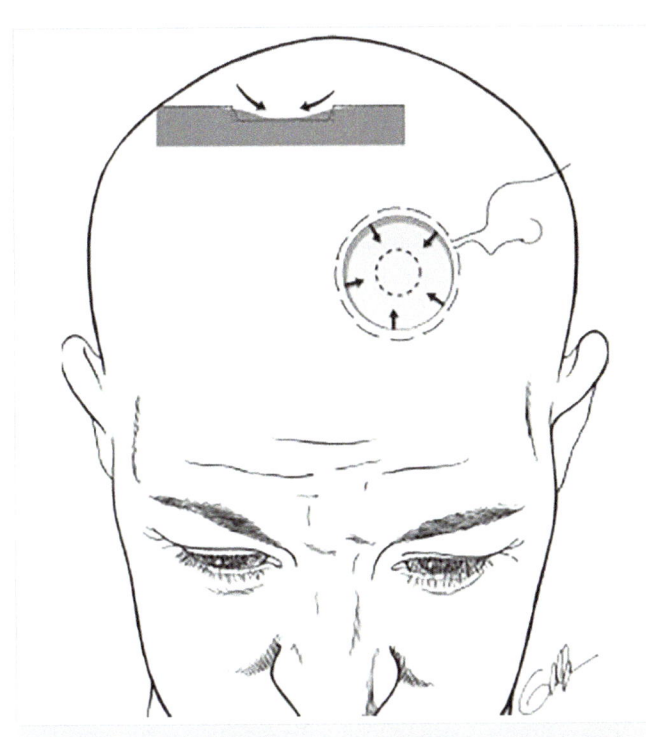

Fig. 10.11 O enxerto de pele no couro cabeludo muitas vezes pode levar a um degrau em forma de cânion que não é esteticamente agradável. A técnica da bolsa atinge dois objetivos. Primeiro, o avanço do tecido adjacente normalmente diminui a área da superfície do defeito em aproximadamente 40%. O segundo efeito da técnica de bolsa é criar uma inclinação mais suave que evitará o grande degrau. (Reproduzida de Skin Grafts. Em: Cheney M, Hadlock T (Ed.). Facial Surgery: Plastic and Reconstructive. 1st Edition. New York: Thieme; 2014.)

(AlloDerm) e a construção de colágeno bovino. Esses produtos podem ser colocados imediatamente sobre o defeito antes da colocação do enxerto de pele (▶ Fig. 10.12). Tradicionalmente, os produtos artificiais de regeneração dérmica são deixados no local por 14 a 21 dias, período em que ocorre a granulação, e são depois removidos. Em comparação aos STSG colocados imediatamente após a remoção do câncer de pele, foi demonstrado que os enxertos retardados colocados posteriormente aos produtos de regeneração dérmica resultam em cicatrizes esteticamente mais agradáveis, com menos contração e maior flexibilidade.[9]

10.4.4 Retalhos Locais

Introdução e Terminologia

Os retalhos locais são o método de reparo preferido para defeitos no couro cabeludo que não podem ser fechados primariamente. Eles têm boas taxas de sobrevivência com risco mínimo de necrose e são considerados seguros com risco mínimo de complicações.[10] Ao abordar o *design* do retalho local, há várias considerações importantes. Os princípios gerais para o sucesso incluem projetar retalhos grandes com bases largas, criar o menor número possível de retalhos e evitar linhas de sutura críticas. Também é importante considerar que o couro cabeludo não tem linhas de tensão de pele relaxadas. Portanto, diferentemente de outras áreas do corpo, como a face, as incisões devem ser feitas para maximizar o recrutamento de tecido e otimizar o suprimento vascular. A reconstrução deve ser paralela à direção do crescimento do cabelo para minimizar o trauma do folículo piloso. Além disso, o cirurgião deve sempre considerar a linha anterior do cabelo como o principal marco anatômico e procurar preservá-la.

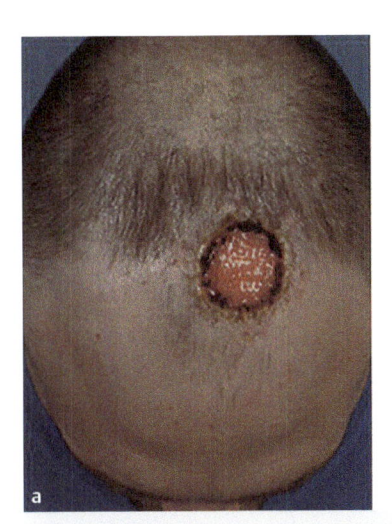

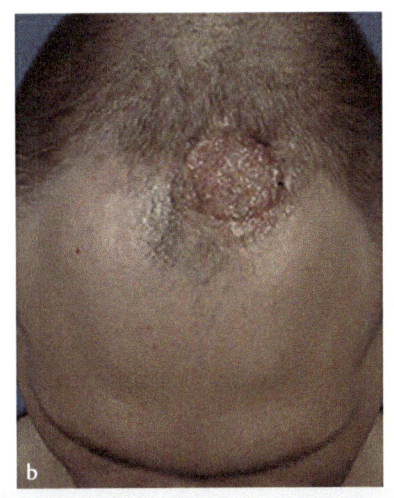

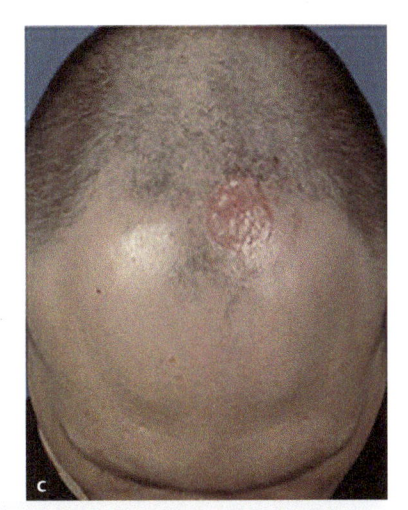

Fig. 10.12 (a-c) Estado de um homem de 32 anos após excisão local ampla de melanoma cutâneo de 0,5 mm de espessura no vértice do couro cabeludo. Ferida tratada com Integra e subsequente enxerto de pele com espessura parcial. Resultados pós-operatórios mostrados em 4 meses. (Reproduzido de Integra and Split-Thickness Skin Grafting. Em: Thornton J, Carboy J (Ed.). Facial Reconstruction After Mohs Surgery. 1st Edition. New York: Thieme; 2018.)

Tipos

Retalhos de Avanço

Os retalhos de avanço não são realizados com frequência no couro cabeludo, pois exigem uma frouxidão significativa do tecido. Defeitos que não podem ser fechados primariamente não serão passíveis de um retalho de avanço unidirecional com direção e magnitude de tensão essencialmente idênticas. Como resultado, os retalhos de avanço no couro cabeludo são frequentemente combinados com retalhos de rotação, que são mais adequados à convexidade natural do couro cabeludo.

Apesar de seu uso limitado, os retalhos de avanço puro são usados para pequenos defeitos no couro cabeludo temporoparietal. Eles também podem ser usados para defeitos no couro cabeludo frontal, onde a incisão pode ser facilmente escondida na linha anterior do cabelo. Nesses casos, o retalho de avanço O-T funciona bem. Esse retalho é realizado por meio de incisões bilaterais ao longo da linha do cabelo e da elevação do retalho logo abaixo do músculo frontal no espaço subgaleal. O tecido redundante na margem inferior do defeito, que é criado quando o retalho é avançado, é então removido em uma direção vertical para formar o formato de um "T" (▶ Fig. 10.13). Para o O-T ser bem-sucedido nessa área, é necessária uma ampla dissecção. Uma galeotomia também pode ser necessária para reduzir a tensão de forma suficiente.[11] Os retalhos de avanço de pedículo em ilha podem ser usados para fechar grandes feridas operatórias com base em um suprimento vascular conhecido. Para reparar defeitos no couro cabeludo, os retalhos de avanço pediculados em ilha com suprimento arterial lateral, como a artéria temporal ou occipital e suas tributárias, podem ser levantados e avançados por uma grande distância, pois a gálea é cortada antes do avanço do retalho (▶ Fig. 10.14).

Várias regras podem ser aplicadas para aumentar a probabilidade de sucesso e para um bom resultado cosmético dos retalhos de avanço. Como o avanço do tecido gera deformidades cutâneas permanentes, as incisões do retalho de avanço precisam ser longas para reduzir as protuberâncias do tipo "orelha de cachorro". Embora esses triângulos de Burow redundantes possam ser removidos, isso exige que eles sejam excisados verticalmente e, portanto, perpendiculares às incisões horizontais ideais para os retalhos de avanço.

Retalhos de Rotação

Como a convexidade do couro cabeludo é bem adequada para incisões curvilíneas, os retalhos de rotação são comumente utilizados na reconstrução do couro cabeludo. Os retalhos de rotação podem ser usados para reparar defeitos médios a grandes

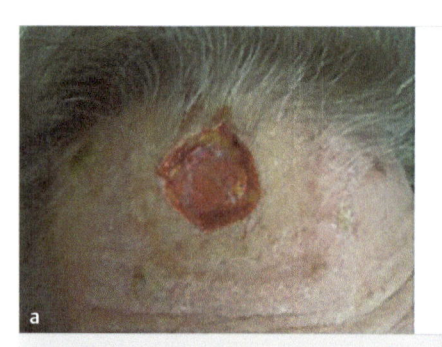

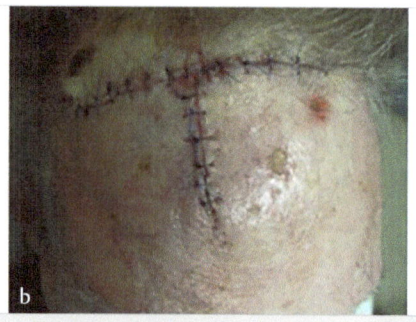

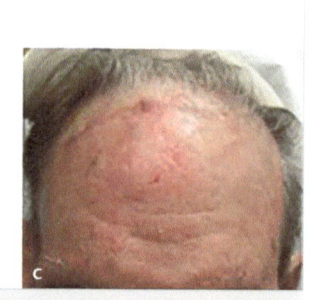

Fig. 10.13 (a-c) Foto das etapas do retalho de avanço O-T. (Fotografia cortesia do Dr. David H. Ciocon.)

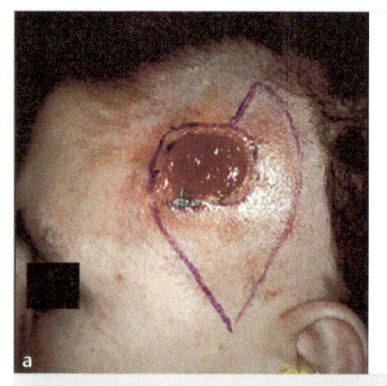

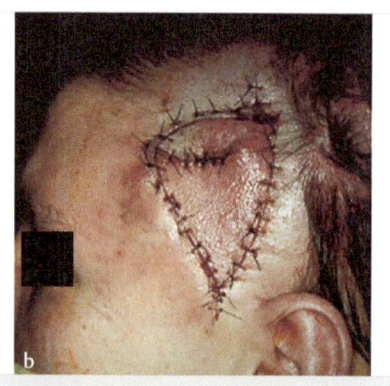

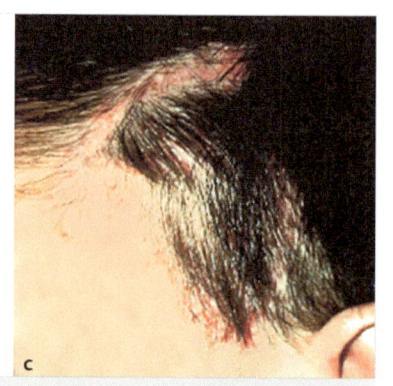

Fig. 10.14 Retalho em V-Y estendido. **(a)** Um *design* de retalho de avanço em V-Y estendido. **(b)** Um desenho de retalho de avanço em V-Y estendido duplo com dois retalhos de extensão do membro. **(c)** Um desenho de retalho de avanço em V-Y estendido para cobertura de um defeito no couro cabeludo temporal direito. Os resultados pós-operatórios imediatos e em longo prazo. A direção do crescimento do cabelo é alterada pelo membro de extensão do retalho. (Reproduzida de V-Y Flaps. In: Neligan P, Wei F (Ed.). Microsurgical Reconstruction of the Head and Neck. 1st Edition. Nova York: Thieme; 2009.)

que não podem ser facilmente reparados primariamente. Os retalhos de rotação são particularmente vantajosos quando se trata de defeitos grandes, pois geram movimento em vários vetores. O uso de um retalho de rotação dupla, como o O-Z, ou de retalhos de rotação múltipla, como o "retalho em espiral" ou o "retalho em furação", pode ser utilizado quando os defeitos não podem ser reparados com retalhos de rotação única.

As considerações técnicas para os retalhos de rotação são semelhantes às de outros retalhos locais. As incisões do retalho de rotação devem ser longas. Como regra geral, as incisões rotacionais devem ter de quatro a seis vezes o comprimento da largura do defeito.[4] Se as incisões forem muito curtas, é provável que exijam muita tensão para o fechamento completo, e a tentativa de fazê-lo acarreta um risco significativo de necrose. A tensão residual em uma incisão curta pode resultar em fechamento parcial, o que exige que uma parte cicatrize secundariamente. Como em todos os retalhos, os retalhos de rotação devem ser amplamente dissecados no plano subgaleal.

Embora os retalhos de rotação sejam considerados os mais ideais para o reparo de grandes defeitos no couro cabeludo, eles são uma excelente opção para defeitos de pequeno e médio portes. Nesses casos, um retalho de rotação única, em vez de retalhos bilaterais ou de rotação múltipla, normalmente é adequado. Um retalho de rotação única é realizado por meio de uma incisão curvilínea a partir da borda do defeito e estendendo-se para fora. Isso garante que ele incorpore a gálea e que o retalho seja dissecado no espaço subgaleal. Depois que a incisão apropriada é feita, o retalho resultante é girado 180 graus a partir do ponto de incisão no defeito e fechado (▶ Fig. 10.15). Se a incisão resultar numa curva demasiado rasa ou demasiado profunda, cria-se uma tensão excessiva no ponto de articulação que é difícil de ultrapassar e dificulta significativamente o movimento do retalho. Para gerar um retalho adequadamente curvado, é melhor fazer primeiro a incisão de forma linear, estendendo a borda principal. Em seguida, arquear cuidadosamente a lâmina ao se aproximar da extremidade da incisão. Haverá formação de tecido redundante quando o retalho for girado para dentro do defeito primário, geralmente no ponto de articulação. Para removê-lo, pode ser realizada uma excisão em forma de "orelha de cachorro". Em retalhos maiores, uma excisão "dog-ear" pode ser realizada em qualquer lugar ao longo do movimento do retalho. Isso pode ser preferível se um local alternativo distante do ponto de articulação permitir que as incisões necessárias sejam mais facilmente ocultadas para um melhor resultado cosmético. Em alguns casos, o defeito é muito grande para ser reparado com um retalho de rotação única. Nesses casos, os retalhos bilaterais ou de rotação múltipla proporcionam maior área de superfície de tecido e permitem que a tensão seja distribuída em várias linhas de incisão. Em particular, os retalhos de rotação múltipla são muito adequados para o reparo de grandes defeitos no vértice e na coroa. O fechamento O-Z, um tipo de retalho de rotação dupla, é comumente realizado para essa finalidade. Esse tipo de reparo é feito por meio de duas incisões curvilíneas, uma em cada lado do defeito, para criar dois retalhos de rotação. Cada retalho é então levantado, e ambos são girados na mesma direção (sentido horário ou anti-horário) para fechar um defeito localizado centralmente. A formação resultante é semelhante ao formato de um "Z", recém-formado a partir do defeito (o "O"; ▶ Fig. 10.16). Se o tecido no vértice ou na coroa for particularmente inelástico, um retalho de rotação múltipla comumente empregado, chamado de "cata-vento" ou "furação" pode ser necessário. Isso também é útil no reparo de defeitos centrais do couro cabeludo anterior e posterior. Para realizar esse reparo, são feitas de três a seis incisões equidistantes ao longo da circunferência do defeito para gerar de três a seis retalhos individuais.

Todas as incisões são arqueadas na mesma direção (▶ Fig. 10.17a). Isso permite que cada retalho seja levantado e rodado no sentido horário ou anti-horário, de forma análoga ao movimento de um cata-vento, para preencher o defeito (▶ Fig. 10.17b). Como são necessárias várias incisões para esse tipo de reparo, a principal desvantagem é que cada incisão tem o potencial de desenvolver alopecia.

Retalhos de Transposição

Embora não sejam realizadas com tanta frequência no couro cabeludo quanto os retalhos de rotação, os retalhos de transposição são de uso especial porque permitem que o cirurgião pegue emprestado tecido de áreas "soltas" para cobrir um defeito em uma área "apertada", como o vértice e a coroa. Como os retalhos de transposição simples raramente oferecem muitos

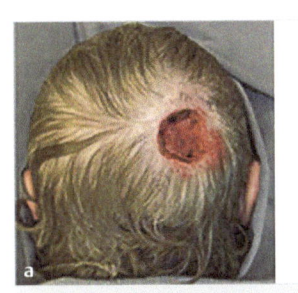

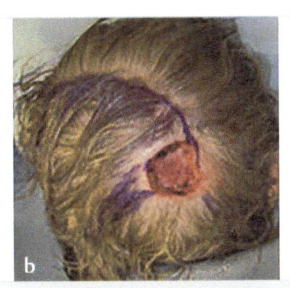

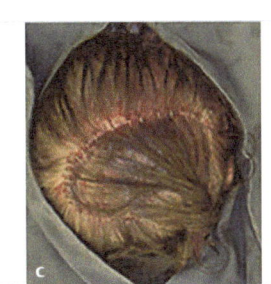

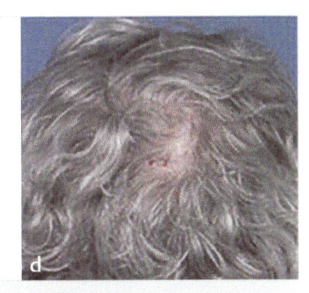

Fig. 10.15 (a-d) Situação de uma mulher de 65 anos após excisão de Mohs de 3 × 3 cm de carcinoma basocelular no couro cabeludo posterior. Ferida fechada com retalho de avanço em rotação. Resultados pós-operatórios mostrados em 7 meses. (Reproduzida de Rotation Flaps. Em: Thornton J, Carboy J(Ed.). Facial Reconstruction After Mohs Surgery. 1st Edition. New York: Thieme; 2018.)

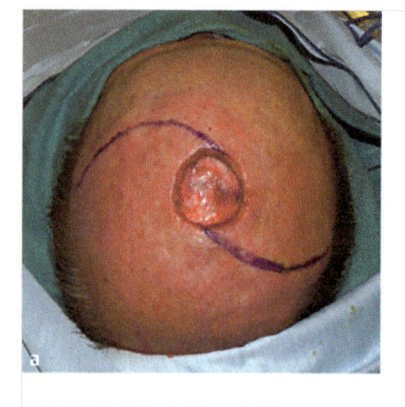

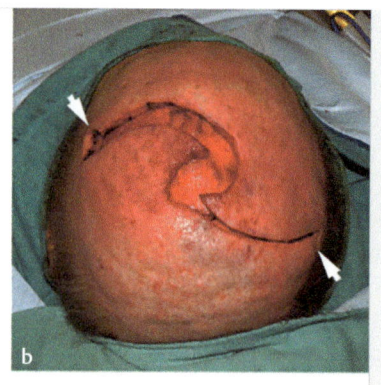

Fig. 10.16 (a) Defeito no couro cabeludo após a ressecção de uma malignidade cutânea. **(b)** Desenho de retalhos duplos de rotação oposta. As setas indicam os triângulos de Burow excisados longe da base do retalho para evitar a deformidade de cone elevado ou "orelha de cachorro" e, ao mesmo tempo, preservar o suprimento máximo de sangue para os retalhos. **(c)** Resultados pós-operatórios imediatos e **(d)** tardios. (Reproduzida de Local Flaps. In: Hanasono M, Robb G, Skoracki R, Yu P (Ed.). Reconstructive Plastic Surgery of the Head and Neck: Current Techniques and Flap Atlas. 1st Edition. New York: Thieme; 2016.)

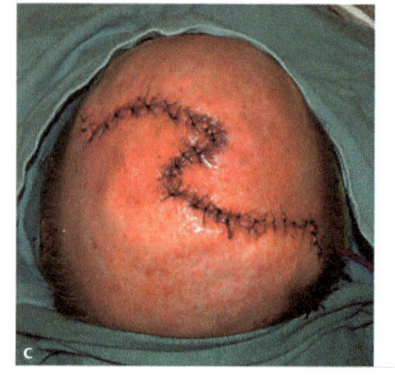

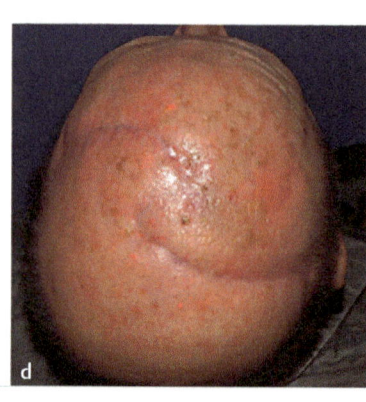

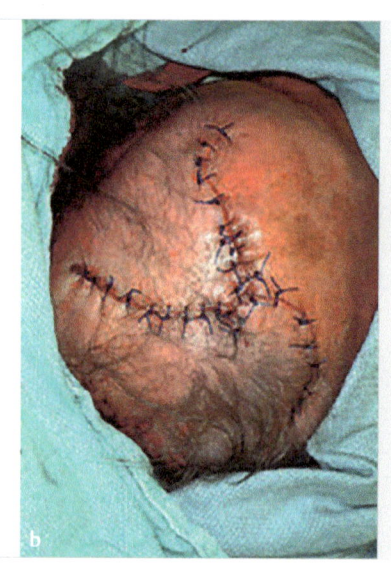

Fig. 10.17 (a) Defeito de tamanho médio no couro cabeludo com fechamento planejado em cata-vento. **(b)** O descolamento amplo do couro cabeludo permite o fechamento do defeito em forma de cata-vento. (Reproduzida de Options for Reconstruction. Em: Genden E (Ed.). Reconstruction of the Head and Neck. A Defect-Oriented Approach. 1st Edition. New York: Thieme; 2012.)

benefícios em relação ao fechamento primário, seu uso no couro cabeludo é limitado. O movimento unidirecional dos retalhos de transposição única torna difícil a redistribuição da tensão. Os retalhos de transposição levantados do couro cabeludo periférico podem ser posicionados para fechar defeitos do vértice e da coroa. Eles permitem um fechamento mais fácil ao pegar emprestada a frouxidão das áreas "soltas" e, ao mesmo tempo, redirecionar a tensão para elas. Os exemplos incluem a elevação de um retalho do occipital para fechar um defeito no vértice posterior e a elevação do couro cabeludo lateral para cobrir um defeito na coroa ou no couro cabeludo temporal (▶ Fig. 10.18). A vantagem significativa dos retalhos de transposição é que os retalhos contendo cabelo podem ser transferidos para áreas visíveis, tais como o couro cabeludo anterior e temporal, e as áreas doadoras posteriores podem ser cobertas com enxertos de pele.

Os retalhos de transposição múltipla podem ser usados para cobrir um único e grande defeito.[12] De forma semelhante à técnica do cata-vento, a contribuição de vários retalhos permite que a tensão seja redistribuída em vários vetores. Isso é especialmente útil em áreas de movimento limitado, como o vértice. Os retalhos de transposição múltipla também são uma excelente opção para o reparo de defeitos no couro cabeludo anterior e na linha do cabelo. O reparo mais comum desse tipo

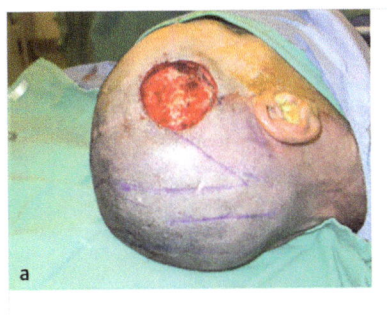

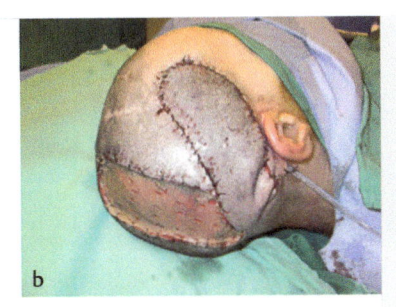

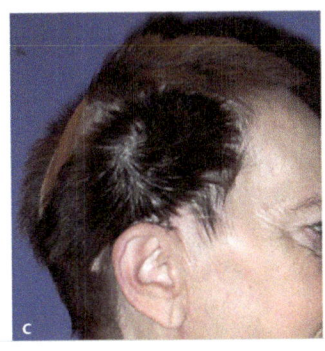

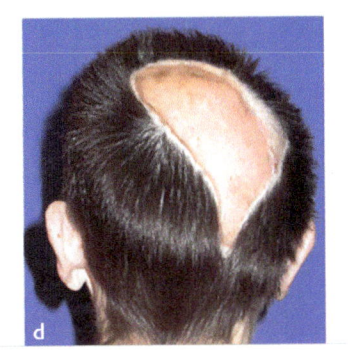

Fig. 10.18 (a) Paciente de 66 anos com ferida crônica após ressecção e irradiação de carcinoma de células escamosas. Uma transposição do couro cabeludo é planejada baseada na artéria occipital, que é localizada pelo exame Doppler e marcada. **(b)** A rotação sem tensão e a inserção do retalho são realizadas, e a orelha de cachorro rotacional é deixada para revisão futura, se necessário. Um enxerto de pele se fixará bem no leito não irradiado do local doador. **(c)** Vista lateral do retalho em 6 meses. **(d)** Vista posterior do enxerto de pele da área doadora aos 6 meses. (Reproduzida de Case Examples. In: Hanasono M, Robb G, Skoracki R, Yu P (Ed.). Reconstructive Plastic Surgery of the Head and Neck: Current Techniques and Flap Atlas. 1st Edition. New York: Thieme; 2016.)

é a técnica de *Orticochea*, que é composta por três retalhos rômbicos. Uma ilustração dessa técnica é mostrada na ▶ Figura 10.19. É um reparo tecnicamente desafiador, mas particularmente útil em pacientes selecionados. Pacientes que desejam um reparo esteticamente ideal com retalho contendo cabelo, mas que não estão dispostos a passar por um prolongado processo de expansão tecidual são bons candidatos. A técnica de *Orticochea* também é adequada para aqueles que não conseguem tolerar a anestesia prolongada necessária para retalhos microcirúrgicos. Como é padrão para a reconstrução do couro cabeludo, o descolamento deve ser extenso. Na maioria dos casos, todo o couro cabeludo deve ser descolado durante o curso da dissecção e transferência do retalho. É importante que o cirurgião tenha certeza absoluta de que todas as margens estejam livres de tumor antes de tentar esse tipo de reparo, pois o monitoramento da recorrência é particularmente desafiador.

Ao executar um retalho de transposição, o retalho deve ser levantado de dentro da área de máxima frouxidão do tecido para otimizar o fechamento do defeito primário. Em contraste com os retalhos de avanço e rotação, o defeito secundário deve ser fechado primeiro para facilitar o movimento do retalho no defeito primário com tensão mínima. Os retalhos de transposição rômbica podem ser considerados para a reconstrução do couro cabeludo. Devido ao ângulo de transposição de 120 graus inerente aos retalhos rômbicos padrão, uma grande orelha de cachorro é esperada e deve ser excisada em frente ao defeito secundário. Uma desvantagem adicional dos retalhos rômbicos é a maior probabilidade de uma deformidade de "alçapão". Isso pode ser atenuado, em parte, pelo descolamento amplo do defeito. Também é útil dissecar extensivamente o local receptor. Juntamente com a colocação de suturas enterradas ao redor do retalho, isso ajuda a cicatriz a se contrair. Ao fazer isso reduz-se o risco de protrusão do retalho, à medida que a ferida cicatriza.

10.4.5 Retalhos Regionais

Em alguns casos, os retalhos musculocutâneos ou musculares regionais são indicados para o reparo de defeitos muito grandes no couro cabeludo. Esses retalhos são mais adequados para defeitos no couro cabeludo temporal e occipital inferior, pois essas são as únicas regiões ao alcance do pedículo vascular do retalho. As indicações apropriadas para os retalhos regionais incluem pacientes com cicatrização deficiente da ferida e/ou pacientes com histórico de radiação que não são os melhores candidatos para a transferência de tecido livre (FTT), apesar de necessitarem de uma grande quantidade de tecido vascularizado. Os retalhos regionais também podem ser apropriados como uma medida de cuidados paliativos.

Apesar de sua utilidade em determinados cenários clínicos, os retalhos regionais estão associados a uma morbidade significativa no local doador. Como o tecido é pesado e, portanto, resulta em uma atração gravitacional significativa paralela ao pedículo, há um grande risco de necrose isquêmica distal. Além disso, os retalhos regionais não fornecem tecido com pelos para o local receptor. Consequentemente, com exceção do retalho de fáscia temporoparietal (TPFF), os retalhos regionais são raramente preferidos em relação à FTT.

O TPFF pode ser projetado de várias formas, incluindo um retalho pediculado local, um retalho microcirúrgico ou um retalho composto que incorpora osso subjacente ou couro cabeludo com cabelo sobreposto. Ele é particularmente útil para defeitos grandes que envolvem a linha do cabelo frontal ou temporal (▶ Fig. 10.20). Como um retalho pediculado pode ser elevado até o tamanho de 14 × 17 cm,[4] o TPFF é suprido pela artéria e veia temporais superficiais, ambas as quais devem ser incorporadas ao pedículo.

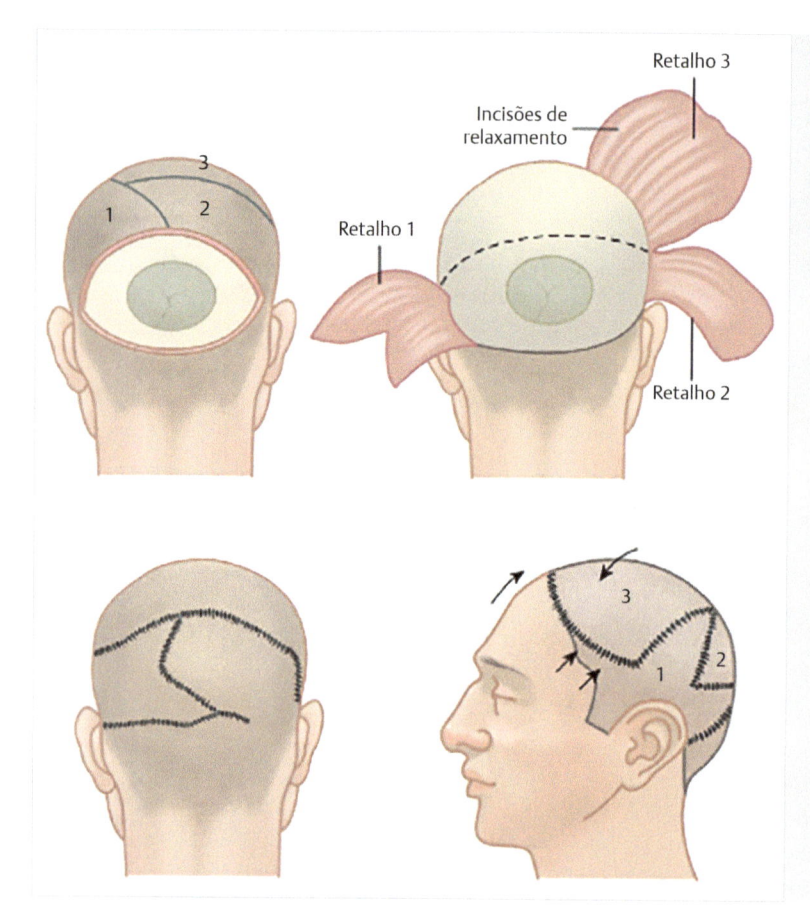

Fig. 10.19 Técnica de três retalhos de *Orticochea* para cobertura de grandes defeitos do couro cabeludo. (Reproduzida de Reconstruction by region. Em: Woo A, Shahzad F, Snyder-Warwick A (Ed.). Plastic Surgery Case Review: Oral Board Study Guide. 1st Edition. New York: Thieme; 2014.)

Os ramos anterior ou posterior da artéria temporal podem estar contidos no retalho. Dada a significativa variabilidade anatômica no curso da artéria temporal, é fundamental mapeá-la no pré-operatório com uma sonda Doppler antes de projetar um TPFF. Em alguns casos, quando o retalho é portador de pelos, a pele adjacente pode exigir uma expansão de tecido controlada (CTE) para facilitar o fechamento do defeito secundário.

10.4.6 Transferência Microcirúrgica de Tecido Livre

Defeitos médios e grandes do couro cabeludo também podem ser reparados com a FTT. Esse procedimento envolve a transferência de retalhos muito grandes de pele e tecido mole de locais anatômicos distantes, com a artéria e a veia temporais superficiais servindo como vasos receptores para anastomose na maioria dos casos. A FTT é particularmente adequada para o reparo de defeitos extensos que envolvem estruturas neurocranianas expostas, casos difíceis com histórico de radioterapia prévia e pacientes com histórico de infecções crônicas. Eles também são vantajosos em pacientes planejados para radioterapia pós-operatória porque são altamente resistentes à ruptura.[13] Os retalhos levantados como FTT oferecem uma grande quantidade de tecido altamente vascularizado que serve como um excelente local receptor para enxertos de pele e também se adapta bem à calvária. Até mesmo os retalhos musculares, que inicialmente são volumosos, atrofiam com o tempo até atingir uma espessura e um contorno que reproduzem bem o couro cabeludo normal. Embora normalmente pequena em comparação aos defeitos extensos para os quais a FTT é indicada, a principal desvantagem é a falta de substituição do cabelo e a falta de correspondência de cores.

Os retalhos livres mais comuns para a reconstrução do couro cabeludo são o grande dorsal, o reto abdominal, o antebraço radial e a escápula. O músculo anterolateral da coxa e o músculo grácil são usados com menos frequência. De modo geral, entretanto, a escolha do retalho é uma decisão altamente dependente do nível de conforto e da experiência do cirurgião. Na cirurgia reconstrutiva dermatológica, o retalho do músculo grande dorsal é utilizado com mais frequência.[4] Isso ocorre porque ele oferece uma grande área de superfície de tecido transferível, apesar da baixa morbidade do local doador, é flexível e possui um pedículo vascular de grande calibre. Ao levantar esse retalho, apenas o músculo é retirado, e não a pele sobrejacente, pois o volume da gordura subcutânea impede um bom contorno do couro cabeludo (▶ Fig. 10.20). É por esse motivo que o retalho do músculo grande dorsal é quase sempre seguido uma cobertura de enxerto de pele. Em comparação, os retalhos radial do antebraço e anterolateral da coxa não requerem enxerto de pele. Como esses retalhos não têm gordura subcutânea substancial, é fácil obter um bom contorno do couro cabeludo quando colocados.

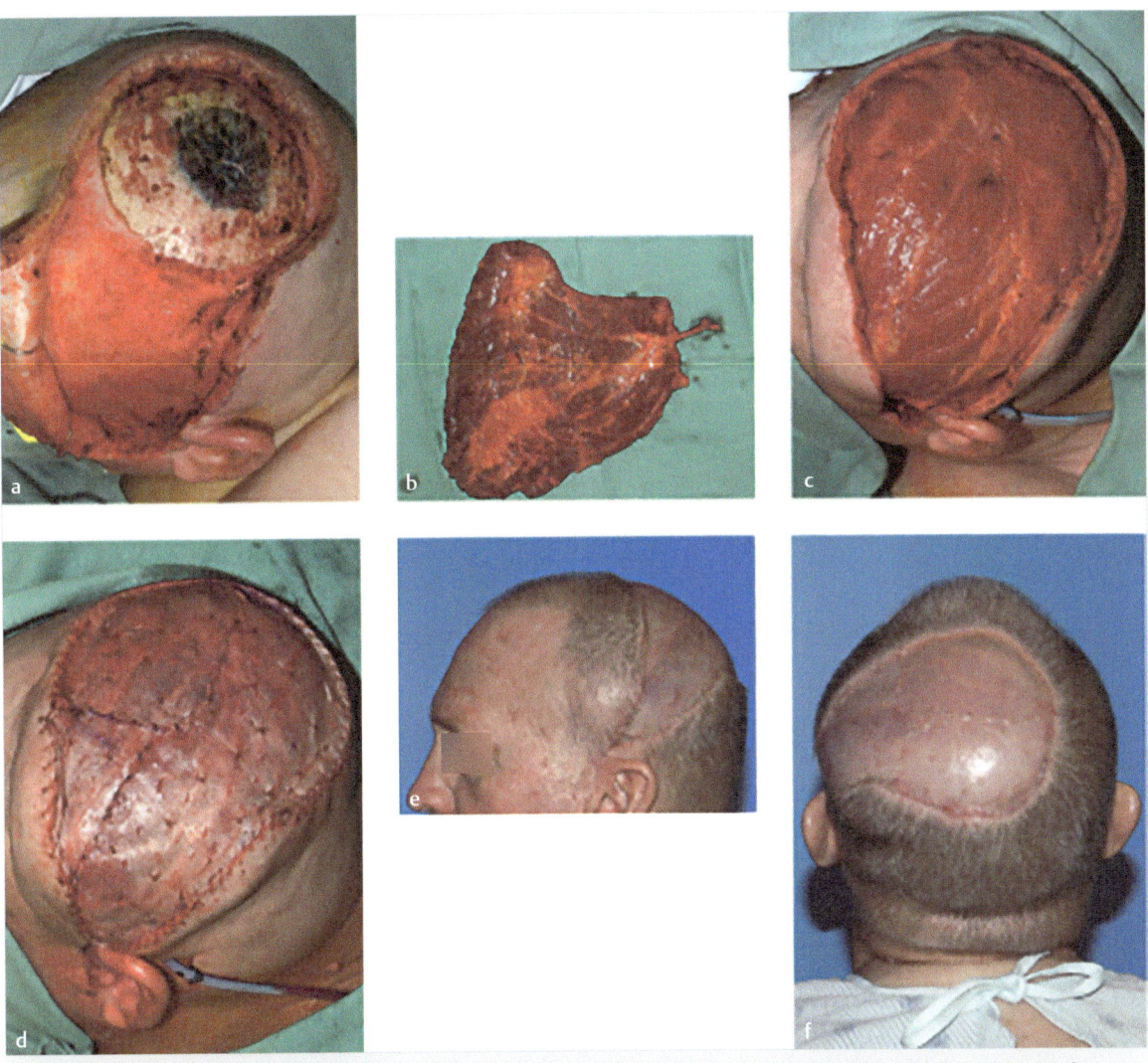

Fig. 10.20 (a) Grande defeito no couro cabeludo que requer reconstrução com retalho livre. **(b)** Retalho livre do músculo *latissimus dorsi*. **(c)** Inserção do retalho com anastomose para os vasos sanguíneos temporais superficiais esquerdos. **(d)** Cobertura com um enxerto de pele de espessura parcial sem malha. **(e,f)** Resultado pós-operatório. (Reproduzida de Latissimus Dorsi Flap. Em: Hanasono M, Robb G, Skoracki R, Yu P (Ed.). Reconstructive Plastic Surgery of the Head and Neck: Current Techniques and Flap Atlas. 1st Edition. New York: Thieme; 2016.)

10.4.7 Fechamento Fragmentado

Em pacientes com expectativas estéticas moderadas a altas que desejam preservar o cabelo, mas não querem ou não toleram excisões cirúrgicas extensas, deve-se considerar o fechamento fragmentado. Esse tipo de reparo tenta fechar o defeito o máximo possível com uma combinação de pequenos retalhos locais e fechamentos lineares parciais. A parte do defeito que não pode ser fechada é então deixada para cicatrizar secundariamente. Embora seja provável que essa área seja alopécica, os retalhos circundantes geralmente preservam o couro cabeludo com cabelo suficiente para mascarar a aparência de uma forma cosmeticamente aceitável. Isso é particularmente verdadeiro se a porção deixada para cicatrizar por segunda intenção for pequena. Isso ocorre porque as feridas curam melhor por segunda intenção quando fazem parte de um fechamento parcial e se contraem significativamente.

10.5 Técnicas Cirúrgicas Adjuvantes

10.5.1 Expansão de Tecidos

A expansão de tecido é uma técnica cirúrgica adjuvante de uso particular na reconstrução do couro cabeludo. A mobilidade limitada do couro cabeludo pode afetar negativamente o fechamento, mas o couro cabeludo se beneficia substancialmente da expansão de tecido e é empregado com mais frequência do que em outros locais anatômicos. Há dois tipos principais de expansão de tecido com os quais os cirurgiões devem estar familiarizados: CTE e ITE.

Expansão Controlada de Tecidos

CTE envolve a colocação de um expansor de tecido sob a gálea e em cima do periósteo. Ele é deixado no local por semanas a meses e inflado uma ou duas vezes por semana até que a expansão do tecido seja considerada suficiente, momento em que os expansores são removidos, e o defeito é fechado (▶ Fig. 10.20). Isso induz estresses metabólico e físico significativo nas margens da ferida na forma de tensão, o que gera grandes retalhos vascularizados e com pelos. Embora retalhos comparáveis possam ser criados a partir da FTT, eles não apresentam pelos e não oferecem correspondência de tecido comparável à CTE. Os folículos capilares podem ficar traumatizados durante a expansão; entretanto, geralmente se recuperam, e a alopecia raramente é permanente.

A CTE é adequada apenas em algumas situações. A primeira é para feridas que estão totalmente cicatrizadas, e a segunda é para feridas pré-operatórias antes da ressecção. A segunda é inadequada em casos de malignidade cutânea, porque o tempo necessário para a expansão atrasa significativamente o tempo para a remoção do tumor. Em última análise, as principais desvantagens da CTE são o tempo que ela requer, a necessidade de várias visitas ao consultório e o desconforto associado.

Expansão de Tecido Intraoperatório

Como o próprio nome sugere, a ITE é um processo de expansão rápida que ocorre no intraoperatório. Ele é realizado imediatamente antes da colocação de um retalho ou do fechamento primário de um defeito. A ITE continua sendo uma técnica um tanto controversa. Alguns são fortes defensores, enquanto outros acreditam que ela oferece pouco além de facilitar o descolamento, e seu benefício geral continua a ser questionado. Os procedimentos padrão de ITE envolvem três insuflações sequenciais com duração média de 3 minutos cada.[4] O expansor é insuflado até que o tecido circundante fique branco. A vantagem da ITE em relação à CTE é que ela pode ser realizada rapidamente e em feridas recentes. Isso é um reflexo do fato de que a ITE não impõe as mesmas demandas metabólicas e fisiológicas ao tecido que a CTE.

10.6 Algoritmo para Reconstrução do Couro Cabeludo

Vários algoritmos foram propostos para auxiliar o cirurgião na decisão sobre a melhor abordagem para defeitos no couro cabeludo. Os algoritmos variam com relação à consideração dos seguintes fatores primários: tamanho do defeito, localização do defeito e capacidade de preservar a linha do cabelo. Alguns algoritmos também levam em conta fatores secundários, como a qualidade do tecido e o histórico de radiação. A decisão sobre qual algoritmo seguir, ou se deve seguir algum, cabe ao cirurgião reconstrutivo suas preferências e seu nível de conforto.

Um algoritmo foi delineado por Leedy *et al.* e começa com a localização do defeito como sendo na parte anterior, parietal, occipital ou no vértice do couro cabeludo 3. A principal consideração que orienta a tomada de decisão nesse algoritmo é a preservação da linha do cabelo. Com exceção dos defeitos localizados no vértice, eles propõem considerar primeiro se o fechamento primário pode ou não ser realizado sem distorcer a respectiva linha do cabelo. Se isso puder ser feito, o fechamento primário deve ser o reparo escolhido. Caso contrário, eles recomendam considerar se o rearranjo do tecido local permitiria a preservação da linha do cabelo e selecionar retalhos locais ou expansão do tecido. Para defeitos no vértice, eles recomendam sempre o fechamento primário, se possível. Caso contrário, a questão principal não é se a linha do cabelo pode ser preservada, mas sim se o defeito tem menos ou mais de 4 cm de largura. Se for maior do que 4 cm, eles propõem o fechamento primário com incisões galeais ou retalhos em forma de cata-vento. Se for menor que 4 cm, eles propõem o rearranjo do tecido local com grandes retalhos de rotação/avanço, possível enxerto posterior e expansão do tecido. Notavelmente, esse algoritmo não leva em consideração a qualidade do tecido local ou um histórico, como radiação, conhecido por alterar o ambiente da ferida.

Existem também vários outros algoritmos. Beasley *et al.* propuseram um algoritmo bimodal para reconstrução, que considera o tamanho do defeito, a qualidade do tecido e a localização como couro cabeludo ou testa.[13] Ele não leva em conta a qualidade do tecido e é limitado em grande parte por não subdividir os defeitos do couro cabeludo por sua localização específica como anterior, parietal, occipital ou vértice. Iblher *et al.* delinearam uma abordagem para a reconstrução oncológica do couro cabeludo que enfatiza margens cirúrgicas claras além do tamanho do defeito, mas não considera a localização, a qualidade do tecido ou a preservação da linha do cabelo.[14]

O algoritmo mais simples foi proposto por Newman *et al.* Essa abordagem se baseia principalmente no tamanho e classifica os defeitos como pequenos (< 10 cm²), médios (10-50 cm²) ou grandes (> 50 cm²) antes de considerar a qualidade do tecido como boa ou ruim.[8] Sugerimos um algoritmo muito semelhante e igualmente simples descrito por Hanasono *et al.*, que é mostrado na ▶ Figura 10.21.[15] Ele também classifica o tamanho do defeito como pequeno, moderado ou grande, mas os define como menor que 3, 3 a 5 e maior que 5 cm, respectivamente. Em cada categoria, há vários métodos de reconstrução em potencial. Assim como no algoritmo de Newman *et al.*, a escolha do método mais adequado depende exclusivamente da qualidade do tecido.

Em última análise, o algoritmo mais adequado é aquele que o cirurgião considera fácil de implementar. Ele deve ser ajustado, conforme necessário, de acordo com as variações individuais de experiência e conhecimento. Devido à dificuldade de dividir o couro cabeludo em unidades cosméticas, achamos que uma abordagem algorítmica é particularmente útil no início do treinamento e da prática. Entretanto, com a experiência, isso pode se tornar menos necessário. Para aqueles que preferem uma abordagem mais abrangente, uma revisão completa das opções reconstrutivas para o couro cabeludo, incluindo vantagens, desvantagens e indicações ideais, pode ser encontrada na ▶ Tabela 10.1.

10.6 Algoritmo para Reconstrução do Couro Cabeludo

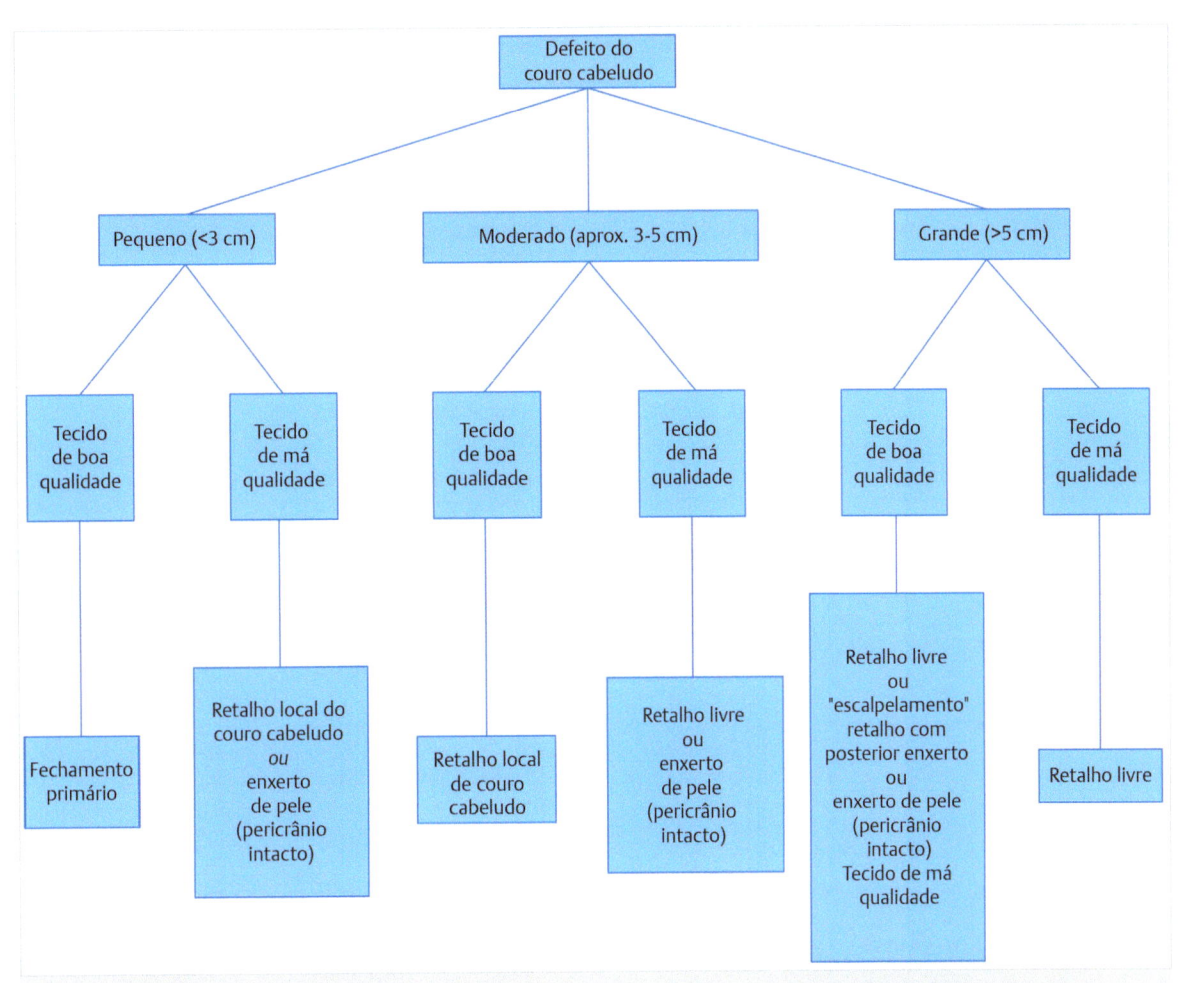

```
                        Defeito do
                       couro cabeludo
        ┌───────────────────┼───────────────────┐
   Pequeno (<3 cm)   Moderado (aprox. 3-5 cm)   Grande (>5 cm)
    ┌──────┴──────┐     ┌──────┴──────┐       ┌──────┴──────┐
  Tecido       Tecido  Tecido      Tecido    Tecido      Tecido
  de boa       de má   de boa      de má     de boa      de má
  qualidade  qualidade qualidade qualidade  qualidade  qualidade
```

- **Pequeno / Tecido de boa qualidade**: Fechamento primário
- **Pequeno / Tecido de má qualidade**: Retalho local do couro cabeludo *ou* enxerto de pele (pericrânio intacto)
- **Moderado / Tecido de boa qualidade**: Retalho local de couro cabeludo
- **Moderado / Tecido de má qualidade**: Retalho livre *ou* enxerto de pele (pericrânio intacto)
- **Grande / Tecido de boa qualidade**: Retalho livre *ou* "escalpelamento" retalho com posterior enxerto *ou* enxerto de pele (pericrânio intacto) Tecido de má qualidade
- **Grande / Tecido de má qualidade**: Retalho livre

Fig. 10.21 Algoritmo de reconstrução do couro cabeludo descrito por Hanasono *et al.* (Reproduzida de Algorithm. In: Hanasono M, Robb G, Skoracki R, Yu P (Ed.). Reconstructive Plastic Surgery of the Head and Neck: Current Techniques and Flap Atlas. 1st Edition. New York: Thieme; 2016.)

Tabela 10.1. Opções reconstrutivas para a reparação de defeitos do couro cabeludo

Tipo de reparo	Vantangens	Desvantagens	Considerações	Quando usar
Segunda intenção	• Não requer extensa cirurgia reconstrutiva	• Atraso na cicatrização da ferida • Cuidados prolongados com a ferida • Resultados em alopecia	• Requer periósteo intacto • Pode não ser apropriado para pacientes que necessitam de RXT adjuvante pós-operatório • Melhor cosmética em FST1–3 • Má cicatrização de feridas provável em diabéticos, imunossupressão farmacológica e fisiológica, história de RXT	• Pode ser aplicado em qualquer lugar do couro cabeludo • Pele glabra
Fechamento primário	• Tecnicamente simples • Cicatrizes mínimas • Alopecia mínima • Mais fácil de monitorar a recorrência do tumor em comparação a retalhos e enxertos	• Pode distorcer a linha do cabelo	• Exige uma elipse fusiforme com relação comprimento/largura de 4:1 • Dissecção extensiva necessária para minimizar o alargamento da cicatriz • Galeotomias frequentemente úteis	• Defeitos < 3 cm de diâmetro em áreas "soltas"

(Continua)

Tabela 10.1. Opções reconstrutivas para a reparação de defeitos do couro cabeludo *(Cont.)*

Tipo de reparo	Vantangens	Desvantagens	Considerações	Quando usar
Enxerto de pele de espessura parcial	• Pode ser feito em pacientes que não toleram um reparo mais complexo • Rápido, relativamente simples e confiável • Mais fácil de monitorar a recorrência do tumor em comparação a retalhos	• Cosmese deficiente devido à má correspondência do tecido do doador com o receptor • Resulta em alopecia • Frágil e suscetível a traumas • Replica mal a mobilidade normal do couro cabeludo • Morbidade do local doador	• Pode ser efetuada para fechar um defeito secundário de forma definitiva ou temporariamente antes de uma reparação mais definitiva • Requer um periósteo intacto • A cosmese pode ser melhorada através de excisões em série em em conjunto com retalhos em série ou fechamento primário • Os modelos de regeneração dérmica artificial podem melhorar a incompatibilidade entre doador e receptor	• Defeitos no vértice de um couro cabeludo alopécico
Enxerto de pele de espessura total	• Cicatrização rápida • Pode ser fechado primariamente	• Locais doadores adequados normalmente apresentam alto risco de necrose devido à elevada exigência metabólica • Morbidade do local doador	• Requer um periósteo intacto • Útil para enxertar locais doadores de grandes retalhos de avanço de rotação • Pode fornecer cobertura temporária de defeitos em fase de expansão tecidual	• Utilidade geral limitada[a] • Favorecido em pacientes idosos e debilitados
Retalhos de avanço	• Boas taxas de sobrevivência • Complicações mínimas	• Deformidades cutâneas elevadas são comuns • Requer frouxidão tecidual significativa • Vigilância da recorrência do tumor difícil • Pode distorcer a linha do cabelo	• Frequentemente combinado com retalhos de rotação • As incisões devem ser longas para reduzir as "orelhas de cão" • É necessário um enfraquecimento extenso • Pode necessitar de galeotomia	• Utilidade global limitada • Pequenos defeitos no couro cabeludo temporoparietal • Defeitos do couro cabeludo frontal
Retalhos de rotação	• Boas taxas de sobrevivência • Complicações mínimas	• Ocasionalmente requerem manipulação extensa de tecidos • Múltiplas incisões necessárias • Vigilância da recorrência do tumor difícil • Pode distorcer a linha do cabelo	• A incisão deve ser 4–6 vezes maior que a largura • Uma ampla dissecção é necessária • Pode ser único ou múltiplo, por exemplo, O-Z	• Método de reparo mais comum • Ideal para grandes defeitos em qualquer parte do couro cabeludo; também pode ser usado para defeitos pequenos e médios • Reparo preferencial para defeitos de espessura total que não podem ser fechados primariamente
Retalho de transposição	• Boas taxas de sobrevivência • Complicações mínimas	• Deformidade "alçapão" • Dificuldade na vigilância da recorrência do tumor • Pode distorcer a linha do cabelo	• Dissecção extensiva necessário • Pode ser único ou múltiplo, por exemplo, *Orticochea*	• Defeitos do vértice e da coroa, também do couro cabeludo anterior e da linha do cabelo
Retalhos regional, por exemplo, TPFF	• Grande quantidade de tecido vascularizado sem anastomose microvascular	• Requer conhecimento técnico • Resulta em alopecia • Morbidade do local doador • Alto risco de necrose isquêmica	• Considerar o mapeamento Doppler pré-operatório para TPFF	• Defeitos do couro cabeludo occipital e temporoparietal • Ideal em pacientes com má cicatrização de feridas e/ou história de RXT que não são candidatos à FTT • Útil como medida paliativa
Transferência microcirúrgica de tecido	• Grande área superficial de tecido vascularizado • Resistente à rotura do tecido • Excelente local receptor para enxertos de pele • Contorna bem a calvária	• Resulta em alopecia e má correspondência de cores		• Ideal para defeitos extensos envolvendo estruturas neurocranianas expostas • Funciona bem em pacientes com histórico de RXT e/ou infecção crônica • Boa escolha em pacientes planejados para RXT pós-operatório

Abreviaturas: FST, tipo de pele de Fitzpatrick; FST1-3, tipo de pele de Fitzpatrick 1-3; FTT, transferência de tecido livre; RXT, radioterapia; TPFF, retalho de fáscia temporoparietal.
[a]Exceção notável: Enxerto de Burow.

Referências

[1] Olson MD, Hamilton GS, III. Scalp and forehead defects in the post-Mohs surgery patient. Facial Plast Surg Clin North Am. 2017; 25(3):365–375
[2] Desai SC, Sand JP, Sharon JD, Branham G, Nussenbaum B. Scalp reconstruction: an algorithmic approach and systematic review. JAMA Facial Plast Surg. 2015; 17(1):56–66
[3] Leedy JE, Janis JE, Rohrich RJ. Reconstruction of acquired scalp defects: an algorithmic approach. Plast Reconstr Surg. 2005; 116(4):54e–72e
[4] Hoffman JF. Reconstruction of the scalp. In: Baker, SR. Local Flaps in Facial Reconstruction. Philadelphia, PA: Elsevier; 2007:637–665
[5] Goldman GD, Dzubow LM, Yelverton CB. Scalp. In: Facial Flap Surgery. New York, NY: McGraw Hill; 2013:292–305
[6] Bradford BD, Lee JW. Reconstruction of the forehead and scalp. Facial Plast Surg Clin North Am. 2019; 27(1):85–94
[7] Leitenberger JL, Lee KK. Scalp reconstruction. In: Rohrer TE, Cook JL, Lee KK, eds. Flaps and Grafts in Dermatologic Surgery. Philadelphia, PA: Elsevier; 2018:145–155
[8] Newman MI, Hanasono MM, Disa JJ, Cordeiro PG, Mehrara BJ. Scalp reconstruction: a 15-year experience. Ann Plast Surg. 2004; 52(5):501–506, discussion 506
[9] Wilensky JS, Rosenthal AH, Bradford CR, Rees RS. The use of a bovine collagen construct for reconstruction of full-thickness scalp defects
[10] in the elderly patient with cutaneous malignancy. Ann Plast Surg. 2005; 54(3):297–301
[11] Steiner D, Hubertus A, Arkudas A, et al. Scalp reconstruction: a 10-year retrospective study. J Craniomaxillofac Surg. 2017; 45(2):319–324
[12] Barry RB, Lawrence CM, Langtry JA. The use of galeotomies to aid the closure of surgical defects on the forehead and scalp. Br J Dermatol. 2009; 160(4):875–877
[13] Frodel JL, Jr, Ahlstrom K. Reconstruction of complex scalp defects: the "banana peel" revisited. Arch Facial Plast Surg. 2004; 6(1):54–60
[14] Beasley NJ, Gilbert RW, Gullane PJ, Brown DH, Irish JC, Neligan PC. Scalp and forehead reconstruction using free revascularized tissue transfer. Arch Facial Plast Surg. 2004; 6(1):16–20
[15] Iblher N, Ziegler MC, Penna V, Eisenhardt SU, Stark GB, Bannasch H. An algorithm for oncologic scalp reconstruction. Plast Reconstr Surg. 2010; 126(2):450–459
[16] Hanasono M, Robb G, Skoracki R, et al. Algorithm. In: Reconstructive Plastic Surgery of the Head and Neck. Current Techniques and Flap Atlas. 1st ed. New York, NY: Thieme; 2016

11 Reconstrução da Unidade da Mão e Unha após a Cirurgia de Mohs

Evelyn R. Reed ▪ Thomas J. Wright ▪ Madison E. Tattini ▪ Shaun D. Mendenhall

Resumo

A cirurgia de Mohs é uma ferramenta de tratamento eficaz tanto para o câncer de pele não melanoma, quanto para o melanoma da mão. A natureza da cirurgia produz defeitos individualizados e variáveis em toda a mão, dedos e polegar. A mão é anatomicamente complexa, e cada região tem exigências funcionais e estéticas diferentes, que devem ser consideradas no planejamento da reconstrução. Felizmente, há uma variedade de opções reconstrutivas aceitáveis e versáteis para cada uma dessas regiões, que variam de simples fechamentos locais a complexas transferências de tecido livre. Os cirurgiões dermatológicos devem estar familiarizados com essas opções e suas indicações. Muitos deles podem optar por incluir algumas das técnicas em sua própria rotina de reconstrução; no entanto, recomendamos ter um limite baixo para encaminhar a um cirurgião plástico ou de mão sempre que houver alguma dúvida sobre como proporcionar o melhor resultado para o paciente.

Palavras-chave: melanoma, câncer de pele não melanoma, carcinoma de células escamosas, cirurgia de Mohs, reconstrução, dorso da mão, polegar, retalhos, unidade ungueal, substituto de pele

11.1 Introdução

A cirurgia micrográfica de Mohs (CMM) foi desenvolvida para o tratamento de malignidades cutâneas com a intenção de reduzir o risco de recorrência e, ao mesmo tempo, minimizar o defeito final. A cirurgia de Mohs oferece grandes benefícios no tratamento do melanoma e dos cânceres de pele não melanoma (NMSC), especialmente em áreas anatomicamente sensíveis, como as mãos e o rosto. Foi demonstrado repetidamente que ela produz excelentes resultados relacionados à doença, os pacientes a toleram bem, e o processo é econômico.[1] Como resultado do uso das técnicas de Mohs para conservar o tecido e a função, o padrão de tratamento mudou da excisão local ampla (WLE) e da amputação para a conservação do tecido e o salvamento dos dígitos. As neoplasias malignas cutâneas da mão resultam em uma ampla variedade de defeitos que exigem considerações especiais, dependendo de seu tamanho, localização e impacto na função. O cirurgião dermatológico deve não apenas se sentir confortável com os fundamentos da anatomia da mão no que se refere à ressecção e reconstrução dessas neoplasias malignas, mas também reconhecer quando o paciente pode ser mais bem atendido por um cirurgião plástico e reconstrutivo ou um cirurgião de mão.

11.2 Malignidades Cutâneas da Mão
11.2.1 Cânceres de Pele Não Melanoma da Mão

O carcinoma basocelular (CBC) é o tipo mais comum de neoplasia maligna nos Estados Unidos, afetando quase 3 milhões de pessoas. Embora a exposição aos raios ultravioleta (UV) seja um fator de risco conhecido para todos os CBC, há uma notável subapresentação dessas neoplasias malignas na superfície da mão em comparação com outras regiões do corpo expostas ao sol. Acredita-se que isso possa ser atribuído ao menor número de estruturas sebáceas no dorso da mão, já que os CBC provavelmente se desenvolvem a partir de estruturas pilares. Os homens correm um risco maior do que as mulheres, o que provavelmente também está relacionado ao maior risco geral de exposição ao sol. Embora a incidência geral de CBC seja menor do que a de carcinoma de células escamosas (CEC), ambos são mais comuns no dorso da mão.[3] O CBC raramente é observado na região das unhas. Se o CBC da unidade ungueal estiver presente, ele é visto com mais frequência no polegar.[4]

O CEC é responsável por 90% das neoplasias malignas das mãos,[5] e é mais comumente observado no dorso da mão. A exposição ao sol é um fator de risco importante, e o CEC tem duas vezes mais probabilidade de ser observado em homens.[6] Apesar de estar frequentemente presente na superfície dorsal da mão, o CEC não é diagnosticado com frequência na unidade de unhas. Isso pode ser, em parte, devido ao seu sub-reconhecimento e à semelhança com outras doenças. Quando o CEC da unidade ungueal está presente, ele é mais comumente observado afetando o polegar. O CEC da unidade ungueal é encontrado em homens em 70% das vezes e, em 71% das vezes, afeta o próprio leito ungueal em vez das dobras ungueais circundantes.[5]

11.2.2 Tratamento do CPNM da Mão

Devido à cobertura relativamente fina de tecidos moles sobre o esqueleto da mão, a imagem radiográfica deve ser considerada se houver qualquer preocupação com o envolvimento ósseo. Para remover o carcinoma, são necessários 4 a 5 mm de margem negativa, o que geralmente resulta em um defeito considerável em uma região sensível da anatomia. Como resultado, a CMM é um método de tratamento cada vez mais popular para os CPNM, pois permite a conservação máxima do tecido não envolvido e a preservação de estruturas importantes.[4] Entretanto, a anatomia da mão é precisa e complexa, e mesmo defeitos com áreas relativamente pequenas podem exigir uma consideração cuidadosa das opções de reconstrução. Essas opções variam desde o fechamento primário ou enxerto de pele até a cobertura com retalho regional ou mesmo livre. Os cirurgiões de Mohs devem considerar cuidadosamente o que eles se sentem confortáveis em administrar e ter um limite baixo para encaminhar a um cirurgião de mão para obter assistência com a reconstrução.[7] Os raros casos de CPNM na unidade ungueal trazem seus próprios desafios anatômicos e reconstrutivos, com o objetivo específico de preservar a aparência e a função da unha.

11.2.3 Melanoma da Mão

Embora o melanoma represente menos de 5% das malignidades cutâneas, ele é responsável por cerca de 80% das mortes associadas. O tratamento do melanoma geralmente envolve um dermatologista, um oncologista cirúrgico e médico e um cirurgião plástico, conforme necessário para a reconstrução. O dorso da mão é afetado com mais frequência. Acredita-se que a riqueza dos sistemas linfático e vascular nessa região contribua para seu alto potencial metastático. Ele também é observado nos dedos e nos complexos de unidades ungueais e, diferentemente dos CPNM, pode ser visto com menos frequência na superfície volar da mão. O melanoma subungueal é uma variante rara, mais comumente presente no polegar. Sua incidência é maior em pacientes com tipo de pele Fitzpatrick maior que IV, e sua mortalidade é maior, em parte devida ao atraso no diagnóstico.[8]

11.2.4 Tratamento para Melanoma da Mão

As opções tradicionais de tratamento cirúrgico para o melanoma da mão incluem a WLE e a amputação digital, muitas vezes deixando defeitos significativos com déficits funcionais associados. O tratamento do melanoma com MMS está se tornando cada vez mais popular, e há evidências que sugerem que ele pode ajudar a preservar a função da mão e, ao mesmo tempo, manter baixas taxas de recorrência, especialmente com a adição de antígeno de melanoma reconhecido por células T 1 (MART-1), também chamado de MelanA, para auxiliar na identificação. A consideração de Mohs como opção é especialmente importante para o polegar, devido ao seu papel dominante na função da mão.[9]

11.3 Dorso da Mão (▶ Fig. 11.1)

11.3.1 Anatomia

A região dorsal da mão, exposta ao sol, tem muito mais probabilidade de desenvolver malignidades cutâneas do que a superfície volar (palmar). A pele que cobre a superfície dorsal da mão também é bastante diferente da pele grossa e glabra que cobre a superfície volar. Ela é fina, maleável e conectada principalmente por tecido conjuntivo areolar frouxo com ricos canais vasculares e linfáticos que passam por baixo. Essas qualidades fazem com que o dorso da mão seja significativamente mais favorável à criação de retalhos locais.

A inervação do dorso da mão vem do nervo radial superficial no lado radial e do ramo dorsal do nervo ulnar no lado ulnar. A superfície dorsal da mão abriga os tendões extensores em seis compartimentos distintos, com conexões intertendinosas variáveis denominadas *juncturae tendinum*.

As artérias radial e ulnar suprem a vasculatura da mão. A artéria ulnar entra na mão pelo canal de Guyon, em que se divide em ramos superficial e profundo. O ramo superficial

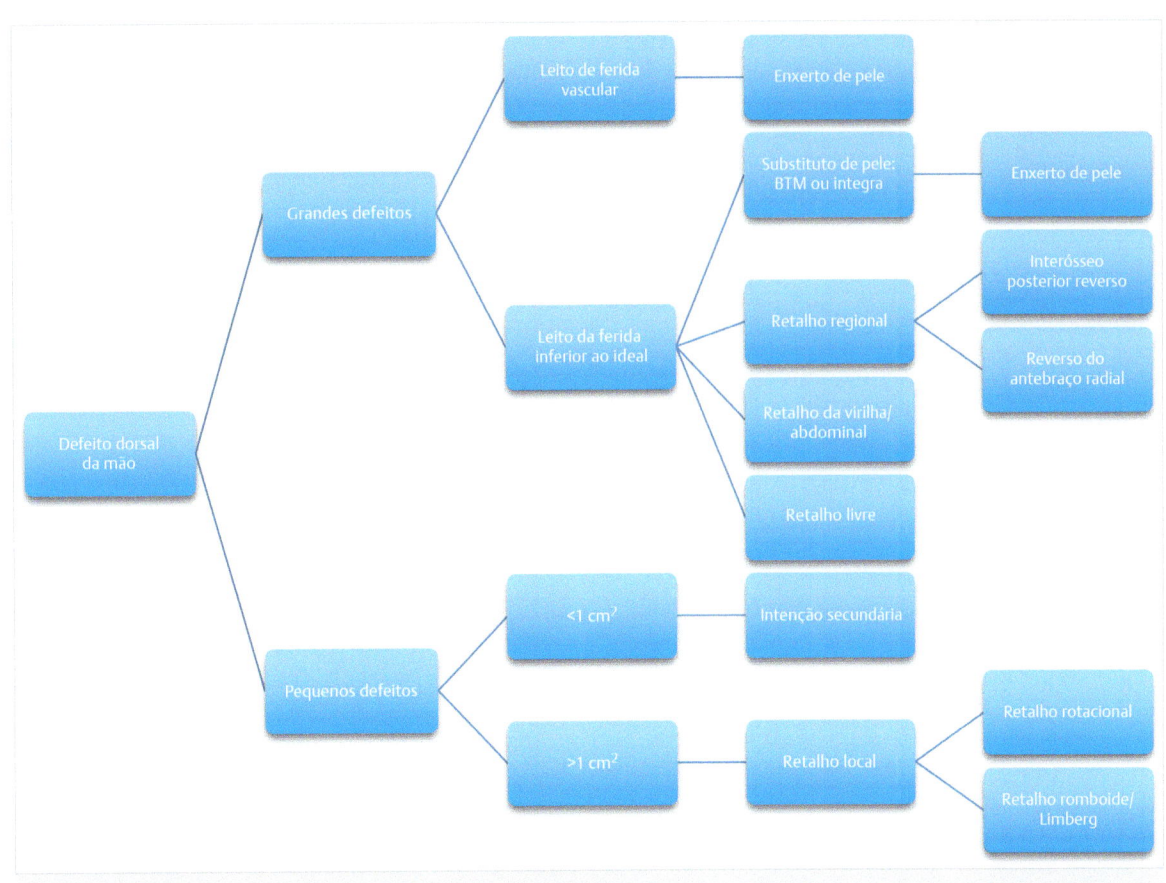

Fig. 11.1 Algoritmo para reconstrução de defeitos no dorso da mão.

forma o arco palmar superficial, enquanto o ramo profundo une-se ao arco palmar profundo dominante radial. No nível do punho, a artéria radial segue dorsalmente pela região conhecida como "caixa anatômica" para suprir esse arco palmar profundo. O arco superficial fica logo abaixo da fáscia palmar e dá origem às artérias digitais comuns, que se bifurcam nas artérias digitais palmares propriamente ditas. O arco palmar profundo fica mais profundo, logo abaixo dos tendões flexores, onde se ramifica na primeira artéria metacarpiana (que supre o dedo indicador radial) e na artéria *princeps pollicis* para o polegar. A superfície dorsal da mão também contém as artérias metacarpais dorsais. Elas são ramos do metacarpo dorsal ou arco basal, que é suprido principalmente pela artéria interóssea posterior (AIP). No dorso da mão, há uma rica rede venosa de veias comitantes profundas, bem como um sistema de plexo superficial, que contribuem para as veias basílica e cefálica.

11.3.2 Reconstrução

Intenção Secundária

A cicatrização por segunda intenção é uma opção viável para feridas com menos de 1 cm² sem exposição de tendão ou osso no leito da ferida. Deve ser considerada com cuidado, dependendo da localização exata no dorso da mão, pois há uma alta probabilidade de contratura que pode interferir na função. É provável que as crianças curem feridas desse tipo, já os idosos podem ser bons candidatos para a cura por segunda intenção, pois isso pode ajudá-los a evitar a imobilidade prolongada e a rigidez. Os idosos podem ser bons candidatos para a cicatrização por segunda intenção, pois isso pode ajudá-los a evitar a imobilidade prolongada e a rigidez.[10,11]

Enxerto de Pele e Substitutos de Pele

Para defeitos maiores que não estejam diretamente sobre estruturas críticas, deve-se considerar a possibilidade de enxerto de pele. O dorso da mão, especificamente, é composto de pele fina e flexível que requer até 20% de estiramento para acomodar a flexão total da digitopressão. Para que os enxertos de pele sobrevivam, é imperativo que o *paratenon* sobre o tendão esteja intacto. O *paratenon* possui um rico suprimento vascular que pode sustentar o enxerto e também diminui o atrito do tendão deslizante por baixo. Qualquer aderência ou cicatriz nesses tendões pode prejudicar significativamente a função da mão. Se o *paratenon* estiver ausente, um substituto de pele de duas camadas, como Integra (Integra LifeSciences Corporation, Plainsboro, Nova Jersey, Estados Unidos) ou Novosorb Biodegradable Temporizing Matrix (BTM; PolyNovo, Melbourne, Austrália), deve ser considerado para melhorar a vascularização do leito da ferida e reduzir a formação de aderências entre o tendão e a camada de cobertura da pele (▶ Fig. 11.2).

Uma vez estabelecido o leito adequado da ferida, deve-se escolher entre enxertos de pele de espessura total ou parcial. É provável que os enxertos de pele de espessura total ofereçam melhor aparência e menos contratura cicatricial secundária, mas eles apresentam uma morbidade mais significativa no local doador. Devido à menor demanda metabólica, os enxertos de pele de espessura parcial podem apresentar maior "pega" ou sobrevivência geral, mas têm maior probabilidade de contração secundária. Dependendo da localização do enxerto, isso pode causar um obstáculo funcional; entretanto, na mão dorsal, pode haver algum benefício, pois o tamanho geral da ferida será reduzido. A malha do enxerto permitirá uma melhor drenagem e uma maior área de cobertura; no

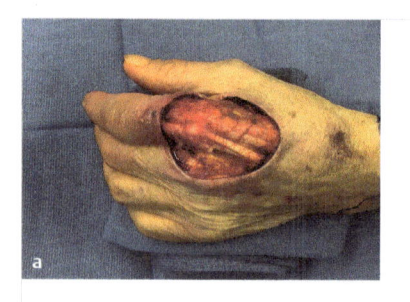

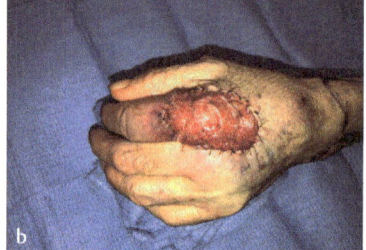

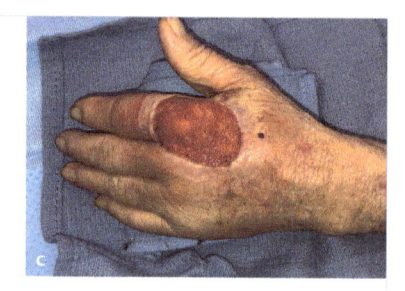

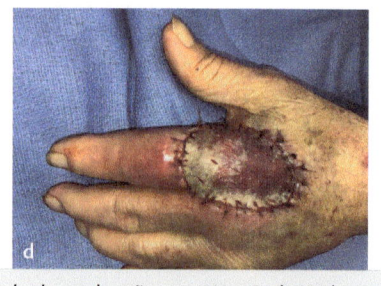

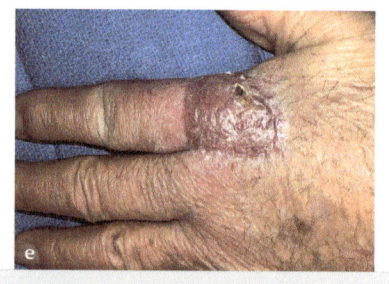

Fig. 11.2 Cobertura do dorso da mão com NovoSorb Biodegradable Temporizing Matrix (BTM) e posterior enxerto de pele. **(a)** Defeito original após a ressecção do carcinoma de células escamosas. **(b)** Colocação da BTM no defeito. **(c)** BTM integrada e tecido de granulação se desenvolvendo ao longo de 4 semanas. **(d)** Inserção de enxerto de pele de espessura total. **(e)** A ferida cicatrizou com alguma contração observada, conforme esperado com um enxerto de pele.

entanto, o padrão pode ser menos agradável esteticamente e, portanto, geralmente é evitado na mão.

A interface enxerto/ferida deve permanecer estacionária por um período mínimo de 5 dias para permitir a absorção do enxerto e a neovascularização. A melhor maneira de conseguir isso é usar um curativo de reforço compressivo ou terapia de pressão negativa para a ferida, juntamente com uma tala para evitar a flexão/extensão dos dedos, o que poderia causar forças de cisalhamento entre o enxerto e a ferida, causando a falha do enxerto.[11]

Flaps Rotativos

Os retalhos de padrão randômico são uma opção de retalho útil em pacientes com frouxidão cutânea suficiente. Os retalhos rotacionais podem ser usados para cobrir pequenos defeitos, especialmente aqueles com formas triangulares ou romboides. O retalho deve ser projetado em torno de um ponto de rotação, de modo que o arco de rotação seja maior que três vezes o diâmetro do defeito. Isso garantirá que a ferida se feche sem muita tensão, embora as técnicas adjuntas, como o triângulo de Burow e os cortes posteriores, possam proporcionar pequenos ganhos na rotação.[12]

Retalhos Romboides/Limberg

Outro tipo de retalho de padrão local aleatório é o retalho de *rhomboid*/Limberg. Esse é um exemplo de retalho de transposição. O defeito deve ser criado em forma de romboide. Deve-se prestar atenção às linhas naturais de tensão da pele relaxadas para que a direção final do fechamento não tenha tensão excessiva. Com isso em mente, uma linha é estendida a partir de um canto do romboide que é equivalente em comprimento à largura do defeito. Uma linha adicional é estendida a 60 graus da extremidade dessa linha em paralelo ao defeito, criando uma forma de paralelogramo que pode ser elevada e girada para dentro do defeito. O retalho transposto pode ser cortado, conforme necessário para o fechamento adequado.[12]

Retalho Radial Reverso do Antebraço (Pediculado)

O retalho pediculado do antebraço radial é uma opção de cobertura versátil para defeitos maiores de tecido mole da mão após a ressecção com estruturas vitais expostas, como osso ou tendões sem *paratenon*. Ele pode ser colhido como um retalho fasciocutâneo ou somente de fáscia, conforme necessário. O retalho é projetado ao longo do eixo da artéria radial com um ponto de articulação intencional na dobra do punho para permitir que o retalho seja facilmente girado no defeito sem dobrar seu pedículo. A artéria radial corre com veias comitantes que também devem ser retiradas. O retalho é elevado de ulnar para radial, e toma-se o cuidado de preservar os vasos sanguíneos perfurantes entre o braquiorradial e o flexor radial do carpo da artéria radial que perfunde a pele do retalho.

Os ramos perfurantes são dissecados e ligados ao longo do caminho, à medida que o pedículo é dissecado de proximal para distal. Depois que o retalho é elevado, a extremidade proximal da artéria é ligada para liberar o retalho. O retalho pode ser inserido por tunelamento ou por incisão direta. O defeito do doador é normalmente fechado com enxerto de pele de espessura parcial. Se for utilizado um retalho somente de fáscia, o local doador pode ser fechado principalmente com pele, e a fáscia pode ser enxertada com pele depois de inserida. Esse retalho é baseado no fluxo sanguíneo pela artéria ulnar, pelo arco palmar superficial e retrógrado através da artéria radial. O retorno venoso também é reverso e pode ser comprometido devido às válvulas venosas. A veia cefálica pode ser coletada proximalmente e anastomosada em uma veia receptora no dorso da mão para restaurar o fluxo anterógrado e evitar a congestão venosa do retalho.

O aspecto cosmético de um retalho às vezes volumoso não é a única morbidade em potencial - certamente há pacientes que não são candidatos à ligadura da artéria radial. Um teste de Allen deve ser realizado para garantir a perfuração adequada através da artéria ulnar, e os pacientes com doença vascular periférica conhecida podem não ser candidatos apropriados para essa opção de retalho.[11,13]

Retalho Interósseo Posterior Reverso

Outra opção de retalho fasciocutâneo regional para defeitos dorsais da mão é o retalho AIP invertido. Esse retalho é perfundido por meio de perfurantes da AIP, que na maioria dos pacientes se comunica com a artéria interóssea anterior (deve-se tomar cuidado para garantir que essa comunicação exista antes da elevação do retalho). O retalho é projetado sobre a pele dorsal do antebraço, entre o rádio e a ulna, com um eixo ao longo da linha entre o epicôndilo lateral e a articulação radioulnar distal (DRUJ). A AIP corre entre o extensor ulnar do carpo (ECU) e o extensor do dedo mínimo (EDM) e, uma vez identificada, deve ser dissecada de proximal para distal, preservando o nervo interósseo posterior. O ponto de rotação deve ser aproximadamente 2 cm proximal à DRUJ para cobertura dorsal da mão. O retalho é elevado em um plano subfascial para proteger as perfurantes septocutâneas que perfuram o retalho. Uma vez elevado, a AIP proximal deve ser ligada, e o fluxo retrógrado que perfura o retalho deve ser confirmado. O retalho é inserido no dorso da mão. O local doador pode ser fechado primariamente ou com um enxerto de pele.[13-15]

Retalhos da Virilha e do Abdome

Os retalhos pediculados da virilha e do abdome continuam a ser os cavalos de batalha para a reconstrução da extremidade superior distal, mesmo com o aprimoramento contínuo das técnicas microcirúrgicas de construção de retalhos livres. Esses retalhos podem fornecer uma grande quantidade de tecido macio e maleável para a mão dorsal e não exigem conhecimento ou equipamento microcirúrgico. Em pacientes que precisam de ressecção extensa de tecido do dorso da mão, um retalho pediculado da virilha ou do abdome pode ser considerado.[16]

O "retalho da virilha" é um retalho pediculado baseado na artéria ilíaca circunflexa superfial (AICS) na região inguinal.

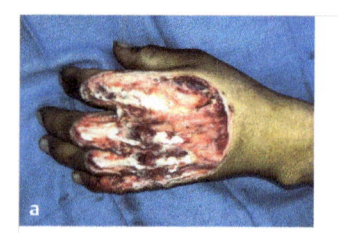

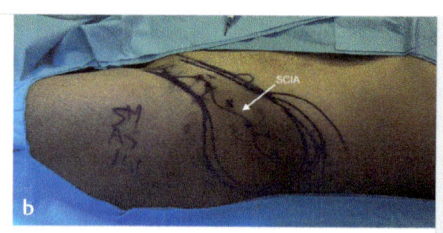

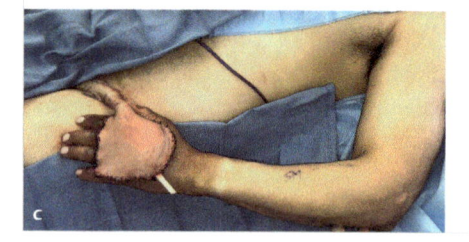

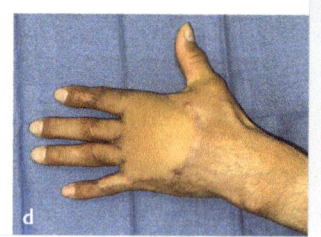

Fig. 11.3 Retalho da virilha baseado no pedículo da artéria ilíaca circunflexa superficial (AICS) para defeito no dorso da mão. **(a)** Defeito no dorso da mão que precisa de reconstrução com retalho. **(b)** Marcações pré-operatórias do desenho do retalho, incluindo o contorno do pedículo da AICS. A cabeça do paciente está voltada para a direita. **(c)** O retalho foi levantado, a área doadora fechada, o retalho formado em um tubo proximalmente e inserido na mão. **(d)** Aspecto final da mão após uma cirurgia de redução de volume e relançamento da sindactilia.

A origem da AICS é a artéria femoral, cerca de 2 cm abaixo do ligamento inguinal – ela cruza o músculo sartório e segue em direção à espinha ilíaca anterossuperior (EIAS). O retalho é medialmente baseado ao longo desse curso, no lado ipsilateral da lesão (▶ Fig. 11.3). O nervo cutâneo femoral lateral deve ser cuidadosamente evitado. A área doadora geralmente pode ser projetada para evitar pele com crescimento significativo de pelos. O retalho é elevado, a área doadora é fechada, e a porção proximal do retalho é geralmente costurada em um tubo para proteger o pedículo. O retalho é então suturado na mão. O posicionamento pode ser um pouco incômodo para o paciente, pois ele permanece preso à área da virilha por aproximadamente 3 a 4 semanas após a inserção. Nesse momento, o pedículo do retalho é dividido. O retalho geralmente requer afinamento e outras revisões depois de bem cicatrizado. As contraindicações para esse retalho incluem pacientes com infecções crônicas na virilha, falta de disposição para permanecer preso por 3 semanas ou trauma significativo no cotovelo ou no ombro que levaria a uma rigidez significativa nessas articulações.

A artéria epigástrica inferior superficial (AIE) também pode ser usada para desenhar um retalho de base abdominal com orientação mais superior. Essa artéria se origina da artéria femoral logo abaixo do ligamento inguinal e sobe vertical e medialmente em direção ao umbigo. Esse retalho geralmente é desenhado no lado contralateral para que a mão possa ser posicionada mais confortavelmente para sua inserção de três semanas antes da divisão.[11]

Outros retalhos menos comuns incluem o retalho da artéria pudenda externa superficial (SEPA) e o retalho perfurante paraumbilical (PUP). A SEPA origina-se da artéria femoral cerca de 1 cm abaixo do ligamento inguinal e segue medialmente ao tubérculo púbico. Os PUP estão presentes circunferencialmente ao redor do umbigo e se originam do sistema da artéria epigástrica inferior profunda.[16]

Retalhos Livres

A pele dorsal da mão é fina, flexível e também está em um local relativamente visível no corpo. Embora enxertos de pele e retalhos locais ou regionais podem certamente fornecer cobertura para muitos defeitos, mas defeitos maiores, especialmente se o tendão ou o osso estiverem expostos, podem acabar associados a contraturas cicatriciais significativas e problemas de cicatrização de feridas, o que contribui para resultados funcionais e estéticos inaceitáveis. Os retalhos distantes, como os retalhos da virilha e abdominais, exigem períodos prolongados de desconforto e imobilidade. Para a cobertura de grandes defeitos em candidatos adequados, os retalhos livres devem ser considerados.

Há uma variedade de retalhos livres disponíveis para reconstrução, cada um com riscos e benefícios exclusivos. Os tipos de retalhos normalmente usados na reconstrução incluem músculo com enxertos de pele de espessura parcial, fáscia com enxertos de pele de espessura parcial e retalhos fasciocutâneos. Também podem ser usados retalhos de fluxo venoso.

Os retalhos musculares comuns usados incluem o *latissimus dorsi*, o grácil e o reto abdominal. Esses retalhos são personalizáveis e podem ser colhidos como retalhos musculares parciais para atender às especificações exatas do defeito. Os retalhos fasciais anterolaterais da coxa, os retalhos fasciais laterais do braço e os retalhos fasciais temporoparietais com enxertos de pele de espessura parcial também são comumente usados.[11,17] Como alternativa, os retalhos anterolaterais da coxa e laterais do braço podem ser desenhados como retalhos fasciocutâneos, e os retalhos de antebraço radial também podem ser desenhados como retalhos fasciocutâneos livres. Os retalhos fasciocutâneos frequentemente requerem procedimentos de depuração para obter resultados estéticos aceitáveis. Os retalhos fasciocutâneos também podem ter maior morbidade no local doador, e há algumas evidências que demonstram que eles podem ser mais propensos a complicações na cicatrização de feridas.[18]

11.4 Superfície Dorsal dos Dedos (▶ Fig. 11.4)

11.4.1 Anatomia

Os dedos são componentes essenciais e complexos da anatomia humana. Cada dedo contém três falanges: proximal,

11.4 Superfície Dorsal dos Dedos

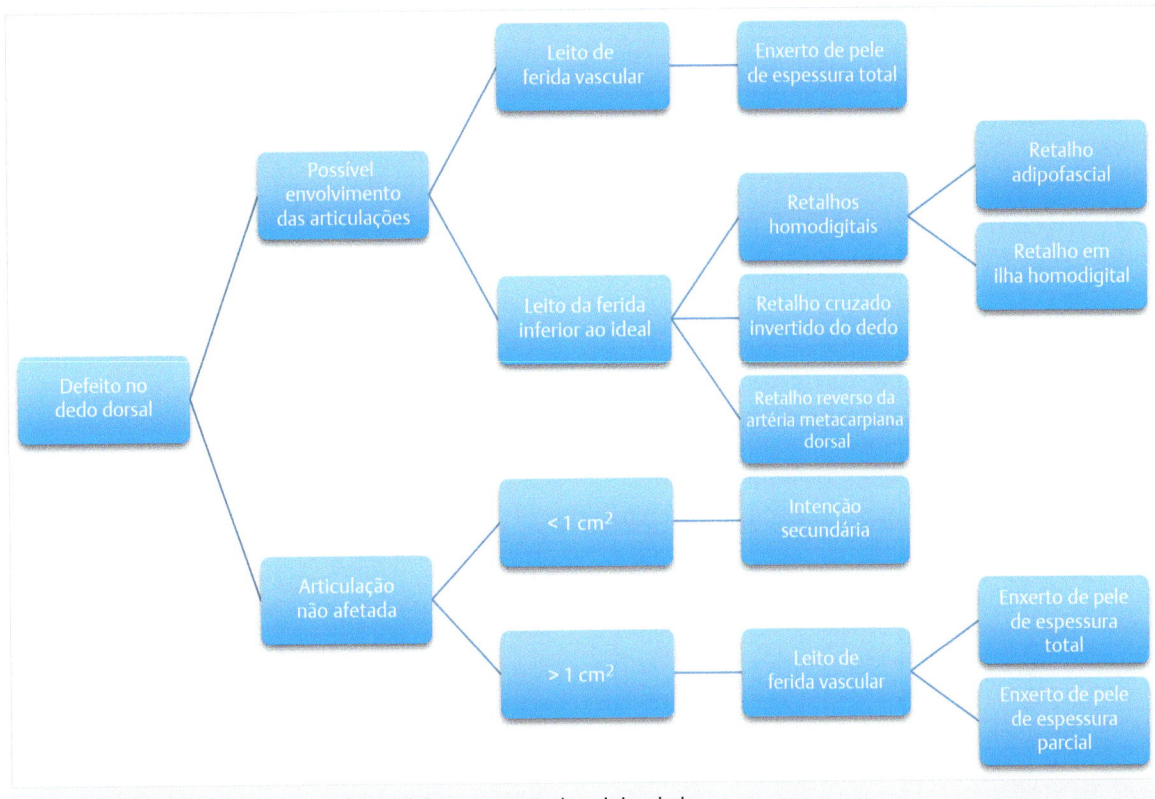

Fig. 11.4 Algoritmo para reconstrução de defeitos na parte dorsal dos dedos.

média e distal. Há três juntas articuladas: a metacarpofalângica (MCP), a proximal e a distal.

A flexão das articulações é realizada pelos tendões flexores ou flexores dos dedos, a articulação interfalângica superficial (PIP) e a articulação interfalângica distal (DIP). A flexão dessas articulações é realizada pelos tendões flexores - o flexor superficial dos dedos (FDS) e o flexor profundo dos dedos (FDP). Esses tendões flexores são ancorados por polias fibrosas, sendo as mais importantes a polia A2 (contínua com o periósteo da falange proximal) e a polia A4 (sobre a falange média). Inicialmente, o FDS corre superficialmente ao FDP. No nível da polia A1, ele se divide e envolve e passa por baixo do FDP para se inserir na falange média. O FDP continua através desse quiasma e se insere na falange distal para proporcionar a flexão da DIP.

Os tendões do extensor *digitorum communis* (EDC), além do extensor *indicis proprius* (EIP) e do extensor *digit minimi* (EDM), trabalham para estender os dedos. Depois de cruzar a articulação MCP no lado dorsal, eles se unem aos tendões dos músculos interósseos e lumbricais para formar uma ampla camada aponeurótica que cobre a primeira falange dorsal, denominada capa dorsal. Quando essa aponeurose cruza a PIP, ela se divide em três partes: um deslizamento central e duas faixas laterais. O deslizamento central se insere na porção dorsal da falange média, enquanto as bandas laterais se estendem distalmente para se inserir na falange distal, permitindo a extensão da DIP.

Os músculos lumbricais se originam no FDP e se inserem na expansão extensora, o que permite a assistência com flexão na articulação MCP e extensão na PIP. Os músculos interósseos estão divididos em dois conjuntos: os interósseos palmares e os interósseos dorsais. Os interósseos palmares se originam no segundo, quarto e quinto metacarpos e se inserem nas falanges proximais e nas expansões extensoras dos dedos indicador, anular e mínimo. Eles proporcionam adução dos dedos e ajudam na flexão do MCP e na extensão da PIP. Os interósseos dorsais são músculos bipenados que se originam nos metacarpos e se inserem nas falanges proximais dos dedos indicador, médio e anelar e em seus mecanismos extensores. Eles proporcionam abdução e também auxiliam na flexão do MCP e na extensão da PIP.

O suprimento vascular para os dedos provém principalmente do arco palmar superficial, que se ramifica em artérias digitais comuns que se dividem em artérias digitais palmares propriamente ditas nos espaços da membrana. Essas artérias digitais palmares próprias correm em ambos os lados de cada dedo, logo dorsal aos seus respectivos nervos digitais. Cada uma dessas artérias digitais palmares próprias também dá anastomoses às artérias digitais dorsais, que surgem das artérias metacarpais dorsais. A artéria digital dominante de cada dedo geralmente está no lado ulnar do dedo, ou no lado mais próximo da linha média. As redes venosas estão presentes em todos os dedos em padrões aleatórios, com concentrações axial e dorsal.

11.4.2 Reconstrução

Intenção Secundária

A cicatrização por segunda intenção é uma opção viável para feridas com menos de 1 cm² sem exposição de tendão ou osso no leito da ferida. A localização precisa na face dorsal do dedo é importante, pois as feridas diretamente sobre as articulações podem resultar em contraturas que prejudicam significativamente a função e a mobilidade. A cicatrização também pode levar muito mais tempo se for permitida por segunda intenção. No entanto, para defeitos pequenos, especialmente sobre as falanges e não sobre as articulações, isso pode ser apropriado e ter a menor morbidade associada para muitos pacientes.[10]

Enxerto de Pele e Substitutos de Pele

Para feridas com pouca probabilidade de cicatrização apenas por intenção secundária, os enxertos de pele devem ser considerados como a próxima etapa. Assim como na mão dorsal, a preservação do *paratenon* é importante para apoiar a sobrevivência do enxerto e preservar o deslizamento do tendão. Se for necessário um leito de ferida mais vascular ou se houver uma preocupação significativa com o anel cicatricial do tendão, substitutos de pele ou modelos regenerativos dérmicos, como PolyNovo BTM ou Integra, podem ser colocados antes do enxerto. Os enxertos de pele com espessura parcial têm maior probabilidade de "pegar" totalmente; no entanto, eles também têm maior probabilidade de se contrair secundariamente. Se a ferida estiver sobre uma articulação, um enxerto de pele de espessura total deve ser considerado.[11]

Retalho Adipofascial Turndown

O retalho adipofascial *turndown* é um retalho homodigital de padrão randômico que é útil para cobrir exposições sobre a PIP. É necessário incisar a pele em um padrão em "H", de modo que a área do retalho seja no máximo quatro vezes a área da "base" para preservar o suprimento de sangue. A derme é elevada da camada subcutânea, e os retalhos são abertos, revelando a camada subcutânea por baixo. Essa camada é elevada com cuidado para garantir que o *paratenon* seja deixado para baixo e virado e inserido para cobrir o defeito. Os retalhos cutâneos e dérmicos são então colocados de volta e fechados primariamente. O tecido subcutâneo que cobre o defeito é então enxertado na pele, de preferência com um enxerto de pele de espessura total.

Retalho de Ilha Homodigital

O retalho de ilha homodigital pode ser projetado para cobrir defeitos proximais e mais distais dos dedos. O retalho é projetado na artéria digital palmar radial ou ulnar. Para defeitos proximais, o retalho é projetado na borda lateral do dígito com uma base proximal e girado para ser inserido no defeito. Para defeitos mais distais, pode ser realizado um retalho digital em ilha com pedículo reverso. O retalho é novamente desenhado na borda lateral do dígito; entretanto, a dissecção deve ser realizada de proximal para distal. A extremidade proximal da artéria digital deve ser ligada, à medida que o retalho é levantado. O retalho pode então ser girado e inserido livremente no defeito. Recomenda-se o uso de enxertos de pele de espessura total para fechar os defeitos.

O nervo digital deve ser separado do restante do feixe neurovascular e preservado, se possível. Ao elevar o retalho, recomenda-se manter um pedaço de gordura e tecido subcutâneo para preservar o plexo venoso e, portanto, o fluxo de saída, a fim de reduzir a congestão. Os candidatos a esse retalho não devem ter doença vascular periférica ou qualquer outra condição que possa comprometer a vascularização do dedo, uma vez que ele depende apenas dos vasos digitais do lado inalterado.[12,17,19,20]

Retalho de Dedos Cruzados Reverso

Para defeitos dorsais no dedo, especialmente sobre a falange média do dedo mínimo, deve-se considerar um retalho cruzado reverso do dedo. Essa é uma ideia semelhante à cobertura fornecida com um retalho de dedo cruzado para a superfície volar. A pele do dedo doador é elevada no mesmo nível do defeito do receptor, de modo que a base do retalho de pele fique oposta ao lado do dedo lesionado. O tecido subcutâneo é então cuidadosamente elevado do *paratenon*, virado e inserido no defeito dorsal do dedo adjacente. O retalho de pele elevado é então suturado de volta no lugar. O retalho subcutâneo do doador é enxertado na pele. O retalho é dividido duas semanas depois.[11,13,17,21]

Retalho da Artéria Metacarpiana Dorsal Reversa

O retalho da artéria metacarpiana dorsal reversa é outra opção muito útil para a cobertura dos dedos que fornece tecido fino e maleável semelhante à área. O retalho é baseado na artéria metacarpiana dorsal em fluxo reverso da artéria digital comum associada. Dependendo da localização precisa do defeito, o retalho pode ser projetado sobre várias perfurantes próximas ao espaço da membrana ou à cabeça do metacarpo (▶ Fig. 11.5a). O retalho é elevado no plano do tecido areolar frouxo, superficialmente aos tendões extensores. O retalho é girado para preencher o defeito, e o pedículo pode ser gerenciado por tunelamento ou excisão de pele e tecidos moles intermediários para acomodar seu pedículo para inserção (▶ Fig. 11.5b).[22] O retalho também pode ser levantado como um retalho somente de fáscia, com enxerto de pele para cobrir a inserção. O local doador geralmente pode ser fechado principalmente em pequenos defeitos, ou também ser enxertado em pele (▶ Fig. 11.5c,d).[20,23]

11.5 Polegar (▶ Fig. 11.6)

11.5.1 Anatomia

O polegar tem características anatômicas distintas das nadadeiras que permitem a oposição com os outros dígitos. Em vez de três falanges, o polegar tem apenas duas. Portanto,

11.5 Polegar

Fig. 11.5 Retalho reverso da artéria metacarpiana dorsal para defeito na parte dorsal do dedo. **(a)** Marcações pré-operatórias do pedículo da artéria metacarpiana dorsal e da pá de pele planejada. **(b)** Elevação e rotação do retalho no defeito, com cuidado para não dobrar o pedículo. **(c)** *Inset* do retalho e fechamento primário do local doador. **(d)** Acompanhamento após a cicatrização do retalho.

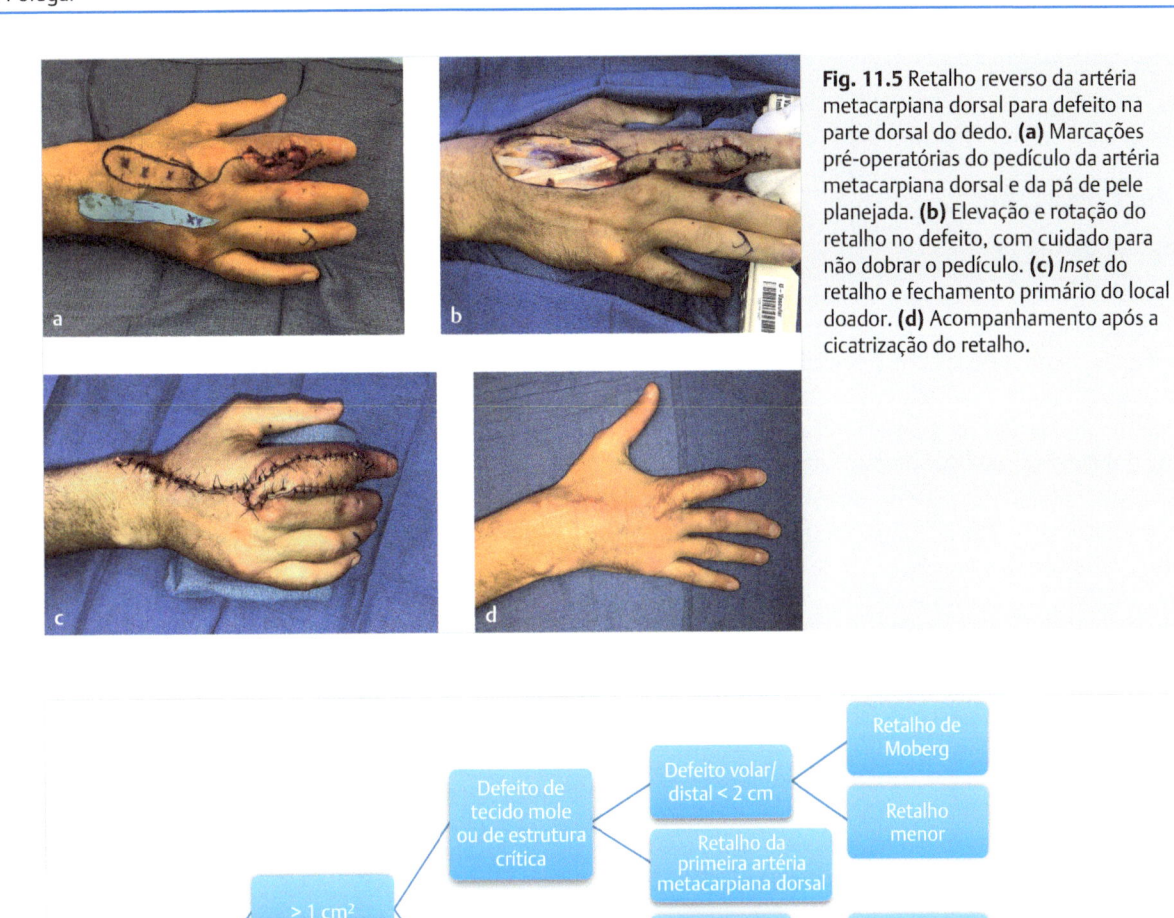

Fig. 11.6 Algoritmo para reconstrução de defeitos no polegar.

ele se articula apenas na articulação MCP e em uma única articulação interfalangiana (IP). O polegar é manobrado pelas musculaturas extrínseca e intrínseca. Há quatro músculos extrínsecos. O flexor longo do polegar (FPL) se insere na base volar da falange distal e permite a flexão do polegar. O extensor longo do polegar (EPL) passa ao redor do tubérculo de Lister no rádio e se insere na base dorsal da falange distal. O EPL tende a extirpar o polegar, além de dorsifletir e abduzir para longe da mão. O extensor curto do polegar (EPB) e o abdutor longo do polegar (APL) estão no primeiro compartimento extensor. O EPB se insere na falange proximal e estende e abduz o polegar, enquanto o APL tem porções que se inserem no primeiro metacarpo e no trapézio, com conexão com o EPB e o abdutor curto do polegar (APB). Os tendões EPL e APL marcam as bordas da caixa anatômica, onde a artéria radial pode ser palpada.

Os músculos intrínsecos do polegar incluem o adutor do polegar e os três músculos tenares. O adutor do polegar tem duas cabeças: a transversal origina-se no terceiro metacarpo, e a oblíqua origina-se no capitato. Ela se insere no osso sesamoide ulnar da articulação MCP do polegar, onde se aduz e auxilia na oposição e na flexão. O APB origina-se no escafoide e no retináculo flexor e insere-se no osso sesamoide radial e na falange proximal para auxiliar na abdução. O flexor curto do polegar (FPB) tem uma cabeça superficial que se origina no retináculo do flexor e uma cabeça profunda nos ossos do carpo; ele também se insere no osso sesamoide radial. Isso contribui para a flexão, abdução e oposição na articulação MCP. O oponente do polegar se origina no trapézio e no retináculo flexor e se insere no primeiro metacarpo - ele se opõe e aduz o polegar.

O polegar tem duas artérias digitais próprias que se originam da artéria *princeps pollicis*, bem como duas artérias digitais dorsais variáveis que se originam da primeira artéria dorsal do polegar da artéria metacarpiana. Ambos os sistemas arteriais são geralmente suficientes para a sobrevivência de todo o dígito. As artérias digitais são acompanhadas pelos nervos digitais associados tanto no lado radial, quanto no ulnar; entretanto, diferentemente dos dedos, a superfície dorsal do polegar é inervada pelo ramo superficial do nervo radial.

11.5.2 Reconstrução

Intenção Secundária

As mesmas considerações sobre a cicatrização por intenção secundária se aplicam ao polegar dorsal e aos dedos dorsais. Isso funciona bem para feridas com menos de 1 cm² sem exposição de tendão ou osso no leito da ferida. A localização das feridas em comparação com as articulações ainda deve ser avaliada quanto ao risco final de contratura. A amplitude de movimento do polegar, especificamente sua capacidade de se opor e aplicar o aperto de pinça, é extremamente importante para a função da mão.

Enxerto de Pele e Substitutos de Pele

Os defeitos do polegar dorsal também podem exigir enxerto de pele. Mais uma vez, os princípios de um leito de ferida bem vascularizado e a ausência de interferência com estruturas críticas subjacentes são importantes. Pequenas seções de substitutos biológicos de pele podem ser apropriadas para a restauração da vascularização ou proteção de estruturas como tendões. Tanto os enxertos de pele de espessura parcial quanto os de espessura total podem ser apropriados, dependendo do equilíbrio das necessidades, incluindo a estética, a preocupação com a capacidade de remoção, o risco de eventual tração e a necessidade de sensibilidade.

Retalho Moberg

A preservação da sensibilidade adequada no aspecto volar do polegar é importante para a função normal, e a maioria das opções de reconstrução local tenta manter isso. Para amputações transversais ou defeitos de até 1,5 cm do polegar distal, o retalho de avanço neurovascular volar (Moberg) é uma opção. As incisões longitudinais são feitas em ambos os lados do polegar, logo dorsal aos feixes neurovasculares. O retalho é elevado no lado volar da bainha do tendão flexor, até o sulco cutâneo do MCP. Em seguida, ele é avançado distalmente e inserido. Alguns pacientes podem precisar de imobilização em flexão para reduzir suficientemente a tensão. O retalho pode ser incisado na base proximal para obter cobertura distal, mas o local doador proximal deve ser enxertado com pele.[11,13]

Littler/ Retalho de Ilha Neurovascular

O aspecto volar do polegar também pode ser reconstruído usando um retalho de ilha neurovascular/Littler. Esse retalho é retirado do aspecto dorsoulnar do dedo médio ou anular e elevado sobre o feixe neurovascular desse aspecto. Para obter o comprimento necessário do pedículo, a artéria e o nervo são dissecados até suas origens no arco palmar e no nervo digital comum, respectivamente. O retalho é então girado sobre a palma da mão para ser inserido no defeito volar do polegar, com o pedículo tunelizado sob a palma e a superfície volar do polegar. O defeito do doador pode ser enxertado com pele. Embora esse retalho mantenha a sensibilidade na superfície volar do polegar, ele exige a reorientação cortical, o que pode ser significativamente mais difícil em pacientes mais velhos. O defeito do doador também perderá alguma sensação protetora, pois o nervo digital ulnar foi retirado com o pedículo. Deve-se levar em consideração o fato de que o dígito doador precisará sobreviver no único pedículo vascular remanescente no aspecto oposto, o que pode ser contraindicado em pacientes com doença vascular.[11,13,20] Essa morbidade significativa do local doador limitou o uso moderno desse retalho.

Primeira Artéria Metacarpiana Dorsal/ Retalho de Pipa

Os defeitos que incluem a ponta volar, particularmente a porção ulnar ou a região média do polegar, são candidatos apropriados para o primeiro retalho da artéria metacarpiana dorsal, também conhecido como retalho de pipa. Esse é um retalho local de grande utilidade para a cobertura do polegar, pois mantém a sensibilidade e, em geral, proporciona uma cobertura mais robusta do que o retalho de Littler comparável, com menor morbidade da área doadora. O pedículo da artéria doadora fica na borda radial do primeiro metacarpo e é acompanhado por duas veias comitantes. Os ramos terminais do nervo sensitivo radial estão presentes na falange proximal dorsal do dedo indicador. O retalho é elevado para incluir o pedículo e a fáscia subjacente, fora do *paratenon* abaixo. A área doadora é enxertada de pele (▶ Fig. 11.7).[11,13]

O retalho de pele pode ser projetado de várias maneiras, dependendo dos requisitos para preencher o defeito. A versão em ilha é o *design* tradicional. A versão em raquete permite melhor fluxo venoso através da pele remanescente e não requer tunelamento ou ponte de pele, mas pode ser menos agradável do ponto de vista estético. A opção bilobada incorpora a segunda artéria metacarpiana e pode ser projetada em forma de ilha ou de raquete - é usada para defeitos grandes.

Assim como o retalho de Moberg, essa reconstrução fornecerá inervação, mas a reorientação cortical é necessária. As complicações comuns incluem déficits de flexão leves (< 20 graus) nas articulações IP do índice e do polegar, bem como diminuição da sensação de proteção no local doador. Pode haver defeitos estéticos mais perceptíveis com esse retalho. Entretanto, ele continua sendo uma opção consistente para defeitos maiores do polegar.[24]

11.6 Placa Ungueal e Leito Ungueal (▶ Fig. 11.8)

11.6.1 Anatomia

O aparelho ungueal é uma estrutura especializada que é útil para o funcionamento da mão, fornecendo contrapressão e

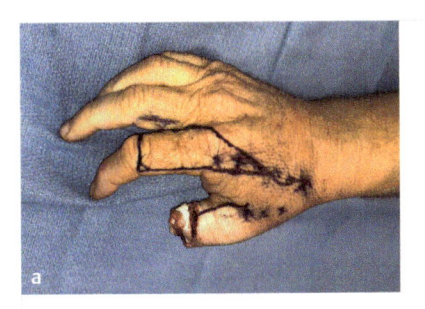

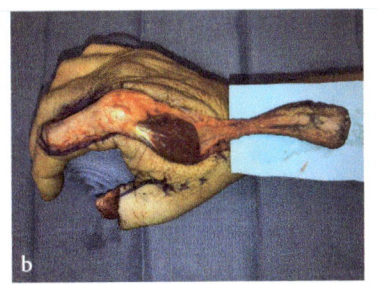

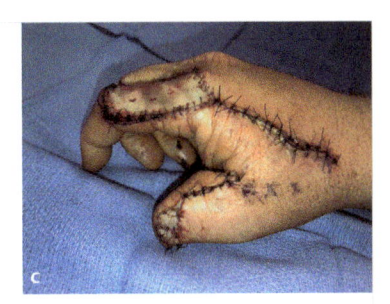

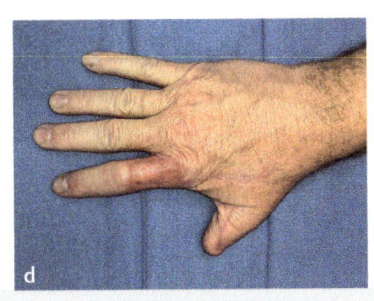

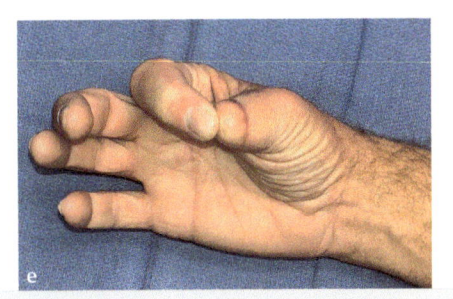

Fig. 11.7 Retalho da primeira artéria metacarpiana dorsal (pipa) para defeito no polegar após amputação através da articulação interfalângica com osso exposto. **(a)** Marcações pré-operatórias do pedículo da artéria metacarpiana dorsal e do retalho de pele planejado. **(b)** A elevação do retalho, incluindo a fáscia desejada, está concluída. **(c)** O retalho é inserido no defeito distal do polegar, e o pedículo foi tunelizado por baixo. O local doador é fechado com a ajuda de um enxerto de pele de espessura total. **(d)** Acompanhamento demonstrando o retalho e a área doadora bem cicatrizados. **(e)** Pinça sobre o retalho sensitivo na ponta do polegar.

feedback tátil rígido durante pinçamento e outras manipulações dos dedos. Dedos sem unhas apresentam diminuição da discriminação de dois pontos e maior dificuldade de manipulação e de pegar pequenos itens. A placa ungueal é formada por células queratinizadas produzidas pela matriz germinativa. A extensão distal da matriz germinativa é visualizada logo após a dobra eponíquica (a dobra proximal da pele superficial à placa ungueal). Essa porção da matriz germinativa é conhecida como lúnula. No entanto, a matriz germinativa se estende muito mais proximalmente, até o ponto médio entre a dobra eponíquica e a DIP. Distal à lúnula, onde a unha parece rosa, está a matriz estéril. Ela é composta de células que formam uma forte aderência à placa ungueal até o hiponíquio (a área distal da ponta do dedo sob a placa ungueal, onde a unha não adere mais). Embora a matriz germinativa seja responsável pela grande maioria da produção da lâmina ungueal, há contribuições para a lâmina da matriz estéril e do teto dorsal (a parte inferior da dobra eponíquica). As contribuições da matriz estéril ajudam na aderência da placa à matriz estéril, e as contribuições do teto dorsal causam o brilho na unha. As unhas que crescem na ausência do teto dorsal parecem opacas. A matriz estéril cobre uma densa rede de capilares. Na profundidade da matriz estéril está o periósteo da falange distal. As dobras axiais da pele em ambos os lados da placa ungueal são conhecidas como parênquima e contribuem para a aderência lateral do dedo e para a proteção da matriz ungueal.

O suprimento vascular para o aparelho ungueal origina-se das artérias digitais volares comuns. Há várias arcadas arteriais de anastomose que atravessam o tecido dorsal antes da anastomose com a outra artéria digital volar comum. Há arcadas arteriais de forma confiável na base da dobra ungueal e no nível da lúnula. O fluxo venoso se aglutina e drena profundamente na pele dorsal, alargando-se de distal para proximal. A inervação do aparelho ungueal é suprida pelos nervos digitais volares comuns, cujos ramos ocorrem na DIP e se deslocam dorsossalcialmente. A inervação do dedo dorsal origina-se dos nervos volares até o nível em torno da PIP, quando os nervos dorsais assumem o controle. Portanto, os aparelhos ungueais dos dedos polegar, indicador, médio e metade radial dos dedos anulares são supridos pelo nervo mediano, enquanto as metades ulnares dos aparelhos ungueais dos dedos anular e mínimo são supridas pelo nervo ulnar.

O crescimento das unhas ocorre a uma taxa de 0,1 mm por dia, quatro vezes mais rápido do que o crescimento das unhas dos pés. A taxa de crescimento da unha, da matriz germinativa ao hiponíquio, é de ~100 dias e há um atraso de 3 semanas após uma lesão, pois a unha se torna mais espessa antes do crescimento distal.

11.6.2 Reconstrução

Leito do Prego

A remoção da placa ungueal é uma etapa necessária em muitos procedimentos de Mohs, e pode ser necessário ressecar vários graus de matriz estéril e germinativa. A reconstrução do leito ungueal depende tanto da quantidade de matriz germinativa remanescente, quanto de o grau de interesse do paciente ter uma unidade ungueal no futuro. Se toda a matriz

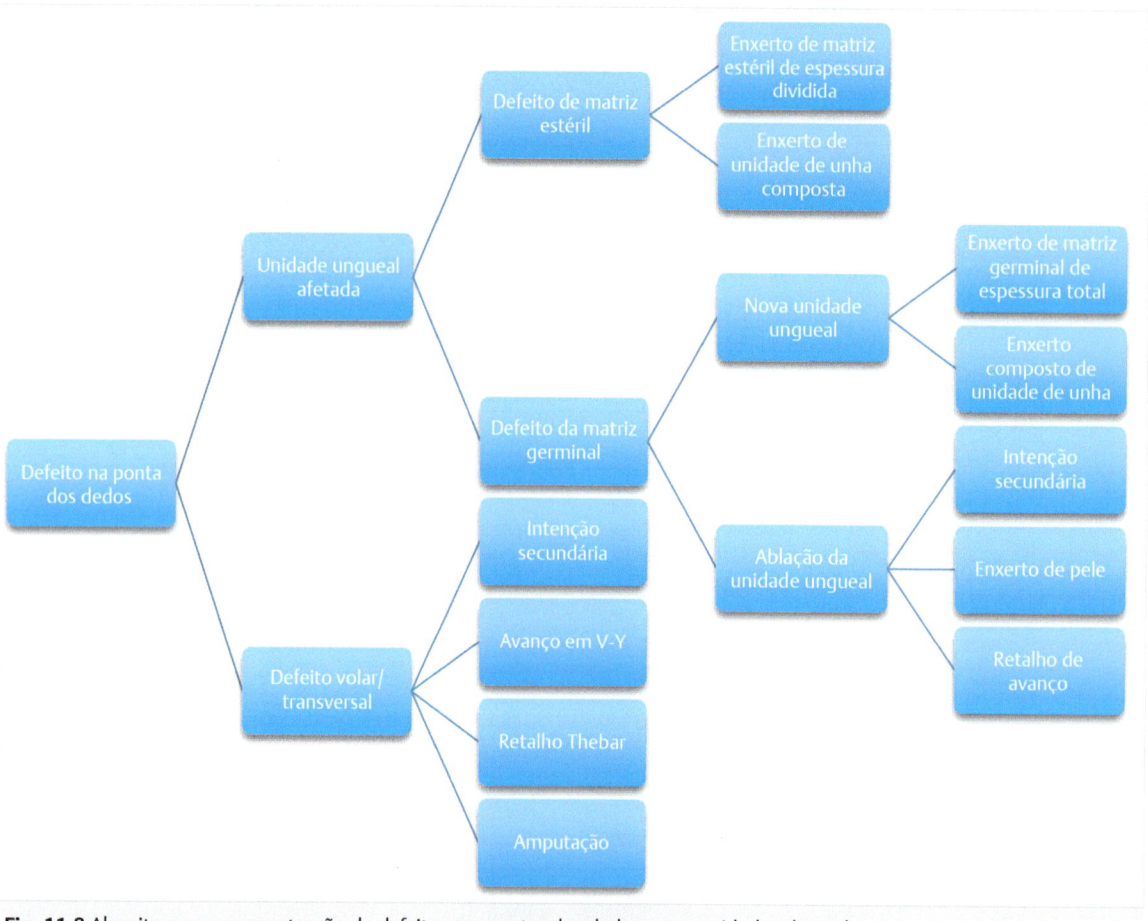

Fig. 11.8 Algoritmo para reconstrução de defeitos nas pontas dos dedos e nas unidades das unhas.

germinativa for mantida, mas a matriz estéril tiver sido perdida, o tecido mole do leito ungueal poderá ser restaurado por vários métodos, inclusive por segunda intenção,[25] enxerto de pele,[26] retalhos de avanço local,[25] ou enxerto de um leito ungueal de um doador de dedo do pé.[27] Se for necessária polpa adicional para o volume de tecido mole, ela poderá ser obtida como uma transferência de tecido livre do dedão do pé ou do segundo dedo médio. Enquanto a matriz germinativa estiver intacta, é de se esperar que a placa ungueal volte a crescer, mas a matriz estéril deve ser substituída por um enxerto de matriz estéril para que a unha se fixe adequadamente no leito.

Em muitos casos, toda ou parte da matriz estéril é ressecada. Se uma porção significativa da matriz estéril permanecer intacta, um enxerto de matriz estéril de espessura parcial pode ser realizado a partir do tecido saudável restante para a região onde foi ressecada. Entretanto, se a maior parte ou todo o leito ungueal e a matriz estéril tiverem desaparecido, e o paciente quiser ter uma unha nesse dígito, a outra opção disponível é um enxerto de leito ungueal composto. Normalmente, isso é feito marcando-se o tamanho do defeito da matriz no dedo do pé do doador (geralmente o dedão do pé) e colhendo-se um enxerto de espessura parcial com uma lâmina de barbear. A inserção cuidadosa com orientação correta é essencial para o crescimento da unha. Embora essa técnica tenha sucesso relatado, a unha nem sempre tem uma aparência esteticamente normal e, quando possível, um enxerto de espessura parcial do mesmo leito pode ser a opção preferida.[28]

Quando toda a unidade ungueal, inclusive a matriz germinativa, é destruída, a placa ungueal não volta a crescer. É necessária outra fonte de matriz germinativa, geralmente de um doador de dedo do pé. O segundo dedo do pé geralmente é considerado um doador cosmético mais aceitável do que o dedão do pé. Um enxerto de matriz germinativa de espessura total pode ser colhido.[20] Também é possível tentar um enxerto de unidade ungueal composta. Esse enxerto pode ser colhido e transplantado como um enxerto composto e fixado da mesma forma que um enxerto de pele.[29] Como alternativa, técnicas microcirúrgicas podem ser usadas para transferir toda a unidade ungueal composta com anastomoses vasculares em um retalho livre de dedo do pé.[30]

A discussão sobre as preferências do paciente é importante, pois nem todos os pacientes estarão motivados a buscar técnicas de reconstrução para obter uma nova placa ungueal e podem preferir a ablação da unha e o fechamento dos tecidos moles. A ablação da unha, ou matricectomia, pode ser realizada de várias maneiras. A excisão cirúrgica pode ser realizada naturalmente como parte do procedimento de Mohs ou após o procedimento. A excisão afiada com uma lâmina e a excisão

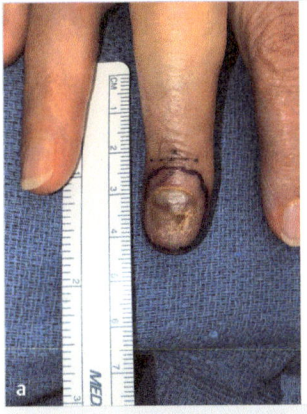

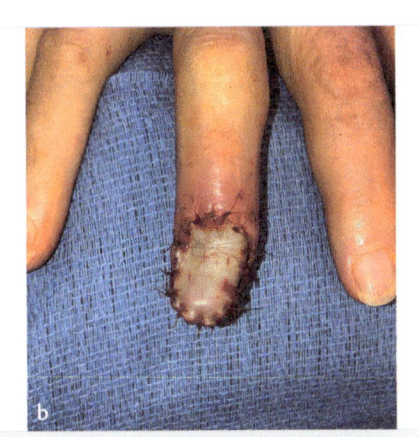

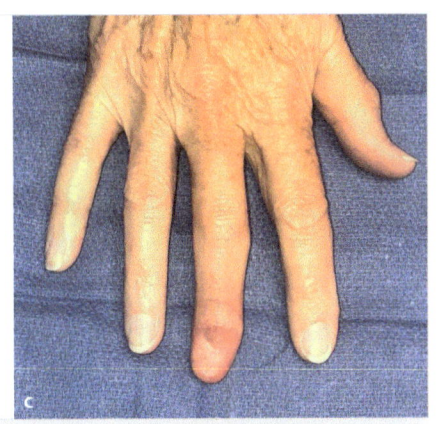

Fig. 11.9 Ressecção de unidade ungueal em carcinoma espinocelular. **(a)** Marcações pré-operatórias para ressecção pretendida de toda a unidade ungueal, incluindo leito ungueal, todo paroníquio e matriz germinativa. **(b)** Inserção de enxerto de pele de espessura total para cobertura de todo o defeito. **(c)** Acompanhamento demonstrando enxerto bem cicatrizado com resultado cosmético razoável.

com eletrocautério são métodos comuns – o médico deve garantir que toda a matriz germinativa tenha sido excisada para evitar o crescimento aberrante das unhas posteriormente. A matricectomia química também é aceita como padrão, seja com solução de fenol ou hidróxido de sódio a 10%. Após a matricectomia, pode-se permitir que a ferida cicatrize por segunda intenção. Como alternativa, a reconstrução do tecido mole pode ser realizada com enxertos de pele (▶ Fig. 11.9) ou retalhos de avanço sobre a unha que não está mais no lugar coberto do leito ungueal, conforme indicado.[31]

Intenção Secundária

A cicatrização por segunda intenção é bem-sucedida em muitos defeitos da ponta dos dedos, especialmente em lesões volares da almofada do dedo. Os defeitos candidatos ainda são preferencialmente menores que 1 cm² sem exposição de tendão ou osso no leito da ferida. A cicatrização por segunda intenção é uma opção particularmente útil em lesões na ponta dos dedos, pois pode oferecer a melhor oportunidade para a restauração da sensação protetora.[25,32] Entretanto, nos casos em que isso falhar ou quando os pacientes não tiverem o acolchoamento e a sensação normalmente presentes na almofada do dedo, um enxerto de polpa livre pode ser retirado do dedão ou do segundo dedo medial.

Retalhos de Avanço em V-Y

As pontas dos dedos ressecadas transversal ou obliquamente podem ser reparadas com retalhos de avanço. Os defeitos volares são adequados para retalhos de avanço em V-Y (Kutler) bilaterais que são elevados a partir das bordas axiais do dígito e avançados em direção à extremidade distal. Pode ser necessário liberar as fixações fasciais, e deve-se tomar cuidado para não danificar os feixes neurovasculares durante a dissecção. Se a lesão tiver uma orientação mais dorsal, um retalho de avanço volar (Atasoy-Kleinert) pode ser adequado. O retalho deve ser projetado de modo que o ápice do V esteja localizado na DIP. Geralmente, é possível obter um avanço de até 1 cm e, ao mesmo tempo, conseguir o fechamento primário da área doadora.[11,13,17,33]

Retalho Tenar

O retalho tenar pode oferecer cobertura versátil para uma ampla variedade de defeitos da falange distal. Embora tenha sido inicialmente descrito para substituir a pele glabra volar da ponta do dedo, ele também pode ser projetado para substituir defeitos transversais ou dorsais do leito ungueal. É utilizado com mais frequência em pacientes mais jovens, com menor risco de rigidez e contraturas articulares. O retalho deve ser projetado para ter cerca de 1,5 vez o diâmetro da ponta do dedo com o defeito e deve ser projetado aproximadamente no nível da dobra da pele MCP (▶ Fig. 11.10a). Esse será um retalho de espessura total levantado sobre a fáscia do músculo tenar. O nervo digital radial do polegar pode passar por essa área e deve-se tomar cuidado para evitar lesões. Beasley observa que a articulação MCP do dedo receptor deve estar totalmente flexionada para limitar a flexão da PIP.[34] O polegar deve estar em abdução palmar completa. O pedículo pode ser dividido após cerca de duas semanas. Depois disso, o local doador geralmente pode ser fechado primariamente, mas enxertos de pele podem ser usados se esse não for o caso (▶ Fig. 11.10b-d).[11,17,20,35]

Amputação

Certamente há pacientes que podem ser mais bem atendidos por uma amputação de revisão. Os fatores levados em consideração devem ser o defeito atual e o curso previsto da cicatrização, equilibrados com as comorbidades do paciente e suas necessidades funcionais. Os pacientes que estão particularmente motivados a voltar ao trabalho podem fazê-lo mais rapidamente se uma amputação de revisão for realizada no momento do procedimento. Essa deve ser uma discussão individualizada e informada ao paciente.

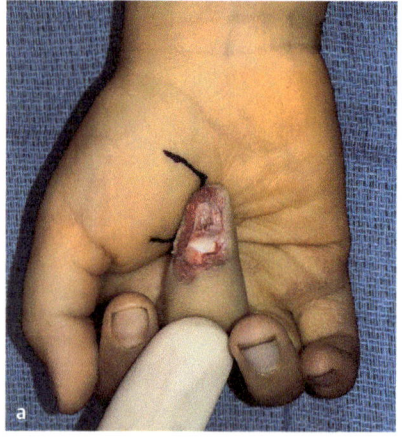

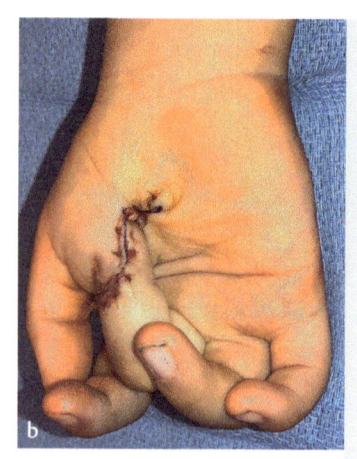

Fig. 11.10 Retalho tenar para defeito distal do dedo. **(a)** Desenho da pá do retalho tenar para cobertura dorsal do defeito distal do dedo. O retalho é projetado logo proximal ao sulco MCP. **(b)** *Inset* do retalho tenar. **(c)** Imediatamente após a divisão do retalho, demonstrando uma boa pega do retalho com fechamento primário do local doador. **(d)** Acompanhamento após a cicatrização total do retalho, demonstrando uma ponta de dedo com pele sem unidade ungueal.

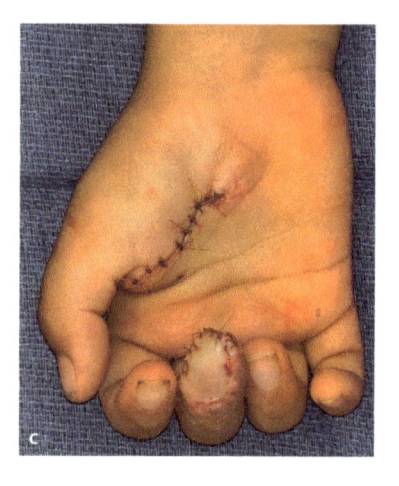

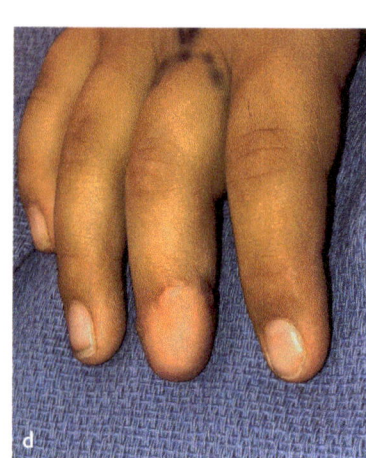

11.7 Conclusão

O cirurgião dermatológico inevitavelmente encontrará neoplasias malignas cutâneas da mão ao longo de sua carreira, deve estar familiarizado com as considerações exclusivas para maximizar a função e a estética nesses casos. Deve-se tomar cuidado para personalizar a reconstrução de acordo com o defeito, utilizando as diversas técnicas de reconstrução discutidas anteriormente. Os cirurgiões plásticos e reconstrutivos e, em particular, os cirurgiões de mão, devem ser considerados parceiros no tratamento desses pacientes e podem oferecer orientação e assistência conforme necessário para proporcionar os melhores resultados possíveis no tratamento do paciente.

Referências

[1] Trost LB, Bailin PL. History of Mohs surgery. Dermatol Clin. 2011; 29(2):135–139, vii
[2] Society TAC. Key Statistics for Basal and Squamous Cell Cancers. Vol. 2020. The Atlanta, GA: The American Cancer Society; 2020
[3] Loh TY, Rubin AG, Brian Jiang SI. Basal cell carcinoma of the dorsal hand: an update and comprehensive review of the literature. Dermatol Surg. 2016; 42(4):464–470
[4] Forman SB, Ferringer TC, Garrett AB. Basal cell carcinoma of the nail unit. J Am Acad Dermatol. 2007; 56(5):811–814
[5] Dijksterhuis A, Friedeman E, van der Heijden B. Squamous cell carcinoma of the nail unit: review of the literature. J Hand Surg Am. 2018; 43(4):374–379.e2
[6] Martin DE, English JC, III, Goitz RJ. Squamous cell carcinoma of the hand. J Hand Surg Am. 2011; 36(8):1377–1381, quiz 1382
[7] Husain Z, Allawh RM, Hendi A. Mohs micrographic surgery for digital melanoma and nonmelanoma skin cancers. Cutis. 2018; 101(5):346–352
[8] Turner JB, Rinker B. Melanoma of the hand: current practice and new frontiers. Healthcare (Basel). 2014; 2(1):125–138
[9] Terushkin V, Brodland DG, Sharon DJ, Zitelli JA. Digit-sparing Mohs surgery for melanoma. Dermatol Surg. 2016; 42(1):83–93
[10] Bosley R, Leithauser L, Turner M, Gloster HM, Jr. The efficacy of second-intention healing in the management of defects on the dorsal surface of the hands and fingers after Mohs micrographic surgery. Dermatol Surg. 2012; 38(4):647–653
[11] Hansen S, Lang P, Sbitany H. Soft tissue reconstruction of the upper extremity. In: Thorne C, ed. Grabb and Smith's Plastic Surgery. 7th ed. Philadelphia, PA: Lippincott Williams & Wilkins; 2014:737–749
[12] Rehim SA, Chung KC. Local flaps of the hand. Hand Clin. 2014; 30(2):137–151, v
[13] Biswas D, Wysocki RW, Fernandez JJ, Cohen MS. Local and regional flaps for hand coverage. J Hand Surg Am. 2014; 39(5):992–1004
[14] Jakubietz RG, Bernuth S, Schmidt K, Meffert RH, Jakubietz MG. The fascia-only reverse posterior interosseous artery flap. J Hand Surg Am. 2019; 44(3):249.e1–249.e5
[15] Cavadas PC, Thione A, Rubí C. The simplified posterior interosseous flap. J Hand Surg Am. 2016; 41(9):e303–e307
[16] Al-Qattan MM, Al-Qattan AM. Defining the indications of pedicled groin and abdominal flaps in hand reconstruction in the current microsurgery era. J Hand Surg Am. 2016; 41(9):917–927
[17] Wink JD, Gandhi RA, Ashley B, Levin LS. Flap reconstruction of the hand. Plast Reconstr Surg. 2020; 145(1):172e–183e

[18] Parrett BM, Bou-Merhi JS, Buntic RF, Safa B, Buncke GM, Brooks D. Refining outcomes in dorsal hand coverage: consideration of aesthetics and donor-site morbidity. Plast Reconstr Surg. 2010; 126(5):1630–1638

[19] Huang YC, Liu Y, Chen TH. Use of homodigital reverse island flaps for distal digital reconstruction. J Trauma. 2010; 68(2):429–433

[20] Mailey B, Neumeister MW. The finger tip, nail plate, and nail bed: anatomy, repair, and reconstruction. In: Chang J, Neligan P, eds. Plastic Surgery. Vol. 6. Hand and Upper Extremity. 4th ed. Philadelphia, PA: Elsevier; 2017:122–145

[21] Atasoy E. The reverse cross finger flap. J Hand Surg Am. 2016; 41(1):122–128

[22] Balan JR, Mathew S, Kumar P, et al. The reverse dorsal metacarpal artery flap in finger reconstruction: a reliable choice. Indian J Plast Surg. 2018; 51(1):54–59

[23] Gregory H, Heitmann C, Germann G. The evolution and refinements of the distally based dorsal metacarpal artery (DMCA) flaps. J Plast Reconstr Aesthet Surg. 2007; 60(7):731–739

[24] Couceiro J, de Prado M, Menendez G, Manteiga Z. The first dorsal metacarpal artery flap family: a review. Surg J (NY). 2018; 4(4):e215–e219

[25] O'Neill PJ, Litts C. Hand and forearm reconstruction after skin cancer ablation. Clin Plast Surg. 2004; 31(1):113–119

[26] Lazar A, Abimelec P, Dumontier C. Full thickness skin graft for nail unit reconstruction. J Hand Surg [Br]. 2005; 30(2):194–198

[27] Saito H, Suzuki Y, Fujino K, Tajima T. Free nail bed graft for treatment of nail bed injuries of the hand. J Hand Surg Am. 1983; 8(2):171–178

[28] Koh SH, You Y, Kim YW, et al. Long-term outcomes of nail bed reconstruction. Arch Plast Surg. 2019; 46(6):580–588

[29] Das SK. Nail unit matrix transplantation: a plastic surgeon's approach. Dermatol Surg. 2001; 27(3):242–245

[30] Shibata M, Seki T, Yoshizu T, Saito H, Tajima T. Microsurgical toenail transfer to the hand. Plast Reconstr Surg. 1991; 88(1):102–109, discussion 110

[31] Baran R, Haneke E. Matricectomy and nail ablation. Hand Clin. 2002; 18(4):693–696, viii, discussion 697

[32] Magliano J, Rossi V, Turra N, Bazzano C. Secondary-intention healing following Mohs micrographic surgery for squamous cell carcinoma of a finger. Int Wound J. 2019; 16(3):860–861

[33] Lim JX, Chung KCV Y. VY advancement, thenar flap, and cross-finger flaps. Hand Clin. 2020; 36(1):19–32

[34] Melone CP Jr, Beasley RW, Carstens JH Jr. The thenar flap: an analysis of its use in 150 cases. J Hand Surg Am. 1982;7(3):291–297

[35] Rinker B. Fingertip reconstruction with the laterally based thenar flap: indications and long-term functional results. Hand (N Y). 2006;1(1):2–8

12 Reconstrução do Sistema Genital

Jenny C. Hu ▪ *Richard G. Bennett*

Resumo

Para minimizar a lesão de estruturas subjacentes cruciais e obter um resultado reconstrutivo ideal, a reconstrução da área genital requer a compreensão da anatomia da genitália externa masculina e feminina. Os tipos comuns de feridas genitais tratadas por dermatologistas são aqueles subsequentes a extirpações de tumores, como carcinoma de células escamosas ou doença de Paget extramamária. Este capítulo discute as opções de reconstrução por subunidade superficial da genitália externa, mas não discute o reparo de defeitos cirúrgicos extensos e profundamente invasivos que não seriam normalmente encontrados na cirurgia dermatológica. As informações a seguir fornecem uma base para o tratamento de feridas genitais externas cirúrgicas superficiais e para a definição das expectativas de seus resultados funcionais e cosméticos. Também deve ser enfatizado que, diferentemente da maioria das outras especialidades, os dermatologistas quase sempre permitem que as feridas genitais cicatrizem por segunda intenção. Muitas vezes isso resulta em um excelente resultado cosmético e funcional. A pele genital, em particular, costuma estar frouxamente ligada à fáscia subjacente, permitindo maior mobilidade durante a contração ou o reparo. Portanto, contraturas ou excesso de cicatrizes são raros nessa área.

Palavras-chave: genital, reconstrução, cirurgia dermatológica, dermatologia, cirurgia micrográfica de Mohs, fechamento primário, retalho de pele, enxerto de pele, segunda intenção

12.1 Anatomia

12.1.1 Anatomia da Genitália Externa Masculina

A genitália externa masculina é composta pelo pênis, pela uretra e pelo escroto (▶ Fig. 12.1). O pênis é dividido em haste peniana e glande. Dentro da haste peniana existem três colunas de tecido erétil que se estendem longitudinalmente – um corpo esponjoso e dois corpos cavernosos. O corpo esponjoso é ventral e circunda a uretra; ele se alarga distalmente para se tornar a glande do pênis. Os dois corpos cavernosos correm ao longo do lado dorsal do pênis. Os corpos cavernosos são circundados por um envelope fibroso branco conhecido como túnica albugínea, que ajuda a reter o sangue durante a ereção. Mais além dos corpos cavernosos há uma veia dorsal profunda central, uma artéria dorsal em cada lado da veia dorsal e um nervo dorsal adjacente a cada artéria dorsal. Todas essas estruturas são então envolvidas por uma fáscia peniana profunda do pênis conhecida como fáscia de Buck. Superficialmente à fáscia de Buck, há uma veia dorsal superficial central e duas veias superficiais laterais. Essas veias superficiais são envolvidas pela fáscia superficial do pênis conhecida como fáscia dartos e, finalmente, pela pele.[1] Durante a reconstrução, é importante minar cuidadosamente no plano acima da fáscia dartos, quando possível, particularmente no lado dorsal da haste peniana a fim de evitar a laceração da veia dorsal superficial ou das veias superficiais laterais. No entanto, os cânceres de pele podem exigir a ressecção através da fáscia dartos; nesse caso, deve-se tentar minar superficialmente a fáscia de Buck. A laceração da veia dorsal superficial, abaixo da fáscia dartos, ou da veia dorsal profunda do pênis, abaixo da fáscia de Buck, pode levar a um grande hematoma que imita a fratura do pênis - um pênis agudo em que há uma ruptura no corpo esponjoso ou nos corpos cavernosos.[2,3] Uma lesão da veia dorsal superficial causa equimose e inchaço no tecido subcutâneo da genitália, incluindo o escroto e o períneo, enquanto uma lesão da veia dorsal profunda causa equimose e inchaço apenas na haste peniana em virtude do confinamento do espaço sob a fáscia de Buck.[2,3] A ligadura de uma ruptura em qualquer uma das veias é crucial para evitar outros resultados adversos, como infecção e fasceíte necrosante de um hematoma não evacuado.[3]

O escroto é uma fina bolsa externa de pele parcial em dois compartimentos, cada um contendo um testículo e um epidídimo. As camadas de tecido abaixo da pele escrotal, da superficial à profunda, que protegem essas estruturas internas são a fáscia superficial do escroto, conhecida como fáscia dartos, a fáscia espermática externa, o músculo e a fáscia cremaster, a fáscia espermática interna, a camada parietal da túnica vaginal e, finalmente, a camada visceral da túnica vaginal que cobre diretamente o testículo.[1] Recomenda-se a remoção de fragmentos no plano acima da fáscia dartos.

12.1.2 Anatomia da Genitália Externa Feminina

A genitália externa feminina é composta pelo *mons pubis* central e superior, grandes lábios, pequenos lábios, clitóris, vestíbulo da vagina (uma fenda interna cercada pelos pequenos lábios), glândulas vestibulares maiores (de Bartholin) e meato uretral. Essas estruturas são conhecidas, coletivamente, como vulva ou pudendo e circundam a abertura da vagina. Os grandes lábios são cobertos de pelos (após a puberdade) nos lados externos e de pele lisa e sem pelos nos lados internos. Eles são compostos, em geral, por tecido adiposo, mas na profundidade dessa gordura subcutânea está a fáscia perineal superficial (fáscia de Colles), depois outra camada fina de gordura, seguida pela fáscia perineal profunda (fáscia de investimento ou de Gallaudet) que cobre o músculo subjacente.[1,4] Durante a reconstrução em cirurgia dermatológica, é importante minar superficialmente o plano de gordura subcutânea acima da fáscia de Colles. Os pequenos lábios ficam mediais aos grandes lábios e são pequenas dobras finas de pele e tecido conjuntivo que não possuem tecido adiposo.[1,4]

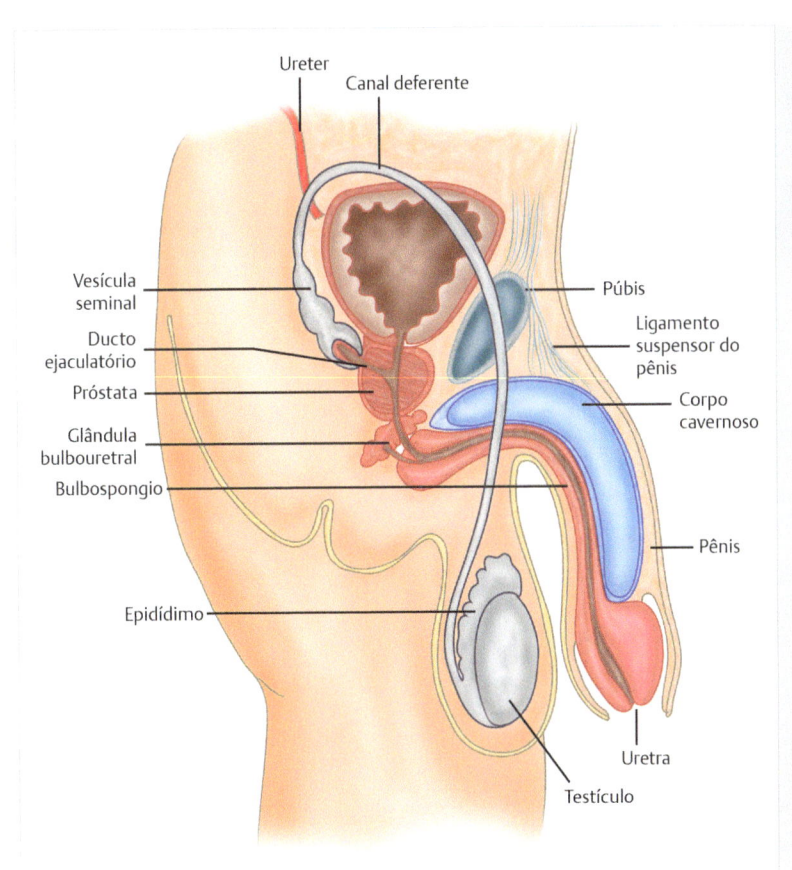

Fig. 12.1 Anatomia da genitália externa masculina: pênis e escroto (Reproduzida de Genital Anatomy. In: Agrawal K, Mahajan R, Gupta M, ed. Textbook of Plastic, Reconstructive, and Aesthetic Surgery: Volume IV Reconstruction of Trunk, Genitalia, Lower limb, and Maxillofacial Traumae. 1st Edition. Delhi, Índia: Thieme; 2019.)

12.1.3 Anatomia do Períneo

Clinicamente, o períneo é a região entre o escroto ou o introito vaginal posterior e o ânus no homem e na mulher, respectivamente. Anatomicamente, é uma região em forma de diamante delimitada pela sínfise púbica, arcos púbicos, tuberosidades isquiáticas e cóccix. Uma linha arbitrária entre as tuberosidades isquiáticas divide ainda mais o períneo em um triângulo urogenital anterior e um triângulo isquioanal posterior. Abaixo da pele do períneo há gordura subcutânea, seguida pela fáscia perineal superficial (fáscia de Colles), depois a gordura mais profunda, seguida pela fáscia perineal profunda (fáscia de Gallaudet) que cobre o músculo subjacente.[1,5] Recomenda-se minar no plano da gordura subcutânea acima da fáscia de Colles.

12.2 Anestesia

A pele (epiderme e derme) é relativamente fina nos órgãos genitais masculinos e femininos. Essa espessura permite que os anestésicos tópicos penetrem e forneçam anestesia completa para pequenas biópsias. Além disso, antes da infiltração do anestésico local, o uso de anestesia tópica evita a dor da picada da agulha na genitália.

A maior parte do pênis pode ser anestesiada com um bloqueio do nervo dorsal do pênis. Um ramo do nervo pudendo, o nervo dorsal do pênis percorre o pênis dorsalmente e dá origem a vários ramos laterais que acabam inervando a uretra tanto ventral quanto lateralmente. À medida que o nervo dorsal principal do pênis entra na glande, ele tem fibras finas que se desprendem tridimensionalmente dentro da glande.[6] Há várias maneiras de realizar um bloqueio do nervo peniano; um método é um bloqueio em anel subcutâneo na base do pênis que evita danificar os vasos dentro do pênis, o que poderia levar a complicações como hematoma extenso.[7] No entanto, pode ser necessária anestesia local adicional na área da glande ventral ou na área periuretral da glande.

Descobrimos que a anestesia de bloqueio do nervo é mais bem realizada com xilocaína a 2% sem epinefrina. A solução anestésica a 2% permite que o anestésico local passe por um gradiente de concentração até o nervo. Os bloqueios nervosos levam algum tempo para serem concluídos, geralmente cerca de 15 minutos. A adição de epinefrina é desnecessária para obter um bloqueio adequado do nervo.

A adição de epinefrina à anestesia local para infiltração do pênis frequentemente é desaconselhada na literatura. Entretanto, devido ao rico suprimento vascular nessa área, não acreditamos que a epinefrina seja contraindicada e não conhecemos nenhum caso em que seu uso tenha causado problemas como necrose.

12.3 Reconstrução

12.3.1 Reconstrução da Genitália Externa Masculina

Quando possível, a reconstrução de defeitos cirúrgicos da genitália externa masculina deve ser confinada nas seguintes subunidades anatômicas individuais: glande, haste peniana, escroto e períneo. Se o defeito cirúrgico envolver mais de uma subunidade anatômica, a reconstrução poderá ser dividida de forma mais apropriada em reconstruções separadas de subunidades individuais.

Quando possível, os defeitos cirúrgicos isolados da glande do pênis são reparados com um fechamento linear primário.[8] A reconstrução de defeitos cirúrgicos maiores da glande pode ser obtido com um enxerto de pele de espessura parcial ou de espessura total colhido da coxa medial, anterior ou posterolateral, de preferência com pele sem pelos[8-11] (▶ Fig. 12.2). Uma palavra de cautela ao operar a glande do pênis é que o tecido é muito vascular, resultando em sangramento excessivo. Se o prepúcio ainda estiver presente, ele pode ser utilizado como um retalho para cobrir grandes defeitos na glande do pênis (▶ Fig. 12.3).

Ao considerar o uso de enxertos ou retalhos de pele é importante observar que os usuários de tabaco têm risco maior de necrose do enxerto de pele e do retalho devido à redução da perfusão periférica, o que leva a uma cicatrização deficiente da ferida e a resultados cirúrgicos. Da mesma forma, foi demonstrado que os cigarros eletrônicos são tão tóxicos quanto os cigarros de tabaco em relação aos resultados cirúrgicos.[12]

Como alternativa, a cicatrização por segunda intenção também pode ser considerada para defeitos cirúrgicos da glande do pênis. Se a ferida for pequena e superficial, o resultado cosmético geralmente é excelente. Entretanto, para uma ferida mais profunda na glande, pode resultar em uma cicatriz lisa

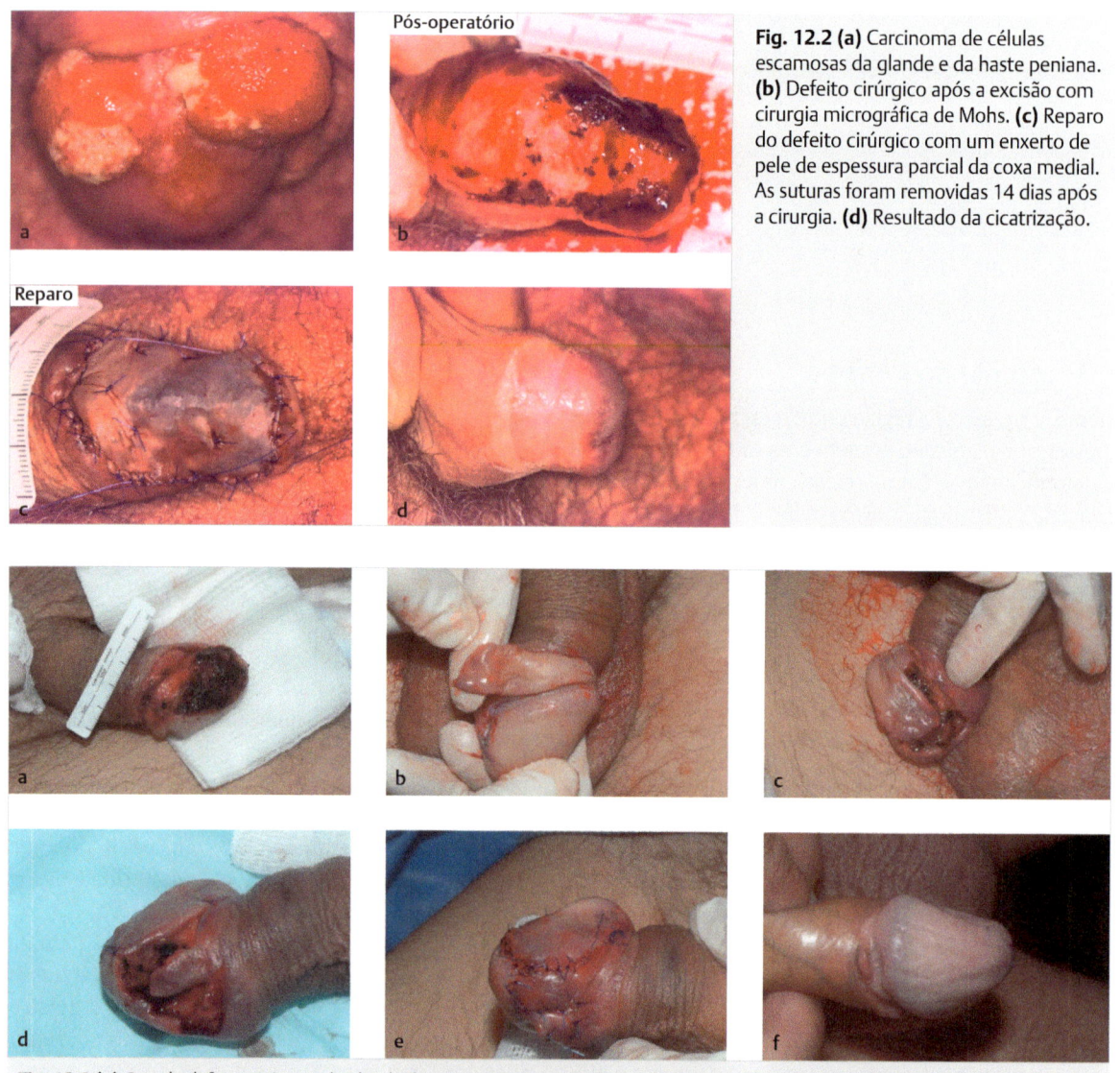

Fig. 12.2 (a) Carcinoma de células escamosas da glande e da haste peniana. **(b)** Defeito cirúrgico após a excisão com cirurgia micrográfica de Mohs. **(c)** Reparo do defeito cirúrgico com um enxerto de pele de espessura parcial da coxa medial. As suturas foram removidas 14 dias após a cirurgia. **(d)** Resultado da cicatrização.

Fig. 12.3 (a) Grande defeito cirúrgico da glande do pênis após cirurgia micrográfica de Mohs para um carcinoma de células escamosas do tipo doença de Bowen superficial. **(b,c)** Uso do prepúcio para reparar a maior parte da ferida. **(d)** Um retalho de transposição de lobo único usado para completar o fechamento. **(e)** Fechamento com sutura. **(f)** Resultado da cicatrização em 1 ano.

e deprimida com bordas íngremes, o que é cosmeticamente indesejável. Nesse caso, um enxerto de pele proporciona um resultado mais agradável do que a granulação.[13] Uma palavra de cautela é que a granulação de defeitos cirúrgicos na glande que também envolvem o meato uretral pode resultar em estenose meatal, exigindo, consequentemente, o encaminhamento à urologia para tratamento adicional e possível correção cirúrgica.[13] Essa complicação pode ser evitada por meio de cateterização e colocação de um enxerto de pele.

Se for pequeno, um defeito cirúrgico da haste peniana pode ser reparado, principalmente, com um fechamento linear direcionado horizontalmente, quando possível (▶ Fig. 12.4). Um grande defeito cirúrgico da haste peniana pode ser reparado com enxerto de pele de espessura parcial, especialmente aqueles em que as feridas correm circunferencialmente ao redor do pênis.[11] O uso de uma pele espessa e dividida resulta em mínima formação de cicatriz e contração.[14] Por outro lado, grandes enxertos de pele de espessura total nessa área podem ter uma sobrevida abaixo do ideal, já que esses enxertos têm necessidades metabólicas mais altas e, portanto, exigem um leito receptor bem vascularizado e condições mais ideais para a perfusão e a sobrevida do enxerto.[14,15] Em casos de grandes defeitos cirúrgicos que podem ter alto risco de má absorção do enxerto de pele com consequente contratura e cicatrização do pênis, como em pacientes diabéticos, ou usuários de tabaco, reconstrução com retalho escrotal cutâneo pode ser considerada. O uso da pele escrotal é adequado, pois possui propriedades semelhantes às do pênis por conta de a pele ser solta, elástica e expansível.[14] O uso da pele escrotal é adequado, pois possui propriedades semelhantes às da pele peniana, sendo frouxa, elástica e expansível.[14] Uma opção alternativa para defeitos cirúrgicos nessa área é a cicatrização por segunda intenção, com excelentes resultados demonstrados mesmo com grandes defeitos cirúrgicos não circunferenciais, sem contratura peniana subsequente no acompanhamento em longo prazo.[13,16]

Muitos defeitos cirúrgicos escrotais podem ser reparados primariamente. Devido à vascularização, redundância e elasticidade da pele escrotal, defeitos cirúrgicos de até 50% de perda de pele escrotal podem ser reparados primariamente.[14,17] Outras considerações reconstrutivas incluem enxertos de pele ou retalhos locais de pele.[14] Ao considerar as opções de reconstrução escrotal, é importante considerar também a idade e o estado de fertilidade do paciente, pois o tipo de reconstrução pode perturbar a termorregulação dos testículos, afetando assim a função testicular e a espermatogênese.[14,17,18] Um estudo em ratos mostrou que o uso de enxertos de pele resultou em diminuição da função testicular, enquanto o uso de retalhos de pele exibiu função testicular comparável a um grupo de controle que não foi submetido à cirurgia.[18] No entanto, a diminuição da função testicular também foi exibida com retalhos de pele espessa.[19]

Uma alternativa para o reparo do escroto é a segunda intenção. Em virtude da frouxidão do tecido escrotal, mesmo quando grandes feridas granulam, os resultados estéticos e funcionais são equivalentes ao fechamento primário (▶ Fig. 12.5). A principal diferença é que as feridas que podem cicatrizar por

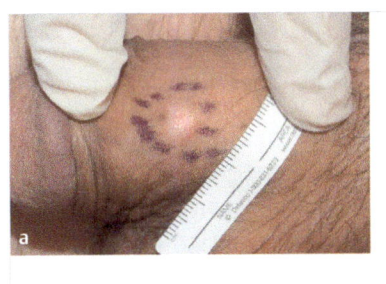

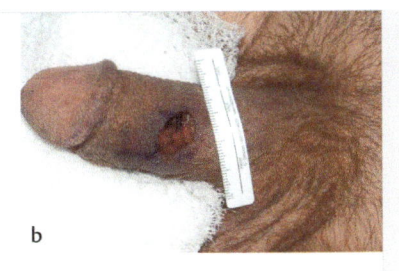

Fig. 12.4 (a) Carcinoma da doença de Bowen positivo para papilomavírus humano 16. **(b)** Defeito cirúrgico após excisão por cirurgia micrográfica de Mohs. **(c)** Fechamento linear usando suturas dérmico-subdérmicas e percutâneas enterradas. **(d)** Resultado da cicatrização em 8 meses.

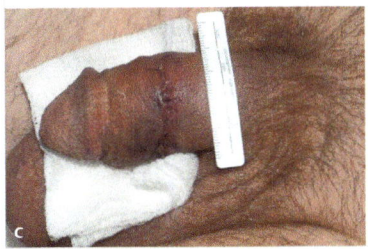

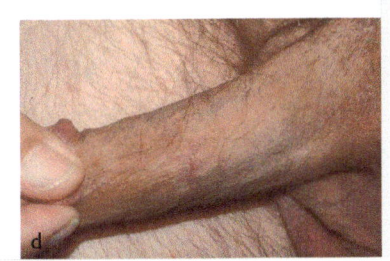

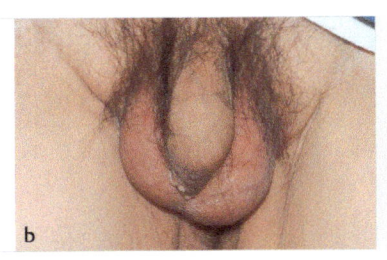

Fig. 12.5 (a) Defeito cirúrgico da bolsa escrotal após a remoção da doença de Paget extramamária por cirurgia micrográfica de Mohs. **(b)** Resultado após a cicatrização por segunda intenção.

granulação levam, em média, 6 semanas para cicatrizar completamente, ao passo que, se uma ferida for suturada primariamente, ela estará completamente cicatrizada em 2 semanas.

Recomendamos que todos os pacientes, durante a cicatrização por granulação na genitália, mergulhem em um banho de assento 1 vez por dia. A ação suave da água ajuda a manter a ferida limpa.

12.3.2 Reconstrução da Genitália Externa Feminina

Assim como na reconstrução da genitália masculina, a reconstrução da genitália externa feminina deve seguir os princípios da subunidade anatômica. Nas mulheres, as subunidades anatômicas da genitália externa mais provavelmente envolvidas na cirurgia dermatológica incluem os *mons pubis*, os grandes lábios e os pequenos lábios.

Os defeitos cirúrgicos do púbis podem ser fechados primeiramente como um fechamento linear ou, para defeitos maiores, com um retalho de pele local. Em qualquer um desses reparos, deve-se tomar cuidado para garantir que o vetor de tensão do fechamento seja direcionado de modo a evitar a abertura dos grandes lábios, expondo assim o clitóris à fricção externa. Enxertos de pele de espessura total também podem ser considerados para defeitos cirúrgicos maiores, embora o enxerto seja desprovido de pelos nessa área com pelos.

Para defeitos cirúrgicos nos grandes lábios, o fechamento primário é preferível, se razoável. Como no *mons pubis*, é essencial considerar a orientação do vetor de tensão de fechamento nos grandes lábios para evitar a abertura dos grandes lábios, o que resultaria em ressecamento do introito e atrito com o clitóris e o meato uretral.[14] Retalhos cutâneos locais e enxertos de pele também são opções de reconstrução para defeitos pequenos.[20] Para defeitos grandes e mais extensos, foram descritas variações de um retalho de avanço em V-Y da coxa medial pediculado no perfurador da artéria femoral circunflexa medial.[20-22]

As opções de reconstrução dos pequenos lábios são limitadas e, na maioria das vezes, são obtidas com fechamento linear primário ou cicatrização por segunda intenção. A reconstrução dessa área deve ser considerada, se possível, para manter a proteção do meato uretral subjacente e do introito vaginal.

Nossa experiência com a genitália feminina é que as feridas, grandes ou pequenas, se dão muito bem com a cicatrização de segunda intenção (▶ Fig. 12.6). Devido ao rico suprimento vascular e ao tecido frouxo, as feridas granularão com uma cicatriz imperceptível e um bom resultado funcional. Embora isso possa resultar em assimetria dos lábios, isso não parece ser um problema para os pacientes, principalmente os mais velhos. Um problema que observamos é que, se uma ferida for grande e circunferencial ao redor do introito, ela pode resultar em estenose. Desde que não haja impedimento do fluxo urinário, a estenose geralmente não é problemática.

12.3.3 Reconstrução do Períneo

Em defeitos cirúrgicos do períneo, o reparo com fechamento primário é o método de reconstrução preferido.[14,17] Se o fechamento for difícil devido ao excesso de tensão, recomenda-se a reconstrução com um retalho de pele local em vez de enxertos de pele.[14] A sobrevivência do enxerto de pele é abaixo do ideal devido às forças de cisalhamento e à colonização bacteriana da área.[14] Além disso, um enxerto no períneo pode resultar em uma cicatriz instável e propensa à ruptura epidérmica devido à pressão externa exercida nessa área em determinadas posições, como a sentada.[14] Uma abordagem reconstrutiva que não encurte o períneo é mais favorável.[14] Na posição sentada, a maior parte da pressão externa é direcionada ao períneo e aos tubérculos isquiáticos. Com um períneo encurtado, o ponto de maior pressão é posteriormente deslocado para o ânus, levando a problemas crônicos de higiene, sujeira e possíveis ulcerações na pele.[14]

A cicatrização por granulação é possível no períneo. Com a granulação, o defeito cirúrgico pode se contrair de todos os lados, muitas vezes levando a um encurtamento perineal geral menor do que com a sutura de uma ferida (▶ Fig. 12.7).

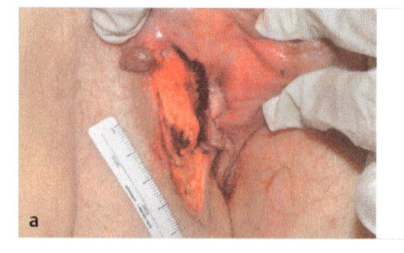

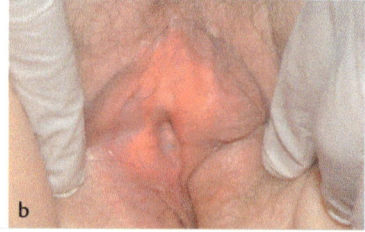

Fig. 12.6 (a) Defeito cirúrgico dos grandes lábios após a excisão da doença de Paget extramamária por cirurgia micrográfica de Mohs. **(b)** Resultado após a cicatrização por segunda intenção.

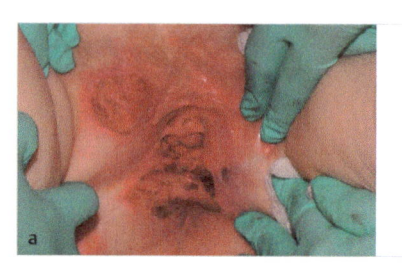

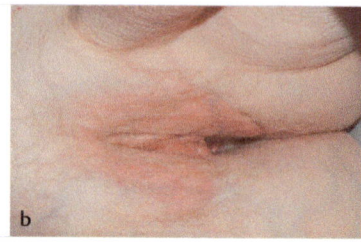

Fig. 12.7 (a) Defeito cirúrgico do períneo, dos pequenos lábios e dos grandes lábios após a remoção da doença de Paget extramamária por cirurgia micrográfica de Mohs. **(b)** Resultado após a cicatrização por segunda intenção.

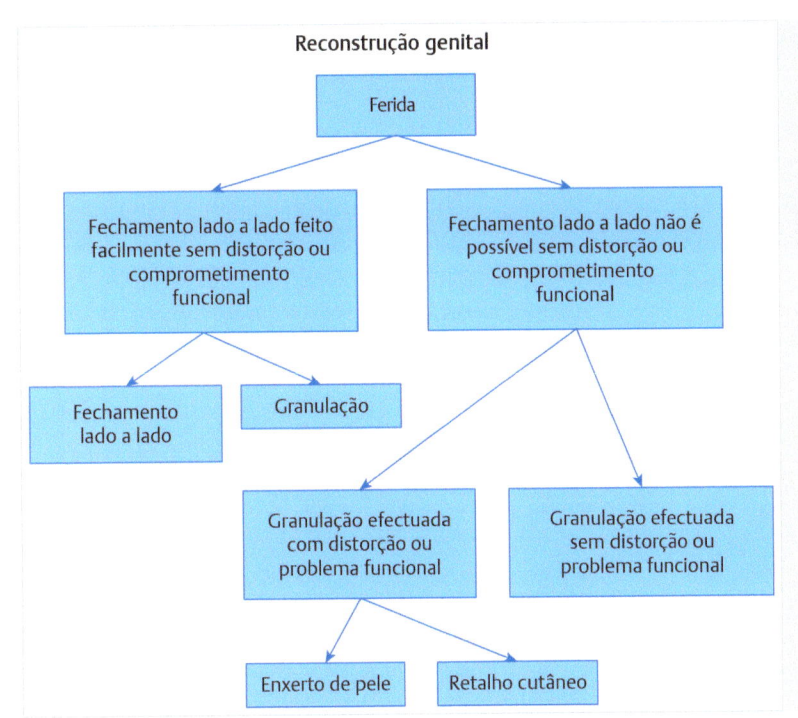

Fig. 12.8 Algoritmo de reconstrução genital.

12.4 Conclusão

A reconstrução da genitália, seja em homens ou mulheres, pode ser um desafio devido à anatomia complexa e à importância de preservar a função normal. Tanto a rica vasculatura quanto o amplo tecido frouxo nessa área ajudam a proporcionar excelentes cicatrizes cosméticas e funcionais que geralmente são mínimas (▶ Fig. 12.8).

Referências

[1] Netter FH. Atlas of Human Anatomy. 2nd ed. Teterboro, NJ: MediMedia USA, Inc.; 2001
[2] Sharma GR. Rupture of the superficial dorsal vein of the penis. Int J Urol. 2005; 12(12):1071–1073
[3] Truong H, Ferenczi B, Cleary R, Healy KA. Superficial dorsal venous rupture of the penis: false penile fracture that needs to be treated as a true urologic emergency. Urology. 2016; 97:e21–e22
[4] Yavagal S, de Farias TF, Medina CA, Takacs P. Normal vulvovaginal, perineal, and pelvic anatomy with reconstructive considerations. Semin Plast Surg. 2011; 25(2):121–129
[5] Morton DA. Gross Anatomy: The Big Picture. New York City, NY: McGraw-Hill Professional Publishing; 2011
[6] Kozacioglu Z, Kiray A, Ergur I, Zeybek G, Degirmenci T, Gunlusoy B. Anatomy of the dorsal nerve of the penis, clinical implications. Urology. 2014; 83(1):121–124
[7] Soh CR, Ng SB, Lim SL. Dorsal penile nerve block. Paediatr Anaesth. 2003; 13(4):329–333
[8] Ralph DJ, Garaffa G, García MA. Reconstructive surgery of the penis. Curr Opin Urol. 2006; 16(6):396–400
[9] Parnham AS, Albersen M, Sahdev V, et al. Glansectomy and splitthickness skin graft for penile cancer. Eur Urol. 2018; 73(2):284–289
[10] Morelli G, Pagni R, Mariani C, et al. Glansectomy with split-thickness skin graft for the treatment of penile carcinoma. Int J Impot Res. 2009; 21(5):311–314
[11] Xu XY, Shao N, Qiao D, et al. Reconstruction of defects in 11 patients with penile Paget's diseases with split-thickness skin graft. Int Urol Nephrol. 2013; 45(2):413–420
[12] Rau AS, Reinikovaite V, Schmidt EP, Taraseviciene-Stewart L, Deleyiannis FW. Electronic cigarettes are as toxic to skin flap survival as tobacco cigarettes. Ann Plast Surg. 2017; 79(1):86–91
[13] Machan M, Brodland D, Zitelli J. Penile squamous cell carcinoma: Penispreserving treatment with Mohs micrographic surgery. Dermatol Surg. 2016; 42(8):936–944
[14] Kolehmainen M, Suominen S, Tukiainen E. Pelvic, perineal and genital reconstructions. Scand J Surg. 2013; 102(1):25–31
[15] Thornton JF. Skin grafts and skin substitutes. Selected Readings in Plastic Surgery. 2004; 10(1):1–23
[16] Nguyen H, Saadat P, Bennett RG. Penile basal cell carcinoma: two cases treated with Mohs micrographic surgery and remarks on pathogenesis. Dermatol Surg. 2006; 32(1):135–144
[17] Bickell M, Beilan J, Wallen J, Wiegand L, Carrion R. Advances in surgical reconstructive techniques in the management of penile, urethral, and scrotal cancer. Urol Clin North Am. 2016; 43(4):545–559
[18] Demir Y, Aktepe F, Kandal S, Sancaktar N, Turhan-Haktanir N. The effect of scrotal reconstruction with skin flaps and skin grafts on testicular function. Ann Plast Surg. 2012; 68(3):308–313
[19] Wang D, Zheng H, Deng F. Spermatogenesis after scrotal reconstruction. Br J Plast Surg. 2003; 56(5):484–488
[20] Tan BK, Kang GC, Tay EH, Por YC. Subunit principle of vulvar reconstruction: algorithm and outcomes. Arch Plast Surg. 2014; 41(4):379–386
[21] Gentileschi S, Servillo M, Garganese G, et al. Surgical therapy of vulvar cancer: how to choose the correct reconstruction? J Gynecol Oncol. 2016; 27(6):e60
[22] Lee JH, Shin JW, Kim SW, et al. Modified gluteal fold V-Y advancement flap for vulvovaginal reconstruction. Ann Plast Surg. 2013; 71(5):571–574

13 Reconstrução da Parte Inferior das Pernas

Kira Minkis ▪ Thomas S. Bander ▪ Kristina Navrazhina

Resumo

A reconstrução de defeitos cirúrgicos na parte inferior das pernas é um desafio. O aumento da pressão hidrostática venosa e a congestão levam ao edema e à cicatrização lenta da ferida. As comorbidades comuns também contribuem para um suprimento venoso menos confiável e maior fragilidade da pele. A tensão da ferida geralmente é alta devido à falta de frouxidão do tecido e ao desejo de deambulação no pós-operatório. Em última análise, esses fatores complicadores podem levar a maior risco de infecção, tempo prolongado de cicatrização da ferida, maior risco de deiscência da ferida e até mesmo feridas crônicas. As abordagens reconstrutivas para feridas nas extremidades inferiores incluem fechamento linear primário, cicatrização por segunda intenção com ou sem o uso de substitutos de tecido e curativos, enxertos e retalhos. Neste capítulo apresentamos uma abordagem baseada em evidências para a reconstrução de extremidades inferiores. Discutimos como os médicos podem incorporar o estilo de vida, as comorbidades e as preferências do paciente ao selecionar uma abordagem que proporcione resultados funcionais e cosméticos ideais.

Palavras-chave: enxerto, retalho, reconstrução de extremidade inferior, cirurgia dermatológica, bota de Unna, retalho keystone

13.1 Introdução

Aproximadamente 5 a 10% dos cânceres de pele surgem nas extremidades inferiores, com uma proporção maior de carcinoma de células escamosas (SCC) em comparação com outros locais. O CEC e o melanoma das extremidades inferiores ocorrem mais comumente em mulheres, provavelmente devido aos hábitos de vestuário que resultam em maior exposição ao sol.[1,2]

Os pequenos carcinomas de queratinócitos na parte inferior das pernas são de baixo risco e podem ser tratados com métodos destrutivos em pacientes selecionados. Para melanoma e carcinomas de queratinócitos de alto risco, a cirurgia continua sendo o padrão de tratamento. Os carcinomas de queratinócitos com características de alto risco ou localização na parte pré-tibial da perna e do pé são mais bem tratados com a cirurgia micrográfica de Mohs (MMS), que oferece avaliação marginal completa. As abordagens para a extirpação do tumor estão além do escopo deste texto; entretanto, uma compreensão completa da biologia do tumor deve orientar a avaliação da margem e a abordagem cirúrgica. A reconstrução complexa só deve ser considerada após a obtenção de margens claras.

A reconstrução de defeitos cirúrgicos na parte inferior das pernas é um desafio (▶ Fig. 13.1). A gravidade aumenta a pressão hidrostática venosa na parte inferior das pernas em comparação com outras localizações, e a congestão venosa por incompetência da válvula ou obstrução parcial pode resultar em edema e atraso na cicatrização da ferida. Comorbidades comuns, como insuficiência venosa, doença arterial periférica, linfedema, microangiopatia diabética e neuropatia, também contribuem para um suprimento vascular menos confiável e maior fragilidade da pele. Há poucos reservatórios de frouxidão

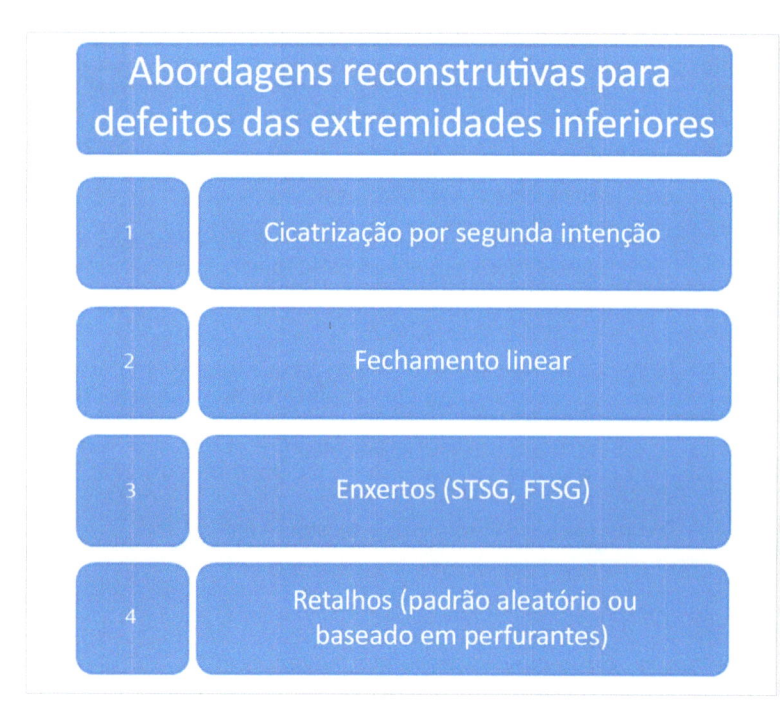

Fig. 13.1 Visão geral das abordagens reconstrutivas para defeitos nas extremidades inferiores. FTSG, enxertos de pele de espessura total; STSG, enxertos de pele de espessura parcial.

Abordagens reconstrutivas para defeitos das extremidades inferiores

1. Cicatrização por segunda intenção
2. Fechamento linear
3. Enxertos (STSG, FTSG)
4. Retalhos (padrão aleatório ou baseado em perfurantes)

da pele na parte inferior das pernas para aliviar a tensão da ferida, e o pós-operatório é mais difícil de ser realizado.

A mobilidade aumenta a pressão sobre as feridas cirúrgicas. As pernas anteriores também são locais frequentes de trauma, o que pode aumentar o risco de deiscência. Em última análise, esses fatores complicadores podem levar a um risco maior de infecção, cicatrização deficiente e atrasada da ferida, deiscência e até mesmo feridas crônicas (▶ Fig. 13.2).

Como em outros locais do corpo, nossa abordagem para a reconstrução das extremidades inferiores começa com a preservação da função. O reparo cirúrgico na parte inferior das pernas deve priorizar a mobilidade das articulações e dos membros. Também buscamos diminuir o risco de feridas crônicas fechando as feridas primariamente, minimizando a tensão da ferida e evitando rigorosamente a contaminação da ferida com o uso de antisséptico pré-operatório, técnica estéril intraoperatória e curativos pós-operatórios robustos. A cosmese geralmente é menos preocupante nas pernas do que na cabeça e no pescoço, mas continua sendo uma consideração após a preservação da função e a redução do tempo de recuperação pós-operatória.

Neste capítulo, discutiremos as opções de reconstrução para a parte inferior das pernas e nossa abordagem preferida. As opções de reparo se aplicam a todas as áreas da parte inferior da perna, embora o pé plantar esteja fora do escopo deste capítulo. Também enfatizaremos nossas intervenções pré e pós-operatórias para melhorar a cicatrização da ferida e minimizar a infecção.

13.2 Anatomia da Extremidade Inferior
13.2.1 Suprimento Arterial

Uma revisão da vasculatura da extremidade inferior é fundamental para entender as opções de reconstrução. Os grandes vasos da perna seguem profundamente e enviam vasos perfurantes através da musculatura para suprir a pele. A aorta abdominal se ramifica em artérias ilíacas comuns direita e esquerda que irrigam suas respectivas pernas. As artérias ilíacas comuns se dividem em ilíaca interna, que supre as regiões pélvica, glútea e da coxa, e ilíaca externa, que passa a suprir a perna distal como artéria femoral comum após passar sob o ligamento inguinal. A artéria femoral comum dá origem a um ramo femoral profundo que se divide nas artérias circunflexas medial e lateral e termina em artérias perfurantes que se estendem através do músculo adutor magno para suprir os músculos e a pele da coxa.

A ilíaca externa continua como artéria femoral superficial (AFS) através do canal do adutor, onde mergulha através do hiato do adutor no joelho medial para o compartimento posterior da perna e se torna a artéria poplítea. A artéria poplítea fornece ramos geniculares para a articulação do joelho e ramos tibiais anteriores e posteriores.

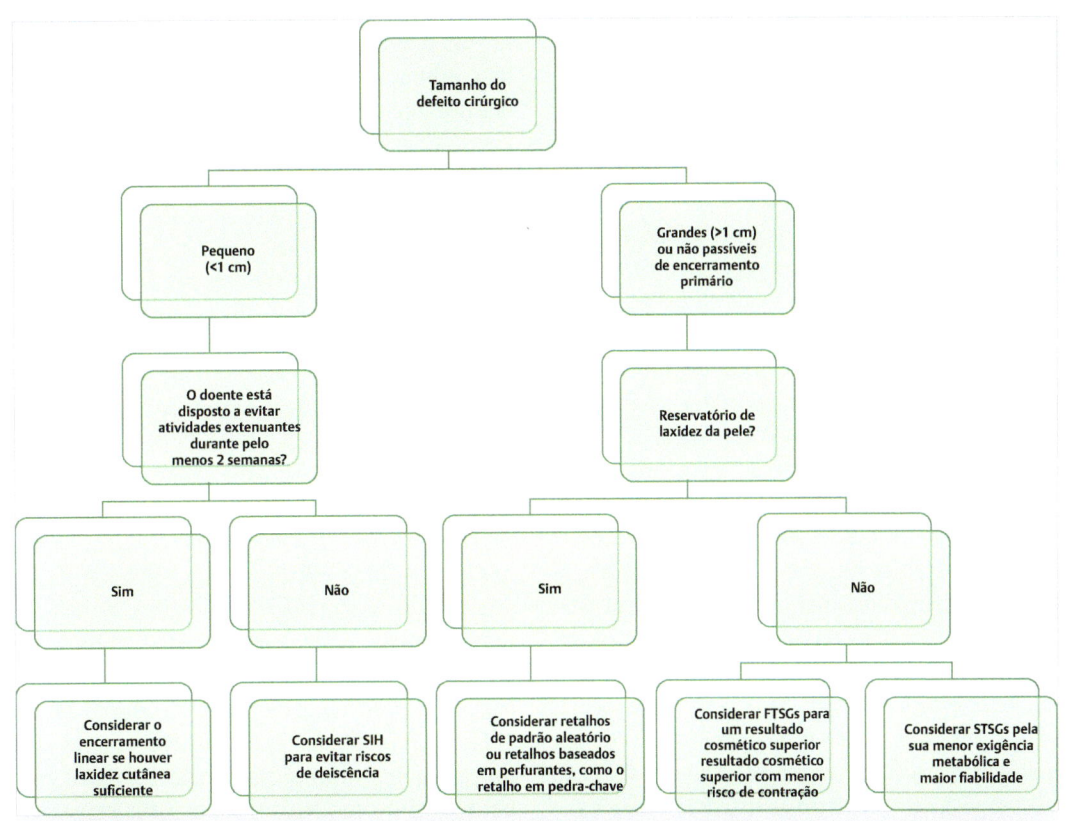

Fig. 13.2 Abordagem para a reconstrução de defeitos cirúrgicos na extremidade inferior. Abreviações: FTSGs, enxertos de pele de espessura total; SIH, cicatrização por segunda intenção; STSGs, enxertos de pele de espessura parcial.

A artéria tibial posterior passa pela artéria fibular (também chamada de peroneal) para suprir o compartimento lateral da perna e, em seguida, corre ao longo da superfície superficial do músculo gastrocnêmio antes de entrar no pé pelo túnel do tarso. O pulso da artéria tibial posterior pode ser palpado posteriormente ao maléolo medial antes de se dividir nas artérias plantares lateral e medial que se anastomosam com ramos da artéria tibial anterior.

A artéria tibial anterior supre o compartimento anterior da perna, passando pela membrana interóssea entre a tíbia e a fíbula e tornando-se a artéria dorsal do pé ao entrar no dorso do pé. A artéria plantar profunda entre a primeira e a segunda articulações metatarsianas falângicas se anastomosa com a artéria plantar lateral do ramo tibial posterior para formar o arco plantar profundo do pé.

Embora existam anastomoses significativas no pé compostas por ramos das artérias tibiais anterior e posterior, o suprimento sanguíneo restante da extremidade inferior depende de, relativamente, poucos vasos grandes e profundos, especialmente em comparação com a rica rede de anastomoses da cabeça e do pescoço. Embora os retalhos de padrão randômico que utilizam o plexo subdérmico possam ser eficazes em pacientes selecionados, frequentemente recorremos a retalhos que utilizam perfurantes subcutâneos, fasciais e musculares, como o retalho de avanço da pedra angular. O suprimento vascular mais robusto ajuda a superar as limitações impostas pelas comorbidades que comprometem o fluxo sanguíneo.

13.2.2 Drenagem Venosa

A drenagem venosa profunda da parte inferior da perna reflete seu suprimento arterial e está localizada profundamente à fáscia muscular. Os ramos do arco venoso dorsal drenam para a veia tibial anterior, e as veias plantares medial e lateral convergem para a veia tibial posterior logo após o maléolo medial. As veias tibial anterior, tibial posterior e fibular percorrem a parte inferior da perna para formar a veia poplítea, que se desloca com a artéria poplítea. Acima do joelho e através do canal adutor, a veia poplítea se torna a veia femoral e passa sob o ligamento inguinal como a veia ilíaca externa. Há também veias perfurantes através dos músculos da coxa que drenam para a veia femoral profunda.

A drenagem venosa superficial é obtida por meio das veias safena magna e parva, que se encontram superficialmente à fáscia muscular. O aspecto lateral do arco venoso dorsal do pé drena para a veia safena parva, que segue ao longo do maléolo lateral posterior, sobe pela parte inferior posterior da perna e entra na veia poplítea. A veia safena magna drena o aspecto medial do pé dorsal e passa anteriormente ao maléolo medial, sobe pela parte inferior medial da perna e posteriormente ao côndilo medial do joelho. Diversas veias superficiais drenam para a veia safena magna até que ela termine na veia femoral no ligamento inguinal. Há extensos ramos perfuradores entre os sistemas venosos superficial e profundo para estimular o retorno venoso ao coração. O fluxo venoso normal depende dos músculos das extremidades inferiores para bombear o sangue desoxigenado contra o fluxo da gravidade. Um sistema de válvulas unidirecionais impede o refluxo quando os músculos não estão ativados. A pressão hidrostática prolongada pode sobrecarregar esse sistema, resultando em incompetência valvular. As pressões intraluminais aumentadas dilatam os vasos e aumentam a permeabilidade às células sanguíneas e ao plasma, que se deslocam para o espaço intersticial e causam os sinais e sintomas da estase venosa, incluindo edema, varizes venosas, pigmentação marrom em decorrência da deposição de hemossiderina e inflamação crônica que prejudica a cicatrização de feridas. Com a inflamação crônica e a má oxigenação, a pele pode se tornar esclerótica e endurecida, o que recebe o nome de de lipodermatosclerose. Os fatores de risco para insuficiência venosa incluem obstrução da saída venosa profunda (por trombose ou trauma), obesidade, imobilidade das pernas, histórico familiar, gravidez, idade avançada e permanência prolongada elevada. Foi demonstrado que a aplicação externa de compressão graduada, seja por meio de meias ou bandagens, melhora o inchaço, a dor, a despigmentação e as varicosidades das extremidades inferiores, acelera a cicatrização e minimiza a recorrência de ulcerações venosas.[3]

13.2.3 Inervação Cutânea

A inervação cutânea da extremidade inferior segue uma distribuição dermatomal derivada do plexo lombossacro nos níveis espinhais de L1 a S5. Em geral, a perna anterior e o pé medial são inervados pelas raízes nervosas de L1-L5, enquanto a perna posterior e o pé lateral são inervados pelas raízes de S1-S5. Os nervos denominados transportam informações sensoriais da pele. Embora pequenos nervos sensoriais possam ser danificados durante a cirurgia de pele, a dormência ou o formigamento resultantes geralmente são mínimos. Os nervos motores das extremidades inferiores correm profundamente à musculatura e raramente são encontrados pelo cirurgião dermatológico.

13.3 Abordagens Reconstrutivas para Defeitos nas Extremidades Inferiores
13.3.1 Consulta Pré-Operatória

Antes de qualquer reconstrução, é importante discutir os riscos e benefícios da abordagem selecionada, as alternativas e o curso pós-operatório esperado. Definir as expectativas com antecedência é fundamental, especialmente quando a cicatrização ideal exige uma mudança significativa no nível de atividade e cuidados pós-operatórios extensos. Alguns pacientes abordam a cirurgia nas pernas com menos preocupação do que em locais mais visíveis, mas é importante prepará-los para, pelo menos, 2 a 3 semanas de atividade reduzida no pós-operatório, se a reconstrução for adquirida. Os níveis de atividade dos pacientes variam drasticamente na linha de base, portanto, perguntamos sobre seus hábitos antes da cirurgia para fornecer instruções específicas sobre quais atividades devem ser evitadas e para selecionar o plano de reconstrução que melhor se adapte ao seu estilo de vida.

Também é importante avaliar a rede de apoio do paciente. O tratamento de feridas pode ser complicado e intimidador, portanto, é aconselhável que os cuidadores participem da visita cirúrgica para receber instruções específicas. O conhecimento da situação domiciliar do paciente ajuda no planejamento do tratamento de feridas. O paciente e o cuidador são capazes de realizar trocas de curativos 2 vezes ao dia? Seria razoável que o paciente se apresentasse ao consultório para trocas de curativos semanais? Ou uma enfermeira visitante seria a melhor opção? Além disso, alguns pacientes podem precisar de mais assistência em suas atividades de vida diária no período pós-operatório. Eles podem planejar ter um membro da família de plantão para o caso de surgirem problemas. Como a compressão e o cuidado com as feridas são particularmente importantes para a reconstrução das extremidades inferiores, fornecemos recomendações para meias de compressão e recomendamos que os pacientes usem-nas por 1 a 2 semanas antes da cirurgia. Uma consulta pré-operatória, seja por telefone ou pessoalmente, facilita essa importante coordenação dos cuidados pós-operatórios.

13.3.2 Visão Geral das Abordagens Reconstrutivas

As abordagens para a reconstrução da extremidade inferior incluem cicatrização por segunda intenção (SIH), fechamento linear primário, enxertos de pele de espessura parcial (STSGs), enxertos de pele de espessura total (FTSGs) e retalhos locais. Embora o fechamento linear primário seja frequentemente preferido por sua velocidade e confiabilidade, não há consenso sobre o método ideal de reconstrução de feridas maiores ou feridas que não são passíveis de fechamento primário.[4] Discutiremos as vantagens e desvantagens de cada opção de reparo e as considerações que informam nossa eventual seleção. Juntamente com nossa experiência clínica e preferências, incluímos recomendações baseadas em evidências, quando possível.

13.3.3 Cicatrização por Segunda Intenção

O SIH é uma opção simples e de baixo custo para defeitos superficiais na parte inferior das pernas, especialmente quando há uma frouxidão cutânea local mínima.[5,6] Em pacientes cuidadosamente selecionados, pequenos defeitos cirúrgicos superficiais, abrasões, lacerações e feridas após criocirurgia e eletrodessecação podem cicatrizar bem com o SIH com tempo de inatividade mínimo (▶ Fig. 13.3a). O manejo pós-operatório de feridas após HIE é relativamente simples, exigindo apenas vaselina tópica ou pomada antibacteriana e curativo oclusivo ou semioclusivo. As complicações com a SIH são incomuns, mas incluem sangramento, cicatrização prolongada da ferida com possível infecção secundária, contratura e depressão da cicatriz e despigmentação.[6] Os pacientes devem ser orientados a esperar tempos de cicatrização mais longos, de 4 a 12 semanas, em comparação com outros locais do corpo.[7]

Pacientes ativos e saudáveis podem preferir o SIH porque não há risco de deiscência, o que permite que eles retornem às atividades normais mais cedo do que com suturas defeitos (geralmente após 48 horas). Por outro lado, os pacientes com mobilidade limitada podem ter dificuldade para alcançar as feridas em cicatrização na parte inferior das pernas, e o tratamento inadequado das feridas e as condições comórbidas podem levar a tempos de cicatrização prolongados com maior risco de infecções (▶ Fig. 13.3b). Alguns pacientes podem precisar de um profissional de saúde visitante para ajudar nas trocas de curativos.[8]

Em casos adequadamente selecionados, o SIH pode resultar em bons resultados funcionais e cosméticos. Um estudo clínico prospectivo, randomizado e cego ao avaliador avaliou os resultados após o SIH ou o fechamento completo com bolsa para feridas pós-operatórias circulares ou ovais com mais de 8 mm no tronco e nas extremidades. Não houve diferenças significativas nos resultados cosméticos, na relação entre a cicatriz e a área do defeito, no nível de dor em 1 semana de acompanhamento e nas complicações pós-cirúrgicas entre os grupos SIH e bolsa.[9] Um estudo retrospectivo comparou defeitos no pé plantar reparados com FTSGs com aqueles deixados para cicatrizar por segunda intenção.[10] Enquanto os FTSGs tiveram tempos de cicatrização mais rápidos (8 semanas em comparação com 12 semanas), a cosmese foi melhor no grupo SIH, com base na avaliação cega da topografia da cicatriz, correspondência de cor, contorno da borda e pigmentação.

O SIH deve fazer parte do arsenal do cirurgião dermatológico para pacientes selecionados com defeitos superficiais nas extremidades inferiores.

13.3.4 Reparo Linear

O reparo linear primário é uma excelente opção para feridas mais profundas que são pequenas o suficiente para fechar com tensão mínima. Essa abordagem é rápida, confiável e acelera o tempo de cicatrização da ferida em comparação com o SIH (▶ Fig. 13.4). As principais desvantagens são o maior risco de deiscência devido à falta de frouxidão do tecido adjacente e cicatrizes deprimidas que alteram o contorno normal da perna. O reparo linear primário é nossa primeira opção para feridas mais profundas sob tensão mínima.

13.3.5 Enxertos de Pele

O enxerto de pele é outra abordagem para a reconstrução de defeitos nas extremidades inferiores. Os STSGs incluem a epiderme e uma espessura variável da derme, enquanto os FTSGs envolvem toda a epiderme e a derme.[11] Para otimizar os resultados cosméticos, o local doador deve ser selecionado para corresponder ao local receptor em termos de espessura, textura, cor e densidade das estruturas anexiais. Em geral, os FTSGs são mais espessos e mais resistentes a traumas, contraem menos durante a cicatrização e têm resultados cosméticos superiores aos STSGs. Apesar dessas vantagens, há situações em que os STSGs continuam sendo úteis.

Os STSGs são usados com frequência na reconstrução de feridas de queimaduras e feridas de pé e perna diabéticos.[8,12,13]

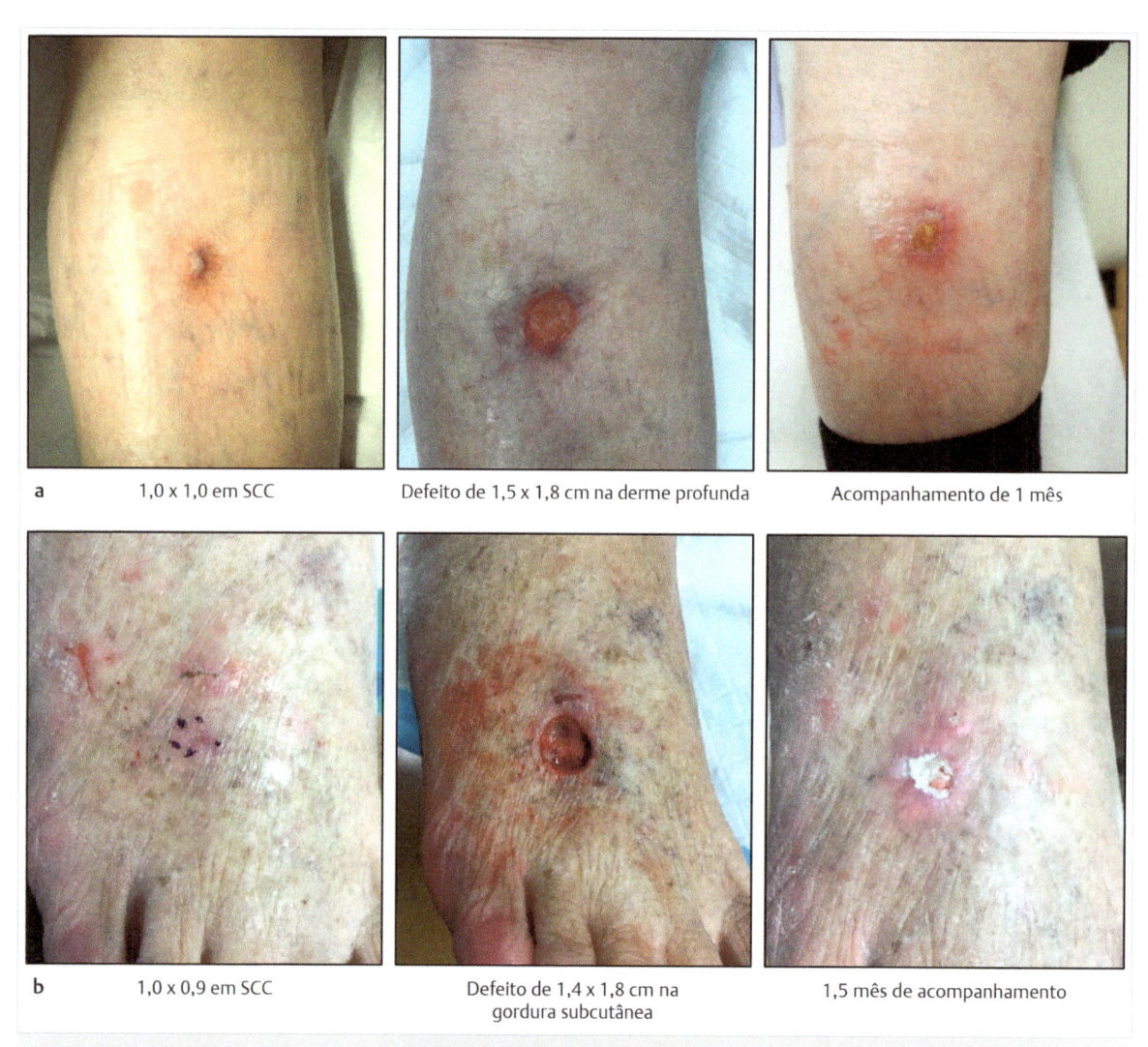

a 1,0 x 1,0 em SCC	Defeito de 1,5 x 1,8 cm na derme profunda	Acompanhamento de 1 mês
b 1,0 x 0,9 em SCC	Defeito de 1,4 x 1,8 cm na gordura subcutânea	1,5 mês de acompanhamento

Fig. 13.3 Exemplos de cicatrização por segunda intenção. **(a)** Mulher de 81 anos com carcinoma espinocelular (SCC) na canela direita, tratada com cirurgia micrográfica de Mohs (MMS) e com cicatrização por segunda intenção. Em 1 mês de acompanhamento, a ferida estava granulando bem com reepitelização periférica. **(b)** Mulher de 71 anos com SCC no dorso do pé tratada com MMS. A paciente optou pela cicatrização por segunda intenção (SIH). O local da cirurgia ainda estava cicatrizando com um centro fibrinoso em 2 meses e completamente cicatrizado em 4 meses. Os pacientes devem ser orientados sobre o tempo prolongado de cicatrização por segunda intenção.

Eles cicatrizam mais rapidamente do que o SIH e podem ser tricotados para cobrir de forma confiável uma grande área de superfície.[14] Sua baixa necessidade metabólica é desejável nas extremidades inferiores, onde o suprimento vascular pode estar comprometido. A qualidade da cicatriz pode ser semelhante à do SIH no local do receptor, mas o eritema persistente (em certos casos, por mais de 1 ano) e a má aparência dos locais doador e receptor são as principais desvantagens.[5]

As FTSGs têm resultados cosméticos superiores, com melhor correspondência de tecido do que as STSGs e menos contração do que as STSGs ou SIH.[5] Elas também são menos dolorosas e mais duráveis, o que é importante em áreas propensas a traumas na parte inferior das pernas.[15] Tradicionalmente, acredita-se que a maior demanda metabólica das FTSGs prejudique a sobrevida do enxerto; no entanto, vários estudos demonstraram uma aceitação do enxerto comparável entre as FTSGs e as STSGs no membro inferior.[14,16] Da mesma forma, vários estudos retrospectivos demonstraram boa aceitação do enxerto, estética e funcionalidade das FTSGs na parte inferior das pernas.[4,5,8,14,17,18] Em estudos com acompanhamento mais longo, todas os pacientes se curaram sem intervenção cirúrgica adicional, indicando que, mesmo em casos de perda parcial do enxerto, a bandagem biológica resultante suporta o SIH.[5,8,15]

Os enxertos de pele de membros inferiores têm taxas mais altas de falha de enxerto em comparação com outras regiões do corpo, com um estudo relatando que um terço dos enxertos de extremidade inferior falhou no acompanhamento de 6 semanas.[14] Um estudo diferente comparou os FTSGs com os STSGs em 89 pacientes após biópsias de linfonodo sentinela no tronco e nas extremidades e constatou que 65% dos FTSGs tiveram remoção completa, em comparação com apenas 32% dos STSGs.[16] Esse resultado provavelmente foi afetado pelo viés

13.3 Abordagens Reconstrutivas para Defeitos nas Extremidades Inferiores

a CBC de 1,4 x 1,4 cm	Defeito de 2,8 x 2,4 cm na gordura subcutânea	Fechamento linear de 5,5 cm	Acompanhamento de 3 semanas
b 1,1 x 1,6 cm de BCC	Defeito de 2,5 x 3,5 cm na fáscia	Fechamento linear de 5,0 cm	Acompanhamento de 1 mês
c 1,0 x 1,0 cm de BCC	Defeito de 1,4 x 2,0 cm na gordura subcutânea	Fechamento linear de 2,6 cm	Acompanhamento de 2,5 meses

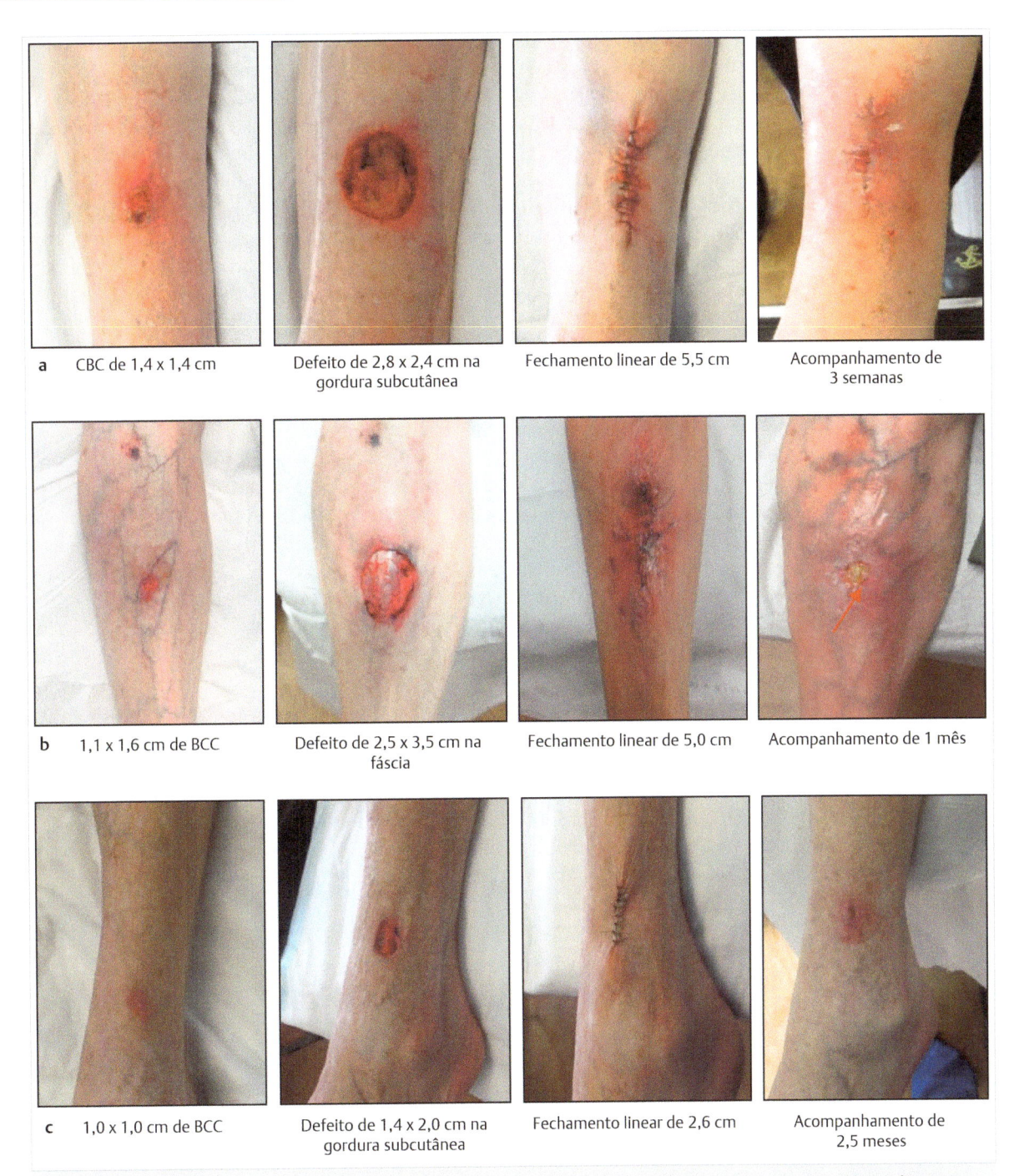

Fig. 13.4 Exemplos de fechamento linear primário e possíveis complicações que são mais comuns na parte inferior das pernas. **(a)** Mulher de 88 anos com carcinoma basocelular (BCC) na parte inferior da perna, tratada com cirurgia micrográfica de Mohs (MMS) e reparada com um fechamento linear sem complicações. **(b)** Mulher de 98 anos com BCC pré-tibial tratado com MMS e reparado com fechamento linear. A deiscência central (*seta vermelha*) surgiu 2 semanas após a cirurgia e cicatrizou completamente em 7 meses. O risco de deiscência é maior para defeitos maiores nesse local e deve ser considerado ao selecionar esse método de reconstrução. **(c)** Mulher de 75 anos com BCC no tornozelo tratado com MMS e reparado com fechamento linear. Uma infecção da ferida com cultura positiva surgiu 1 mês e meio após a cirurgia, e a paciente foi tratada com sucesso com cefalexina. Após 2 meses e meio houve boa cicatrização com uma crosta fina central mínima.

de seleção, pois os cirurgiões evitaram os FTSGs em áreas maiores ou em casos com alto risco de metástase nodal. A coorte de STSG apresentou taxas significativamente mais altas de complicações (56%) em comparação com o grupo FTSG (24%). As complicações mais comuns foram pequenos seromas ou edemas. Os autores também relataram resultados cosméticos superiores no grupo FTSG em 4 a 8 semanas de acompanhamento.

A falha do enxerto está correlacionada com um índice de massa corporal (BMI) mais alto, doença vascular periférica e imunossupressão, possivelmente devido à diminuição da microperfusão e da oxigenação do tecido.[14,19] Outras causas de falha do enxerto incluem infecção, contato ruim entre o enxerto e o receptor, vascularização ruim do local receptor e tensão significativa no enxerto. O uso de anticoagulantes e o tamanho do enxerto não foram associados à pior pega do enxerto em um estudo retrospectivo de 50 FTSGs de extremidade inferior.[8] Não houve diferença nas taxas de falha do enxerto entre os pacientes em repouso no leito e aqueles que foram autorizados a se locomover no dia da cirurgia.[14]

Modificações na técnica, como enxertia tardia, imobilização pós-operatória ou acolchoamento do enxerto no leito da ferida podem aumentar a absorção do enxerto. A base resultante do tecido de granulação que se forma quando o enxerto é retardado pode tornar o leito da ferida mais receptivo à colocação do enxerto e diminuir a irregularidade do contorno da ferida final; no entanto, pequenos estudos retrospectivos mostraram taxas semelhantes de pega do enxerto com enxerto retardado e no mesmo dia.[5,17] Os autores geralmente reservam os enxertos tardios para situações em que o leito receptor provavelmente não fornecerá fluxo sanguíneo adequado para o enxerto (como em feridas profundas que se estendem até o periósteo) ou quando for mais conveniente para o paciente retornar em um dia diferente. Contanto que a ferida parcialmente granulada seja refrescada com uma cureta ou uma lâmina antes do enxerto tardio, não há necessidade de se fazer o enxerto. Observa-se diferença na pega do enxerto entre o enxerto imediato e o retardado.

Sugeriu-se que a imobilização pós-operatória de até 5 dias pode aumentar a absorção do enxerto, especialmente para FTSGs no membro inferior.[20] Uma revisão retrospectiva de 70 defeitos na perna reparados com FTSGs de extremidade inferior e imobilizados por 5 dias teve mais de 90% de absorção do enxerto em 91,4% dos pacientes.[20] As complicações mais comuns incluíram formação de hematoma, infecção e trombose venosa. No entanto, a imobilização pós-operatória traz riscos significativos que limitam sua praticidade, que serão abordados em uma seção posterior.

Os enxertos de pele acolchoados ou em malha também podem aumentar a absorção do enxerto. Os FTSGs acolchoados que são fixados ao leito receptor com suturas de alinhavo podem diminuir o risco de hematoma e as forças de cisalhamento prejudiciais durante os estágios críticos de imbibição e inosculação do enxerto. Uma coorte de 92 defeitos de extremidade inferior reparados com FTSGs acolchoados demonstrou 100% de absorção do enxerto em 89,4% dos pacientes no acompanhamento de 2 semanas.[15] Os enxertos foram acolchoados à fáscia profunda com suturas de náilon e amarrados frouxamente, imobilizando assim o enxerto sem adicionar tensão adicional (▶ Fig. 13.5). Este estudo não comparou diretamente o FTSG acolchoado com o FTSG tradicional, mas é nossa abordagem padrão colocar suturas de alinhavo através do enxerto e no leito receptor, embora raramente coloquemos essas suturas tão profundamente quanto a fáscia.

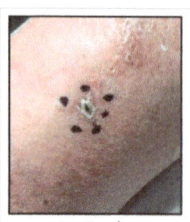

Lesão de 0,5 x 0,5 cm

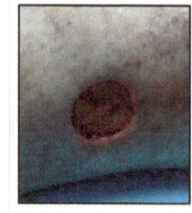

Defeito pós-operatório medindo 2,0 x 2,0 m

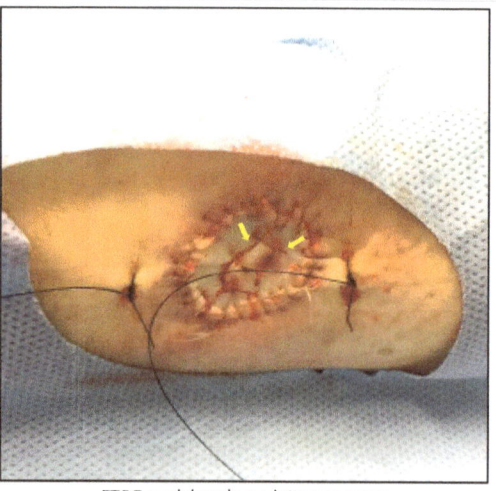

FTSG acolchoado no leito receptor

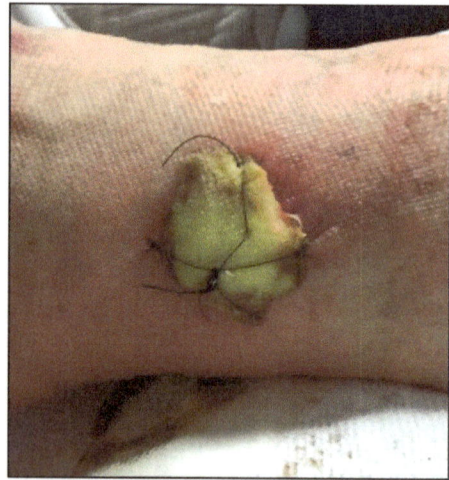

Reforço fixado com suturas de amarração

Fig. 13.5 Exemplo de enxerto de pele de espessura total acolchoado (FTSG) na canela. Homem de 89 anos com proliferação melanocítica significativamente atípica na canela, tratado com excisão em etapas e reparado com um FTSG da parte interna do braço. O defeito foi desbridado para refrescar as bordas da ferida e o FTSG foi fixado inferior e superiormente. O enxerto foi acolchoado ao leito receptor com suturas de alinhavo (*setas amarelas*) e amarrado frouxamente, imobilizando o enxerto e reduzindo a tensão. Uma almofada composta de gaze de petrolato foi fixada no lugar com suturas de amarração fixadas na pele não afetada ao redor. Foi aplicada uma bandagem de compressão de óxido de zinco (bota Unna).

Outro estudo demonstrou que pacientes com enxertos de extremidade inferior com tela tiveram menos perda do enxerto do que aqueles sem tela, reforçando a importância de minimizar a tensão do enxerto e o risco de seroma e hematoma.[21]

Mesmo nas melhores circunstâncias, as desvantagens estéticas dos enxertos de pele são substanciais. Os locais receptores de enxertos apresentam demarcação significativa de textura, contorno e pigmentação da pele circundante. Além disso, os enxertos exigem duas feridas cirúrgicas para reparar um defeito, aumentando o risco de complicações em pacientes com comorbidades que prejudicam a cicatrização de feridas. Na extremidade inferior, os autores reservam os enxertos para os casos em que a função seria prejudicada com outros tipos de reparos. Quando usamos enxertos, eles frequentemente são retirados do triângulo de Burow do reparo adjacente para garantir a correspondência ideal do tecido e reduzir a morbidade de uma segunda ferida cirúrgica.[22,23]

13.3.6 Retalhos de Padrão Aleatório

Os retalhos de padrão aleatório obtêm seu suprimento de nutrientes do plexo vascular subdérmico e dependem da pressão de perfusão capilar de seu pedículo. Esses retalhos têm alta taxa de sobrevivência em áreas da pele com um rico suprimento vascular, mas devem ser abordados com mais cuidado na extremidade inferior, especialmente em pacientes com qualquer comorbidade que impeça a cicatrização de feridas. Além disso, descobrimos que os reservatórios limitados de frouxidão tecidual na extremidade inferior reduzem a oportunidade de utilizar retalhos de padrão aleatório porque a tensão significativa reduz sua viabilidade. Preferimos retalhos perfurantes que tenham um suprimento de sangue robusto capaz de suportar alta tensão e uma vasculatura menos confiável.

13.3.7 Retalhos Perfurantes

Os retalhos perfurantes utilizam um pedículo profundo fornecido por artérias maiores perpendiculares à pele.[24,25] Há muitas aplicações de retalhos de avanço em V-Y nas extremidades inferiores, incluindo modificações, como o retalho em cone, que combina um avanço em V-Y com rotação, e o retalho em chifre, que é um retalho em V-Y arqueado.[26-32]

O retalho de ilha perfurante keystone, ou retalho keystone, foi descrito pela primeira vez por Felix Behan e surgiu como um retalho confiável e eficaz para reparar feridas grandes e profundas.[33,34] Batizado por sua semelhança com a peça central de um arco arquitetônico, o retalho keystone tem forte suprimento vascular devido à preservação dos vasos perfurantes musculocutâneos e fasciocutâneos, que perfuram a fáscia e alimentam o subcutâneo.[35,36] Ele tem várias vantagens, incluindo relativa facilidade de *design* e execução, vascularização robusta do retalho, tempo de operação curto e alta reprodutibilidade.[37]

O retalho *keystone* normalmente é orientado com o eixo longo ao longo das linhas de tensão da pele relaxada para minimizar a tensão e aperfeiçoar a estética. Essa orientação também preserva as veias superficiais, os vasos linfáticos e os nervos cutâneos.[38] O retalho requer um reservatório local de frouxidão tecidual; no entanto, em nossa experiência, seu suprimento sanguíneo robusto permite que ele suporte uma tensão muito maior do que os retalhos de padrão aleatório. Retalhos keystone orientados perpendicularmente à pele relaxada, as linhas de tensão geralmente interrompem os linfáticos na parte inferior das pernas e apresentam risco de inchaço, linfedema e ruptura do futuro mapeamento linfático, caso a recorrência exija isso. Uma orientação perpendicular pode ser realizada com excelente estética, mas somente se o defeito for orientado nessa direção ou para aproveitar a frouxidão do tecido local.

O retalho keystone clássico é mais bem visualizado como dois retalhos em V-Y em lados opostos do defeito cirúrgico.[33] Quatro variações do retalho keystone foram originalmente descritas.[33,34] O tipo I normalmente é tentado primeiro, mas se não houver frouxidão tecidual suficiente para cobrir o defeito, pode ocorrer a conversão intraoperatória para os tipos II a IV (▶ Fig. 13.6).[39] Na pedra angular do tipo IIa, o arco externo é incisado na fáscia profunda para aumentar a mobilidade lateral, enquanto o tipo IIb utiliza um STSG para cobrir o defeito secundário. O retalho em pedra-chave tipo III é usado para cobrir grandes defeitos e é composto por dois retalhos em pedra-chave opostos. O tipo IV envolve a mineração inferior de até metade do retalho no plano subfascial para aumentar o avanço.

Além das quatro variações tradicionais do retalho keystone, outras modificações do retalho foram descritas na literatura.[40,41] Moncrieff *et al.* introduziram uma abordagem em que o retalho é projetado em torno do defeito circular original sem primeiro transformar o defeito primário em uma elipse. Durante o avanço, uma ponte de pele oposta ao defeito é deixada intacta, resultando em menos linhas de sutura e uma cicatriz mais curta. Além disso, a dissecção sem corte preserva as estruturas vasculares e linfáticas subcutâneas, oferecendo um pedículo vascular mais robusto com plexo subdérmico retido.[41] A eficácia dessa modificação foi comparada à abordagem tradicional em 176 pacientes submetidos à excisão ampla de melanoma primário localizado entre o dorso do pé e a perna proximal. Desses defeitos, 65 foram reconstruídos com o retalho tipo keystone modificado Moncrieff(também chamado de modificação da Sydney Melanoma Unit), 106 com o retalho tipo keystone tradicional e 5 com o retalho tipo keystone de dupla oposição. Houve um número significativamente menor de complicações associadas ao retalho em pedra-chave modificado.[41]

Em nossa prática, utilizamos, com frequência, uma modificação unilateral, também conhecida como retalho de avanço de hemiqueixo em V-Y[42] (▶ Fig. 13.7). Muitos defeitos nas extremidades inferiores podem ser fechados com um braço do keystone, preservando um pedículo vascular maior, economizando tempo e diminuindo o tamanho da cicatriz (▶ Fig. 13.8). Se a tensão permanecer alta com a modificação unilateral, ela pode

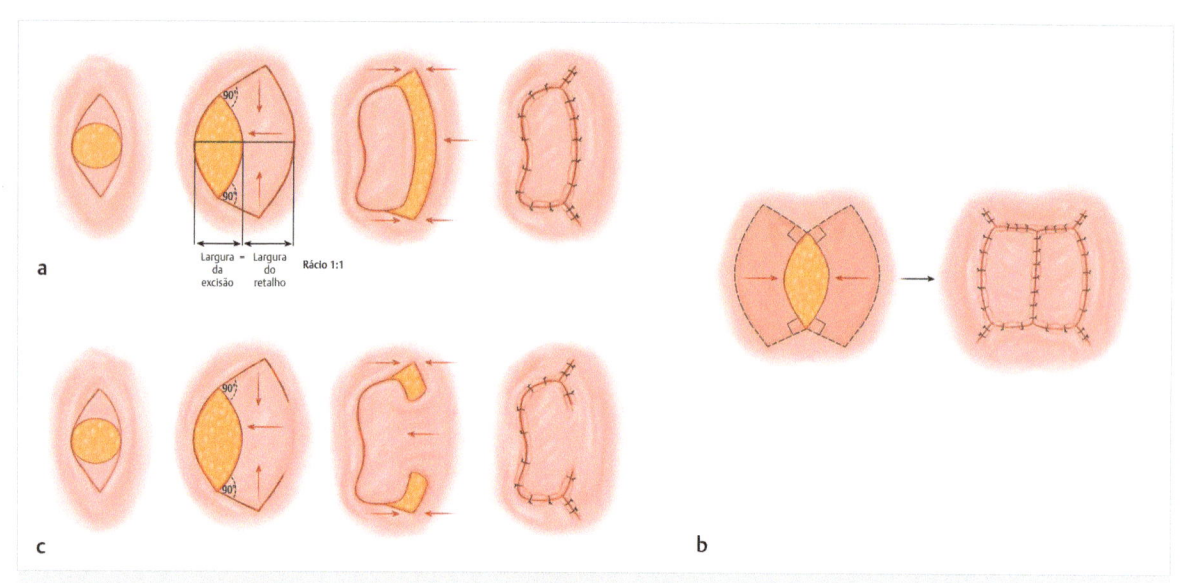

Fig. 13.6 Esquema do retalho trapezoidal tradicional e modificações publicadas. **(a)** No retalho trapezoidal clássico tipo I, a largura do retalho é equivalente à largura do defeito, e o comprimento do retalho é determinado com base na conversão do defeito circular em uma elipse. Uma incisão é feita em um ângulo de 90 graus a partir dos ápices do defeito elíptico. O arco do retalho é mobilizado ao nível da gordura subcutânea e suturados no lugar, com técnica cuidadosa para garantir a preservação de vasos perfurantes, nervos e veias. **(b)** O flap angular do tipo III utiliza dois retalhos trapezoidais opostos para cobrir grandes defeitos. **(c)** Ao contrário do design tradicional, a Unidade de Melanoma de Sydney (SMU) deixa uma ponte de pele intacta ao longo do arco maior, preservando a vasculatura subcutânea e minimizando o total quantidade de manipulação cirúrgica.

ser facilmente convertida para o *design* tradicional no intraoperatório. Descobrimos que essa modificação leva a taxas semelhantes de complicações com o uso de um sistema de fixação.

Em comparação com o retalho keystone tradicional, diminuindo a área total de manipulação cirúrgica e a morbidade associada à cirurgia.[42] Após a colocação de suturas enterradas profundas suficientes para aliviar a tensão, frequentemente utilizamos grampos cirúrgicos para a aposição epidérmica com excelentes resultados cosméticos.

Vários estudos demonstraram a eficácia do retalho keystone para defeitos nas extremidades inferiores.[37-41,43] Uma revisão sistemática de 9 artigos envolvendo 282 retalhos keystone em 273 pacientes encontrou uma taxa geral de complicações de 9,6%, incluindo deiscência da ferida (5,7%), infecção (1,8%) e perda parcial do retalho (1,1%). Essas taxas de complicações são significativamente menores do que as relatadas para os retalhos de hélice livre e de pedículo perfurante (19,0 e 21,4%, respectivamente).[44] Em uma coorte de mais de 100 defeitos, demonstramos que o retalho keystone leva a uma cicatrização mais rápida e a resultados cosméticos superiores em comparação com os FTSGs para a reconstrução de defeitos da extremidade inferior (dados não publicados). Reparos com retalhos keystone e FTSGs simultâneos exemplificam essas observações (▶ Fig. 13.9, ▶ Fig. 13.10). O *flap* keystone também foi empregado com sucesso após a radioterapia.[45]

A reconstrução de defeitos nas extremidades inferiores pode ser desafiadora, mas o SIH, o reparo linear, os enxertos de pele e os retalhos locais são excelentes opções quando aplicados para maximizar suas vantagens inerentes.

13.4 Cuidados Pós-Operatórios após a Reconstrução da Extremidade Inferior

13.4.1 Curativos

Além de proteger a ferida pós-operatória contra contaminação e outros traumas, os curativos devem manter um ambiente de cicatrização ideal, absorvendo exsudato da ferida e evitando a perda excessiva de fluido e a descamação. Para a extremidade inferior, em particular, a compressão também acelera a cicatrização.[46] Nossa abordagem para a seleção do curativo depende do local e do tipo de ferida.

Os curativos oclusivos diminuem a transmissão de fluidos ou vapor de água da ferida para o ambiente externo, criando assim um ambiente isolado e úmido. Os pacientes sentem menos dor e a cicatrização da ferida é de 4 a 5 vezes mais rápida com curativos oclusivos em comparação com feridas deixadas expostas ao ar.[46-50] Os curativos oclusivos podem ser biológicos, que incluem aloenxertos, xenoenxertos e substitutos de pele, e não biológicos, que incluem hidrocoloides, hidrogéis, alginatos e filmes.[46]

13.4.2 Bota de Unna

Os curativos de óxido de zinco que combinam oclusão e compressão foram descritos pela primeira vez em 1896, pelo dermatologista Paul Gerson Unna, e agora são comumente chamados de "botas de Unna".[51] A bota de Unna é um curativo de gaze saturado com uma pasta úmida composta de óxido de zinco, glicerina e loção de calamina, dependendo da formulação.[52] O curativo é enrolado ao redor da perna para ser usado

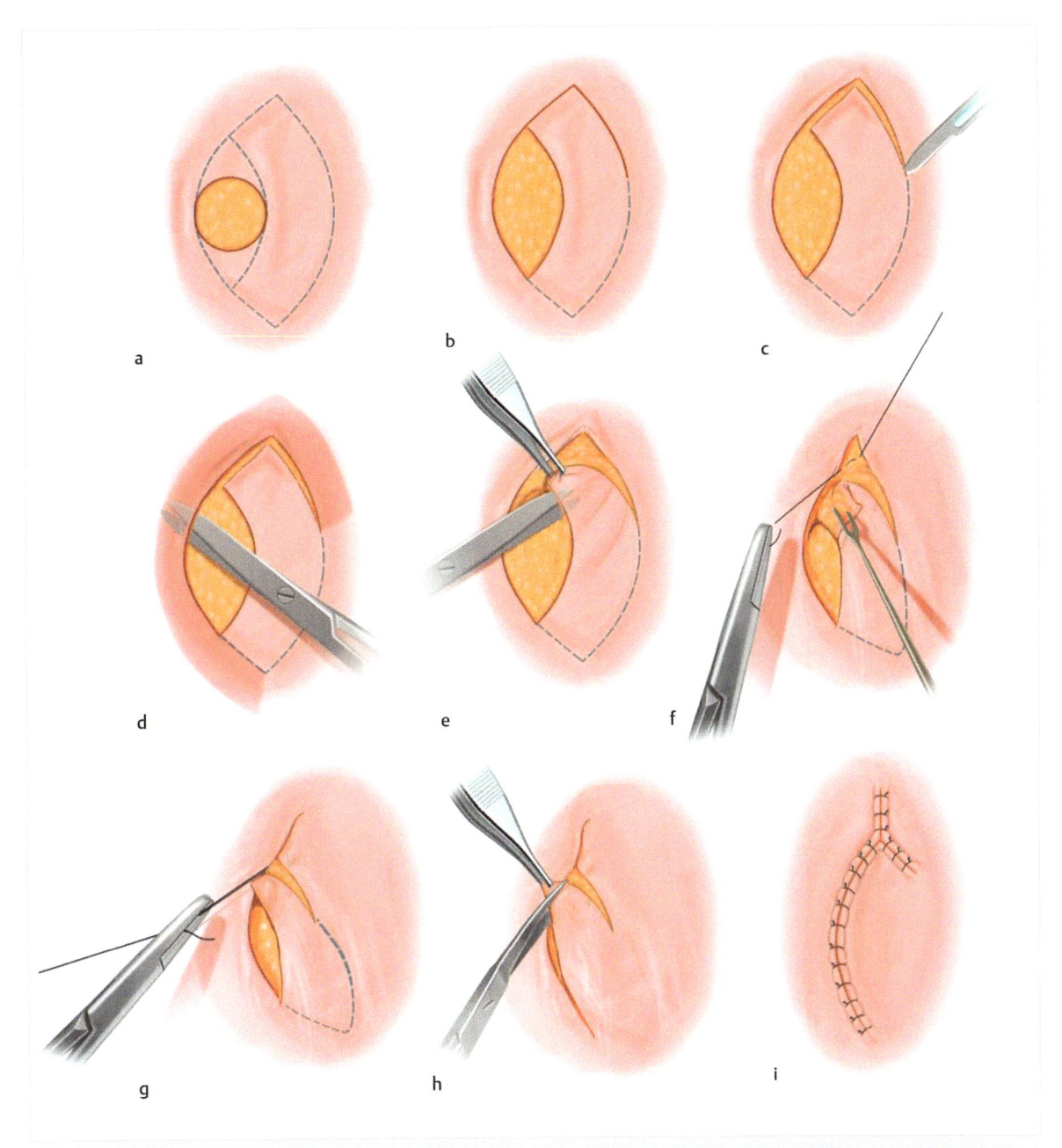

Fig. 13.7 (a-i) Um esquema do retalho *keystone* unilateral. Após a cirurgia micrográfica de Mohs (MMS) ou a excisão cirúrgica, o retalho *keystone* clássico é desenhado, mas apenas uma incisão parcial é feita ao longo do arco externo do retalho. A incisão pode ser estendida conforme necessário, e uma porção maior do retalho pode ser mobilizada para fechar o defeito. Em nossa experiência, essa técnica alivia a tensão e, ao mesmo tempo, minimiza a manipulação cirúrgica para proporcionar excelentes resultados cosméticos e tempos cirúrgicos mais rápidos.

continuamente e trocado semanalmente (▶ Fig. 13.11). O petrolato é frequentemente aplicado à pele antes da colocação da bota Unna semelhante a um curativo oclusivo.[49] Uma revisão sistemática demonstrou que uma bota de Unna foi superior a um curativo úmido, mas não compressivo, para o tratamento de úlceras venosas de perna,[53] sugerindo um possível benefício para seu uso em úlceras de perna mais baixas.[54] A bota de Unna oferece compressão e um ambiente local ideal para a ferida, minimizando a carga de cuidados com a ferida no pós-operatório para o paciente.

Diversos estudos em animais também demonstraram o papel potencial do zinco na cicatrização de feridas.[55] Histologicamente, as feridas tratadas com óxido de zinco exibiram uma epitelização avançada com inflamação mínima, enquanto os pacientes tratados com cloreto de zinco ou solução salina apresentaram reepitelização incompleta, detritos na ferida e infiltração inflamatória crônica.[56-59] Outros estudos demonstraram que o óxido de zinco tem propriedades anti-inflamatórias e antibacterianas, particularmente contra *Staphylococcus aureus*.[60,61]

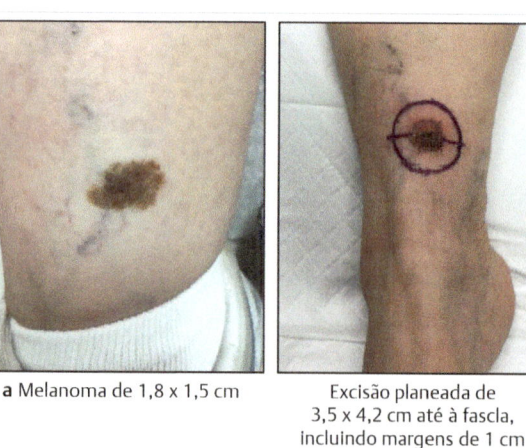

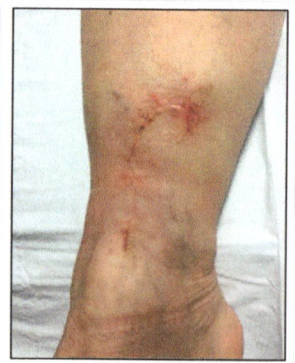

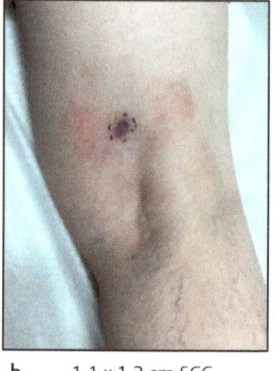

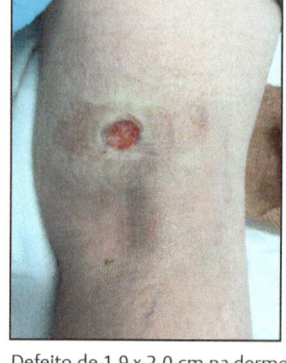

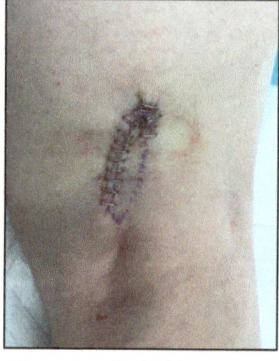

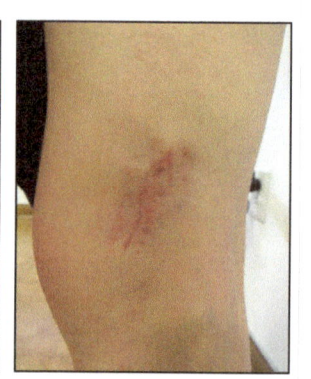

a Melanoma de 1,8 x 1,5 cm | Excisão planeada de 3,5 x 4,2 cm até à fascla, incluindo margens de 1 cm | Reconstrução de 12,0 x 8,5 cm com retalho *keystone* unilateral | Acompanhamento de 1,5 meses

b 1,1 x 1,2 cm SCC | Defeito de 1,9 x 2,0 cm na derme profunda/gordura subcutânea | Reconstrução de 7,0 x 6,0 cm com retalho *keystone* unilateral | Seguimento de 1,5 meses

Fig. 13.8 Exemplos do retalho *keystone* unilateral demonstram excelentes resultados cosméticos e de cicatrização com menos incisões. **(a)** Mulher de 80 anos com melanoma de disseminação superficial (profundidade de Breslow de 0,65 mm, nível I de Clark) na região distal pré-tibial tratada com excisão em etapas com margens de 1,0 cm. Foram colocadas suturas horizontais na polia do colchão para expansão do tecido. Após a confirmação de margens livres, o paciente retornou para reconstrução com um retalho *keystone* unilateral e aplicação de bota de Unna no pós-operatório. A paciente estava completamente cicatrizada na visita de 3 semanas para a remoção da sutura. Em 1 mês e meio de acompanhamento a paciente havia se recuperado bem, sem complicações. **(b)** Mulher de 64 anos com carcinoma espinocelular (SCC) na coxa posterior direita, tratada com cirurgia micrográfica de Mohs (MMS) e reparada com uma modificação unilateral do retalho *keystone*. A ferida cicatrizou bem, sem complicações.

Além dos benefícios da compressão e do óxido de zinco, as trocas semanais de curativos no local podem ser particularmente importantes para pacientes incapazes de realizar por conta própria cuidados mais frequentes e rigorosos com a ferida pós-operatória. De fato, a ansiedade do paciente pode ser diminuída e a satisfação aumentada com o curativo semanal com bota de Unna, mesmo quando o SIH é realizado.[49]

A combinação de oclusão, compressão e proteção contra traumas mecânicos também leva a uma melhora objetiva no tempo de cicatrização da ferida com menos complicações.[49,54] Thompson *et al.* compararam os resultados do tratamento padrão de feridas pós-operatórias, que consistia em gaze e fita adesiva (44 pacientes), com bandagens de compressão semanais de óxido de zinco (36 pacientes) após a excisão de lesões cutâneas nas extremidades inferiores. Em 19 dias, 92% dos pacientes com bandagens de compressão de óxido de zinco estavam totalmente curados, em comparação com apenas 66% no grupo de controle. Não houve complicações no grupo de compressão do óxido de zinco que foi comparado a uma taxa de complicações de 13,6% em pacientes que receberam tratamento padrão de feridas. As complicações mais comuns na coorte de tratamento padrão de feridas incluíram infecção (9,1%), sangramento (2,3%), deiscência (4,5%), dor (2,3%) e inchaço excessivo (2,3%). Quando ajustados para idade, sexo e complexidade do fechamento cirúrgico, os pacientes com compressão de óxido de zinco tiveram melhores tempos de cicatrização sem nenhuma complicação pós-operatória.[54] São necessários mais estudos para comparar as botas Unna com outros curativos compressivos nas extremidades inferiores.

As possíveis desvantagens da bota de Unna são dermatite, irritação, incapacidade de acomodar mudanças significativas no volume da perna, dor, se a bandagem for aplicada com muita força, aumento do tempo de aplicação e visitas adicionais ao consultório. Os serviços de visita de enfermagem geralmente são necessários para o curativo semanal, caso os pacientes não possam voltar ao consultório.[5,51] Esses efeitos adversos são mínimos em comparação com os benefícios de uma cicatrização de feridas mais confiável e rápida, menor risco de complicações e maior satisfação do paciente.

13.4 Cuidados Pós-Operatórios após a Reconstrução da Extremidade Inferior

a Defeito de 3,0 x 2,2 cm na gordura subcutânea — 0,8 x 0,8 cm SCC

Reparação de 11,0 x 7,5 cm com retalho em *keystone* e FTSG

Acompanhamento de 2,5 meses

b Defeito de 3,2 x 2,7 cm na gordura subcutânea — 2,3 x 2,6 cm SCC

Reparação de 8,0 x 12,0 cm com retalho em pedra angular e FTSG

Seguimento de 2 meses

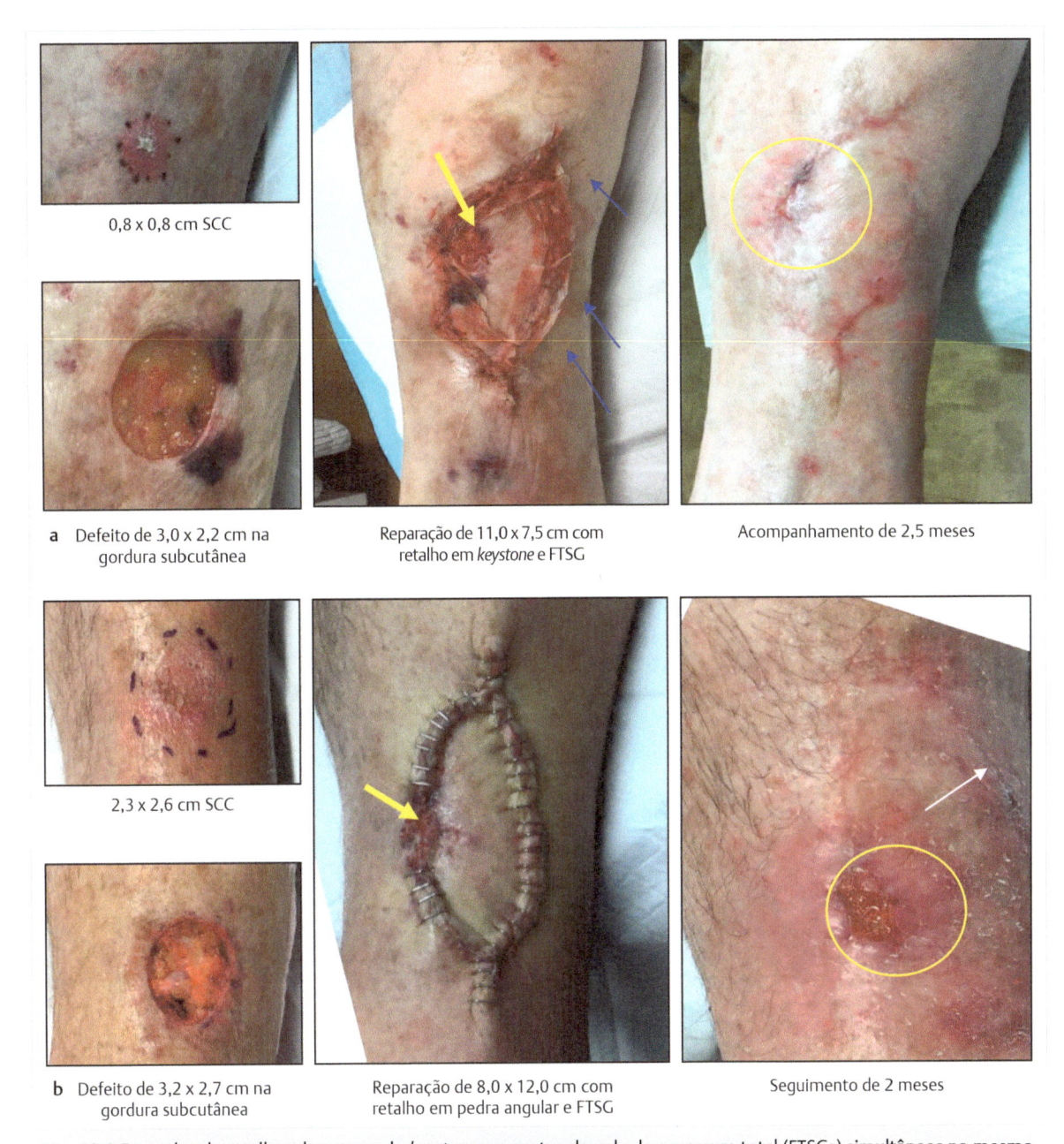

Fig. 13.9 Exemplos de retalhos de avanço do *keystone* e enxertos de pele de espessura total (FTSGs) simultâneos no mesmo local demonstram uma cicatrização mais rápida e confiável com a reconstrução do retalho. **(a)** Mulher de 75 anos de idade com carcinoma espinocelular (SCC) na região pré-tibial tratada com cirurgia micrográfica de Mohs (MMS) e reparada com um retalho de avanço da pedra angular e um FTSG de Burow a partir dos cones permanentes da incisão elíptica (*seta amarela*). A pele frágil da paciente resultou em ruptura epidérmica e dificuldade de colocação de suturas enterradas profundamente; portanto, as suturas foram colocadas através de fitas esterilizadas paralelas à borda da ferida (*setas azuis*). Uma bota Unna foi aplicada e trocada semanalmente. No acompanhamento de 2 meses e meio, o retalho *keystone* havia cicatrizado bem, mas uma pequena área de tecido de granulação permanecia no local do enxerto (*círculo amarelo*). A ferida estava completamente cicatrizada em 4,5 meses. **(b)** Homem de 82 anos de idade com SCC na região pré-tibial tratado com MMS e reparado com um retalho de avanço em *keystone* e FTSG de Burow a partir dos cones elevados da incisão elíptica (*seta amarela*). Uma bota de Unna foi colocada e trocada semanalmente. Nos acompanhamentos de 1 e 2 meses, o retalho em *keystone* havia cicatrizado bem, com uma cicatriz imperceptível (*seta branca*), enquanto o enxerto não havia sido retirado e continuava a granular (*círculo amarelo*).

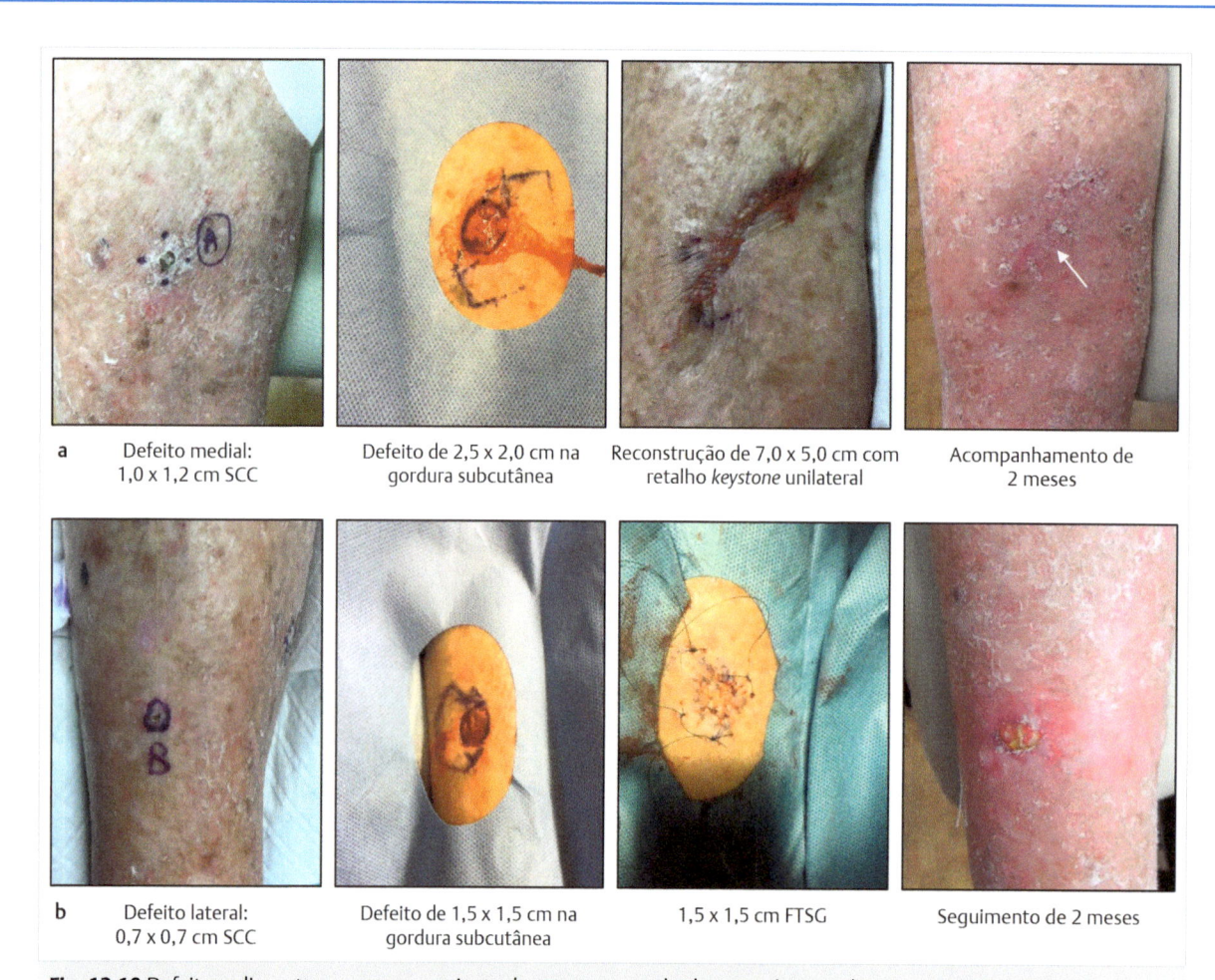

| a | Defeito medial: 1,0 x 1,2 cm SCC | Defeito de 2,5 x 2,0 cm na gordura subcutânea | Reconstrução de 7,0 x 5,0 cm com retalho *keystone* unilateral | Acompanhamento de 2 meses |

| b | Defeito lateral: 0,7 x 0,7 cm SCC | Defeito de 1,5 x 1,5 cm na gordura subcutânea | 1,5 x 1,5 cm FTSG | Seguimento de 2 meses |

Fig. 13.10 Defeitos adjacentes no mesmo paciente demonstram resultados cosméticos e de cicatrização superiores com o retalho *keystone* em comparação com o enxerto de pele de espessura total (FTSG). Homem de 84 anos com dermatite de estase e dois carcinomas de células escamosas (SCCs) na região pré-tibial medial e lateral direita, ambos tratados com cirurgia micrográfica de Mohs (MMS). O defeito medial **(a)** foi reparado com uma modificação unilateral do retalho *keystone*, e o defeito lateral **(b)** foi reparado com um FTSG do triângulo de Burow do retalho *keystone* adjacente. Uma bota de Unna foi aplicada e trocada semanalmente. No acompanhamento de 2 meses, o paciente apresentava um retalho de *keystone* com boa cicatrização e um FTSG viável. Essa comparação direta da reconstrução do retalho (*seta branca*) e do FTSG no mesmo paciente, com os mesmos cuidados pós-operatórios, demonstra o resultado cosmético superior e o tempo de cicatrização mais rápido do retalho em *keystone*.

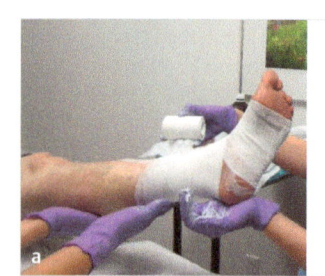

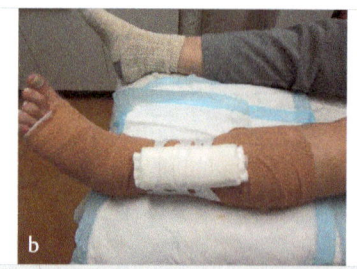

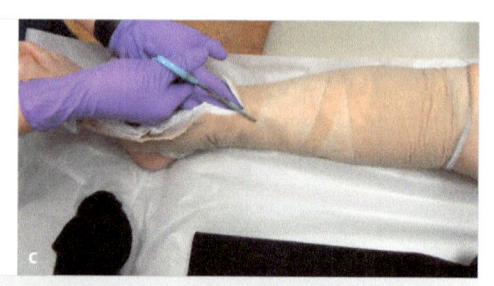

Fig. 13.11 Aplicação e remoção de uma bota de Unna após a reconstrução com retalho *keystone* unilateral. **(a)** A ferida cirúrgica é tratada com uma mistura de pomada de mupirocina 2% e petrolato e coberta com um curativo não aderente. O petrolato também é aplicado em toda a parte inferior da perna para evitar irritação e prurido. Em seguida, uma gaze embebida com óxido de zinco é cuidadosamente enrolada ao redor da extremidade inferior para proporcionar uma leve compressão sem comprometimento vascular. Os dedos dos pés permanecem expostos para testar o preenchimento capilar e garantir que o curativo não seja aplicado com muita força. **(b)** O curativo de zinco é coberto com uma camada de gaze seca e, em seguida, com um envoltório elástico autoaderente. Um curativo de pressão focal adicional é colocado sobre o local da cirurgia para absorver o exsudato da ferida (pode ser aplicado sobre ou sob o envoltório elástico). **(c)** Após 1 semana, a bota de Unna é removida cuidadosamente com uma tesoura para evitar traumas na pele subjacente, no consultório ou com uma enfermeira. A bota de Unna é, então, substituída semanalmente por 2 a 4 semanas, dependendo da tolerância e da cicatrização do paciente.

13.4.3 Imobilização Pós-Operatória

A maioria das cirurgias dermatológicas é realizada em ambiente ambulatorial, eliminando o custo da hospitalização pós-operatória e o risco associado de infecções nosocomiais em uma população idosa já vulnerável.[17] Para casos maiores que exijam hospitalização, foi sugerida a imobilização do membro inferior por até 5 dias de pós-operatório (PODs) após a reconstrução da extremidade inferior, especialmente em pacientes que receberam enxertos de pele.[41,62] Os defensores da imobilização pós-operatória argumentam que a deambulação antes da revascularização poderia aumentar o risco de falha do enxerto.[62] Por outro lado, há riscos significativos associados até mesmo a períodos curtos de imobilização, incluindo o descondicionamento físico, o aumento do risco de trombose venosa profunda e embolia pulmonar, além do custo e do tempo necessários para cuidar de um paciente imobilizado.[63]

Vários estudos recentes mostraram que a imobilização não é necessária após a reconstrução de defeitos nas extremidades inferiores.[4,8,62,64] Um estudo prospectivo e randomizado comparou a mobilização precoce com o repouso no leito de um paciente internado por uma média de 12 dias após o reparo de lacerações pré-tibiais com STSG em idosos.[64] No acompanhamento de 1 e 3 semanas, os autores não encontraram diferença estatística na porcentagem de retirada do enxerto de pele. Um terço dos pacientes no grupo de deambulação retardada relatou dificuldade em retornar a um estilo de vida independente. Outro estudo randomizou pacientes que receberam enxertos de pele na extremidade inferior para deambular dentro de 24 horas ou para permanecer em repouso na cama até o 5º POD. Não houve diferença significativa no número de pacientes que tiveram perda do enxerto entre os dois grupos, e os pacientes que começaram a deambular mais cedo relataram menos dor nos locais doador e do enxerto.

A imobilização traz riscos inerentes, especialmente em pacientes idosos. As evidências atuais sugerem que a imobilização após a cirurgia dermatológica não é necessária. Em nosso centro, instruímos os pacientes a eliminar atividades extenuantes por 3 semanas no pós-operatório. Também recomendamos a elevação das pernas, quando possível, mas permitimos que os pacientes deambulem lenta e cuidadosamente e realizem atividades normais da vida diária no período pós-operatório.

13.5 Complicações
13.5.1 Infecção

As taxas de infecção após excisões ou MMS para neoplasias malignas cutâneas são baixas, variando entre 1 e 4%.[65-67] A cirurgia abaixo do joelho apresenta uma taxa mais alta de infecções pós-operatórias, com relatos que variam entre 3,3 e 17,6%.[20,65,68-70] As infecções pós-operatórias na extremidade inferior podem levar à deiscência da ferida, necrose do retalho, atraso na cicatrização e resultados cosméticos ruins em um local que já é tecnicamente desafiador.[65]

Dixon *et al.* avaliaram 448 defeitos abaixo do joelho após cirurgia dermatológica e relataram uma taxa de infecção de 6,92% na ausência de antibióticos profiláticos.[65] Essas taxas foram significativamente mais altas do que os 1,47% registrados em outras regiões do corpo. É interessante notar que os autores relataram que a maioria das infecções em defeitos abaixo do joelho progrediu para celulite ou necrose infecciosa, em vez de abscesso. Os autores postularam que a relativa rigidez da pele e a subsequente falta de espaço morto contribuíram para a menor formação de abscessos. Não surpreende que as taxas de infecção do sítio cirúrgico (SSI) para reconstruções dermatológicas mais complexas sejam mais altas, com relatos de 2,3 a 8,7% para procedimentos reconstrutivos (enxertos e retalhos) em comparação com 0,54 a 1,6% para excisões simples.[65,71] O aumento da idade e do BMI, o tabagismo, a imunossupressão e a doença vascular periférica são fatores que aumentam as taxas de SSIs.[72]

A equipe médica e o paciente devem estar atentos aos cuidados pós-operatórios para minimizar os riscos de SSIs e intervir precocemente se surgirem sinais e sintomas de infecção.

Antissepsia

O tratamento antisséptico pré-operatório do local da cirurgia é um aspecto importante da prevenção de ISCs. A atenção cuidadosa à antissepsia intraoperatória é especialmente importante em locais com alto risco de infecção.

A iodopovidona (PVI) e o gluconato de clorexidina (CHG) são as duas preparações antissépticas pré-operatórias mais comumente utilizadas. Tanto a PVI quanto o CHG estão disponíveis em soluções aquosas e alcoólicas e são eficazes contra bactérias, fungos e vírus.[73] Um estudo de referência constatou que a clorexidina a 2% em álcool isopropílico a 70% era mais eficaz do que a PVI aquosa a 10%; no entanto, o estudo foi confundido pela adição de álcool, que é um antisséptico, à clorexidina.[74] Em outro estudo prospectivo, os pacientes foram randomizados para receber CHG a 0,5% em álcool 70% ou CHG a 0,5% em solução aquosa antes de pequenas excisões de pele. No acompanhamento de 30 dias, não houve diferença estatisticamente significativa nas taxas de SSIs entre os braços de tratamento.[75]

Em nossa prática, os pacientes submetidos a procedimentos nas extremidades inferiores são instruídos a descolonizar a pele com a aplicação diária de clorexidina em casa por 1 semana no pré-operatório. A pele é rigorosamente preparada do joelho ao pé com clorexidina antes da incisão e uma bota Unna é aplicada após o término da operação.

Antibióticos Profiláticos

Estudos randomizados em larga escala demonstraram que os antibióticos tópicos profiláticos não são eficazes na prevenção de SSIs após cirurgias dermatológicas;[76-78] no entanto, as evidências para antibióticos orais profiláticos são menos seguras para locais cirúrgicos nas extremidades inferiores. Como as feridas nos membros inferiores têm taxas mais altas de SSIs

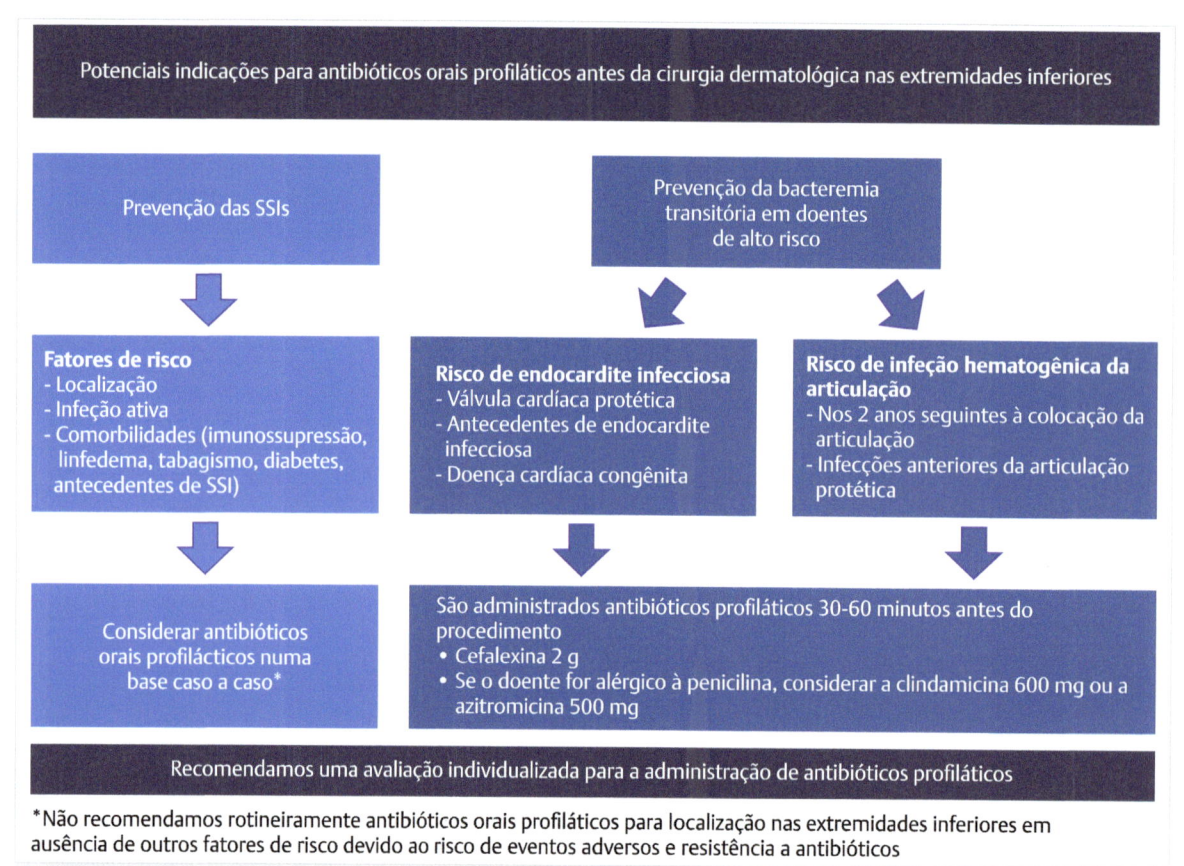

Fig. 13.12 Algoritmo para profilaxia antibiótica para pacientes submetidos à reconstrução de defeitos nas extremidades inferiores. Abreviações: SSI, infecção do sítio cirúrgico. (As recomendações são baseadas em Wright et al.,[79] Mourad et al.[82] e Lee e Paver.[83])

em comparação com outras regiões do corpo, uma declaração consultiva de 2008 sugeriu que se considerasse a cefalexina 2 g para profilaxia antes de procedimentos na virilha e abaixo do joelho, mas observou uma falta de dados de alta qualidade.[79,80] Vários estudos pequenos demonstraram uma possível redução na incidência de SSI com uma única dose perioperatória de cefalexina 2 g.[20,81]

Outros estudos, no entanto, não demonstraram diferença nas taxas de infecção com antibióticos orais profiláticos. Uma revisão retrospectiva de 271 casos de MMS ou excisão local ampla (WLE) para malignidades cutâneas abaixo do joelho não demonstrou diferença estatisticamente significativa na frequência de SSI com antibióticos profiláticos.[80] As taxas gerais de SSI em 2 semanas foram de 2,3% na coorte de MMS e 8,3% na coorte de WLE. Uma metanálise recente que incluiu 839 pacientes randomizados para receber profilaxia antibiótica oral ou placebo antes da MMS no ouvido e nariz não demonstrou qualquer redução estatisticamente significativa nas SSIs com profilaxia antibiótica.[82] Além disso, o uso excessivo de antibióticos expõe os pacientes a possíveis reações adversas a medicamentos e à resistência a antibióticos.

Nossa abordagem é avaliar individualmente o risco de infecção pós-operatória de cada paciente, levando em consideração a localização da cirurgia e outras comorbidades, como imunossupressão, linfedema, tabagismo, diabetes e histórico de SSI. Não recomendamos rotineiramente a profilaxia com base apenas na localização da perna. Nos pacientes de alto risco, normalmente administramos cefalexina 2 g 30 a 60 minutos antes da incisão. Para pacientes com alergia à penicilina, consideramos a clindamicina 600 mg ou a azitromicina 500 mg[79,83] (▶ Fig. 13.12). Além disso é necessário um estudo para delinear melhor os riscos e benefícios de antibióticos nessa população para evitar o uso excessivo e reduzir a resistência bacteriana.

Como em outros locais cirúrgicos, recomenda-se o uso de antibióticos orais profiláticos em feridas contaminadas, sujas ou infectadas, ou em pacientes com alto risco de endocardite infecciosa ou infecção hematogênica da articulação (geralmente nos primeiros 2 anos após a substituição da articulação).

13.5.2 Deiscência

A deiscência da ferida é multifatorial, resultando de alta tensão no local da cirurgia, cuidados pós-operatórios inadequados ou qualidade da pele atrófica e frágil, frequentemente observada em pacientes idosos. Normalmente, a deiscência da ferida ocorre nos primeiros 7 DPOs. Um estudo de STSGs e fechamentos primários na extremidade inferior constatou que a incidência de falha do local cirúrgico (falha do enxerto ou deiscência do fechamento primário) chegou a 53,4%. Os STSGs, a idade avançada, a SSI e a formação de hematoma foram significativamente correlacionados com o risco de falha do local cirúrgico em pacientes submetidos à cirurgia dermatológica ambulatorial no membro inferior.[84] O edema pós-operatório após a reconstrução da extremidade inferior também pode contribuir para o atraso na cicatrização e a deiscência.[85]

A deiscência da ferida também pode resultar de outras complicações da ferida, e elas devem ser tratadas adequadamente. Isso inclui a drenagem de seroma ou hematoma e o tratamento de qualquer infecção. O desbridamento de qualquer tecido necrótico ou inviável seguido de um novo fechamento da ferida é uma opção; no entanto, os autores geralmente preferem o tratamento conservador e o SIH para todas as áreas deiscentes. A revisão tardia pode ser considerada se o paciente desejar. Como em qualquer outra complicação cirúrgica, os pacientes devem ser acompanhados de perto para garantir eventual melhora.

13.5.3 Dermatite de Contato e de Estase

Cada etapa da cirurgia cutânea pode expor o paciente a alérgenos de contato, incluindo PVI, instrumentos niquelados, suturas, colas cirúrgicas, curativos, bacitracina e neomicina.[86-90] A avaliação pré-operatória deve levantar o histórico de alergias ou sensibilidades. Os alérgenos devem ser evitados e a dermatite deve ser tratada com esteroides tópicos.

Conforme discutido anteriormente, a terapia de compressão é a melhor opção para a prevenção e o tratamento da dermatite de estase. O aumento da idade, a imobilização prolongada, o gênero feminino, a obesidade, a trombose venosa profunda (TVP) e a gravidez são fatores de risco para a dermatite de estase.[91] O tratamento da pigmentação cutânea secundária em virtude de dermatite de estase é desafiador, com o uso de uma fonte de luz intensa pulsada não coerente se mostrando promissor.[92] Qualquer procedimento a *laser* nas extremidades inferiores deve ser realizado com cautela, pois complicações como a despigmentação são mais comuns.

13.5.4 Hematoma ou Seroma

O desenvolvimento de um hematoma é uma das complicações pós-operatórias mais comuns na cirurgia dermatológica. Um estudo prospectivo de 1.343 casos de MMS constatou que os hematomas representam 32% de todas as complicações.[93] Os hematomas e seromas podem levar a um risco maior de infecção, deiscência e necrose da ferida.[94]

A avaliação pré-operatória e as técnicas cirúrgicas meticulosas são fundamentais para prever e prevenir complicações hemorrágicas. Não recomendamos a interrupção rotineira de anticoagulantes antes da cirurgia cutânea, pois os riscos geralmente são maiores do que o risco de sangramento pós-operatório. Vários estudos demonstraram claramente que a aspirina, a varfarina e os agentes anti-inflamatórios não esteroides não aumentam significativamente o risco de complicações pós-operatórias em cirurgia dermatológica.[95,96] Isso é particularmente verdadeiro nas extremidades inferiores. Mesmo com a reconstrução de retalhos e enxertos maiores, não observamos aumento nas complicações de sangramento em pacientes em uso de anticoagulantes (dados não publicados). Os curativos de pressão na ferida pós-operatória diminuem os hematomas e evitam hematomas e seromas.

13.5.5 Tratamento de Cicatrizes

A cicatrização é inevitável após a cirurgia cutânea. As cicatrizes hipertróficas muitas vezes podem ser tratadas com métodos não invasivos, incluindo folhas de gel de silicone, pressão ou massagem terapêutica, injeções intralesionais de corticosteroides, óxido de carbono e *lasers* de corante pulsado, ou até mesmo revisão se as medidas de contraste limitarem a função.[97] As cicatrizes queloides geralmente são mais difíceis de tratar. Além das modalidades acima, uma combinação de excisão cirúrgica, radioterapia e 5-fluorouracil e corticosteroides intralesionais pode ser usada para o tratamento de queloides.[98-102] Cicatrizes ou edema pós-operatório que limitam a amplitude de movimento geralmente melhoram com a fisioterapia.

13.6 Conclusão

A reconstrução de defeitos cirúrgicos nas extremidades inferiores continua sendo um desafio clínico. As comorbidades e o estilo de vida do paciente devem ser considerados ao selecionar uma abordagem reconstrutiva. O SIH e o fechamento linear primário são frequentemente utilizados para pequenos defeitos. Feridas grandes que não são passíveis de uma abordagem mais conservadora são mais bem reparadas com enxertos de pele e retalhos locais. Em nossa experiência, os enxertos de pele têm cicatrização menos confiável com resultados cosméticos variáveis, o que levou ao aumento do uso de retalhos perfurantes como o retalho de avanço de keystone (▶ Tabela 13.1). Aconselhamento pré-operatório claro, meticuloso no intraoperatório.

A técnica de cirurgia de extremidade inferior, o cuidado cuidadoso com a ferida pós-operatória e a intervenção precoce para complicações podem ajudar a superar os desafios da cirurgia de extremidade inferior e levar a resultados reconstrutivos bem-sucedidos.

Tabela 13.1 Comparação dos resultados da reconstrução com retalhos e enxertos na extremidade inferior

Resultado	Mais eficaz		Menos eficaz
Confiabilidade	Retalho	STSG	FTSG
Correspondência de tecidos	Retalho	FTSG	STSG
Contorno partida	Retalho	FTSG	STSG

Abreviações: FTSG, enxertos de pele de espessura total; STSG, enxertos de pele de espessura parcial.

Referências

[1] Gallagher RP, Ma B, McLean DI, et al. Trends in basal cell carcinoma, squamous cell carcinoma, and melanoma of the skin from 1973 through 1987. J Am Acad Dermatol. 1990; 23(3, Pt 1):413–421

[2] Kim C, Ko CJ, Leffell DJ. Cutaneous squamous cell carcinomas of the lower extremity: a distinct subset of squamous cell carcinomas. J Am Acad Dermatol. 2014; 70(1):70–74

[3] Eberhardt RT, Raffetto JD. Chronic venous insufficiency. Circulation. 2014; 130(4):333–346

[4] Oganesyan G, Jarell AD, Srivastava M, Jiang SI. Efficacy and complication rates of full-thickness skin graft repair of lower extremity wounds after Mohs micrographic surgery. Dermatol Surg. 2013; 39(9):1334–1339

[5] Rao K, Tillo O, Dalal M. Full thickness skin graft cover for lower limb defects following excision of cutaneous lesions. Dermatol Online J. 2008; 14(2):4

[6] Zitelli JA. Secondary intention healing: an alternative to surgical repair. Clin Dermatol. 1984; 2(3):92–106

[7] Perper M, Eber A, Lindsey SF, Nouri K. Blinded, randomized, controlled trial evaluating the effects of light-emitting diode photomodulation on lower extremity wounds left to heal by secondary intention. Dermatol Surg. 2020; 46(5):605–611

[8] Audrain H, Bray A, De Berker D. Full-thickness skin grafts for lower leg defects: an effective repair option. Dermatol Surg. 2015; 41(4):493–498

[9] Joo J, Custis T, Armstrong AW, et al. Purse-string suture vs second intention healing: results of a randomized, blind clinical trial. JAMA Dermatol. 2015; 151(3):265–270

[10] Jung JY, Roh HJ, Lee SH, Nam K, Chung KY. Comparison of secondary intention healing and full-thickness skin graft after excision of acral lentiginous melanoma on foot. Dermatol Surg. 2011; 37(9):1245–1251

[11] Adams DC, Ramsey ML. Grafts in dermatologic surgery: review and update on full- and split-thickness skin grafts, free cartilage grafts, and composite grafts. Dermatol Surg. 2005; 31(8, Pt 2):1055–1067

[12] Anderson JJ, Wallin KJ, Spencer L. Split thickness skin grafts for the treatment of non-healing foot and leg ulcers in patients with diabetes: a retrospective review. Diabet Foot Ankle. 2012; 3(3):1024–1030

[13] Kirsner RS, Falanga V. Techniques of split-thickness skin grafting for lower extremity ulcerations. J Dermatol Surg Oncol. 1993; 19(8):779–783

[14] Reddy S, El-Haddawi F, Fancourt M, et al. The incidence and risk factors for lower limb skin graft failure. Dermatol Res Pract. 2014;2014:582080

[15] Harvey I, Smith S, Patterson I. The use of quilted full thickness skin grafts in the lower limb: reliable results with early mobilization. J Plast Reconstr Aesthet Surg. 2009; 62(7):969–972

[16] Lewis JM, Zager JS, Yu D, et al. Full-thickness grafts procured from skin overlying the sentinel lymph node basin; reconstruction of primary cutaneous malignancy excision defects. Ann Surg Oncol. 2008; 15(6):1733–1740

[17] Coldiron BM, Rivera E. Delayed full-thickness grafting of lower leg defects following removal of skin malignancies. Dermatol Surg. 1996; 22(1):23–26

[18] Ochoa SA. Nonfacial reconstructive techniques. Dermatol Surg. 2015; 41 Suppl 10:S229–S238

[19] Wilson JA, Clark JJ. Obesity: impediment to postsurgical wound healing. Adv SkinWound Care. 2004; 17(8):426–435

[20] Struk S, Correia N, Guenane Y, Revol M, Cristofari S. Full-thickness skin grafts for lower leg defects coverage: interest of postoperative immobilization. Ann Chir Plast Esthet. 2018; 63(3):229–233

[21] Sharpe DT, Cardoso E, Baheti V. The immediate mobilisation of patients with lower limb skin grafts: a clinical report. Br J Plast Surg. 1983; 36(1):105–108

[22] Quatrano NA, Samie FH. Modification of Burow's advancement flap: avoiding the secondary triangle. JAMA Facial Plast Surg. 2014; 16(5):364–366

[23] Metz BJ, Katta R. Burow's advancement flap closure of adjacent defects. Dermatol Online J. 2005; 11(1):11

[24] Khouri JS, Egeland BM, Daily SD, et al. The keystone island flap: use in large defects of the trunk and extremities in soft-tissue reconstruction. Plast Reconstr Surg. 2011; 127(3):1212–1221

[25] Huang J, Yu N, Long X, Wang X. A systematic review of the keystone design perforator island flap in lower extremity defects. Medicine (Baltimore). 2017; 96(21):e6842

[26] Dini M, Innocenti A, Russo GL, Agostini V. The use of the V-Y fasciocutaneous island advancement flap in reconstructing postsurgical defects of the leg. Dermatol Surg. 2001; 27(1):44–46

[27] Georgeu GA, El-Muttardi N. The horn shaped fascio-cutaneous flap usage in cutaneous malignancy of the leg. Br J Plast Surg. 2004; 57 (1):66–76

[28] Penington AJ, Mallucci P. Closure of elective skin defects in the leg with a fasciocutaneous V-Y island flap. Br J Plast Surg. 1999; 52(6):458–461

[29] Behan FC, Terrill PJ, Breidahl A, et al. Island flaps including the Bezier type in the treatment of malignant melanoma. Aust N Z J Surg. 1995; 65(12):870–880

[30] Niranjan NS, Price RD, Govilkar P. Fascial feeder and perforatorbased V-Y advancement flaps in the reconstruction of lower limb defects. Br J Plast Surg. 2000; 53(8):679–689

[31] Venkataramakrishnan V, Mohan D, Villafane O. Perforator based V-Y advancement flaps in the leg. Br J Plast Surg. 1998; 51(6):431–435

[32] Calderón W, Andrades P, Leniz P, et al. The cone flap: a new and versatile fasciocutaneous flap. Plast Reconstr Surg. 2004; 114(6):1539–1542

[33] Behan F, Findlay M, Lo CH. The Keystone Perforator Island Flap Concept. 1st ed. Sydney: Churchill Livingstone; 2012

[34] Behan FC. The keystone design perforator island flap in reconstructive surgery. ANZ J Surg. 2003; 73(3):112–120

[35] Martinez JC, Cook JL, Otley C. The keystone fasciocutaneous flap in the reconstruction of lower extremity wounds. Dermatol Surg. 2012; 38(3):484–489

[36] Hessam S, Sand M, Bechara FG. The keystone flap: expanding the dermatologic surgeon's armamentarium. J Dtsch Dermatol Ges. 2015; 13(1):70–72

[37] Rao AL, Janna RK. Keystone flap: versatile flap for reconstruction of limb defects. J Clin Diagn Res. 2015; 9(3):PC05–PC07

[38] Hu M, Bordeaux JS. The keystone flap for lower extremity defects. Dermatol Surg. 2012; 38(3):490–493

[39] Magliano J, Falco S, Agorio C, Bazzano C. Modified keystone flap for extremity defects after Mohs surgery. Int J Dermatol. 2016; 55(12):1391–1395

[40] Stone JP, Webb C, McKinnon JG, Dawes JC, McKenzie CD, Temple-Oberle CF. Avoiding skin grafts: the keystone flap in cutaneous defects. Plast Reconstr Surg. 2015; 136(2):404–408

[41] Moncrieff MD, Bowen F, Thompson JF, et al. Keystone flap reconstruction of primary melanoma excision defects of the leg-the end of the skin graft? Ann Surg Oncol. 2008; 15(10):2867–2873

[42] Petukhova TA, Navrazhina K, Minkis K. V-Y hemi-keystone advancement flap: a novel and simplified reconstructive modification. Plast Reconstr Surg Glob Open. 2020; 8(2):e2654

[43] Yoon CS, Kim SI, Kim H, Kim KN. Keystone-designed perforator island flaps for the coverage of traumatic pretibial defects in patients with comorbidities. Int J Low Extrem Wounds. 2017; 16(4):302–309

[44] Bekara F, Herlin C, Somda S, de Runz A, Grolleau JL, Chaput B. Free versus perforator-pedicled propeller flaps in lower extremity reconstruction: what is the safest coverage? A meta-analysis. Microsurgery. 2018; 38(1):109–119

[45] Behan F, Sizeland A, Porcedu S, Somia N, Wilson J. Keystone island flap: an alternative reconstructive option to free flaps in irradiated tissue. ANZ J Surg. 2006; 76(5):407–413

[46] Lionelli GT, Lawrence WT. Wound dressings. Surg Clin North Am. 2003; 83(3):617–638
[47] Helfman T, Ovington L, Falanga V. Occlusive dressings and wound healing. Clin Dermatol. 1994; 12(1):121–127
[48] Eaglstein WH, Mertz PM. New methods for assessing epidermal wound healing: the effects of triamcinolone acetonide and polyethelene film occlusion. J Invest Dermatol. 1978; 71(6):382–384
[49] Stebbins WG, Hanke CW, Petersen J. Enhanced healing of surgical wounds of the lower leg using weekly zinc oxide compression dressings. Dermatol Surg. 2011; 37(2):158–165
[50] Nemeth AJ, Eaglstein WH, Taylor JR, Peerson LJ, Falanga V. Faster healing and less pain in skin biopsy sites treated with an occlusive dressing. Arch Dermatol. 1991; 127(11):1679–1683
[51] Kikta MJ, Schuler JJ, Meyer JP, et al. A prospective, randomized trial of Unna's boots versus hydroactive dressing in the treatment of venous stasis ulcers. J Vasc Surg. 1988; 7(3):478–483
[52] Koksal C, Bozkurt AK. Combination of hydrocolloid dressing and medical compression stockings versus Unna's boot for the treatment of venous leg ulcers. Swiss Med Wkly. 2003; 133(25–26):364–368
[53] Fletcher A, Cullum N, Sheldon TA. A systematic review of compression treatment for venous leg ulcers. BMJ. 1997; 315(7108):576–580
[54] Thompson CB, Wiemken TL, Brown TS. Effect of postoperative dressing on excisions performed on the leg: a comparison between zinc oxide compression dressings versus standard wound care. Dermatol Surg. 2017; 43(11):1379–1384
[55] Lansdown AB, Mirastschijski U, Stubbs N, Scanlon E, Agren MS. Zinc in wound healing: theoretical, experimental, and clinical aspects. Wound Repair Regen. 2007; 15(1):2–16
[56] Lansdown AB. Influence of zinc oxide in the closure of open skin wounds. Int J Cosmet Sci. 1993; 15(2):83–85
[57] Arslan K, Karahan O, Okuş A, et al. Comparison of topical zinc oxide and silver sulfadiazine in burn wounds: an experimental study. Ulus Travma Acil Cerrahi Derg. 2012; 18(5):376–383
[58] Agren MS. Zinc in wound repair. Arch Dermatol. 1999; 135(10):1273–1274
[59] Agren MS, Chvapil M, Franzén L. Enhancement of reepithelialization with topical zinc oxide in porcine partial-thickness wounds. J Surg Res. 1991; 50(2):101–105
[60] Akiyama H, Yamasaki O, Kanzaki H, Tada J, Arata J. Effects of zinc oxide on the attachment of Staphylococcus aureus strains. J Dermatol Sci. 1998; 17(1):67–74
[61] Sunzel B, Lasek J, Söderberg T, Elmros T, Hallmans G, Holm S. The effect of zinc oxide on Staphylococcus aureus and polymorphonuclear cells in a tissue cage model. Scand J Plast Reconstr Surg Hand Surg. 1990; 24(1):31–35
[62] Lorello DJ, Peck M, Albrecht M, Richey KJ, Pressman MA. Results of a prospective randomized controlled trial of early ambulation for patients with lower extremity autografts. J Burn Care Res. 2014; 35(5):431–436
[63] Gawaziuk JP, Peters B, Logsetty S. Early ambulation after-grafting of lower extremity burns. Burns. 2018; 44(1):183–187
[64] Budny PG, Lavelle J, Regan PJ, Roberts AH. Pretibial injuries in the elderly: a prospective trial of early mobilisation versus bed rest following surgical treatment. Br J Plast Surg. 1993; 46(7):594–598
[65] Dixon AJ, Dixon MP, Askew DA, Wilkinson D. Prospective study of wound infections in dermatologic surgery in the absence of prophylactic antibiotics. Dermatol Surg. 2006; 32(6):819–826, discussion 826–827
[66] Whitaker DC, Grande DJ, Johnson SS. Wound infection rate in dermatologic surgery. J Dermatol Surg Oncol. 1988; 14(5):525–528
[67] Rabb DC, Lesher JL, Jr. Antibiotic prophylaxis in cutaneous surgery. Dermatol Surg. 1995; 21(6):550–554
[68] Garland R, Frizelle FA, Dobbs BR, Singh H. A retrospective audit of long-term lower limb complications following leg vein harvesting for coronary artery bypass grafting. Eur J Cardiothorac Surg. 2003;23(6):950–955
[69] Bordeaux JS, Martires KJ, Goldberg D, Pattee SF, Fu P, Maloney ME. Prospective evaluation of dermatologic surgery complications including patients on multiple antiplatelet and anticoagulant medications. J Am Acad Dermatol. 2011; 65(3):576–583
[70] Penington A. Ulceration and antihypertensive use are risk factors for infection after skin lesion excision. ANZ J Surg. 2010; 80(9):642–645
[71] Rogues AM, Lasheras A, Amici JM, et al. Infection control practices and infectious complications in dermatological surgery. J Hosp Infect. 2007; 65(3):258–263
[72] Maragh SL, Otley CC, Roenigk RK, Phillips PK, Division of Dermatologic Surgery, Mayo Clinic, Rochester, MN. Antibiotic prophylaxis in dermatologic surgery: updated guidelines. Dermatol Surg. 2005; 31(1):83–91
[73] Heal CF, Charles D, Hardy A, et al. Protocol for a randomized controlled trial comparing aqueous with alcoholic chlorhexidine antisepsis for the prevention of superficial surgical site infection after minor surgery in general practice: the AVALANCHE trial. BMJ Open. 2016; 6(7):e011604
[74] Darouiche RO, Wall MJ, Jr, Itani KM, et al. Chlorhexidine-alcohol versus povidone-iodine for surgical-site antisepsis. N Engl J Med. 2010; 362(1):18–26
[75] Charles D, Heal CF, Delpachitra M, et al. Alcoholic versus aqueous chlorhexidine for skin antisepsis: the AVALANCHE trial. CMAJ. 2017;189(31):E1008–E1016
[76] Saco M, Howe N, Nathoo R, Cherpelis B. Topical antibiotic prophylaxis for prevention of surgical wound infections from dermatologic procedures: a systematic review and meta-analysis. J Dermatolog Treat. 2015; 26(2):151–158
[77] Smack DP, Harrington AC, Dunn C, et al. Infection and allergy incidence in ambulatory surgery patients using white petrolatum vs bacitracin ointment. A randomized controlled trial. JAMA. 1996;276(12):972–977
[78] Dixon AJ, Dixon MP, Dixon JB. Randomized clinical trial of the effect of applying ointment to surgical wounds before occlusive dressing. Br J Surg. 2006; 93(8):937–943
[79] Wright TI, Baddour LM, Berbari EF, et al. Antibiotic prophylaxis in dermatologic surgery: advisory statement 2008. J Am Acad Dermatol. 2008; 59(3):464–473
[80] Bari O, Eilers RE, Jr, Rubin AG, Jiang SIB. Clinical characteristics of lower extremity surgical site infections in dermatologic surgery based upon 24-month retrospective review. J Drugs Dermatol. 2018;17(7):766–771
[81] Smith SC, Heal CF, Buttner PG. Prevention of surgical site infection in lower limb skin lesion excisions with single dose oral antibiotic prophylaxis: a prospective randomised placebo-controlled doubleblind trial. BMJ Open. 2014; 4(7):e005270
[82] Mourad A, Gniadecki R, Taher M. Oral and intraincisional antibiotic prophylaxis in Mohs surgery: a systematic review and metaanalysis. Dermatol Surg. 2020; 46(4):558–560
[83] Lee MR, Paver R. Prophylactic antibiotics in dermatological surgery. Australas J Dermatol. 2016; 57(2):83–91
[84] Stankiewicz M, Coyer F, Webster J, Osborne S. Incidence and predictors of lower limb split-skin graft failure and primary closure dehiscence in day-case surgical patients. Dermatol Surg. 2015; 41(7):775–783
[85] Unal C, Gercek H. Use of custom-made stockings to control postoperative leg and foot edema following free tissue transfer and
[86] external fixation of fractures. J Foot Ankle Surg. 2012; 51(2):246–248
[87] Jacob SE, James WD. From road rash to top allergen in a flash: bacitracin. Dermatol Surg. 2004; 30(4, Pt 1):521–524
[88] Cohen DE, Kaufmann JM. Hypersensitivity reactions to products and devices in plastic surgery. Facial Plast Surg Clin North Am. 2003; 11(2):253–265
[89] Bitterman A, Sandhu K. Allergic contact dermatitis to 2-octyl cyanoacrylate after surgical repair: humidity as a potential factor. JAAD Case Rep. 2017; 3(6):480–481

[90] Jacob SE, Amado A, Cohen DE. Dermatologic surgical implications of allergic contact dermatitis. Dermatol Surg. 2005; 31(9, Pt 1):1116–1123

[91] Sánchez-Morillas L, Reaño Martos M, Rodríguez Mosquera M, Iglesias Cadarso A, Pérez Pimiento A, Domínguez Lázaro AR. Delayed sensitivity to Prolene. Contact Dermat. 2003; 48(6):338–339

[92] Sundaresan S, Migden MR, Silapunt S. Stasis dermatitis: pathophysiology, evaluation, and management. Am J Clin Dermatol. 2017; 18(3):383–390

[93] Pimentel CL, Rodriguez-Salido MJ. Pigmentation due to stasis dermatitis treated successfully with a noncoherent intense pulsed light source. Dermatol Surg. 2008; 34(7):950–951

[94] Cook JL, Perone JB. A prospective evaluation of the incidence of complications associated with Mohs micrographic surgery. Arch Dermatol. 2003; 139(2):143–152

[95] Bunick CG, Aasi SZ. Hemorrhagic complications in dermatologic surgery. Dermatol Ther (Heidelb). 2011; 24(6):537–550

[96] Billingsley EM, Maloney ME. Intraoperative and postoperative bleeding problems in patients taking warfarin, aspirin, and nonsteroidal antiinflammatory agents. A prospective study. Dermatol Surg. 1997; 23(5):381–383, discussion 384–385

[97] Otley CC, Fewkes JL, Frank W, Olbricht SM. Complications of cutaneous surgery in patients who are taking warfarin, aspirin, or nonsteroidal anti-inflammatory drugs. Arch Dermatol. 1996; 132(2):161–166

[98] Alster TS. Improvement of erythematous and hypertrophic scars by the 585-nm flashlamp-pumped pulsed dye laser. Ann Plast Surg. 1994; 32(2):186–190

[99] Jones K, Fuller CD, Luh JY, et al. Case report and summary of literature: giant perineal keloids treated with post-excisional radiotherapy. BMC Dermatol. 2006; 6:7

[100] Norris JE. Superficial X-ray therapy in keloid management: a retrospective study of 24 cases and literature review. Plast Reconstr Surg. 1995; 95(6):1051–1055

[101] Klumpar DI, Murray JC, Anscher M. Keloids treated with excision followed by radiation therapy. J Am Acad Dermatol. 1994; 31(2, Pt1):225–231

[102] Akita S, Akino K, Yakabe A, et al. Combined surgical excision and radiation therapy for keloid treatment. J Craniofac Surg. 2007; 18(5):1164–1169

[103] Shah VV, Aldahan AS, Mlacker S, Alsaidan M, Samarkandy S, Nouri K. 5-fluorouracil in the treatment of keloids and hypertrophic scars: a comprehensive review of the literature. Dermatol Ther (Heidelb). 2016; 6(2):169–183

14 Reconstrução de Cicatrizes

Jill Waibel ▪ Chloe Gianatasio ▪ Rebecca Lissette Quinonez

Resumo

A cicatriz é um fenômeno cutâneo complexo com muitos perfis, apresentações e prognósticos diferentes. Algumas cicatrizes, como as cicatrizes cirúrgicas típicas, desaparecem com o tempo até se misturarem perfeitamente com o restante da pele, enquanto outras, como as cicatrizes queloides, continuam a crescer e a desenvolver sintomatologia agravada por muitos anos após a lesão. As variações nas características físicas dependem da origem da cicatriz, do tempo e das medidas tomadas para prevenção e das capacidades de cura do indivíduo. Entretanto, alguns fatores permanecem consistentes em todos os perfis de cicatrizes:

- As lesões cutâneas mais profundas do que 0,56 ± 0,03 mm formarão uma cicatriz humana (com exceção dos queloides, que podem resultar até mesmo de uma lesão superficial).[1]
- A falta de tratamento adequado da cicatriz pode causar consequências físicas e psicossociais de longo prazo, se não permanentes.

Palavras-chave: cicatriz, *laser* fracionado ablativo, não ablativo, *laser* CO_2, cicatriz hipertrófica, queloide, cicatriz atrófica, cicatriz hipopigmentada, Z-plastia, W-plastia

14.1 Introdução: Por Que Temos Cicatrizes?

Qualquer insulto à pele dá início a uma resposta de cicatrização de feridas. Em profundidades suficientes de lesão dérmica, a complexidade da ferida excede a capacidade do corpo em restaurar a estrutura normal da pele. Um dos principais componentes da força e da flexibilidade da pele é o colágeno, que tem três subtipos: tipos I, II e III. O colágeno atua como um suporte no tecido conjuntivo e desempenha um papel importante em vários processos importantes de cicatrização de feridas, como a síntese de proteínas da matriz extracelular (ECM), a síntese e liberação de citocinas e fatores de crescimento e a regulação/interação de outros participantes importantes no processo global de cicatrização de feridas, como as metaloproteinases de matriz (MMPs) e os inibidores de tecido. Ela também passa por um remodelamento substancial após a lesão. A pele humana é composta, principalmente, de colágeno tipo III, que domina a cicatrização de feridas fetais, o modelo predominante de cicatrização sem cicatrizes. Em feridas normais no início da vida adulta, o colágeno tipo III é o primeiro a ser depositado.[2] O colágeno tipo I (colágeno maduro) domina o tecido cicatricial e a proporção em relação ao colágeno tipo III aumenta com o grau de formação da cicatriz.[3] A proliferação excessiva desse colágeno, principalmente do tipo I, supera os outros componentes normalmente coordenados da ECM, cicatrizando não apenas em excesso, mas também sem coordenação.[4] Esse desequilíbrio é uma tentativa malsucedida de restaurar rapidamente a força da pele, a principal responsabilidade do colágeno tipo I, mas, em vez disso, causa rigidez e limita a recuperação a um máximo de 70% de sua força primária.[5] Recentemente surgiu uma teoria adicional para ajudar a explicar essa cicatrização diferencial de feridas, que envolve a importância dos fibroblastos papilares. Os fibroblastos dérmicos papilares foram associados à melhor viabilidade dos queratinócitos e ao desenvolvimento da ECM em comparação com os fibroblastos dérmicos reticulares.[6] Os modelos *in vitro* revelaram um desenvolvimento mais estratificado e diferenciado da epiderme a partir de fibroblastos papilares jovens do que os fibroblastos reticulares e até mesmo os fibroblastos papilares antigos. Dessa forma, a desregulação da produção de fibroblastos também pode desempenhar um papel fundamental no desenvolvimento do tecido cicatricial.

14.2 Tipos de Cicatrizes

O mecanismo básico subjacente da formação de cicatrizes, conforme descrito acima, é consistente em qualquer ferida de profundidade suficiente. Entretanto, as variações no processo de recuperação cutânea resultam na categorização em subtipos específicos de cicatriz com base em suas morfologias: atrófica, hipertrófica, queloide e contratura.

14.2.1 Atrófica

Uma das causas mais comuns de cicatrizes atróficas é a acne. A apresentação das cicatrizes de acne depende muito da localização, sendo que as cicatrizes de acne corporais geralmente resultam em hipertrofia e as cicatrizes faciais resultam em atrofia. O principal contribuinte para essa cicatriz é a inflamação, a raiz das lesões de acne, o que ajuda a explicar por que uma porcentagem tão grande de cicatrizes atróficas está relacionada com a acne. Quanto mais longa e lenta for a reação inflamatória, pior será a cicatriz resultante. O fato de a deposição de colágeno ser hiper ou hipoativa é influenciado pela comunicação das MMPs extracelulares e seus inibidores de tecido. As MMPs degradam a ECM no processo de cicatrização de feridas para permitir a remodelação. No entanto, as MMPs hiperativas se degradam mais rapidamente do que a remodelação pode ocorrer, levando à formação de cicatrizes atróficas.[7] As cicatrizes atróficas de acne se apresentam em três formas diferentes: "picador de gelo" (cicatrizes profundas e puntiformes de aproximadamente 2 mm), cicatrizes "boxcar" (rasas e com bordas afiadas) e cicatrizes *"rolling"* (mais largas e sem bordas).[8] As cicatrizes atróficas também podem ocorrer devido a doenças inflamatórias, como catapora, ou por trauma (▶ Fig. 14.1). Uma vez que a cicatrização tenha ocorrido, essas cicatrizes sofrem mínima ou nenhuma alteração.

14.2.2 Hipertrófica

A cicatriz hipertrófica também ocorre devido à inflamação prolongada e a mecanismos anabólicos e catabólicos desequilibrados, mas na direção oposta à da cicatriz atrófica (▶ Fig. 14.2). Na cicatriz hipertrófica, a deposição reina, acompanhada pela

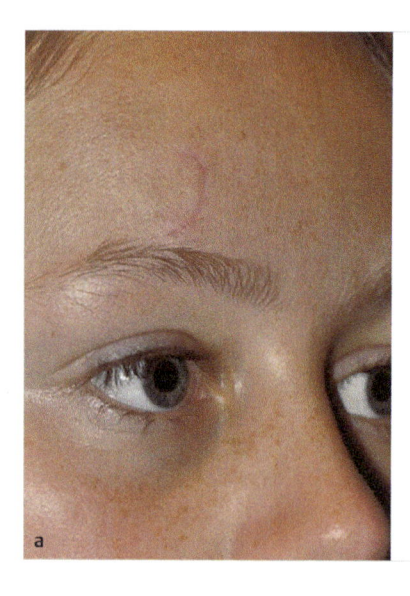

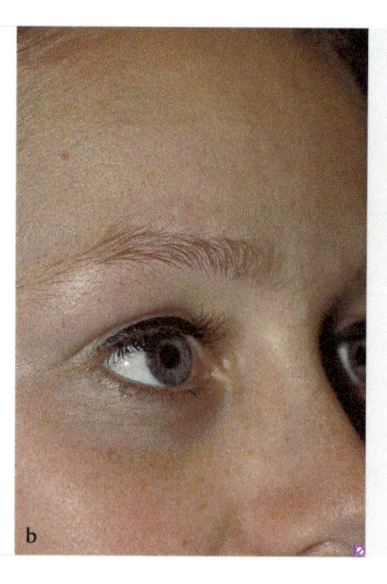

Fig. 14.1 Mulher branca de 22 anos que recebeu uma cicatriz de um experimento de química que causou atrofia na cicatriz antes **(a)** e depois **(b)** de um tratamento com *laser* ablativo fracionado e aplicação assistida por *laser* de ácido poli-L-láctico. (Reproduzida de Facial Plastic Surgery Clinics of North America. 25(1). Jill S Waibel e Ashley Rudnick. Copyright [2017] com permissão da Elsevier).

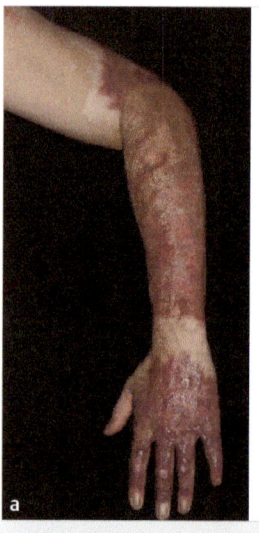

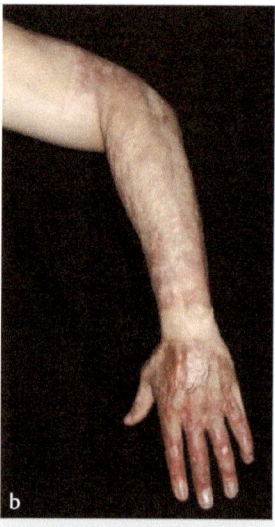

Fig. 14.2 Homem de 30 anos de idade, com pele do tipo Fitzpatrick (FST)-III, sobrevivente de um acidente aéreo, antes **(a)** e depois **(b)** de se submeter a uma série de 7 tratamentos combinados de ILP, Thulium 1927 nm, AFL erbium e Kenalog 10.

produção excessiva de fibroblastos, proteoglicanos, vasculatura e outros componentes da ECM. A hipertrofia não ocorre imediatamente, mas começa aproximadamente 4 a 7 meses após a queimadura. A hipertrofia em cicatrizes cirúrgicas pode começar 1 mês após a lesão, principalmente em áreas de alta tensão. Algumas cicatrizes hipertróficas podem regredir espontaneamente, melhorando com o tempo, mas raramente desaparecem por completo. A cicatriz hipertrófica também não ultrapassa os limites laterais da ferida original, mas pode continuar a se desenvolver verticalmente por meses a vários anos.[9]

14.2.3 Queloide

Os queloides possuem muitas das características das cicatrizes hipertróficas, com deposição excessiva de colágeno e hiperatividade da proteína extracelular/proliferação de fibroblastos, mas os queloides também têm características exclusivas que exigem considerações de tratamento altamente especializadas. As queloides têm forte componente genético[10] e ocorrem, com frequência, em áreas de alta tensão, como os ombros e o peito. Entretanto, a genética varia; alguns são propensos a formar queloides com qualquer agressão menor, inclusive acne, em qualquer parte da superfície do corpo. Outros desenvolvem queloides especificamente nas orelhas com cicatrizes completamente normais de traumas corporais. Os queloides podem continuar a crescer por muito mais tempo do que as cicatrizes hipertróficas e se espalhar além das margens da lesão inicial. Eles também são raros em sua capacidade e aparente vontade de reaparecer.

14.2.4 Contratura

A formação de contraturas geralmente se limita a queimaduras e traumas, sendo que a gravidade se correlaciona com a profundidade da queimadura. Queimaduras dérmicas profundas ou de espessura total causam a destruição de estruturas epidérmicas profundas, levando à inibição da reepitelização adequada.[11] As contraturas são um espessamento e aperto densos e excessivos do tecido cicatricial maduro que limita a amplitude de movimento, muitas vezes exacerbados por fatores como enxerto de pele, que limitam a produção de tecido novo pelo corpo e levam ao fechamento irregular das feridas ao redor do tecido adicional. Um estudo constatou que mais de um terço das lesões por queimaduras graves desenvolveram contratura após a alta hospitalar.[12] O mecanismo é pouco compreendido, mas suspeita-se que seja amplamente mediado por miofibroblastos, que são responsáveis pela contração da pele na cicatrização normal de feridas.[13]

14.3 Prevenção de Cicatrizes

14.3.1 Intervenção Precoce

As evidências estão aumentando cada vez mais para sustentar que o melhor tratamento para a cicatrização é evitar que ela ocorra.[14,15] Se forem tomadas medidas adequadas durante o processo de cicatrização, o risco de cicatrização patológica

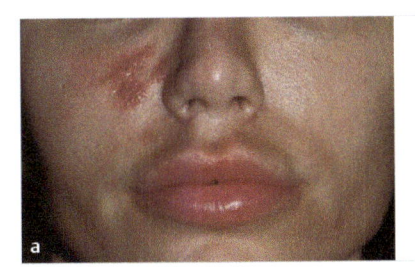

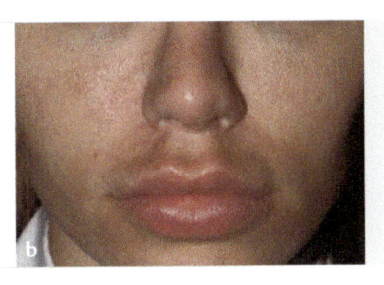

Fig. 14.3 Mulher de 30 anos de idade, tipo de pele Fitzpatrick (FST)-III antes **(a)** e depois de **(b)** submetida a duas sessões de tratamento com PDL, 1927 nm e AFL na bochecha direita após uma mordida de cachorro. A imagem **(a)** foi tirada 1 mês após a revisão cirúrgica.

pode ser reduzido ou os resultados podem ser minimizados. Dependendo da origem da cicatrização, há vários mecanismos de prevenção diferentes (▶ Fig. 14.3).

14.3.2 Terapias Passivas e Ativas
Passivo: Silicone e Proteção Solar

Há certas características da formação de cicatrizes que são essencialmente universais em humanos. Uma dessas características é a ruptura epitelial e a consequente perda de água no tecido ferido. A lesão cutânea perturba a homeostase do canal de sódio nos queratinócitos, causando influxo de sódio e ativação de citocinas pró-inflamatórias que induzem a ativação de fibroblastos por meio da via da ciclo-oxigenase-2 (COX-2)/ prostaglandina E2 (PGE2).[16] A inflamação é um fator contribuinte bem estudado para a exacerbação da cicatriz,[17] e, portanto, o prolongamento desse fenômeno promove a cascata de indução da cicatriz. Há terapias passivas disponíveis para ajudar a mitigar esse risco por meio da hidratação superficial. Um dos mecanismos mais usados e mais eficazes nessa área é o silicone, tanto na forma de gel quanto de lençol. Os produtos de silicone retêm a umidade localmente para ajudar a reduzir a desidratação subjacente e acalmar o ciclo inflamatório. O uso de lençóis acrescenta o componente benéfico adicional da pressão, ajudando a atenuar a proliferação de fibroblastos, o que será abordado mais detalhadamente nas terapias ativas.

Além da inflamação, a exposição ao sol tem sido amplamente apontada como responsável por piorar a aparência das cicatrizes, principalmente em pacientes de pele mais escura. Em alguns casos, isso se deve simplesmente ao escurecimento da pigmentação ou ao aumento da discrepância entre uma cicatriz e a pele ao redor. Em outros, espera-se que o sol tenha um impacto negativo sobre o próprio processo de cicatrização de feridas. Um estudo em modelos murinos examinou o impacto do ultravioleta B (UVB) na cicatrização de feridas e na motilidade dos queratinócitos epidérmicos e descobriu que o fechamento da ferida foi significativamente atrasado em comparação com os camundongos normais. A motilidade dos queratinócitos também foi inibida substancialmente por meio da alteração da renovação da adesão focal e da dinâmica do citoesqueleto. A cicatrização de feridas de espessura total também foi retardada.[18] A cicatrização retardada de feridas sugere inflamação prolongada, o que, mais uma vez, exacerba a formação de cicatrizes. Estudos em humanos sugeriram que um tempo de cicatrização superior a 21 dias aumenta muito o risco de cicatrizes hipertróficas.[19] A impedância da adesão e a migração celular provavelmente também interferem na capacidade da nova estrutura da pele de se formar normal ou adequadamente. Independentemente do mecanismo em jogo e do tipo de cicatriz, a proteção solar é uma terapia passiva benéfica. Isso pode ser obtido por meio de protetores solares físicos (à base de óxido de zinco ou dióxido de titânio) ou cobertura total da área de cicatrização. A crescente popularidade dos tratamentos passivos para cicatrizes também produziu produtos recentes que fornecem hidratação com silicone e proteção solar física no mesmo produto, permitindo a maximização fácil dos remédios caseiros para reduzir o risco de cicatrizes. Para cicatrizes simples, como muitas cicatrizes cirúrgicas, essas medidas passivas podem ser suficientes para evitar ou minimizar a formação de cicatrizes por si só. À medida que as lesões se tornam mais profundas e complexas, medidas mais abrangentes devem ser tomadas para evitar cicatrizes patológicas.

Ativos: Fisioterapia (Alongamento, Massagem), Roupas de Compressão/Pressão

Em lesões mais graves, como queimaduras e traumas, a prevenção de cicatrizes é mais complicada do que a hidratação e a proteção solar. Embora essas medidas passivas ainda proporcionem algum benefício, é muito menos provável que sejam suficientes por si só. Conforme mencionado, feridas com grande área de superfície e/ou espessura total apresentam alto risco de contratura. Quando uma ferida se instala em uma contratura, o resultado costuma ser restritivo, doloroso, pruriginoso e psicologicamente devastador. As medidas ativas visam redirecionar a cicatrização e reduzir a capacidade de progressão do processo cicatricial. Um desses métodos é a compressão. A compressão é um tratamento eficaz, tanto isoladamente quanto em conjunto com outros tratamentos, como *laser* ou cirurgia. Foi demonstrado que as feridas tratadas com aproximadamente 15 a 25 mm Hg de compressão amolecem, reduzem a espessura e melhoram a aparência clínica geral.[20,21] O mecanismo suspeito é a redução do fluxo capilar, limitando o oxigênio e os nutrientes que promoveriam a produção de colágeno e a proliferação de fibroblastos. Embora o colágeno seja importante para a resistência da pele, isso ajuda a prevenir o excesso de proliferação. Além de limitar a produção, também limita a capacidade de se desenvolver verticalmente devido à restrição mecânica. Quando essa pressão é fornecida por meio de uma cobertura de gel de silicone, um produto combinado de gel de silicone e compressão, ela proporciona os benefícios adicionais da hidratação do estrato córneo através da redução da perda de água transepidérmica.²² A cobertura também ajuda na proteção solar e, quando mantida limpa, no controle preventivo de infecções.

Embora menos estudados, a massagem e o alongamento estratégico também demonstraram efeitos benéficos sobre a qualidade e a progressão da cicatriz. No entanto, é importante observar que, para essas estratégias, a cicatrização total deve estar completa, o que não foi o caso para evitar o sol, géis de silicone ou compressão. O alongamento da pele durante as fases proliferativa e de remodelação, especialmente nas linhas de sutura, pode aumentar a tensão, uma causa comum de cicatrizes hipertróficas e queloides. Enquanto a pele estiver cicatrizando, o alongamento deve ser evitado. No entanto, as cicatrizes hipertróficas podem se beneficiar da massagem e do alongamento da fisioterapia para ajudar a romper as fibras da cicatriz e aumentar a flexibilidade, auxiliando principalmente nos déficits de amplitude de movimento.²³

14.3.3 Enxerto de Pele ou Não Enxerto de Pele

A reabilitação de queimaduras é complexa, com grande variabilidade na resposta e no sucesso do paciente. Compreensivelmente, a principal preocupação da unidade de queimados tem-se concentrado em salvar a vida do paciente por meio do restabelecimento da integridade da pele. Isso é feito, em grande, parte por meio de enxertos de pele, tanto autólogos quanto alogênicos. Embora não tenha sido amplamente estudado até o momento, há uma discussão crescente sobre se o enxerto de pele deve ser usado tão amplamente quanto é a prática atual. O enxerto de pele aumenta a cicatrização por meio de vários mecanismos. Em primeiro lugar, ele normalmente deixa uma incompatibilidade óbvia da pele (completa com ondulações, crescimento de pelos, gradientes de cor e discrepâncias de espessura) devido ao fato de o local doador ser, muitas vezes, de uma parte completamente diferente do corpo, com características cutâneas diferentes. Além disso, pode haver a formação de uma grande cicatriz no local doador, que, em casos raros, pode até ser pior do que a da área que está sendo enxertada. A combinação de várias cicatrizes incômodas e visíveis pode ser psicologicamente prejudicial.

Obviamente, a decisão de fazer ou não um enxerto de pele é mais complicada do que apenas o desejo de evitar cicatrizes. O cirurgião de queimaduras precisa tomar essa decisão desafiadora com base no tamanho da lesão, se os vasos sanguíneos são viáveis ou não para permitir a cicatrização, o nível de dor do paciente e outros fatores situacionais. Se a ferida for de espessura parcial, a pele poderá cicatrizar sem enxerto, mas isso pode levar várias semanas, o que é doloroso e exige cuidados meticulosos com a ferida para evitar infecções. Isso também levanta a questão sobre o que é pior: a cicatrização do enxerto de pele ou a cicatrização da associação conhecida entre a cicatrização prolongada da ferida/inflamação e a gravidade da cicatrização. No caso de queimaduras de espessura total, a falta de enxerto de pele pode resultar em uma cicatrização da ferida que leva anos ou na falta de cicatrização da ferida como um todo. Estudos também demonstraram que o atraso na enxertia piora a hipertrofia da cicatriz, portanto, uma lesão de queimadura que é enxertada provavelmente será melhor se for enxertada no início do processo de cicatrização da ferida para atenuar a inflamação prolongada.²⁴

14.4 Revisão de Cicatrizes

Se as cicatrizes forem insuficientemente evitadas, elas podem desenvolver várias características diferentes. Conforme discutido, elas podem ser categorizadas em cicatrizes atróficas, hipertróficas (por exemplo, após uma queimadura ou lesão sujeita a tensão), queloides (por exemplo, após um *piercing* na orelha) e contraturas (por exemplo, após queimadura em uma grande área ou lesão traumática). Elas também podem ser subcategorizadas por características clínicas, incluindo cicatrizes planas (por exemplo, após abrasões), lineares (por exemplo, após laceração), puntiformes (por exemplo, após acne), padronizadas (por exemplo, após enxerto de pele com malha), hiperpigmentadas, hipopigmentadas, eritematosas, edematosas, duras, macias etc. Para obter os melhores resultados, as abordagens multimodais que combinam abordagens especificamente direcionadas para cada característica simultaneamente fornecem os resultados mais rápidos e impactantes.

14.4.1 Descoloração

As cicatrizes de pequenos traumas e cirurgias são, com frequência, altamente controláveis. As cicatrizes cirúrgicas normalmente cicatrizam bem por conta própria, sem nenhuma intervenção.²⁵ Dessa forma, é necessário um mínimo de revisão da cicatriz, se houver. Embora a intervenção precoce seja o novo paradigma de referência para o tratamento de cicatrizes, as cicatrizes cirúrgicas são a exceção que pode ser deixada para se resolver por conta própria. Entretanto, dependendo do tipo de pele, da técnica cirúrgica, da exposição ao sol, da localização e da genética, ainda é possível formar cicatrizes. Agressões menores, como abrasão, crioterapia, remoção de nevos por raspagem etc., podem deixar impressões que, embora não apresentem alterações substanciais de colágeno, são pigmentadas ou eritematosas em razão da coloração de hemossiderina ou ao aumento da vascularização. Uma maneira altamente eficaz de tratar essas cicatrizes é por meio de *lasers* vasculares não ablativos e direcionados ao pigmento. As cicatrizes menores geralmente podem ser resolvidas apenas com essas táticas. Para cicatrizes cirúrgicas sob tensão ou em áreas altamente cosméticas, o tratamento a *laser* pode ser feito assim que as suturas forem removidas ou assim que a cicatriz começar a se hipertrofiar para ajudar a garantir que não seja necessário um tratamento mais extenso. Cicatrizes hipertróficas ou atróficas mais substanciais, entretanto, geralmente apresentam descoloração adicional que também se beneficiaria dessas táticas.

14.4.2 Tratamento a *Laser* do Eritema

O eritema pode ser tratado com *lasers* vasculares que visam seletivamente à destruição de pequenos vasos sanguíneos. O mais comum deles é o *laser* de corante pulsado (PDL), que opera em um domínio de milissegundos a 585 ou 595 nm.[26] O princípio de funcionamento desses *lasers* é a teoria da fototermólise seletiva, descoberta em 1983 por Anderson e Parrish,[27] que engloba o processo de aquecimento seletivo de cromóforos-alvo com base no comprimento de onda. No caso do eritema, o cromóforo é o oxiemoglobulina. O tratamento eficaz ocorre quando o comprimento de onda do dispositivo de tratamento é emparelhado o mais próximo possível do espectro de absorção do alvo. Na prática, os comprimentos de onda mais eficazes para a vasculatura têm sido 585 ou 595 nm[28] em relação ao espectro da oxiemoglobina, que tem picos em 418, 542 e 577 nm (as partes *azul*, *verde* e *amarela* da faixa visível, respectivamente). A otimização da correspondência entre o comprimento de onda do *laser* e o alvo do *laser* permite o aquecimento seletivo do alvo sem aquecer o tecido circundante. O aquecimento leva ao dano endotelial e à coagulação do sangue para destruição geral. O corpo, então, elimina o tecido danificado por meio de macrófagos e mecanismos normais de eliminação de resíduos. Agora está bem estabelecido que o tempo de relaxamento térmico também deve ser proporcional ao quadrado do diâmetro do alvo,[27] o que afeta drasticamente a escolha da duração do pulso. Os comprimentos de onda mais baixos limitam a profundidade da pele que pode ser atingida, fazendo com que os comprimentos de onda mais longos sejam mais favoráveis. Anos de pesquisa apoiam a utilização de uma faixa de 0,4 a 20 milissegundos para a duração do pulso, particularmente para cicatrizes inflamadas e eritematosas com prurido e/ou dor.[29] As durações de pulso mais curtas podem atingir melhor o sistema microcirculatório sem excesso de calor que poderia aquecer a pele superficial. Fluências mais baixas, de 4 a 7 J/cm², também foram consideradas mais eficazes do que fluências mais altas,[30] embora isso esteja sendo contestado recentemente após a invenção da tomografia de coerência óptica (OCT) e sua capacidade de gerar imagens da vasculatura.[31] A combinação de curta duração de pulso e baixa fluência induz danos locais ao endotélio vascular, hemorragia e aderência de trombos mediada por plaquetas, ao passo que altas fluências e longas durações de pulso normalmente causam coagulação intravascular imediata, desnaturação e consequente interrupção do fluxo sanguíneo com menos danos mecânicos aos vasos.[32,33] A luz intensa pulsada (LIP) também pode ser usada para tratar a vasculatura cicatricial devido ao seu amplo espectro de comprimentos de onda e seu impacto positivo na pigmentação e na estimulação do colágeno. No entanto, ela é menos direcionada e, portanto, no caso de eritema intenso, tem menos impacto por si só.

A remoção do componente vascular da cicatriz não apenas elimina a coloração vermelha associada aos vasos sanguíneos, mas também pode ajudar a eliminar o excesso de vasculatura que pode ser o culpado pela formação da cicatriz hipertrófica. Entretanto, embora possa ser útil, é menos eficaz na remoção de cicatrizes que já são hipertróficas. Também não é impactante no tratamento de cicatrizes maduras, hipopigmentadas ou estritamente pigmentadas.

14.4.3 Tratamento a *Laser* da Pigmentação

As cicatrizes são apresentadas em uma ampla variedade de perfis de cores diferentes. A pigmentação marrom-escura ocorre normalmente devido à coloração de hemossiderina por vazamento de vasos sanguíneos ou hiperpigmentação pós-inflamatória por lesão inflamatória nos melanócitos. O tratamento da pigmentação se baseia no mesmo princípio básico do tratamento da vascularização: fototermólise seletiva. Nesse caso, o cromóforo alvo é melanina. A melanina é diferente da oxiemoglobina, pois não tem picos reais. Muitos comprimentos de onda diferentes podem ter como alvo o pigmento, como pode ser visto na ampla variedade de dispositivos disponíveis para o direcionamento de pigmentos. A chave, então, é a profundidade do pigmento e o isolamento dos comprimentos de onda que não atingem preferencialmente outra coisa. Essa característica da melanina também é o que torna a pele escura tão difícil de tratar. Devido à propensão desses dispositivos a atingir o pigmento, o pigmento normal da pele também é vulnerável, tornando a maioria dos dispositivos inseguros para uso fora dos tipos de pele I, II e III de Fitzpatrick (▶ Fig. 14.4). No entanto, atualmente, existem *lasers* orientados para pigmentos que são seguros em todos os tipos de pele, como o thulium de 1.927 nm. Como a absorção de melanina diminui com o aumento do comprimento de onda, esses dispositivos de alto comprimento de onda geralmente são menos eficazes na remoção geral de pigmentos e podem exigir vários tratamentos. Entretanto, eles também permitem uma profundidade de tratamento muito maior do que outros *lasers*, o que os torna muito úteis para pigmentos dérmicos mais profundos. Embora não tenham sido originalmente indicados para pigmentação, os *lasers* fracionados ablativos, que são seguros em todos os tipos de pele, também demonstraram ajudar na pigmentação.

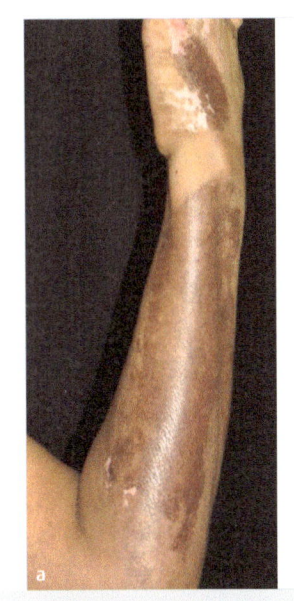

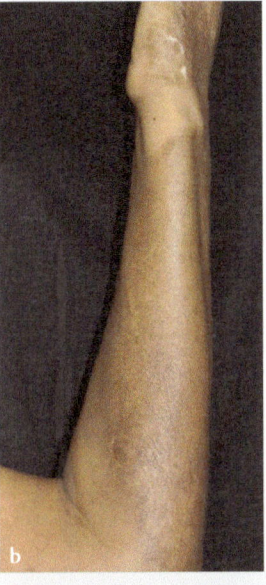

Fig. 14.4 Paciente do sexo feminino, 55 anos, pele do tipo Fitzpatrick (FST)-V, antes (a) e depois (b) de um total de 5 tratamentos com uma combinação de Thulium 1927-nm e Ultra Pulse Laser.

A abordagem da pigmentação de cicatrizes pode ser diferente da abordagem de outras lesões pigmentadas, como nevos ou lentigos, porque a pigmentação da cicatriz frequentemente é variada e multimodal. Dependendo da cicatriz, os *lasers* de direcionamento de pigmento por si só não são a melhor opção de tratamento. O uso de dispositivos como o *laser* de túlio de rolamento de 1.927 nm e a luz pulsada pode aumentar a eficácia no tratamento de cicatrizes devido à sua capacidade de tratar globalmente por meio da técnica de rolamento e do amplo espectro de pegada/comprimento de onda, respectivamente. Além disso, é raro que uma cicatriz apresente anormalidade de cor sem nenhuma anormalidade de textura. Tanto o thulium *laser* quanto a luz pulsada afetam a textura por meio da estimulação da produção de colágeno, o que pode ajudar a suavizar cicatrizes com componentes de textura leves adicionais.

14.4.4 Descoloração em Cicatrizes Hipertróficas e Queloides

Embora algumas cicatrizes consistam principalmente em descoloração, as cicatrizes hipertróficas e queloides também apresentam descoloração substancial, além de mudança na textura (▶ Fig. 14.5). Elas, normalmente, são de cor vermelha, mas também podem ser acompanhadas por seções de cor marrom da hemossiderina manchas e/ou áreas de hipopigmentação. Independentemente da gravidade da cicatriz, esses componentes devem ser direcionados individualmente usando fototermólise seletiva e fracionada, conforme discutido anteriormente. O que muda a abordagem de tratamento para esses tipos de cicatriz é a variação na profundidade em comparação com as cicatrizes planas. A organização heterogênea do tecido também coincide com um tamanho e uma organização heterogêneos dos vasos sanguíneos, bem como com a localização dérmica/epidérmica da deposição de hemossiderina. Tradicionalmente, isso é gerenciado por meio de tentativa e erro na alteração das configurações do *laser*. Mais recentemente, tecnologias como a OCT foram desenvolvidas para ajudar na detecção não invasiva das qualidades da cicatriz antes do tratamento. A OCT permite a geração de imagens sob a pele para verificar a profundidade geral da cicatriz e dos vasos, bem como o diâmetro dos vasos.[29] Quando essas variáveis são conhecidas, as configurações do *laser* de direcionamento de cores podem ser ajustadas de acordo.

14.4.5 Irregularidades Texturais

A maioria das cicatrizes deixa uma alteração visível na coloração da pele, mas muitas também resultam em irregularidades na textura. Essas origens da interrupção acima mencionada entre os processos anabólicos e catabólicos que desequilibram a deposição de colágeno e outros componentes da MEC. Embora os *lasers* direcionados à pigmentação e ao eritema possam ajudar com qualquer descoloração adicional, eles geralmente são insuficientes para tratar a arquitetura subjacente da pele que causa as principais características do tecido resultante.

14.4.6 Cicatrizes Atróficas e Hipopigmentadas

Cicatrizes hipopigmentadas e atróficas são colocadas na mesma categoria, em parte porque ocorrem frequentemente juntas, mas também porque a hipopigmentação não pode ser tratada da mesma maneira simples que a hiperpigmentação. Os *lasers* são muito bem-sucedidos na remoção de pigmentos, mas não há espectro de absorção por falta de pigmento. Da mesma forma, no caso da atrofia, os *lasers* são hábeis da destruição de tecidos, mas não na produção de tecidos. Certos *lasers*, como os *lasers* ablativos fracionados, estimulam a produção de colágeno ao longo do tempo, o que pode ser suficiente em alguns pacientes, mas requer suplementação em outros (▶ Fig. 14.6). O objetivo final do tratamento é maximizar os resultados com o menor número de tratamentos. Dessa forma, a estratégia de tratamento deve ser ajustada de acordo com cada cicatriz individual.

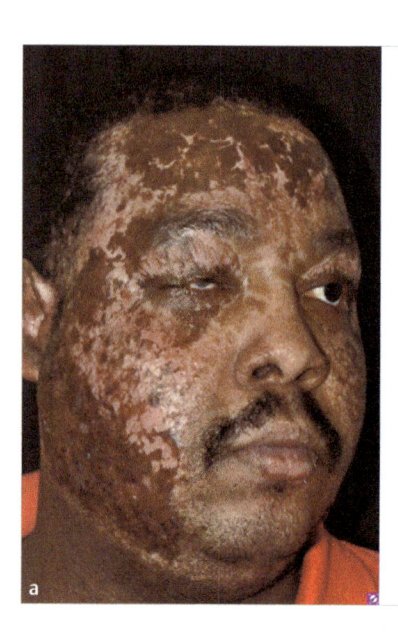

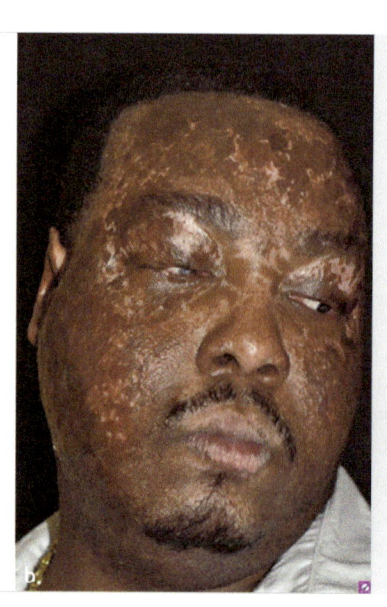

Fig. 14.5 Homem afro-americano de 41 anos de idade com cicatrizes hipopigmentadas de uma queimadura química antes (**a**) e depois (**b**) de tratamento com 5 procedimentos com *laser* ablativo fracionado juntamente com aplicação tópica de bimatoprost em cicatrizes de queimaduras químicas. (Reproduzida de Facial Plastic Surgery Clinics of North America. 25(1). Jill S Waibel e Ashley Rudnick. Copyright [2017] com permissão da Elsevier.)

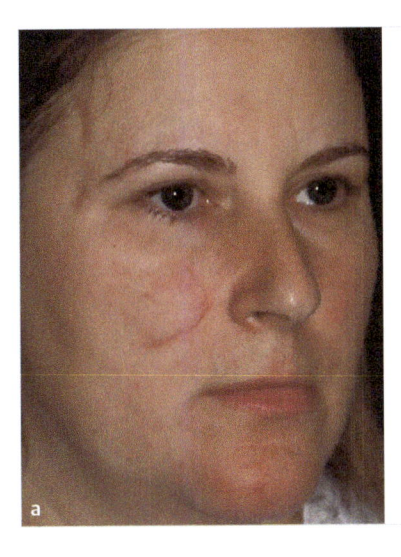

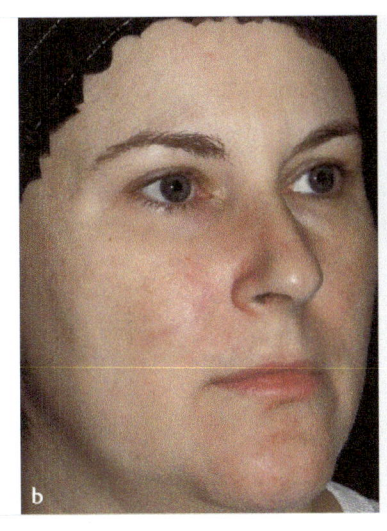

Fig. 14.6 Paciente do sexo feminino, 43 anos, tipo de pele Fitzpatrick (FST)-II, com trauma de mordida de cachorro no rosto antes **(a)** e depois de **(b)** sendo tratada um total por 6 vezes com uma combinação de PDL, Fraxel, Thulium 1927-nm, *laser* fracionado ablativo CO_2 e ácido poli-L-láctico em sua bochecha e têmpora direita, passando por um total de 14 e 3 pontos, respectivamente.

14.4.7 Biópsias de Excisão/Perfuração

Devido ao desafio envolvido no conceito de repigmentação ou reconstrução da pele, um dos métodos mais antigos de tratamento da hipopigmentação e da atrofia é a excisão do tecido ou o enxerto de pele de tecido normal na área afetada.[34] Esses métodos são eficazes para o objetivo básico: eliminar a área hipopigmentada ou atrófica original. A ressalva é que a excisão do tecido pode deixar uma cicatriz igual ou pior, anulando a eficácia do tratamento original. O enxerto pode não apenas deixar uma nova cicatriz, mas também criar uma incompatibilidade entre a área tratada e a pele ao redor devido à falta de continuidade. Esses procedimentos correm o risco de substituir uma cicatriz por outra, diminuindo a eficácia desses tipos de tratamentos. No entanto, um tipo de cirurgia que demonstrou cicatrizar com pouca ou nenhuma cicatriz é a biópsia por *punch*.[35] Biópsias por *punch* de 1 a 3 mm de diâmetro podem cicatrizar sem cicatriz imperceptível, permitindo a remoção completa de tecido hipopigmentado e atrófico, como cicatrizes de acne (que geralmente são ambos), sem os efeitos colaterais residuais negativos da excisão tradicional. São particularmente eficazes para cicatrizes de acne, que normalmente são englobadas e removidas dentro da área da biópsia por punção (▶ Fig. 14.7). O mesmo se aplica a outras pequenas cicatrizes que podem ser completamente removidas com sucesso. No entanto, isto também pode ser feito em áreas afetadas maiores, particularmente de hipopigmentação em larga escala, em pedaços, até que toda uma área seja removida ao longo do tempo. Isso é melhor para áreas com hipopigmentação/atrofia esporádica ou áreas menores. Áreas maiores podem exigir muitos tratamentos para alcançar os resultados desejados. As biópsias por punção também podem ser usadas em conjunto com tratamentos a *laser* para um curso de tratamento sinérgico e de alto impacto.

14.4.8 Laser

Apesar do fato de que esses tipos de cicatrizes não podem ser tratados adequadamente pelas técnicas tradicionais de *laser* não ablativo, os *lasers* ainda podem ser uma técnica eficaz para cicatrizes atróficas e hipopigmentadas. Ambas respondem melhor ao uso do tratamento com *laser* ablativo fracionado. Existem alguns mecanismos em jogo. Os *lasers* ablativos fracionados operam, em vez de por fototermólise seletiva, por fototermólise fracionada. Isso envolve a criação de uma série de lesões térmicas microscópicas que vaporizam uma parte do tecido e estimulam a cicatrização normal da ferida em uma profundidade insuficiente para criar a cicatriz resultante.[36] Tanto a atrofia quanto a hipopigmentação se beneficiam do aspecto de destruição do tecido, pois ele serve para remover o tecido danificado. Além disso, o calor fornecido pelo *laser* inicia uma cascata molecular que estimula a cicatrização rápida e a produção/remodelação de colágeno, ajudando a preencher as áreas deprimidas da cicatriz.

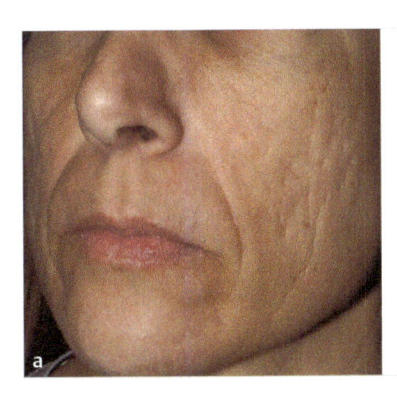

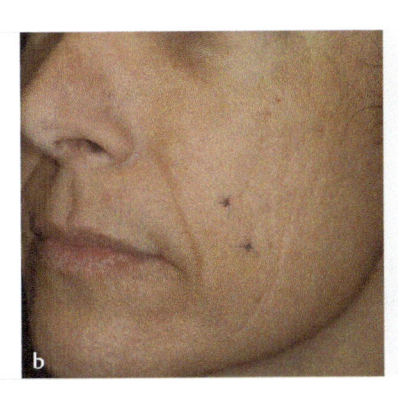

Fig. 14.7 Mulher de 50 anos com tipo de pele Fitzpatrick (FST)-IV antes **(a)** e depois **(b)** do tratamento de cicatrizes de acne com biópsias por *punch*, Ultra Pulse Laser e ácido poli-L-láctico.

Também foi relatado que a hipopigmentação se repigmenta com o *laser* fracionado, tanto não ablativo quanto ablativo, suspeitando-se que isso se deva à repopulação de melanócitos nas áreas hipopigmentadas a partir das células-tronco do folículo piloso circundante e dos melanócitos basais.[39] Os *lasers* fracionados não ablativos podem ser usados, em alguns casos, e demonstraram ter melhores resultados na repigmentação do que os *lasers* ablativos fracionados.[38] Entretanto, os resultados são variáveis com ambos os tratamentos devido às incógnitas remanescentes na fisiopatologia da hipopigmentação. O que se tem mostrado ainda mais eficaz para ambos os tipos de cicatrizes é o uso do *laser* ablativo fracionado seguido da aplicação de medicamentos tópicos assistida por *laser*.

14.4.9 Administração Assistida por *Laser*

A administração assistida por *laser* está crescendo em popularidade para o tratamento de uma variedade de condições cutâneas. Ele utiliza canais de profundidades ajustáveis criados por *lasers* ablativos fracionários como uma via de administração de medicamentos tópicos.[37] Os canais fornecem acesso direto à epiderme e à derme, expandindo a capacidade dos medicamentos de penetrar e exercer seus respectivos efeitos.

14.4.10 Hipopigmentação

O tratamento da hipopigmentação pode ser auxiliado pela aplicação assistida por *laser* da solução tópica de bimatoprost 0,03%. Originalmente, um medicamento para glaucoma, o bimatoprost tinha um efeito colateral negativo de hiperpigmentação periocular devido ao aumento da melanogênese.[38] Essa consequência anteriormente negativa do tratamento foi então reaproveitada como estimulante da pigmentação para tentar induzir a melanogênese a partir de melanócitos dormentes e, com sorte, repigmentar áreas de hipopigmentação.[39] Embora em número limitado, os estudos que avaliam o impacto dessa técnica tendem a encontrar mais de 75% de melhora em alguns pacientes e mais de 50% em outros.[39,40] Muitas vezes também há pessoas que apresentam pouca melhora. Como, em geral, mais da metade dos pacientes apresenta melhorias substanciais e alguns não são muito receptivos ao tratamento, isso sugere que há vários fatores em jogo no mecanismo de hipopigmentação, repigmentação ou ambos. Mas esses resultados são fenomenais em comparação com o que qualquer terapia anterior conseguiu alcançar até o momento, como a cirurgia, que cria mais cicatrizes, ou a tatuagem, que não sofre alterações com a pele ao redor, fazendo com que ela se destaque independentemente.

14.4.11 Atrofia

O tratamento da atrofia é mais bem auxiliado pela adição de volume. Isso pode ser feito com a aplicação assistida por laser do ácido poli-L-láctico, um preenchedor bioativo.[41] O ácido poli-L-láctico pode ser usado no método tradicional por meio da aplicação de agulhas em áreas específicas para dar volume. Essa técnica ainda é útil, geralmente em conjunto com a subcisão, para cicatrizes atróficas menores, como cicatrizes de acne. No entanto, o uso de aplicação assistida por *laser* para o ácido poli-L-láctico permite que o preenchedor seja distribuído de forma ampla e uniforme em uma área, possibilitando uma distribuição muito natural do produto e a otimização dos resultados. Essa técnica oferece resultados imediatos de volume extra em razão da presença de fluido volumoso e resultados em longo prazo devido à bioatividade do composto que estimula a produção de colágeno e gordura do próprio corpo. À medida que o fluido e o próprio preenchimento exógeno se degradam com o tempo, a produção de tecido do corpo ajuda a substituí-lo, proporcionando um efeito de construção ao longo do tempo, em vez de um preenchimento temporário tradicional e, em seguida, o esgotamento subsequente associado aos preenchimentos típicos. Essa técnica também se destaca em comparação com métodos como a excisão e o enxerto de gordura porque não exige nenhuma intervenção cirúrgica, que muitos pacientes geralmente hesitam em se submeter. Não há pontos, tempo mínimo de inatividade, apenas alguns dias de cuidados com a ferida e nenhuma criação de cicatriz adicional. Também é substancialmente mais fácil e rápido do que procedimentos como o enxerto de gordura, que requer lipoaspiração adicional. Os prós e contras de cada procedimento podem variar dependendo do tamanho da cicatriz. Se um paciente tiver atrofia substancial em uma área extensa, o enxerto de gordura pode ser uma opção vantajosa.

14.4.12 Enxerto de Gordura

O enxerto de gordura é um procedimento antigo que encontrou um nicho na atrofia. Ele envolve a lipoaspiração de uma área corporal, como o abdome ou a perna, seguida da injeção de gordura autóloga nos locais de atrofia. A hipótese é que isso utilize as propriedades das células-tronco derivadas do tecido adiposo para a indução de hiperplasia epitelial e angiogênese resultante da liberação de fatores de crescimento.[42] Foram observados resultados positivos com a injeção de microgordura,[43] e essa é uma ótima opção para o preenchimento de grandes áreas de atrofia que seriam muito demoradas e difíceis de serem obtidas apenas com laser e preenchimento. Também pode haver um efeito benéfico na estimulação de melanócitos para incentivar a pigmentação. Entretanto, também há desvantagens. A primeira é que uma parte do tecido adiposo é sempre reabsorvida pelo corpo e essa parte varia de pessoa para pessoa, o que torna difícil prever os resultados com segurança. A permanência também não é garantida. Por ser um procedimento caro, isso pode ser difícil para os pacientes que precisam de vários tratamentos. Os pacientes também podem ter de se submeter a várias rodadas de lipoaspiração, o que é um procedimento incômodo. Isso representa um desafio adicional para pacientes magros com baixo teor de gordura.

14.4.13 Outras Técnicas (Preenchimento com Ácido Hialurônico, Subcisão)

Existem algumas outras técnicas que podem ser aplicadas a cicatrizes atróficas, mas que não afetam as cicatrizes hipopigmentadas. Elas também são, em geral, procedimentos adjuntos

14.4 Revisão de Cicatrizes

em vez de técnicas autônomas. Os preenchimentos com ácido hialurônico (HA) são uma opção de tratamento para a atrofia com o reconhecimento de que são temporários. Se um paciente estiver preocupado em tomar medidas permanentes ou tiver uma quantidade restante de preenchimento de AH de outro tratamento, essa pode ser uma boa opção. Caso contrário, os tratamentos mencionados anteriormente são mais robustos.

A subcisão pode ser uma técnica útil, especialmente para cicatrizes de acne. Ela envolve o descolamento sob a superfície das cicatrizes com uma ponta de agulha para ajudar a romper o tecido cicatricial denso em cicatrizes menores que aderiram às camadas subjacentes da pele para elevar o tecido existente do paciente. Geralmente, essa técnica é mais bem combinada com preenchedores bioativos, como o ácido poli-L-láctico, para permitir a criação de espaço a partir da separação do tecido e, em seguida, a população desse espaço por meio do preenchedor e das técnicas subsequentes de produção de tecido.

14.4.14 Cicatrizes Hipertróficas e Queloides

A cicatriz hipertrófica pode se manifestar de várias maneiras. Em geral, elas são combinadas na estratégia de tratamento com a cicatriz queloideana devido à falta de tratamentos específicos e comprovados disponíveis para queloides. Os princípios subjacentes do tratamento são os mesmos: remoção de cascas e mistura. Há muitas ferramentas disponíveis para atingir esse objetivo que podem ser adaptadas a cada cicatriz.

14.4.15 Cirurgia

A excisão cirúrgica básica de uma cicatriz não é uma estratégia de tratamento ideal, pois oferece à pele propensa a cicatrizes uma oportunidade para a formação de novas cicatrizes. No caso de queloides isso também causa recorrência frequente de cicatrizes, muitas vezes mais extensas do que a cicatriz inicial. Dependendo do tamanho da cicatriz, o volume de tecidos excisados também pode levar a uma tração excessiva da pele, o que resulta em um resultado visual ou até mesmo funcional abaixo do ideal. Entretanto, existem técnicas cirúrgicas que permitem a reorganização do tecido cicatricial, realinhando os vetores de cicatrização de forma a relaxar a tensão da pele e estimular a cicatrização normal da ferida. Essas técnicas incluem principalmente a zetaplastia e a zetaplastia em W, embora as biópsias por punção também possam ser utilizadas em casos selecionados de cicatrizes menores ou como uma ferramenta adicional a outros tipos de tratamento.

14.4.16 Z-Plastia

As cicatrizes hipertróficas caracterizam-se por romper a estrutura coordenada das proteínas da ECM que causam a integridade da pele normal, plana e forte. O tecido se prolifera excessivamente e se apresenta em formatos densos, lineares e irregulares que são visualmente e funcionalmente prejudiciais. A cicatrização também pode levar à formação de contratura, em que a tensão é tão grande que o movimento é inibido, especialmente em torno de uma articulação. A zetaplastia tem como objetivo reorientar os vetores de tensão e minimizar a tensão sofrida por qualquer parte da cicatriz, levando ao alívio geral e à melhoria da flexibilidade e da qualidade da pele. A zetaplastia tem muitos subtipos diferentes, mas o conceito básico envolve a realização de incisões cirúrgicas em um padrão em Z sobre uma cicatriz hipertrófica/contratura solidificada para obter retalhos de tecido triangulares (▶ Fig. 14.8).[44] Esses retalhos são então reorganizados para assumir sua orientação oposta. Isso aloca a tensão de forma diferente e inicia novos processos de cicatrização de feridas em planos menores, multidirecionais e gerenciáveis. Em vez de ter uma grande ferida a ser transposta ao acaso, a técnica cria feridas menores divididas uniformemente entre o tecido circundante, evitando a tração excessiva de qualquer direção. Essa técnica cirúrgica tem sido utilizada em várias aplicações, inclusive em cicatrizes de queimaduras, há mais tempo do que pode ser razoavelmente documentado (com alguns relatos já em 1856), mas tem sido amplamente incluída na literatura desde

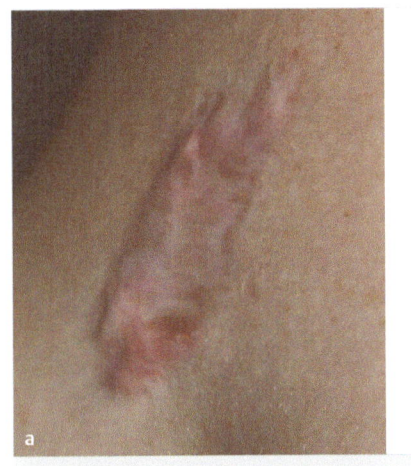

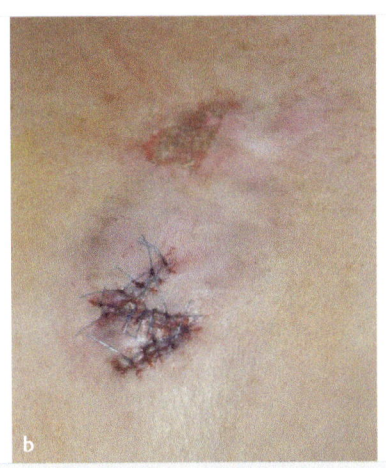

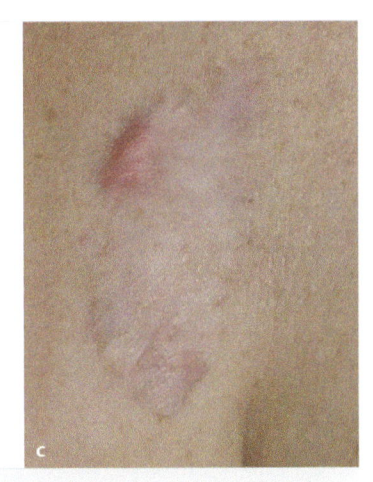

Fig. 14.8 (a-c) Mulher de 39 anos, com pele do tipo Fitzpatrick (FST)-II com cicatriz no tórax após 6 tratamentos combinados de PDL, Fraxel, Thulium 1927 nm, AFL e procedimento de Z-plastia.

o início do século XX.[45,46] Ela é particularmente valiosa em impedimentos de amplitude de movimento, pois pode liberar a restrição e, consequentemente, aumentar a mobilidade. A natureza em "ziguezague" do resultado também é menos perceptível aos olhos do que uma linha reta,[47] permitindo resultados mais favoráveis do ponto de vista estético.

14.4.17 W-Plastia

A W-Plastia é semelhante em conceito à Z-Plastia, pois divide as cicatrizes em retalhos triangulares. No entanto, ela não reorienta os retalhos, mas sim excisa cirurgicamente algum tecido cicatricial e fecha de forma não linear, de modo que o local da excisão cicatriza de forma menos perceptível.[48] Isso também difere da zetaplastia, pois a zetaplastia não envolve a excisão de tecido, enquanto a wetaplastia requer alguma excisão de tecido. Isso a torna menos desejável para cicatrizes de contratura, pois pode aumentar a tensão, mas é uma opção viável para cicatrizes hipertróficas que se beneficiariam da excisão de tecido. As Z-Plastia são mais bem utilizadas em revisões de cicatrizes menores, pois o padrão repetitivo pode se tornar perceptível se for utilizado em uma área grande.

14.4.18 *Laser*

O tratamento a *laser* surgiu na vanguarda do tratamento de cicatrizes hipertróficas e queloides. Embora contraturas graves possam exigir intervenção cirúrgica, a maioria das cicatrizes pode ser adequadamente ou nais bem gerenciada com o tratamento a *laser*, pois ele é ambulatorial, não envolve anestesia geral, exige menos tempo de inatividade e não abre a possibilidade de formação de novas cicatrizes no processo. Particularmente no tratamento de cicatrizes queloidianas, a intervenção cirúrgica geralmente estimula o crescimento de queloides existentes ou a estimulação de novos queloides no local da incisão, tornando o tratamento a *laser* uma opção de tratamento mais segura. O tratamento a *laser* parece também desativar essa tempestade de citocinas que promove a recorrência de forma mais eficaz, uma teoria emergente que está sendo investigada atualmente.

O tratamento de cicatrizes hipertróficas e queloides utiliza muitas das mesmas ferramentas no tratamento a laser de lesões atróficas e cicatrizes planas como discutido anteriormente. O tratamento a *laser* de cicatrizes atróficas e planas é feito com muitas das mesmas ferramentas discutidas anteriormente. As cicatrizes hipertróficas, principalmente as causadas por queimaduras ou traumas, costumam ser amplamente heterogêneas, exigindo várias estratégias de tratamento diferentes combinadas para obter resultados ideais. O padrão-ouro é novamente o tratamento ablativo fracionado com baixas densidades de tratamento. Com uma característica de proliferação aberrante de tecido, essas cicatrizes se beneficiam da vaporização do tecido presente e da quebra de áreas densas e fibrosas para o amolecimento geral da cicatriz. As zonas de tratamento microtérmico criadas ferem novamente o tecido em quantidades gerenciáveis, de modo que os mecanismos de cicatrização de feridas prossigam normalmente em vez de estimular a resposta hiperativa e desorganizada de cicatrização de feridas.[49] Inúmeros estudos têm elogiado os efeitos do tratamento com laser ablativo fracionado sobre a cor, a textura, a maleabilidade, a vascularização e a sintomatologia da cicatriz hipertrófica.[50-56] Os *lasers* fracionados não ablativos também podem ser usados de forma eficaz, mas não atingem a mesma profundidade que os lasers fracionados ablativos, o que torna os *lasers* ablativos a escolha preferida para cicatrizes hipertróficas e queloides espessas.

14.4.19 Entrega Assistida por *Laser*

O tratamento ablativo fracionado de cicatrizes hipertróficas é uma oportunidade ideal para a administração assistida por *laser* de medicamentos tópicos. Embora o *laser*, por si só, seja um tratamento eficaz, o tratamento pode ser otimizado ainda mais utilizando agentes para aumentar a atrofia e combater o crescimento. Os medicamentos atuais mais populares para esse fim incluem corticosteroides e 5-fluorouracil.[57] Os corticosteroides quebram as ligações entre as fibras de colágeno e, como resultado em grande parte da deposição excessiva de colágeno, as cicatrizes elevadas geralmente respondem de forma positiva. O 5-fluorouracil inibe a proliferação de fibroblastos, retardando a progressão do ciclo celular e induzindo a apoptose dos fibroblastos da cicatriz.[58] Para o tecido propenso à proliferação excessiva, isso ajuda a desencorajar o crescimento excessivo do tecido ou a recorrência da formação de cicatrizes. Ambos os tratamentos são utilizados para a mesma variedade de cicatrizes com eficácia aproximadamente igual. No entanto, o 5-fluorouracil está associado a menos efeitos colaterais, embora, em ambos os tratamentos, os efeitos colaterais sejam mínimos quando administrado nesse formato (▶ Fig. 14.9). A administração desses medicamentos assistida por laser como veículo de distribuição é ideal para distribuição uniforme do produto por toda a cicatriz em profundidades ajustáveis com base nas configurações do *laser*. Isso ajuda a evitar a alocação inadequada de medicamentos e consequências como atrofia excessiva.

14.4.20 Terapias Adjuvantes

Radiação

O uso da radiação tem aumentado em popularidade na revisão cirúrgica de cicatrizes. Após a excisão cirúrgica, os fisioterapeutas geralmente aplicam radiação para evitar a reforma ou a exacerbação de cicatrizes queloides e hipertróficas. Os queloides são conhecidos por suas taxas de recorrência extremamente altas. Embora em grande parte em forma de relato de caso, a literatura relata uma redução na recorrência após a radioterapia para algo entre 8 e 28%.[59] O mecanismo não é totalmente compreendido, mas acredita-se que seja resultado de seus efeitos na inibição da atividade dos fibroblastos ou

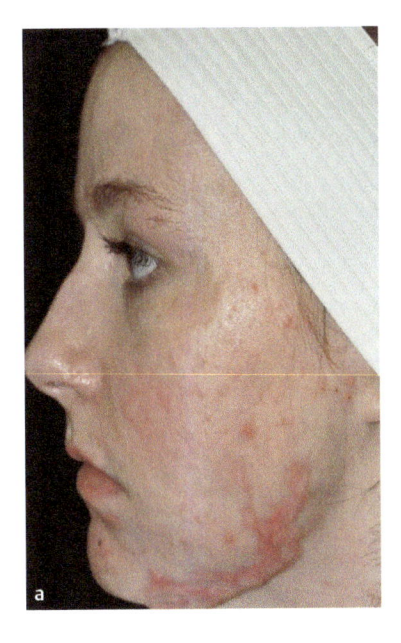

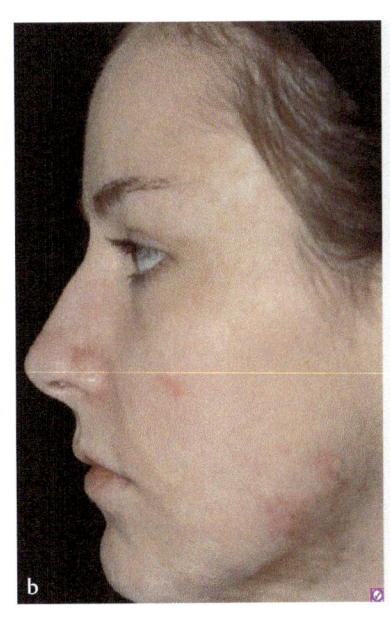

Fig. 14.9 Mulher caucasiana de 22 anos com cicatrizes eritematosas e hipertróficas de queimadura de uma fogueira antes **(a)** e depois **(b)** de *lasers* ablativos fracionados, *lasers* fracionados não ablativos, juntamente com a aplicação de 5-fluorouracil assistida por *laser*. (Reproduzida de Facial Plastic Surgery Clinics of North America. 25(1). Jill S Waibel e Ashley Rudnick. Laser-assisted delivery to treat facial scars. Copyright [2017] com permissão da Elsevier.)

da angiogênese. Embora a radioterapia, por si só, não seja um tratamento autônomo para cicatrizes hipertróficas e queloides, ela é um possível adjuvante das terapias tradicionais em cicatrizes historicamente propensas a recorrência. A radiação deve sempre ser usada com cautela para evitar o excesso de radiação e o aumento do potencial de malignidade da pele. O excesso de radiação também pode causar cicatrizes na forma do que é conhecido como "tatuagem de radiação".

Injeções

Antes do desenvolvimento da aplicação assistida por *laser*, as cicatrizes hipertróficas e queloides eram historicamente tratadas com injeções intralesionais de corticosteroides para obter o mesmo efeito de atrofia do tecido. Isso continua a ser feito dessa forma para aqueles com tecnologia limitada. No entanto, o veículo de injeção pode ser difícil de controlar adequadamente e, às vezes, pode resultar em excesso de atrofia tecidual, deixando uma indentação na pele ou na gordura tratada. Pequenas cicatrizes cirúrgicas podem, às vezes, ser tratadas com Kenalog ou 5-flourouracil. Em determinadas circunstâncias, seções particularmente volumosas de uma cicatriz podem se beneficiar da injeção adjuvante. Entretanto, a aplicação assistida por *laser* é normalmente preferida para o tratamento ideal da cicatriz. Outros produtos também têm sido cada vez mais utilizados na literatura, como a bleomicina ou o verapamil, com resultados variáveis.[60,61]

Compressão

A compressão tem sido utilizada há muito tempo na cicatrização de cicatrizes como uma estratégia ativa para a prevenção de cicatrizes. Entretanto, a compressão também é uma parte extremamente importante da terapia cicatricial. Assim como o processo de cicatrização na ferida inicial, a cicatrização após o tratamento a *laser* ou a cirurgia pode se beneficiar da hidratação, da pressão mecânica e da produção restrita de colágeno da cobertura de gel de silicone. A cobertura de gel de silicone pode ser usada assim que a pele se reepitelizar e continuar o máximo possível até que a cicatrização esteja completa.

14.4.21 Tratamento Combinado

As cicatrizes geralmente variam não apenas entre os pacientes, mas também dentro de um mesmo paciente. A melhor maneira de maximizar a técnica de tratamento é, normalmente, por meio de um tratamento combinado. Por exemplo, os pacientes com queimaduras e traumas graves podem precisar de uma zetaplastia de base para liberar as principais restrições de amplitude de movimento com tratamentos de acompanhamento de *laser* e aplicação assistida por *laser* para ajudar a misturar e normalizar o tecido liberado. Cicatrizes espessas podem se beneficiar do tratamento a *laser* com injeções adjuvantes de esteroides em seções particularmente espessas. Queloides persistentes e propensos à recorrência podem se beneficiar da zetaplastia, seguida de *laser* e, depois, de radiação. O tratamento de cicatrizes deve ser feito por fórmula. É uma cicatriz cirúrgica plana? Deixe-a em paz. Ela requer cirurgia? Se sim, então a cirurgia deve ser concluída primeiro. Há anormalidades de cor e textura? Então, o tratamento a laser pode ser feito primeiro por cor, depois por textura, seguido pelo adjuvante apropriado. Se for hipertrófico, cada tratamento pode ser acompanhado de compressão para maximizar os resultados.

14.5 Conclusão

Nesta década, o tratamento de cicatrizes está fazendo avanços astronômicos com a melhoria contínua dos resultados e da satisfação dos pacientes. Com o aumento do interesse científico e a correspondente criação crescente de novas estratégias de tratamento, as opções são ilimitadas na escolha de um caminho de tratamento a ser seguido. Nesse campo, o *laser* tem estado cada vez mais na vanguarda devido à sua alta eficácia e baixo tempo de inatividade, mas não existe um tratamento definitivo que abranja todas as cicatrizes. Cada cicatriz e as características do paciente são únicas e, como tal, o tratamento deve ser personalizado individualmente para aperfeiçoar os resultados.

Referências

[1] Dunkin CSJ, Pleat JM, Gillespie PH, Tyler MPH, Roberts AHN, McGrouther DA. Scarring occurs at a critical depth of skin injury: precise measurement in a graduated dermal scratch in human volunteers. Plast Reconstr Surg. 2007; 119(6):1722–1732, discussion 1733–1734

[2] Yates CC, Hebda P, Wells A. Skin wound healing and scarring: fetal wounds and regenerative restitution. Birth Defects Res C Embryo Today. 2012;96(4):325–333

[3] Rangaraj A, Harding K, Leaper D. Role of collagen in wound management. Wounds UK. 2011; 7(2):54–63

[4] Westra I, Verhaegen PDHM, Ibrahim Korkmaz H, et al. Investigating histological aspects of scars in children. J Wound Care. 2017; 26(5):256–265

[5] Desmoulière A, Redard M, Darby I, Gabbiani G. Apoptosis mediates the decrease in cellularity during the transition between granulation tissue and scar. Am J Pathol. 1995; 146(1):56–66

[6] Rippa AL, Kalabusheva EP, Vorotelyak EA. Regeneration of dermis: scarring and cells involved. Cells. 2019; 8(6):607

[7] Holland DB, Jeremy AH, Roberts SG, Seukeran DC, Layton AM, Cunliffe WJ. Inflammation in acne scarring: a comparison of the responses in lesions from patients prone and not prone to scar. Br J Dermatol. 2004; 150(1):72–81

[8] Jacob CI, Dover JS, Kaminer MS. Acne scarring: a classification system and review of treatment options. J Am Acad Dermatol. 2001; 45(1):109–117

[9] De Jesus AM, Aghvami M, Sander EA. A combined in vitro imaging and multi-scale modeling system for studying the role of cell matrix interactions in cutaneous wound healing. PLoS One. 2016; 11(2):e0148254

[10] Murray JC. Keloids and hypertrophic scars. Clin Dermatol. 1994; 12(1):27–37

[11] Wulkan A, Rudnick A, Badiavas E, Waibel JS. Treatment of traumatic hypertrophic scars with 2940-nm fractional ablative erbium-doped yttrium aluminium: a pilot study. Dermatol Surg. 2020; 46(6):789–793

[12] Schneider JC, Holavanahalli R, Helm P, Goldstein R, Kowalske K. Contractures in burn injury: defining the problem. J Burn Care Res. 2006; 27(4):508–514

[13] Hinz B. The role of myofibroblasts in wound healing. Curr Res Transl Med. 2016; 64(4):171–177

[14] Karmisholt KE, Haerskjold A, Karlsmark T, Waibel J, Paasch U, Haedersdal M. Early laser intervention to reduce scar formation: a systematic review. J Eur Acad Dermatol Venereol. 2018; 32(7):1099–1110

[15] Waibel J, Gianatasio C, Rudnick A. Randomized, controlled early intervention of dynamic mode fractional ablative CO2 laser on acute burn injuries for prevention of pathological scarring. Lasers Surg Med. 2020; 52(2):117–124

[16] Xu W, Hong SJ, Zeitchek M, et al. Hydration status regulates sodium flux and inflammatory pathways through epithelial sodium channel (ENaC) in the skin. J Invest Dermatol. 2015; 135(3):796–806

[17] Ogawa R. Keloid and hypertrophic scars are the result of chronic inflammation in the reticular dermis. Int J Mol Sci. 2017; 18(3):606

[18] Liu H, Yue J, Lei Q, et al. Ultraviolet B inhibits skin wound healing by affecting focal adhesion dynamics. Photochem Photobiol. 2015; 91(4):909–916

[19] Lonie S, Baker P, Teixeira RP. Healing time and incidence of hypertrophic scarring in paediatric scalds. Burns. 2017; 43(3):509–513

[20] Atiyeh BS, El Khatib AM, Dibo SA. Pressure garment therapy (PGT) of burn scars: evidence-based efficacy. Ann Burns Fire Disasters. 2013;26(4):205–212

[21] Macintyre L, Baird M. Pressure garments for use in the treatment of hypertrophic scars: a review of the problems associated with their use. Burns. 2006; 32(1):10–15

[22] Mustoe TA. Evolution of silicone therapy and mechanism of action in scar management. Aesthetic Plast Surg. 2008; 32(1):82–92

[23] Cho YS, Jeon JH, Hong A, et al. The effect of burn rehabilitation massage therapy on hypertrophic scar after burn: a randomized controlled trial. Burns. 2014; 40(8):1513–1520

[24] Chan QE, Harvey JG, Graf NS, Godfrey C, Holland AJ. The correlation between time to skin grafting and hypertrophic scarring following an acute contact burn in a porcine model. J Burn Care Res. 2012; 33(2):e43–e48

[25] Gauglitz GG, Pötschke J, Clementoni MT. Therapy of scars with lasers. Hautarzt. 2018; 69(1):17–26

[26] Khetarpal S, Kaw U, Dover JS, Arndt KA. Laser advances in the treatment of burn and traumatic scars. Semin Cutan Med Surg. 2017;36(4):185–191

[27] Anderson RR, Parrish JA. Selective photothermolysis: precise microsurgery by selective absorption of pulsed radiation. Science. 1983; 220(4596):524–527

[28] Alster TS, Williams CM. Treatment of keloid sternotomy scars with 585nm flashlamp-pumped pulsed-dye laser. Lancet. 1995; 345(8959):1198–1200

[29] Waibel JS, Rudnick AC, Wulkan AJ, Holmes JD. The diagnostic role of optical coherence tomography (OCT) in measuring the depth of burn and traumatic scars for more accurate laser dosimetry: pilot study. J Drugs Dermatol. 2016; 15(11):1375–1380

[30] Manuskiatti W, Wanitphakdeedecha R, Fitzpatrick RE. Effect of pulse width of a 595-nm flashlamp-pumped pulsed dye laser on the treatment response of keloidal and hypertrophic sternotomy scars. Dermatol Surg. 2007; 33(2):152–161

[31] Waibel JS, Holmes J, Rudnick A, Woods D, Kelly KM. Angiographic optical coherence tomography imaging of hemangiomas and port wine birthmarks. Lasers Surg Med. 2018; 50(7):718–726

[32] Ma J, Chen B, Zhang Y, Li D, Xing ZL. Multiple laser pulses in conjunction with an optical clearing agent to improve the curative effect of cutaneous vascular lesions. Lasers Med Sci. 2017; 32(6):1321–1335

[33] Garden JM, Tan OT, Kerschmann R, et al. Effect of dye laser pulse duration on selective cutaneous vascular injury. J Invest Dermatol. 1986; 87(5):653–657

[34] Alster T, Zaulyanov L. Laser scar revision: a review. Dermatol Surg. 2007; 33(2):131–140

[35] Boen M, Jacob C. A review and update of treatment options using the acne scar classification system. Dermatol Surg. 2019; 45(3):411–422

[36] Manstein D, Herron GS, Sink RK, Tanner H, Anderson RR. Fractional photothermolysis: a new concept for cutaneous remodeling using microscopic patterns of thermal injury. Lasers Surg Med. 2004; 34(5):426–438

[37] Hantash BM, Bedi VP, Kapadia B, et al. In vivo histological evaluation of a novel ablative fractional resurfacing device. Lasers Surg Med. 2007; 39(2):96–107

[38] Kapur R, Osmanovic S, Toyran S, Edward DP. Bimatoprost-induced periocular skin hyperpigmentation: histopathological study. Arch Ophthalmol. 2005; 123(11):1541–1546

[39] Massaki AB, Fabi SG, Fitzpatrick R. Repigmentation of hypopigmented scars using an erbium-doped 1,550-nm fractionated laser and topical bimatoprost. Dermatol Surg. 2012; 38(7, Pt 1):995–1001

[40] Waibel J, Rudnick A, Nagrani N, Gonzalez A. Re-pigmentation of hypopigmentation: fractional laser versus laser assisted delivery

of bimatoprost versus novel epidermal melanocyte harvesting system. J Drugs Dermatol. 2019; 18(11):1090–1096

[41] Waibel JS, Rudnick A. Laser-assisted delivery to treat facial scars. Facial Plast Surg Clin North Am. 2017; 25(1):105–117

[42] Riyat H, Touil LL, Briggs M, Shokrollahi K. Autologous fat grafting for scars, healing and pain: a review. Scars Burn Heal. 2017; 3:2059513117728200

[43] Gu Z, Li Y, Li H. Use of condensed nanofat combined with fat grafts to treat atrophic scars. JAMA Facial Plast Surg. 2018; 20(2):128–135

[44] Borges AF, Gibson T. The original Z-plasty. Br J Plast Surg. 1973; 26(3):237–246

[45] McCurdy SL. Z-plastic surgery. Surg Gynecol Obstet. 1913; 16:209

[46] Mccurdy SL. Correction of burn scar deformity by the Z-plastic method. J. Bone and Joint Surg. 1924; 6(3):683–688

[47] Rohrer T, Cooke J, Kaufman A. Flaps and Grafts in Dermatologic Surgery. 2nd ed. Philadelphia, PA: Elsevier; 2018

[48] Morais P, Santos P. "W-plasty: the role in the camouflage of an unaesthetic postsurgical facial scar. Surg Cosmet Dermatol. 2016; 8(3):262–265

[49] Anderson RR, Donelan MB, Hivnor C, et al. Laser treatment of traumatic scars with an emphasis on ablative fractional laser resurfacing: consensus report. JAMA Dermatol. 2014; 150(2):187–193

[50] Kim DW, Hwang NH, Yoon ES, Dhong ES, Park SH. Outcomes of ablative fractional laser scar treatment. J Plast Surg Hand Surg. 2015;49(2):88–94

[51] Patel SP, Nguyen HV, Mannschreck D, Redett RJ, Puttgen KB, Stewart FD. Fractional CO2 laser treatment outcomes for pediatric hypertrophic burn scars. J Burn Care Res. 2019; 40(4):386–391

[52] Daoud AA, Gianatasio C, Rudnick A, Michael M, Waibel J. Efficacy of combined intense pulsed light (IPL) with fractional CO2: laser ablation in the treatment of large hypertrophic scars—a prospective, randomized control trial. Lasers Surg Med. 2019; 51(8):678–685

[53] Waibel JS, Wulkan AJ, Rudnick A, Daoud A. Treatment of hypertrophic scars using laser-assisted corticosteroid versus laser-assisted 5-fluorouracil delivery. Dermatol Surg. 2019; 45(3):423–430

[54] Datz E, Schönberger C, Zeman F, et al. Fractional carbon dioxide laser resurfacing of skin grafts: long-term results of a prospective, randomized, split-scar, evaluator-blinded study. Lasers Surg Med. 2018; 50(10):1010–1016

[55] Rodriguez-Menocal L, Davis SS, Becerra S, et al. Assessment of ablative fractional CO2 laser and Er:YAG laser to treat hypertrophic scars in a red duroc pig model. J Burn Care Res. 2018; 39(6):954–962

[56] Issler-Fisher AC, Waibel J, Donelan M. Laser modulation of hypertrophic scars. Clin Plast Surg. 2017; 44:757–766

[57] Waibel JS, Wulkan AJ, Rudnick A, Daoud A. Treatment of hypertrophic scars using laser-assisted corticosteroid versus laser-assisted 5-fluorouracil delivery. Dermatol Surg. 2019; 45(3):423–430

[58] Huang L, Wong YP, Cai YJ, Lung I, Leung CS, Burd A. Low-dose 5-fluorouracil induces cell cycle G2 arrest and apoptosis in keloid fibroblasts. Br J Dermatol. 2010; 163(6):1181–1185

[59] Keeling BH, Whitsitt J, Liu A, Dunnick CA. Keloid removal by shave excision with adjuvant external beam radiation therapy. Derm Surg. 2015; 41(8):989–992

[60] Abedini R, Sasani P, Mahmoudi HR, Nasimi M, Teymourpour A, Shadlou Z. Comparison of intralesional verapamil versus intralesional corticosteroids in treatment of keloids and hypertrophic scars: a randomized controlled trial. Burns. 2018; 44(6):1482–1488

[61] Payapvipapong K, Niumpradit N, Piriyanand C, Buranaphalin S, Nakakes A. The treatment of keloids and hypertrophic scars with intralesional bleomycin in skin of color. J Cosmet Dermatol. 2015; 14(1):83–90

15 Mohs e Melanoma

John A. Zitelli

Resumo

Este capítulo discute o uso da cirurgia de Mohs e outras técnicas para permitir a avaliação histológica de toda a margem periférica de um melanoma. As vantagens da cirurgia de Mohs incluem a conservação do tecido, a avaliação completa da margem histológica, o reparo em um plano livre de tumor garantido, o reparo no mesmo dia e as taxas de cura em torno de 99%. As taxas de recorrência para a excisão padrão do melanoma variam entre 8 e 20% contra 1 e 2% com a cirurgia de Mohs.

Palavras-chave: melanoma, melanoma *in situ*, lentigo maligno, melanoma lentigo maligno, cirurgia micrográfica de Mohs, excisão em estágios, Mohs lento, tratamento de melanoma, diretrizes

15.1 Melanoma *In Situ* e Melanoma Maligno

O melanoma é um tumor maligno que se origina dos melanócitos. É mais comumente de origem cutânea, mas também pode surgir nas superfícies mucosa, uveal e leptomeníngea. É o quinto tipo mais comum de câncer de pele em homens e o sexto em mulheres, com mais de 90.000 casos diagnosticados em 2018 somente nos Estados Unidos. As taxas de incidência vêm aumentando há mais de três décadas, enquanto as taxas de mortalidade se estabilizaram desde a década de 1990. Os melanomas invasivos representam apenas 1% dos cânceres de pele, mas são os que causam mais mortes.[1]

As terapias atuais para melanomas primários são muitas vezes inadequadas. As excisões padrão podem resultar em altas taxas de recorrência de até 20%.[2-4] Os melanomas *in situ* (MIS) e os melanomas invasivos frequentemente têm extensões amelanóticas que não podem ser vistas por inspeção visual. Somente o exame histológico detectará essas extensões. Mesmo margens amplas de 1 a 2 cm podem não remover completamente essas extensões. Essas margens amplas não só podem não ser precisas, como também podem levar à remoção desnecessária de tecido onde não há extensões de melanoma. Há uma preponderância de evidências que demonstram altas taxas de recorrência de melanomas na cabeça e no pescoço e tumores excisados de forma inadequada no tronco (Zitelli, dados não publicados). A falha desses métodos de tratamento é o exame incompleto da margem, necessário para a remoção completa do tumor. A maioria dos médicos, mesmo os dermatologistas, não sabe que menos de 0,1% das margens cirúrgicas são examinadas com a patologia de excisão padrão.

15.2 Tratamento

De acordo com as Diretrizes da Academia Americana de Dermatologia para Melanoma, a excisão cirúrgica com histologia completa pode ser realizada com excisão local ampla, cirurgia micrográfica de Mohs (MMS) ou excisões em estágios. As excisões padrão com margens locais amplas removem o tumor primário visível e a margem prescrita de pele de "aparência normal". Isso exige que os profissionais tenham experiência e treinamento adequados na identificação da pele anormal e normal para basear as dimensões iniciais do tumor. Alguns dermatologistas utilizam uma lâmpada de Wood e um dermatoscópio para ajudar a identificar o tamanho e a localização do tumor primário. A margem de segurança da "pele normal" é removida para capturar idealmente quaisquer extensões subclínicas de melanoma que não sejam visíveis a olho nu. O tecido extirpado é então enviado para seções permanentes embutidas em parafina para o seccionamento padrão "pão de forma", que são examinadas pelo patologista no mínimo 24 horas depois. A seção transversal inteira da amostra não é visualizada. Em contraste com as outras técnicas, apenas uma pequena porcentagem da margem real excisada é examinada (provavelmente < 1% da margem). A extensão real da margem examinada depende do intervalo de seccionamento, que pode ser padronizado em um determinado laboratório, mas não é universalmente padronizado e é altamente variável. O intervalo determinará a probabilidade de que as margens envolvidas sejam identificadas.[6] Por exemplo, com o processamento padrão dessas amostras de 5 mm entre cada seção vertical, apenas 12 a 20% das excisões de margens positivas seriam detectadas. Isso pode explicar por que o melanoma tem a tendência de recorrer de 8 a 20% das vezes com excisões padrão, mesmo quando a patologia padrão relata margens claras.[2-4]

Diferentemente da excisão padrão, o MMS e o Mohs lento com processamento histológico de superfície examinam 100% da margem e permitem a detecção de melanoma que não é visível a olho nu. Ele permite a remoção completa do tumor com margens microscópicas claras. As margens microscópicas claras são essenciais para reduzir as recidivas locais e, portanto, a necessidade de mais cirurgias. Os processos de *slow mohs* e outras excisões em estágios serão discutidos mais adiante neste capítulo.

As terapias alternativas, incluindo opções não cirúrgicas, são consideradas de segunda linha para o tratamento do melanoma cutâneo primário. Elas só devem ser consideradas em uma população limitada de pacientes que não podem ser submetidos à ressecção cirúrgica. O imiquimod tópico em creme a 5% tem sido usado como tratamento de segunda linha do MIS, tipo lentigo maligno (LM), nessas circunstâncias, e também tem sido usado no cenário adjuvante. A doença histológica oculta pode persistir em pelo menos 25% dos casos, e foi relatado o desenvolvimento de doença invasiva com metástase satélite.[7,8] Tratamentos alternativos adicionais, incluindo criocirurgia, eletrodissecação e curetagem, ablação a *laser*, radiação, ácido azelaico, 5-fluorouracil intralesional e o uso de braquiterapia superficial não é recomendado para o tratamento de melanoma.[5] Deve-se discutir cuidadosamente os riscos, benefícios e incertezas com o paciente e sua família antes de qualquer tratamento não cirúrgico.

15.3 Indicações para MMS

Todos os tumores de melanoma têm o potencial de ter extensões amelanóticas ou invisíveis. As margens amplas necessárias para tratar melanomas da cabeça e do pescoço são bem descritas na literatura; no entanto, mesmo melanomas bem definidos no tronco e nas extremidades podem ter extensões amelanóticas.[10] Esses tumores se beneficiariam da capacidade do MMS de detectar qualquer tumor microscópico que não seja visível a olho nu. Além disso, os defeitos excisionais de melanoma que podem exigir um retalho ou enxerto se beneficiariam da avaliação completa da margem para confirmar histologicamente a eliminação do tumor antes da reconstrução. Isso reduz a probabilidade de reoperação e morbidade adicional. A Academia Americana de Dermatologia, o Colégio Americano de Cirurgia de Mohs, a Associação da Sociedade Americana de Cirurgia Dermatológica e a Sociedade Americana de Cirurgia de Mohs consideraram a MMS apropriada para LM primária e MIS na cabeça, pescoço, mãos, pés, genitália e perna anterior e LM recorrente ou MIS em qualquer local. Embora não se tenha chegado a um consenso sobre o uso da MMS para melanomas invasivos, a probabilidade de extensões subclínicas ou de reparo com um retalho ou enxerto não difere entre a MMS e o melanoma invasivo (▶ Tabela 15.1).[11]

15.4 Cirurgia Micrográfica de Mohs: Procedimento

15.4.1 Técnica

Diferentemente da excisão padrão, a MMS examina 100% das margens do tecido periférico e profundo. Primeiro, o tumor visível (incluindo a cicatriz da biópsia) é excisado até a camada adiposa. Se a biópsia diagnóstica revelar uma margem profunda positiva ou se houver evidência clínica de uma lesão remanescente, o *debulk* central é avaliado por meio de um processo histológico de rotina para determinar se há uma atualização da profundidade de Breslow. Isso também pode ser enviado para seções paraffin. Após o *debulking*, uma única camada é removida até o tecido adiposo profundo (▶ Fig. 15.1). A margem de cada camada é dependente da localização do tumor. Uma margem de 1 cm pode ser obtida no tronco e nas extremidades sem comprometer o fechamento em algumas circunstâncias, enquanto na cabeça e no pescoço margens menores podem ser necessárias para preservar as unidades anatômicas. Margens mais amplas seriam obtidas, se necessário, pelo exame microscópico do tecido da margem. Após a camada inicial, a amostra é então seccionada da seguinte forma: o tecido periférico é seccionado em tiras de 1 a 2 cm e o centro é seccionado adequadamente para caber na lâmina, semelhante a uma camada de Mohs de rotina com hematoxilina e eosina (H&E). Os corantes são utilizados nessas seções para facilitar a localização do tumor (▶ Fig. 15.2). As tiras periféricas são então processadas com H&E e antígeno de melanoma reconhecido por células T 1 (MART-1). Qualquer tumor remanescente é marcado em um mapa, conforme ilustrado na ▶ Figura 15.3, e uma margem adicional de 3 mm é excisada e examinada. O processo é repetido até que o tumor seja completamente removido.

Alguns centros utilizam outras imunomarcações para a avaliação do melanoma. O fator de transcrição indutor de melanócitos (MITF) é uma coloração nuclear e é altamente específico para melanócitos. MART-1 é uma coloração citoplasmática que pode destacar queratinócitos e pseudonestes. Embora o MITF seja mais específico, ele cora os melanócitos fracamente com pequenos pontos. O MART-1 é sensível e

Tabela 15.1 Indicações para a cirurgia micrográfica de Mohs

Melanoma primário na cabeça e no pescoço, locais sacrais, genitália e pernas pré-tibiais

Melanoma localmente recorrente em qualquer local

Locais que podem exigir reparo com um retalho ou um enxerto

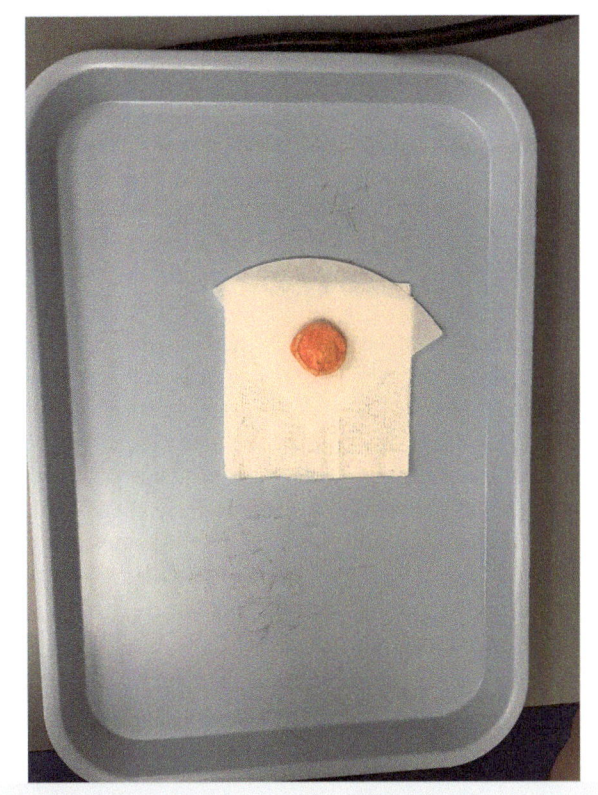

Fig. 15.1 Imagem da camada inicial da excisão do melanoma antes do seccionamento.

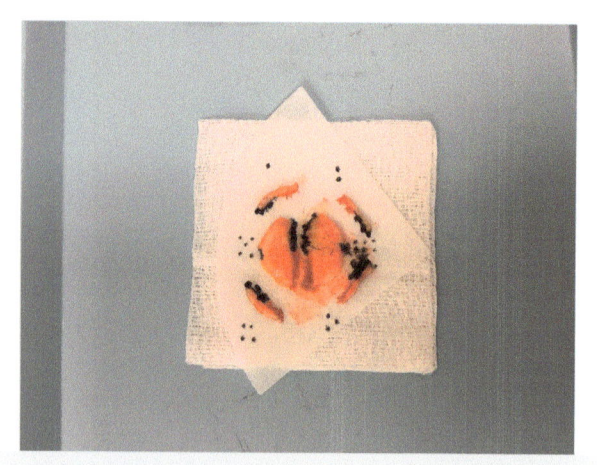

Fig. 15.2 Seccionamento da camada inicial, incluindo tiras de 1 a 2 cm de tecido periférico seccionado e tintado. *Os pontos no papel de filtro indicam a numeração das seções.*

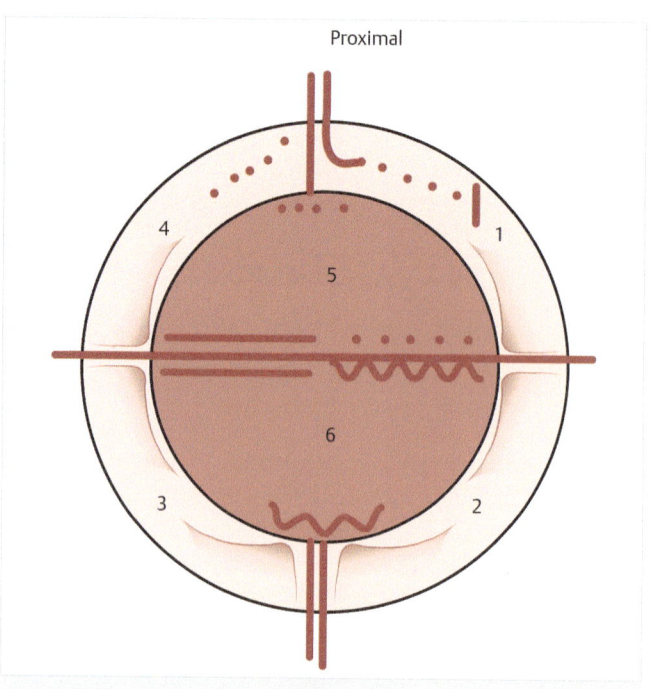

Fig. 15.3 Mapas de Mohs do tecido excisado nas ▶ Fig. 15.1 e Fig. 15.2.

cria uma coloração brilhante. O melanoma humano *black*-45 (HMB-45) também foi utilizado no passado, mas caiu em desuso devido à sua menor sensibilidade e pior qualidade de coloração em comparação com o MART-1.[12]

15.4.2 Margens Positivas

A avaliação da margem de um melanoma pode parecer difícil para o profissional não treinado; no entanto, um conjunto de diretrizes bem estabelecidas para margens positivas inclui o seguinte: (1) ninhos de pelo menos três melanócitos atípicos, (2) melanócitos acima da junção dermoepidérmica e (3) aglomeração não uniforme de células ao longo da membrana basal. ▶ A Figura 15.4 mostra uma margem negativa. A ▶ Figura 15.5 demonstra uma margem positiva utilizando a imunidade MART-1 em uma seção congelada. Outros sinais de proliferações melanocíticas atípicas incluem (1) extensão de melanócitos atípicos e aglomerados profundamente ao infundíbulo folicular, (2) distribuição não uniforme do pigmento, (3) número excessivo de melanófagos e (4) resposta inflamatória intensa. Como muitos melanomas ocorrem em pele cronicamente danificada pelo sol, o cirurgião de Mohs deve ter um alto nível de conhecimento dos melanócitos nesse tipo de pele. Hendi *et al.* estudaram a distribuição dos melanócitos na pele cronicamente danificada pelo sol em 149 pacientes submetidos à MMS para câncer de pele não melanoma. Eles descobriram que a confluência de até 9 melanócitos adjacentes e a extensão ao longo dos folículos capilares são consideradas normais na pele cronicamente danificada pelo sol, enquanto o aninhamento e a disseminação pagetoide não são.[13] Ao utilizar esses critérios, a interpretação da seção congelada é comparável à da seção parafinada.[14]

15.5 Mohs Lento e Outras Excisões em Estágios

A excisão em estágios do melanoma é outro método para fornecer uma avaliação completa da margem. Com esse

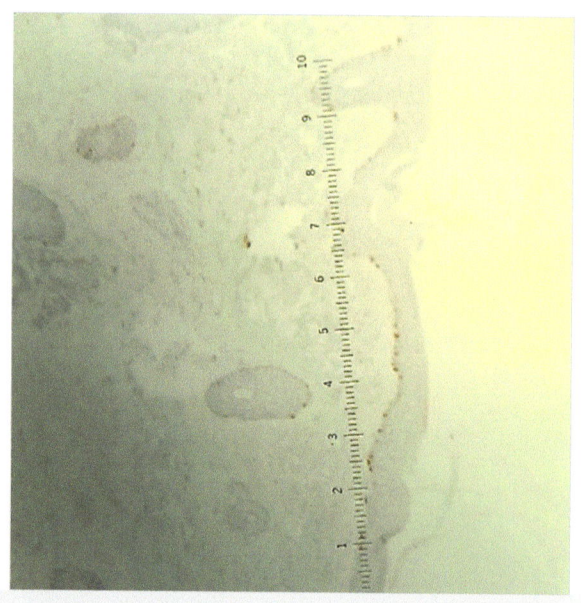

Fig. 15.4 Imagem de margem negativa em seção congelada com imunomarcação para antígeno associado ao melanoma reconhecido por células T (MART-1).

procedimento, o tumor central é extirpado até o adiposo profundo. O perímetro da pele é então removido e marcado. Um mapa do tecido extirpado é criado e geralmente enviado com o tecido para o laboratório. O *debulk* central é processado com seções verticais para detectar qualquer atualização da profundidade de Breslow é um potencial de crescimento invasivo não apenas de melanomas malignos primários excisados inadequadamente, mas também de MIS. Não é incomum encontrar um melanoma invasivo ao examinar as margens de um MIS.

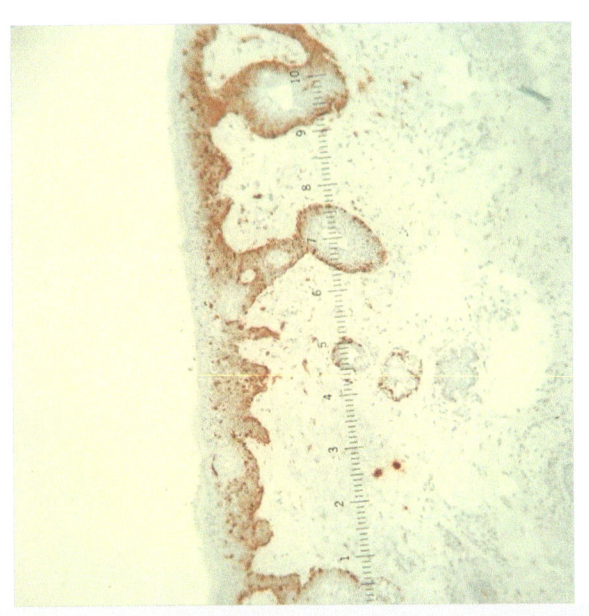

Fig. 15.5 Antígeno associado ao melanoma reconhecido por células T (MART-1), coloração de um melanoma em seção congelada.

A remoção incompleta e imprecisa de todos os melanomas no momento do diagnóstico inicial e do tratamento pode levar a procedimentos de resgate maiores e, em última análise, à morbidade.[15] A avaliação completa e exaustiva das margens por meio de MMS ou Mohs lento garante as menores margens possíveis e identifica os casos com grandes extensões de doença.

As taxas de recorrência para o tratamento de melanoma com MMS são altamente dependentes do operador. Como em qualquer procedimento, se o cirurgião e/ou a tecnologia que dá suporte à cirurgia estiverem com defeito, os resultados podem ser inferiores aos ideais. Com seções de alta qualidade e experiência, é possível obter taxas de recorrência muito baixas.

O tecido periférico é processado na face para permitir o exame completo da margem. A ferida resultante é enfaixada e o paciente é mandado para casa no mesmo dia. Esse procedimento frequentemente é chamado de "Mohs lento", pois o tecido extirpado é enviado para seções em tecido fixado em formalina. O tecido é enviado ao laboratório para seções de Mohs permanentes "apressadas", que são então revisadas pelo dermatopatologista, não pelo cirurgião de Mohs. Isso pode levar de 2 a 3 dias para obter um resultado entre cada camada, daí o nome "Mohs lento". Quando os resultados estiverem disponíveis, o paciente retorna para que sejam retiradas camadas adicionais, se necessário. Esse processo é repetido até que se chegue a um local sem tumor. Depois que o tumor é completamente extirpado, o paciente retorna para a reconstrução.

Em qualquer forma de excisão em etapas, é imperativo que haja uma boa comunicação entre o cirurgião de Mohs e o dermatopatologista. Para garantir que toda a margem periférica esteja sendo examinada, a lesão periférica deve ser embutida na face. Outras excisões em estágios que utilizam cortes radiais, verticais ou em forma de pão não examinam 100% da margem periférica e podem resultar em taxas de recorrência mais altas por falta de exame da margem total.

15.6 Recorrência Local após MMS

Quando os melanomas recidivam, 23% recidivam na margem com um componente invasivo. Esses componentes invasivos recorrem com uma profundidade média de Breslow de 0,9 mm.[14] Os tumores recorrentes podem se localizar ao longo de cicatrizes e ser multifocais, reduzindo as taxas de cura mesmo com a avaliação completa da margem. Lá é um potencial de crescimento invasivo não apenas inadequadamente melanomas malignos primários excisados, mas também MIS. Não é incomum encontrar um melanoma invasivo quando examinando as margens de um MIS. Incompleto e imprecisa remoção de todos os melanomas no momento do início diagnóstico e tratamento podem levar a procedimentos de resgate maiores e, em última análise, morbidade.[15] Completo e exaustivo avaliação de margem através de MMS ou Mohs lento oferece as menores margens possíveis e identifica valores discrepantes com amplas extensões de doença. Taxas de recorrência para o tratamento do melanoma com MMS são altamente dependentes da operadora. Como qualquer procedimento, se o cirurgião e/ou a tecnologia que o apoia estão com defeito, então os resultados podem ser abaixo do ideal. Com seções e experiência de alta qualidade, muito baixo taxas de recorrência são possíveis.

15.7 Reconstrução após Margens Transparentes de MMS

A cirurgia de Mohs oferece uma oportunidade única de avaliação em tempo real das margens cirúrgicas, realizada no mesmo dia, diferentemente de todas as outras técnicas de excisão descritas anteriormente. Após a obtenção da confirmação histológica de um campo livre de tumor, a reconstrução imediata está disponível. Aproximadamente 50% dos pacientes submetidos à MMS para melanomas faciais precisam de reconstrução com um retalho ou enxerto.[11] Quando a reconstrução é complexa, os pacientes certamente se beneficiam da excisão do tumor no mesmo dia, da avaliação histológica marginal e da reconstrução no mesmo dia. Se a paciente precisar de um procedimento adicional, como uma biópsia de linfonodo sentinela (SLNBx), isso pode ser feito a qualquer momento antes da MMS, após a remoção do tumor antes da reconstrução ou após a reconstrução. Alguns podem argumentar que a excisão pode alterar os resultados da SLNBx; no entanto, isso ainda não foi comprovado. De fato, há cinco estudos que demonstram que a excisão local ampla não afeta os resultados da SLNBx.[16-20]

15.8 Controvérsias

Não há dúvida de que existem controvérsias em relação ao uso de cortes congelados para melanoma. Acredita-se que os cortes congelados sejam inferiores aos cortes permanentes embutidos em parafina para o exame de melanócitos atípicos. Vários autores afirmaram que a interpretação de seções congeladas coradas com H&E não é confiável.[21,22] Por exemplo, vários autores acreditam que as ceratoses actínicas podem se corar com MART-1, mas, com a experiência, é fácil perceber que uma ceratose actínica não se cora tão escuramente quanto um melanócito. Foi demonstrado repetidamente que lâminas coradas com H&E de alta qualidade podem ser confiáveis.[23,24]

Com o acréscimo de imunossensores de seção congelada rápida, a cirurgia de Mohs para melanoma está mais acessível e mais fácil de ser realizada muitos cirurgiões de Mohs relataram altas taxas de cura local para o tratamento de melanoma com o auxílio do uso de imunocolorações de seção congelada.[25-29] Com o uso de seções congeladas de alta qualidade e finas de forma confiável por um histotécnico experiente, é possível obter baixas taxas de recorrência. Sem essas seções finas, a coloração MART-1 parecerá positiva e poderá levar a uma marcação excessiva. Seriam necessários mais estágios, o que levaria a defeitos maiores. O fato de que a maioria dos melanomas pode ser excisada em um ou dois estágios, com taxas de recorrência entre 0 e 2%, confirma a validade dos cortes congelados.

Não existem dados randomizados e talvez nunca estejam disponíveis para apoiar o uso de Mohs para melanoma na cabeça e no pescoço. Um estudo verdadeiramente randomizado pode ser impossível, pois a maioria dos tumores nesse local não pode ser excisada com margens de 1 cm. Um estudo concluído pela Clínica Mayo relatou taxas de recorrência semelhantes entre MMS e WLE; entretanto, esses dois braços de tratamento não foram randomizados. Lesões maiores, tumores recorrentes e tumores na cabeça e no pescoço foram encaminhados para cirurgia de Mohs.[30]

A controvérsia sobre a utilidade do SLNBx é frequentemente debatida. Embora a utilidade do SLNBx no melanoma esteja sendo reavaliada, há algumas circunstâncias em que ele é utilizado.[31,32] Argumenta-se que o SLNBx não pode ser realizado se o paciente for submetido à cirurgia de Mohs; no entanto, o SLNBx pode ser realizado a qualquer momento antes da cirurgia de Mohs, após a cirurgia de Mohs, antes da reconstrução ou após a reconstrução.[16-20] Se o uso do SLNBx continuar a ser uma preocupação para o médico ou equipe responsável pelo tratamento, as seções congeladas do espécime de depuração podem ser utilizadas para detectar um aumento da profundidade de Breslow. Se for encontrado um aumento da profundidade que possa justificar um SLNBx, ele poderá ser realizado antes da reconstrução.[27]

Como o teste do perfil de expressão gênica para vários tumores de órgãos sólidos, como câncer de mama e melanoma uveal, tornou-se padrão de tratamento, sua implementação no manejo do melanoma cutâneo tem sido estudada. Alguns autores descobriram que a sua utilidade clínica não está bem estabelecida.[33] No entanto, há vários estudos que validaram ainda mais seu uso no tratamento de pacientes com melanoma invasivo. Esses estudos demonstraram acrescentar informações prognósticas valiosas aos métodos atuais de estadiamento do American Joint Committee on Cancer (AJCC), identificando os melanomas cutâneos que têm fatores de risco mais altos para metástases.[34-36]

O custo frequentemente é considerado na comparação entre a WLE e a MMS. Como a cirurgia de Mohs em geral resulta em defeitos menores, os reparos também tendem a ser menores e mais simples. O custo da MMS e do reparo subsequente geralmente é menor do que o da WLE e do reparo, especialmente quando isso ocorre na sala de cirurgia. Além disso, o custo do tratamento de tumores recorrentes da WLE deve ser considerado ao comparar o custo da cirurgia de Mohs com o da excisão padrão. A avaliação e a confirmação de uma margem clara antes da reconstrução são inestimáveis para evitar uma reconstrução complicada de um tumor primário inadequadamente excisado.

Referências

[1] American Cancer Society. Key Statistics for Melanoma Skin Cancer. 2018. Available at: https://www.cancer.org/cancer/melanoma-skincancer/about/key-statistics.html. Accessed December 26, 2018

[2] Pitman GH, Kopf AW, Bart RS, Casson PR. Treatment of lentigo maligna and lentigo maligna melanoma. J Dermatol Surg Oncol. 1979; 5(9):727-737

[3] Osborne JE, Hutchinson PE. A follow-up study to investigate the efficacy of initial treatment of lentigo maligna with surgical excision. Br J Plast Surg. 2002; 55(8):611-615

[4] Coleman WP, III, Davis RS, Reed RJ, Krementz ET. Treatment of lentigo maligna and lentigo maligna melanoma. J Dermatol Surg Oncol. 1980; 6(6):476-479

[5] Swetter SM, Tsao H, Bichakjian CK, et al. Guidelines of care for the management of primary cutaneous melanoma. J Am Acad Dermatol. 2019; 80(1):208-250

[6] Kimyai-Asadi A, Katz T, Goldberg LH, et al. Margin involvement after the excision of melanoma in situ: the need for complete en face examination of the surgical margins. Dermatologic Surg. 2007; 33(12):1434-1439-; discussion 1439-1441

[7] Cotter MA, McKenna JK, Bowen GM. Treatment of lentigo maligna with imiquimod before staged excision. Dermatol Surg. 2008; 34(2):147-151

[8] Fisher GH, Lang PG. Treatment of melanoma in situ on sun-damaged skin with topical 5% imiquimod cream complicated by the development of invasive disease. Arch Dermatol. 2003; 139(7):945-947

[9] Silapunt S, Goldberg L. Lentigo maligna. In: Mikhail G, Snow S, eds. Mohs Micrographic Surgery. 18th ed. Madison: University of Wisconsin Press; 2004:175-182

[10] Stigall L, Brodland DG, Zitelli JA. The use of Mohs micrographic surgery (MMS) for melanoma in situ (MIS) of the trunk and proximal extremities. J Am Acad Dermatol. 2016; 75(5):1015-1021

[11] Etzkorn JR, Sobanko JF, Shin TM, et al. Correlation between appropriate use criteria and the frequency of subclinical spread or reconstruction with a flap or graft for melanomas treated with Mohs surgery with melanoma antigen recognized by T cells 1 immunostaining. Dermatologic Surg. 2016; 42(4):471-476

[12] Zalla MJ, Lim KK, Dicaudo DJ, Gagnot MM. Mohs micrographic excision of melanoma using immunostains. Dermatol Surg. 2000; 26(8):771-784

[13] Hendi A, Brodland DG, Zitelli JA. Melanocytes in long-standing sunexposed skin: quantitative analysis using the MART-1 immunostain. Arch Dermatol. 2006; 142(7):871-876

[14] Zitelli JA. Mohs surgery for lentigo maligna. Arch Dermatol. 1991;127(11):1729–1730

[15] DeBloom JR, II, Zitelli JA, Brodland DG. The invasive growth potential of residual melanoma and melanoma in situ. Dermatol Surg. 2010;36(8):1251–1257

[16] Gannon CJ, Rousseau DL, Jr, Ross MI, et al. Accuracy of lymphatic mapping and sentinel lymph node biopsy after previous wide local excision in patients with primary melanoma. Cancer. 2006; 107(11):2647–2652

[17] LeongWL, Ghazarian DM, McCready DR. Previous wide local excision of primary melanoma is not a contraindication for sentinel lymph node biopsy of the trunk and extremity. J Surg Oncol. 2003; 82(3):143–146

[18] Brys AK, Schneider MM, Selim MA, Mosca PJ. Sentinel lymph node biopsy following a rotational flap. BMJ Case Rep. 2015; 2015:bcr2015210762

[19] Karakousis CP, Grigoropoulos P. Sentinel node biopsy before and after wide excision of the primary melanoma. Ann Surg Oncol. 1999; 6(8):785–789

[20] McCready DR, Ghazarian DM, Hershkop MS, Walker JA, Ambus U, Quirt IC. Sentinel lymph-node biopsy after previous wide local excision for melanoma. Can J Surg. 2001; 44(6):432–434

[21] Prieto VG, Argenyi ZB, Barnhill RL, et al. Are en face frozen sections accurate for diagnosing margin status in melanocytic lesions? Am J Clin Pathol. 2003; 120(2):203–208

[22] Barlow RJ, White CR, Swanson NA. Mohs' micrographic surgery using frozen sections alone may be unsuitable for detecting single atypical melanocytes at the margins of melanoma in situ. Br J Dermatol. 2002; 146(2):290–294

[23] Zitelli JA, Moy RL, Abell E. The reliability of frozen sections in the evaluation of surgical margins for melanoma. J Am Acad Dermatol. 1991; 24(1):102–106

[24] Bienert TN, Trotter MJ, Arlette JP. Treatment of cutaneous melanoma of the face by Mohs micrographic surgery. J Cutan Med Surg. 2003; 7(1):25–30

[25] Bricca GM, Brodland DG, Ren D, Zitelli JA. Cutaneous head and neck melanoma treated with Mohs micrographic surgery. J Am Acad Dermatol. 2005; 52(1):92–100

[26] Kunishige JH, Brodland DG, Zitelli JA. Surgical margins for melanoma in situ. J Am Acad Dermatol. 2012; 66(3):438–444

[27] Etzkorn JR, Sobanko JF, Elenitsas R, et al. Low recurrence rates for in situ and invasive melanomas using Mohs micrographic surgery with melanoma antigen recognized by T cells 1 (MART-1) immunostaining: tissue processing methodology to optimize pathologic staging and margin assessment. J Am Acad Dermatol. 2015; 72(5):840–850

[28] Newman J, Beal M, Schram SE, Lee PK. Mohs micrographic surgery for lentigo maligna and lentigo maligna melanoma using Mel-5 immunostaining: an update from the University of Minnesota. Dermatol Surg. 2013; 39(12):1794–1799

[29] Bhardwaj SS, Tope WD, Lee PK. Mohs micrographic surgery for lentigo maligna and lentigo maligna melanoma using Mel-5 immunostaining: University of Minnesota experience. Dermatol Surg. 2006; 32(5):690–696, discussion 696–697

[30] Hou JL, Reed KB, Knudson RM, et al. Five-year outcomes of wide excision and Mohs micrographic surgery for primary lentigo maligna in an academic practice cohort. Dermatol Surg. 2015; 41(2):211–218

[31] Stiegel E, Xiong D, Ya J, et al. Prognostic value of sentinel lymph node biopsy according to Breslow thickness for cutaneous melanoma. J Am Acad Dermatol. 2018; 78(5):942–948

[32] Zagarella S, Sladden M, Popescu CM. Time to reconsider the role of sentinel lymph node biopsy in melanoma. J Am Acad Dermatol. 2019; 80(4):1168–1171

[33] Marchetti MA, Bartlett EK, Dusza SW, Bichakjian CK. Use of a prognostic gene expression profile test for T1 cutaneous melanoma: will it help or harm patients? J Am Acad Dermatol. 2019; 80(6):e161–e162

[34] Gastman BR, Gerami P, Kurley SJ, Cook RW, Leachman S, Vetto JT. Identification of patients at risk of metastasis using a prognostic 31-gene expression profile in subpopulations of melanoma patients with favorable outcomes by standard criteria. J Am Acad Dermatol. 2019; 80(1):149–157.e4

[35] Greenhaw BN, Zitelli JA, Brodland DG. Estimation of prognosis in invasive cutaneous melanoma. Dermatologic Surg. 2018; 44(12):1494–1500

[36] Gastman BR, Zager JS, Messina JL, et al. Performance of a 31-gene expression profile test in cutaneous melanomas of the head and neck. 2019; 41(4):871–879

16 Prevenção e Reparo da Disfunção da Válvula Nasal Interna para o Cirurgião Reconstrutivo

Parth Patel ▪ Ethan T. Routt ▪ Ziad M. Alshaalan ▪ David H. Ciocon

Resumo

A válvula nasal interna é uma estrutura complexa da parte inferior do nariz que desempenha uma função importante na inspiração nasal. É prudente que o cirurgião reconstrutivo esteja ciente dessa construção e seja treinado para prevenir e/ou reparar qualquer possível disfunção que possa ocorrer após a extirpação do tumor ou durante a reconstrução de defeitos na região. Como na maioria dos problemas cirúrgicos, é mais fácil prevenir a disfunção da válvula nasal interna do que tratar a complicação resultante. Como não há nenhum estudo bem randomizado para comparar os resultados de diferentes técnicas e os pacientes apresentam uma heterogeneidade de patologias, não há uma técnica única para todos os casos de disfunção da válvula nasal interna e, portanto, cada caso deve ser considerado de forma única.

Palavras-chave: válvula nasal interna, disfunção, obstrução, sutura de suspensão, enxerto de cartilagem

16.1 Introdução

A válvula nasal interna (INV) é uma estrutura tridimensional classicamente definida pela cartilagem lateral superior (ULC) superiormente, septo nasal medialmente, abertura piriforme inferiormente e cabeça do corneto inferior posteriormente (▶ Fig. 16.1a, b). A disfunção da INV é um problema comum causa de obstrução funcional das vias aéreas que leva à dificuldade de inspiração nasal e à diminuição da qualidade de vida.[1] O cirurgião reconstrutor encontra a disfunção da INV principalmente após a extirpação do tumor na cirurgia micrográfica de Mohs (MMS) ou, iatrogenicamente, durante a reconstrução de defeitos perialares.[2,3] Embora não se saiba qual é a taxa de disfunção da INV causada pela MMS, Schlosser e Park[4] relataram que qualquer tipo de trauma, tanto cirúrgico quanto acidental, é responsável por 71% dos casos.

A disfunção da INV é bem descrita em relação a problemas otorrinolaringológicos primários, mas não é amplamente discutida em relação à MMS. Não só é importante identificar a disfunção da INV preexistente, por muitas razões médicas e legais, mas também é importante identificá-la como uma complicação conhecida da extirpação e/ou reconstrução do tumor, de modo a melhor prevenir sua ocorrência e otimizar os resultados caso ela ocorra.

Há muitas técnicas para prevenir e tratar a disfunção da INV, cada uma dependendo da fisiopatologia subjacente do defeito, bem como das preferências do paciente e do cirurgião. O objetivo deste capítulo é discutir a anatomia relevante, observar as oportunidades de prevenir a disfunção da INV e explorar as opções de tratamento sob a perspectiva do cirurgião reconstrutivo. As técnicas que não serão discutidas incluem aquelas que envolvem rinoplastias, septoplastias ou turbinoplastias/turbinectomias, ou que exigem instrumentos

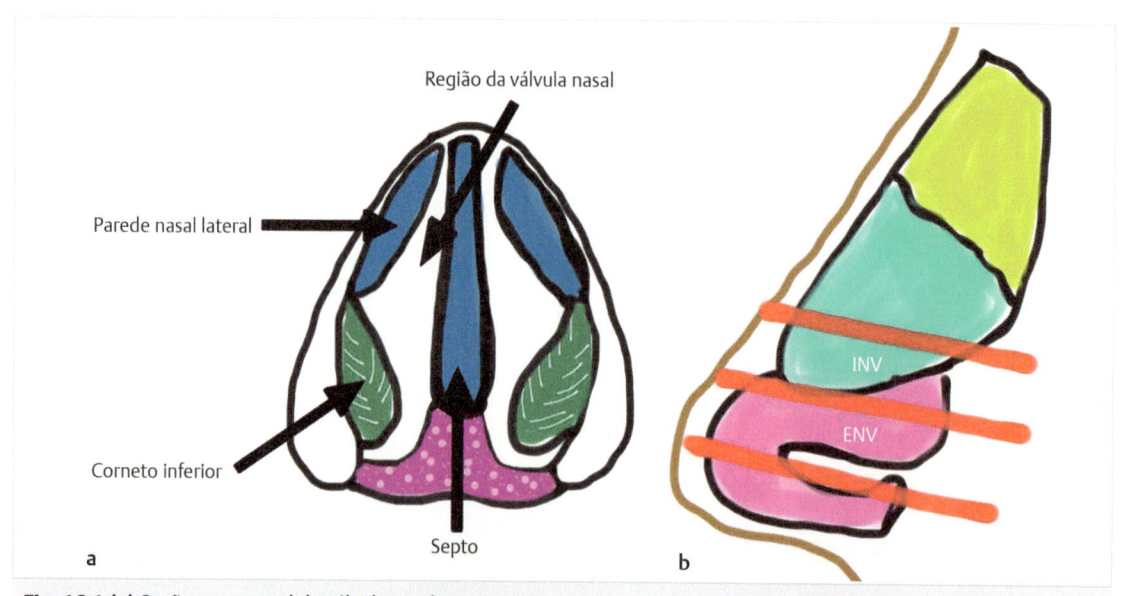

Fig. 16.1 (a) Seção transversal da válvula nasal interna. **(b)** Vista de perfil da válvula nasal interna (INV) e da válvula nasal externa (ENV). (Imagem gentilmente cedida pelo Dr. Parth Patel.)

rinológicos especiais ou sistemas de tratamento que não estão prontamente disponíveis para todos os cirurgiões de reconstrução.

16.2 Modalidades/Opções de Tratamento Disponíveis

Uma infinidade de técnicas invasivas e não invasivas foi descrita na literatura para tratar a disfunção da INV, mas, dada a escassez de estudos randomizados, nenhuma técnica se destaca como o "padrão-ouro" (▶ Tabela 16.1). As técnicas não invasivas se concentram no implante de *stent* ou fornecendo suporte externo para o INV e para o nasal lateral; os exemplos incluem o uso de dilatadores nasais e clipes. Embora as técnicas não invasivas possam ser bem-sucedidas em pacientes selecionados, a correção invasiva geralmente é necessária para o tratamento definitivo. As técnicas invasivas se concentram no alargamento da válvula nasal e/ou no aumento da rigidez das estruturas sobrepostas à INV;[1,5] tais técnicas cirúrgicas incluem o uso de suturas de pensão,[6-11] enxertos de cartilagem autóloga[1,12-14] e reposicionamento e realocação de tecido cicatricial.[3,15,16]

16.3 Indicações e Avaliação da Disfunção da INV

A INV desempenha um papel importante no fluxo de ar nasal, pois é a porção mais estreita da via aérea nasal e é o local de resistência máxima, denominado "segmento limitador de fluxo". Deve-se realizar uma avaliação pré-operatória, intraoperatória e pós-operatória padronizada para toda cirurgia que envolva a área da INV, que deve incluir um exame clínico e um relatório subjetivo do fluxo de ar pelo paciente. O paciente sintomático pode se queixar de congestão nasal, mas, em alguns casos, será necessário obter um histórico. Além disso, devem ser tiradas fotografias, incluindo uma vista anteroposterior, uma vista em 45 graus e uma vista em "worm", antes e depois da cirurgia.[6]

Tabela 16.1 Técnicas para prevenir e tratar a disfunção do vale nasal interno na cirurgia micrográfica de Mohs

Técnicas não invasivas	Técnicas invasivas: intraoperatórias	Técnicas invasivas: pós-operatório
Dilatadores nasais externos[17]	Suspensão em direção ao tecido local[6,7,10]	Suspensão em direção à borda orbital[8,9]
Clipes nasais[17]	Enxerto de cartilagem autóloga[12-14]	Suspensão em direção ao osso nasal lateral[11]
"Injeção de enxerto de espalhamento": hidroxilapatita de cálcio[18] ou ácido hialurônico[19]		Enxerto de cartilagem autóloga[12-14]
		Reposicionamento e realocação do tecido cicatricial[15,16]

A melhor maneira de examinar a disfunção da INV é sem um espéculo, avaliando a parte externa do nariz em busca de um terço médio comprimido e avaliando a parte interna retraindo levemente a asa com um aplicador de ponta de algodão.[20-22] O examinador deve verificar atentamente a disfunção da parede lateral nasal e o estreitamento do ângulo da cartilagem septal-lateral.[22,23] O septo deve ser avaliado quanto a evidências de desvio.[3,22] O *limen nasi* pode ser indevidamente proeminente em casos em que a junção crítica entre a cartilagem lateral e a cartilagem alar tenha sido perturbada por cirurgia ou inflamação prévia.[3] A mucosa deve ser avaliada quanto ao edema e à proeminência indevida da borda anterior da concha inferior deve ser excluída.[3]

Se for observado um bloqueio subjetivo, na forma de estupor ou resistência ao fluxo de ar, a manobra de Cottle deve ser realizada.[21,23] Nessa manobra, a bochecha é puxada lateralmente com um ou dois dedos, durante a inspiração passiva, abrindo a INV (▶ Fig. 16.2a).[23] Um resultado positivo é indicado pelo paciente relatando melhora do fluxo de ar nasal e indica que a disfunção da INV está contribuindo para os sintomas do paciente.[23] Um resultado falso-negativo pode ocorrer se houver uma extensa cicatrização/trama da válvula ou estreitamento da abertura piriforme secundária a uma malformação congênita ou estreitamento excessivo da base nasal devido a uma osteotomia prévia.[23,24] Se houver suspeita de um resultado falso-negativo, pode-se realizar uma manobra de Cottle modificada usando um aplicador de ponta de algodão para retrair a INV lateralmente de dentro da narina durante a inspiração passiva, o que deve superar o tecido rígido e melhorar o fluxo de ar nasal do paciente (▶ Fig. 16.2b).[24]

A disfunção da INV pode ser classificada como estática ou dinâmica, dependendo do fato de a disfunção estar presente em repouso ou ocorrer durante a inspiração, respectivamente.[25,26] Em muitos casos, a disfunção estática e dinâmica da INV ocorrem juntas.[25,26]

A disfunção estática da INV é definida como um estreitamento do terço médio do nariz em repouso causado por uma diminuição relativa do ângulo entre o ULC e o septo nasal, que é de 10 a 15 graus em pacientes caucasianos e varia de 22,5 a 52 graus em não caucasianos.[21,25] A disfunção estática geralmente é resultado de um processo de cicatrização ou de um enfraquecimento das estruturas de suporte causado pela elevação do envelope de tecido mole da pele, danos aos músculos dilatadores nasais e/ou defeitos nas cartilagens do terço médio.[1,20,25]

A disfunção dinâmica da INV é definida como um estreitamento ativo do ULC e do terço médio do nariz que ocorre somente durante a inspiração e normalmente é causada por uma fraqueza inerente na parede lateral nasal.[21,25] A disfunção dinâmica frequentemente é o resultado de um ULC fino, fraco, destacado ou ausente que não pode fornecer a força necessária para suportar as pressões negativas criadas pela inspiração.[1,20,25]

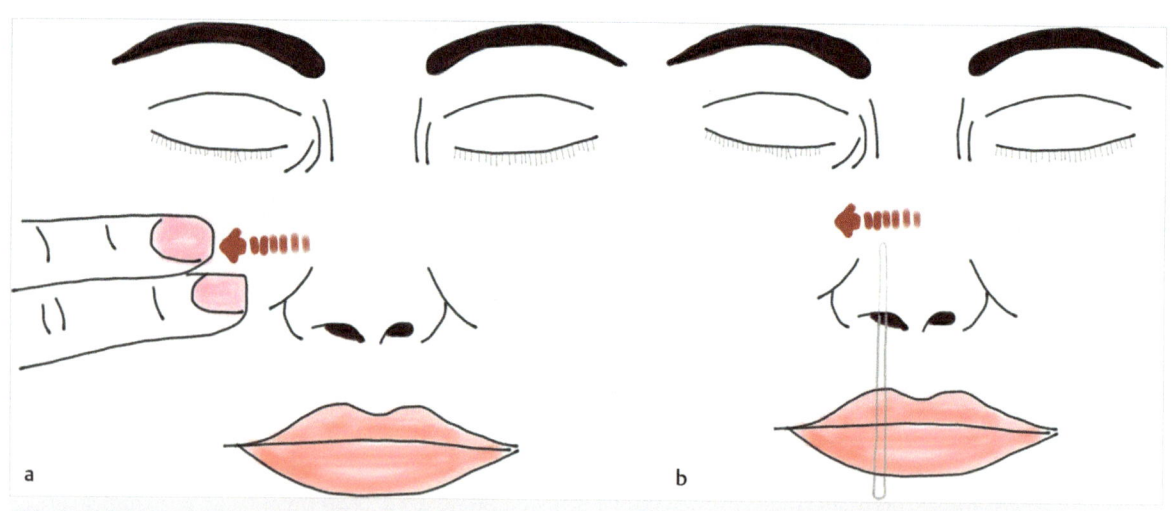

Fig. 16.2 (a) Manobra de Cottle. **(b)** Manobra de Cottle modificada. (Imagem gentilmente cedida pelo Dr. Parth Patel.)

16.4 Seleção de Pacientes/Considerações

Na MMS e na reconstrução, a disfunção da válvula nasal ocorre mais comumente devido a retalhos volumosos e inadequados suporte estrutural inadequado e uso inapropriado de cicatrização por segunda intenção.[2,3] Para minimizar preventivamente a incidência de disfunção da INV na MMS, devem ser tomadas as seguintes precauções. Primeiro, os retalhos volumosos devem ser afinados, pois o peso do retalho pode causar impacto posicional na INV.[3] Segundo, os retalhos com vetores de tensão significativos sobre a INV devem ser evitados, pois podem causar estreitamento nasal com a cicatrização.[27] Em terceiro lugar, deve-se fornecer suporte estrutural adequado às áreas ressecadas; além de substituir a cartilagem nativa ressecada, é importante reforçar defeitos moderadamente profundos da asa, do sulco alar e/ou da parede lateral, mesmo que a cartilagem nativa esteja intacta.[27-29] Embora a dimensão do defeito cutâneo não seja um indicador direto da necessidade de suporte estrutural, em um estudo retrospectivo de 304 casos, Robinson e Burget[2] recomendam que as feridas sejam reparadas com um enxerto de cartilagem se elas atravessarem o sulco alar ou estiverem localizadas na asa ou na parede lateral e estiverem a menos de 1 mm do sulco alar com um diâmetro total de 1,0 cm. Da mesma forma, em um estudo comparativo de 38 pacientes, Ezzat e Liu[30] sugerem que os defeitos nasais com mais de 1,2 cm de diâmetro e que envolvem o sulco alar e as paredes laterais estão associados a uma menor incidência de obstrução nasal pós-operatória quando se usa enxerto de cartilagem ou sutura de suspensão na reconstrução. Outros estudos retrospectivos que avaliaram defeitos de vários tamanhos sugerem que o uso liberal de reforço estrutural resulta em uma baixa taxa geral de obstrução da INV de aproximadamente 3%.[27-29] Em geral, o reforço estrutural evita a elevação da margem alar e o deslocamento das cartilagens alar e lateral para o vestíbulo nasal.[2] Em uma última observação separada, deve-se destacar que raramente se deve permitir que os defeitos da mucosa na área da INV cicatrizem por segunda intenção, porque, embora a mucosalização ocorra, não será antes que ocorra uma contratura significativa e uma rede estenótica funcionalmente aparente.[3]

16.5 Técnicas Não Invasivas

Para pacientes que não são candidatos cirúrgicos ou que recusam a cirurgia, os dilatadores nasais externos e os clipes nasais são as alternativas potenciais mais bem estudadas à intervenção cirúrgica.[17] Alternativas menos estudadas, mas possíveis, são a hidroxiapatita de cálcio[18] ou ácido hialurônico[19] injetados submucosa e/ou copericondrialmente ao longo do ULC e do dorso nasal para funcionar como um enxerto espalhador. É importante ressaltar que as técnicas não invasivas não apenas permitem que o paciente experimente as melhorias na qualidade de vida associadas a uma INV funcional, mas também permitem que os pacientes experimentem preventivamente as expectativas de uma intervenção cirúrgica adequada antes da cirurgia real.[31,32]

16.6 Técnicas Invasivas: Suturas de Suspensão

O primeiro grupo de modalidades invasivas inclui técnicas de sutura usadas para lateralizar e/ou fortalecer o componente lateral da região da válvula nasal.[6-11] Na maioria das técnicas, a sutura é colocada no local de disfunção máxima através da cartilagem lateral superior ou inferior e fixada em um ponto de ancoragem rígido localizado lateralmente à válvula nasal. A abordagem cirúrgica e o local da incisão são diferentes em cada técnica. Ao colocar as suturas de suspensão, deve-se tomar cuidado para evitar o levantamento da borda alar.[7] Além disso, as suturas de suspensão não devem ser usadas para restaurar o contorno nasal, se necessário.[6] Os sistemas de ancoragem óssea[33,34] não são discutidos neste capítulo devido à necessidade de equipamentos especializados que não estão prontamente disponíveis para todos os cirurgiões reconstrutivos.

16.6.1 Suspensão da Válvula Nasal em Direção à Borda Orbital

Originalmente, Paniello[8] descreveu uma técnica em que uma sutura de polipropileno 3-0 foi introduzida por via endonasal no local de disfunção máxima e na direção de uma incisão transconjuntival por meio de uma agulha Keith (▶ Fig. 16.3). Uma vez que a agulha aparecia através da incisão conjuntival, a sutura era introduzida por uma agulha Keith (▶ Fig. 16.3). Na sutura, a sutura foi fixada no periósteo infraorbital com uma agulha de olho francês.[8] Infelizmente, observou-se que essa técnica tem algumas desvantagens, com uma taxa de complicações relatada de aproximadamente 25%, incluindo dor, inflamação, inchaço suborbital, perda da suspensão e da plenitude facial nasal e cicatrizes faciais.[14,35-38] Lee e Glasgold[9] modificaram essa técnica usando uma sutura de polipropileno 4-0 e uma incisão infraorbital através da pele para expor o periósteo infraorbital. Essas duas técnicas são métodos corretivos que podem ser usados se ocorrer disfunção da INV no pós-operatório.[8,9]

16.6.2 Suspensão da Válvula Nasal em Direção ao Lado Lateral do Osso Nasal

Em 2003, Rizvi e Gauthier[11] descreveram uma técnica em que uma sutura de polipropileno 3-0 é passada medial e lateralmente ao ULC com uma agulha Keith e é firmemente fixada ao sistema musculoaponeurótico superficial do periósteo sobre o osso nasal lateral (▶ Fig. 16.4). Este método aborda simultaneamente o deslocamento medial da borda caudal do ULC e a fraqueza da parede nasal lateral.[11] Também se afirma que é tecnicamente mais fácil do que a técnica de Paniello[8] e é relatada como tendo uma taxa de melhora de aproximadamente 90% na respiração das vias aéreas nasais em um período de acompanhamento de 10 anos.[39] Assim como o Paniello[8] e Lee e Glasgold,[9] essa técnica é um método corretivo para a disfunção pós-operatória da INV.[11]

16.6.3 Suspensão da Válvula Nasal em Direção ao Tecido Local

Embora alguns cirurgiões usem o Paniello[8] para evitar grandes incisões na pele, no cenário da MMS, onde os tecidos mais profundos já estão expostos, muitos cirurgiões reconstrutivos sugerem a fixação da válvula nasal lateralmente ao tecido local adjacente de forma preventiva. Essa sutura de suspensão modificada puxa o tecido da parede lateral nasal anterior e superolateralmente.[6,7,10] Ela pode ser realizada com uma única sutura ou com duas suturas para maior segurança e alargamento adicional da INV.[10] Em contraste com a suspensão tradicional da válvula nasal, o ponto de suspensão modificado não atravessa a mucosa nasal e é ancorado ao tecido local adjacente, geralmente o periósteo maxilar, em vez da borda orbital distante (▶ Fig. 16.5).[6,7,10] Além disso, essa sutura de suspensão nasal modificada usa instrumentos cirúrgicos padrão e não requer uma agulha Keith.[6,7,10] Wang et al.[10] usaram essa técnica em centenas de pacientes e descobriram que ela é útil em combinação com retalhos, enxertos e fechamentos lineares.

Outra técnica semelhante que envolve tecido local é o ponto enterrado de 3 pontos que pode ser colocado durante o reparo da parede lateral ou do dorso nasal, estendendo-se até o sulco alar ou saindo 1 mm dele (▶ Fig. 16.6).[6] O primeiro ponto do ponto inclui o tecido mole do sulco alar que recobre a válvula nasal, e o segundo e terceiro pontos são as bordas medial e lateral da derme sobrejacente, respectivamente.[6]

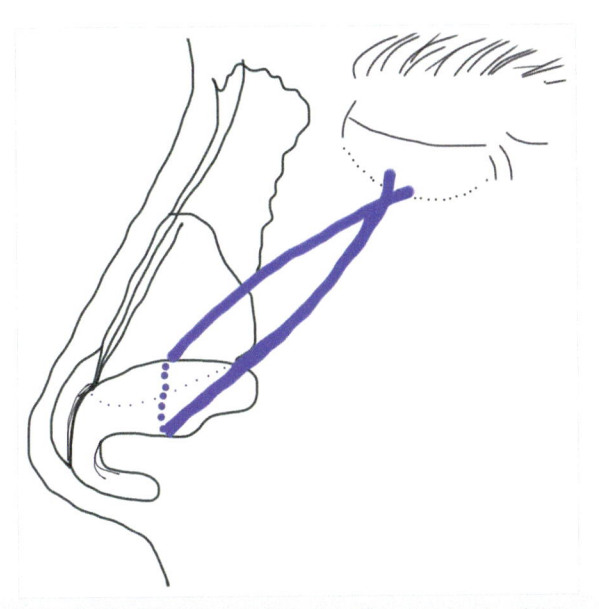

Fig. 16.3 Sutura de suspensão lateral em direção à borda orbitaL. (Imagem gentilmente cedida pelo Dr. Parth Patel.)

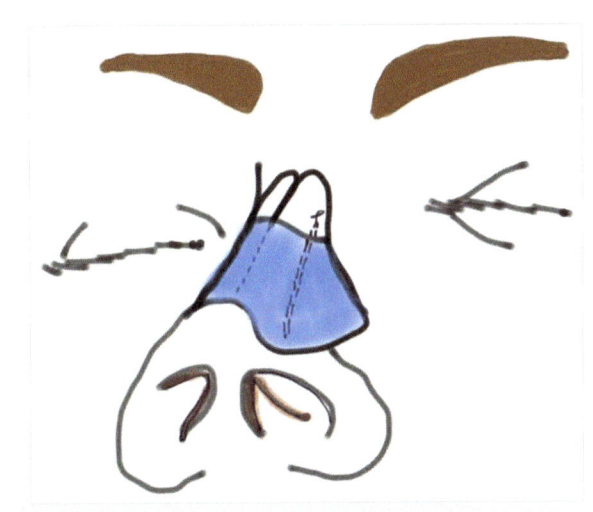

Fig. 16.4 Suspensão em direção ao lado lateral do osso nasal. (Imagem gentilmente cedida pelo Dr. Parth Patel.)

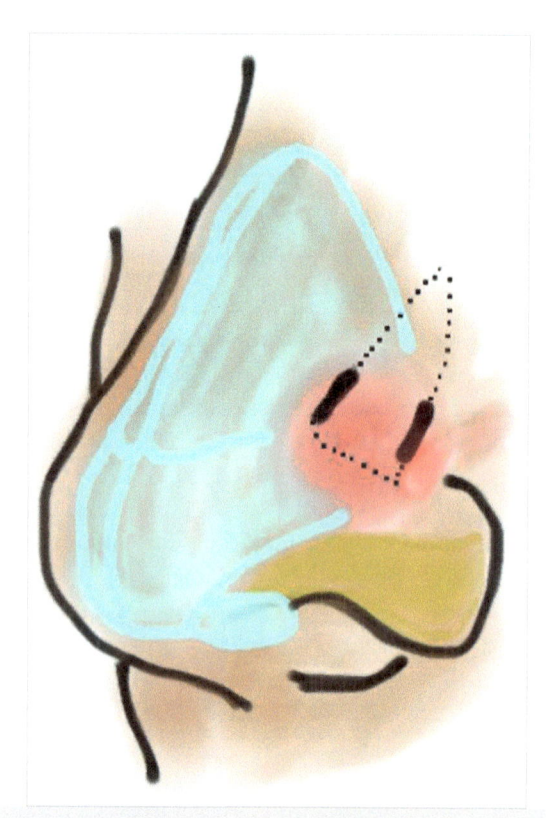

Fig. 16.5 Sutura de suspensão lateral em direção ao tecido local. (Imagem gentilmente cedida pelo Dr. Parth Patel.)

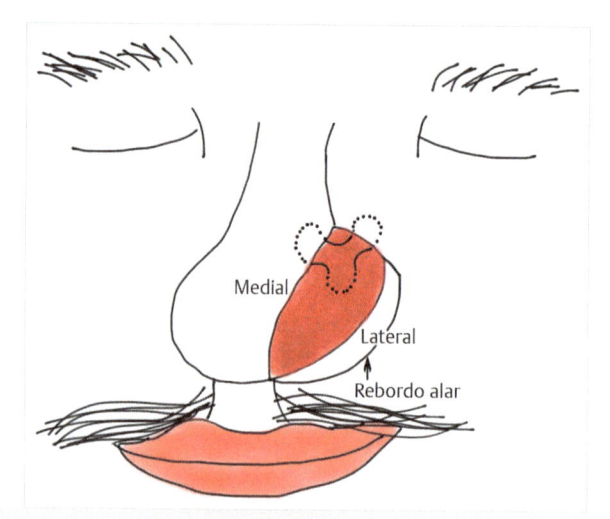

Fig. 16.6 Ponto de três pontos. (Imagem gentilmente cedida pelo Dr. Parth Patel.)

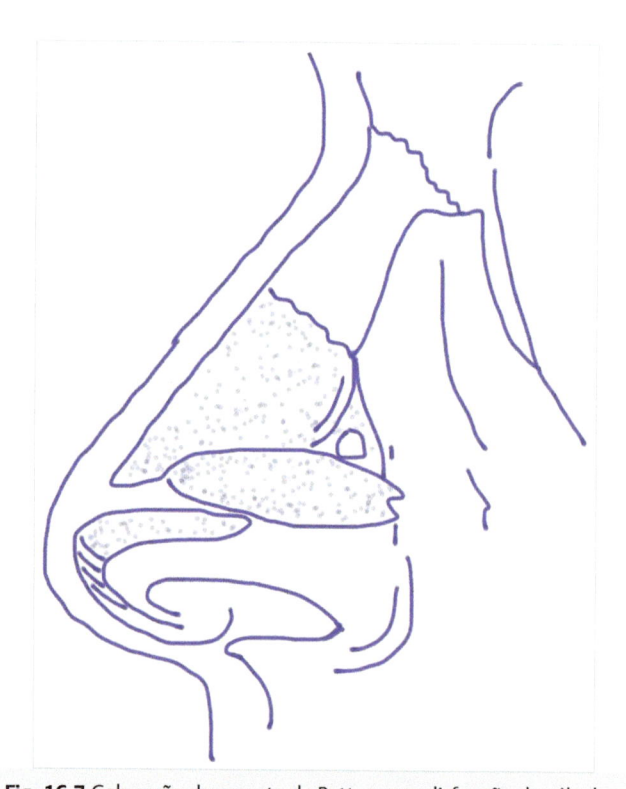

Fig. 16.7 Colocação de enxerto de Batten para disfunção da válvula nasal interna. (Imagem gentilmente cedida pelo Dr. Parth Patel.)

Atenção especial é dada para evitar puxar a margem livre da borda alar e para garantir a simetria.[6]

16.7 Técnicas Invasivas: Enxertos de Cartilagem

O segundo grupo de modalidades de tratamento invasivo inclui a colocação de enxertos de cartilagem autóloga em locais não anatômicos.[1] Na maioria das reconstruções na área da INV, os enxertos de ripas são utilizados para adicionar rigidez estrutural e resistir à disfunção.[12-14] Os enxertos de ripas envolvem uma faixa de cartilagem que normalmente abrange a área entre a abertura piriforme e a crura lateral e é colocada no ponto de disfunção máxima da parede nasal lateral, que pode variar ligeiramente de acordo com o defeito (▶ Fig. 16.7).[12-14] Os enxertos de cartilagem autóloga geralmente são retirados de uma aurícula. A cartilagem pode ser obtida a partir de uma fonte septal ou costal.[40] Independentemente da fonte de cartilagem, todas podem ser combinadas com sucesso com fechamentos primários, retalhos e enxertos de espessura total.[40] Como observação, em contraste com a cirurgia típica em otorrinolaringologia e cirurgia plástica, o uso de implantes aloplásticos para disfunção da INV na MMS é limitado, e a segurança e o sucesso em longo prazo dos materiais aloplásticos nesse cenário não são conhecidos.

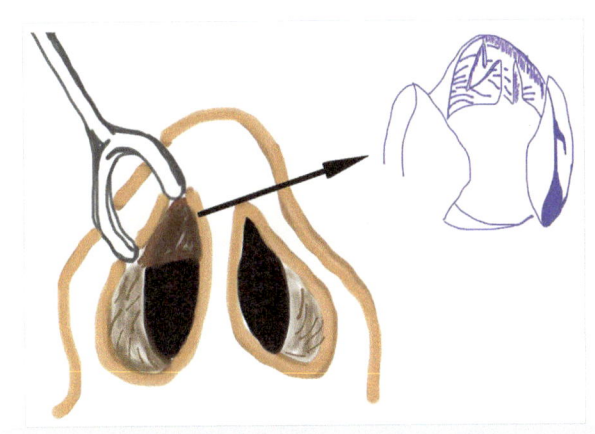

Fig. 16.8 Z-plastia para tecido estenótico. (Imagem gentilmente cedida pelo Dr. Parth Patel.)

16.8 Técnicas Invasivas: Reposicionamento e Realocação do Tecido Cicatricial

O último grupo de técnicas invasivas envolve principalmente a técnica de Z-plastia, que é utilizada quando há cicatrizes/tramas estenóticas significativas decorrentes da cicatrização secundária da mucosa após um procedimento anterior, trauma ou inflamação (▶ Fig. 16.8).[3] A técnica de Z-plastia pode ser realizada por meio da abordagem endonasal para reorientar o tecido estenótico cicatrizado e ampliar a abertura da INV.[15,16] A cicatrização da mucosa pode ser evitada reparando defeitos da mucosa, preferencialmente por meio de um reparo primário ou retalho interno da mucosa nasal ou, em certos casos, enxertos de espessura parcial ou abas de dobradiça.[3]

16.9 Instruções Pós-Operatórias

As instruções de cuidados pós-operatórios para as técnicas invasivas incluem cuidados gerais com a ferida, prevenção de trauma nasal e limitação da tensão nasal/pressão intranasal elevada. Em especial, os pacientes devem evitar esfregar, limpar ou assoar o nariz e, se tiverem de espirrar, recomenda-se que o façam com a boca aberta.

16.10 Complicações Potenciais e seu Gerenciamento

As complicações das técnicas usadas para prevenir ou reparar a disfunção da INV são específicas da técnica utilizada. Enquanto os tratamentos que usam dilatadores nasais externos e clipes nasais são opções de baixo risco, as injeções de preenchimento no nariz com ácido hialurônico e, em maior grau, com hidroxiapatita de cálcio, são opções de tratamento arriscadas devido à possibilidade de oclusão vascular, sendo a mais preocupante a oclusão da retina ou da artéria oftálmica, que leva à deficiência visual.[41] O tratamento primário para a oclusão de preenchimento é o mesmo, independentemente do local, mas no caso de envolvimento oftálmico, também é necessária uma consulta oftalmológica de emergência. Ao usar suturas de suspensão, as complicações incluem deslizamento ou ruptura das suturas e neuralgia devido ao impacto do nervo pelo material da sutura. As opções de tratamento para a primeira incluem refazer a sutura ou tentar uma técnica alternativa, enquanto para a segunda, pode-se tentar controlar a dor com medicamentos neuroloduladores (por exemplo, gabapentina, amitriptilina etc.) ou a sutura pode ser removida ou substituída. Ao usar enxertos de cartilagem, as complicações a serem consideradas incluem migração do enxerto e condrite/infecção do receptor ou doador. As opções de tratamento para a migração do enxerto incluem a remoção ou o reposicionamento, e as opções de tratamento para a condrite incluem doenças anti-inflamatórias não esteroides e antibióticos com possível desbridamento, se também houver infecção. Por fim, as complicações da revisão da cicatriz com a técnica de zetaplastia incluem necrose do retalho, infecção do retalho, cicatrização estenótica recorrente/*webbing*, bem como formação de cicatriz adicional. O tratamento para a necrose do retalho é o cuidado contínuo da ferida. O tratamento para a infecção do retalho é o uso de antibióticos com possível desbridamento, e o tratamento para cicatrizes persistentes ou adicionais é uma nova revisão da cicatriz e/ou esteroides intralesionais.

16.11 Pérolas/Armadilhas

Os cirurgiões reconstrutivos fariam bem em perceber que os reparos de defeitos na área da INV têm consequências não apenas estéticas, mas também funcionais. Em determinadas situações, pode ser prudente encaminhar os pacientes para profissionais mais experientes em rinologia. Isso inclui pacientes com obstrução nasal preexistente que piorou após a MMS ou pacientes que podem se beneficiar de uma rinoplastia,[42] septoplastia,[43] turbinplastia/turbinectomia,[43] *spreader graft/flap*,[21,44] *butterfly graft*,[45] *splay graft*,[46] *flaring suture*,[47] *bone anchored system*,[33,34] avaliação endoscópica/fibroscópica,[21] ablação por radiofrequência,[48-51] ou novo implante lateral (Latera, Spirox Inc., Redwood City, Califórnia, EUA), Redwood City, Califórnia, Estados Unidos.[52]

Como em muitos problemas cirúrgicos, é mais fácil prevenir a disfunção da INV do que tratar a complicação resultante. Infelizmente, não há estudos bem randomizados para comparar os resultados de diferentes técnicas usadas para prevenir e tratar a disfunção da INV. A maioria dos estudos baseia-se em grupos heterogêneos de pacientes com uma mistura de patologias. Nesse sentido, não há uma única solução cirúrgica para todos os casos de possível disfunção da INV, e cada caso deve ser considerado de forma única.

Os fatores de risco para a disfunção da INV incluem retalhos volumosos; grandes defeitos da asa nasal, sulco alar e/ou parede lateral; suporte estrutural inadequado; e uso inadequado de cicatrização secundária para defeitos cutâneos e/ou da mucosa.[2,3] Com a compreensão da válvula nasal, os recentes refinamentos nas técnicas cirúrgicas e uma avaliação pré-operatória e pós-operatória completa, os achados de disfunção da INV podem ser identificados, prevenidos e tratados para melhorar os resultados e a satisfação do paciente.

Referências

[1] Samra S, Steitz JT, Hajnas N, Toriumi DM. Surgical management of nasal valve collapse. Otolaryngol Clin North Am. 2018; 51(5):929–944
[2] Robinson JK, Burget GC. Nasal valve malfunction resulting from resection of cancer. Arch Otolaryngol Head Neck Surg. 1990; 116(12):1419–1424
[3] Reynolds MB, Gourdin FW. Nasal valve dysfunction after Mohs surgery for skin cancer of the nose. Dermatol Surg. 1998; 24(9):1011–1017
[4] Schlosser RJ, Park SS. Surgery for the dysfunctional nasal valve. Cadaveric analysis and clinical outcomes. Arch Facial Plast Surg. 1999; 1(2):105–110
[5] Timmer FC, Roth JA, Börjesson PK, Lohuis PJ. The lateral crural underlay spring graft. Facial Plast Surg. 2013; 29(2):140–145
[6] Miladi A, McGowan JW, IV, Donnelly HB. Two suturing techniques for the prevention and treatment of nasal valve collapse after Mohs micrographic surgery. Dermatol Surg. 2017; 43(3):407–414
[7] Orseth ML, Nijhawan RI. Managing nasal valve compromise with suspension sutures. Dermatol Surg. 2018; 44(6):878–881
[8] Paniello RC. Nasal valve suspension. An effective treatment for nasal valve collapse. Arch Otolaryngol Head Neck Surg. 1996; 122(12):1342–1346
[9] Lee DS, Glasgold AI. Correction of nasal valve stenosis with lateral suture suspension. Arch Facial Plast Surg. 2001; 3(4):237–240
[10] Wang JH, Finn D, Cummins DL. Suspension suture technique to prevent nasal valve collapse after Mohs micrographic surgery. Dermatol Surg. 2014; 40(3):345–347
[11] Rizvi SS, Gauthier MG. Lateralizing the collapsed nasal valve. Laryngoscope. 2003; 113(11):2052–2054
[12] Toriumi DM, Josen J, Weinberger M, Tardy ME, Jr. Use of alar batten grafts for correction of nasal valve collapse. Arch Otolaryngol Head Neck Surg. 1997; 123(8):802–808
[13] Cervelli V, Spallone D, Bottini JD, et al. Alar batten cartilage graft: treatment of internal and external nasal valve collapse. Aesthetic Plast Surg. 2009; 33(4):625–634
[14] Mendelsohn MS, Golchin K. Alar expansion and reinforcement: a new technique to manage nasal valve collapse. Arch Facial Plast Surg. 2006; 8(5):293–299
[15] Varadharajan K, Choudhury N, Saleh HA. Modified Z-plasty of the internal nasal valve-to treat mechanical nasal obstruction: how we do it. Clin Otolaryngol. 2019; 44(6):1203–1204
[16] Dutton JM, Neidich MJ. Intranasal Z-plasty for internal nasal valve collapse. Arch Facial Plast Surg. 2008; 10(3):164–168
[17] Kiyohara N, Badger C, Tjoa T, Wong B. A comparison of over-the counter mechanical nasal dilators: a systematic review. JAMA Facial Plast Surg. 2016; 18(5):385–389
[18] Nyte CP. Spreader graft injection with calcium hydroxylapatite: a nonsurgical technique for internal nasal valve collapse. Laryngoscope. 2006; 116(7):1291–1292
[19] Nyte CP. Hyaluronic acid spreader-graft injection for internal nasal valve collapse. Ear Nose Throat J. 2007; 86(5):272–273
[20] Rhee JS, Weaver EM, Park SS, et al. Clinical consensus statement: diagnosis and management of nasal valve compromise. Otolaryngol Head Neck Surg. 2010; 143(1):48–59
[21] Goudakos JK, Fishman JM, Patel K. A systematic review of the surgical techniques for the treatment of internal nasal valve collapse: where do we stand? Clin Otolaryngol. 2017; 42(1):60–70
[22] Murrell GL. Components of the nasal examination. Aesthet Surg J. 2013; 33(1):38–42
[23] Villwock JA, Kuppersmith RB. Diagnostic algorithm for evaluating nasal airway obstruction. Otolaryngol Clin North Am. 2018; 51(5):867–872
[24] Fung E, Hong P, Moore C, Taylor SM. The effectiveness of modified cottle maneuver in predicting outcomes in functional rhinoplasty. Plast Surg Int. 2014; 2014:618313
[25] Bloching MB. Disorders of the nasal valve area. GMS Curr Top Otorhinolaryngol Head Neck Surg. 2007; 6:Doc07
[26] Patel B, Virk JS, Randhawa PS, Andrews PJ. The internal nasal valve: a validated grading system and operative guide. Eur Arch Otorhinolaryngol. 2018; 275(11):2739–2744
[27] Woodard CR, Park SS. Reconstruction of nasal defects 1.5cm or smaller. Arch Facial Plast Surg. 2011; 13(2):97–102
[28] Yong JS, Christophel JJ, Park SS. Repair of intermediate-size nasal defects: a working algorithm. JAMA Otolaryngol Head Neck Surg. 2014; 140(11):1027–1033
[29] Park SS. Reconstruction of nasal defects larger than 1.5 centimeters in diameter. Laryngoscope. 2000; 110(8):1241–1250
[30] Ezzat WH, Liu SW. Comparative study of functional nasal reconstruction using structural reinforcement. JAMA Facial Plast Surg. 2017; 19(4):318–322
[31] Gruber RP, Lin AY, Richards T. Nasal strips for evaluating and classifying valvular nasal obstruction. Aesthetic Plast Surg. 2011; 35(2):211–215
[32] Gelardi M, Porro G, Accettura D, Quaranta VN, Quaranta N, Ciprandi G. The role of an internal nasal dilator in athletes. Acta Biomed. 2019; 90 2-S:28–30
[33] Friedman M, Ibrahim H, Syed Z. Nasal valve suspension: an improved, simplified technique for nasal valve collapse. Laryngoscope. 2003; 113(2):381–385
[34] Friedman M, Ibrahim H, Lee G, Joseph NJ. A simplified technique for airway correction at the nasal valve area. Otolaryngol Head Neck Surg. 2004; 131(4):519–524
[35] André RF, Vuyk HD. Nasal valve surgery; our experience with the valve suspension technique. Rhinology. 2008; 46(1):66–69
[36] Wittkopf M, Wittkopf J, Ries WR. The diagnosis and treatment of nasal valve collapse. Curr Opin Otolaryngol Head Neck Surg. 2008; 16(1):10–13
[37] Apaydin F. Nasal valve surgery. Facial Plast Surg. 2011; 27(2):179–191
[38] Bae JH, Most SP. Cadaveric analysis of nasal valve suspension. Allergy Rhinol (Providence). 2012; 3(2):e91–e93
[39] Rizvi SS, Gauthier MG. Lateralizing the collapsed nasal valves simplified: 10-year survey of a simple concealed suture technique. Laryngoscope. 2011; 121(3):558–561
[40] Adams DC, Ramsey ML. Grafts in dermatologic surgery: review and update on full- and split-thickness skin grafts, free cartilage grafts, and composite grafts. Dermatol Surg. 2005; 31(8, Pt 2):1055–1067
[41] Beleznay K, Carruthers JDA, Humphrey S, Carruthers A, Jones D. Update on avoiding and treating blindness from fillers: a recent review of the world literature. Aesthet Surg J. 2019; 39(6):662–674
[42] Ballert JA, Park SS. Functional rhinoplasty: treatment of the dysfunctional nasal sidewall. Facial Plast Surg. 2006; 22(1):49–54
[43] Clark DW, Del Signore AG, Raithatha R, Senior BA. Nasal airway obstruction: prevalence and anatomic contributors. Ear Nose Throat J. 2018; 97(6):173–176
[44] Teymoortash A, Fasunla JA, Sazgar AA. The value of spreader grafts in rhinoplasty: a critical review. Eur Arch Otorhinolaryngol. 2012; 269(5):1411–1416
[45] André RF, Vuyk HD. The "butterfly graft" as a treatment for internal nasal valve incompetence. Plast Reconstr Surg. 2008; 122(2):73e–74e
[46] Guyuron B, Michelow BJ, Englebardt C. Upper lateral splay graft. Plast Reconstr Surg. 1998; 102(6):2169–2177
[47] Rasic I, Pegan A, Kosec A, Ivkic B, Bedekovic V. Use of intranasal flaring suture for dysfunctional nasal valve repair. JAMA Facial Plast Surg. 2015; 17(6):462–463
[48] Brehmer D, Bodlaj R, Gerhards F. A prospective, non-randomized evaluation of a novel low energy radiofrequency treatment for

nasal obstruction and snoring. Eur Arch Otorhinolaryngol. 2019; 276(4):1039–1047

[49] Jacobowitz O, Driver M, Ephrat M. In-office treatment of nasal valve obstruction using a novel, bipolar radiofrequency device. Laryngoscope Investig Otolaryngol. 2019; 4(2):211–217

[50] Seren E. A new surgical method of dynamic nasal valve collapse. Arch Otolaryngol Head Neck Surg. 2009; 135(10):1010–1014

[51] Weissman JD, Most SP. Radiofrequency thermotherapy vs boneanchored suspension for treatment of lateral nasal wall insufficiency: a randomized clinical trial. JAMA Facial Plast Surg. 2015; 17(2):84–89

[52] Sanan A, Most SP. A bioabsorbable lateral nasal wall stent for dynamic nasal valve collapse: a review. Facial Plast Surg Clin North Am. 2019; 27(3):367–371

Índice Remissivo

Números de página seguidos de "f" indicam figuras, "t" indicam tabelas.

A

Abbe (retalho de troca de lábios), 84
Algoritmo para reconstrução da bochecha, 65
Alongamento, 187
Amputação, 157
Anatomia
  da bochecha, 63
  da extremidade inferior, 167
  das unhas, 14
  do couro cabeludo, 128
  do períneo, 161
  superficial do pescoço, 122
Anti-hélice, 108, 115
Antibióticos profiláticos, 179
Antissepsia, 179
Artéria(s)
  fibular, 168
  labiais superior e inferior, 78
  tibial posterior, 168
Asa
  defeitos, 45
    da ala anterior, 46
    da região média a posterior da asa, 47
    pequenos defeitos no sulco alar superior, 46
Atrofia, 192
Avanço bilateral da bochecha, 83

B

Biópsias de excisão/perfuração, 191
Bochecha, 63, 63f
  anatomia da, 63
Borda alar, 47
Bota de Unna, 166, 174

C

Cabeça e pescoço, 1
  considerações especiais, 11
  inervação, 4
  marcos superficiais, 2
  músculos, 3
  unidades cosméticas e coxins de gordura facial, 1
  vasculatura, 8
Camadas de tecido mole, 128
Canalículos, 55
Cânceres de pele não melanoma da mão, 146
Cantólise, 57, 57f
Cantotomia lateral, 57, 57f
Carcinoma basocelular, 146
Cicatrização por segunda intenção, 148
Cicatriz(es)
  atróficas, 185, 190
  hipertrófica, 185, 193
  hipopigmentadas, 190
Cirurgia
  dermatológica, 160, 166
  micrográfica de Mohs, 160
    procedimento, 199
Columela, 48
Combinação de MLIF e retalhos locais, 50
Compressão, 195
Conchal, 115
Convexo, 43
Couro cabeludo, 1, 128
  anatomia do, 128
Coxins de gordura facial, 1
Curativos, 174

D

Defeito(s)
  da ala anterior, 46
  da região média a posterior da asa, 47
  de espessura total, 60
    cantotomia lateral e cantólise, 57
    fechamento direto, 57
    grande, 58, 60
    moderado, 58, 60
    pequeno, 56, 60
  de Mohs, 81f, 86f
  em menos de um terço do lábio superior, 86
    fechamento primário e ressecção em cunha, 86
    retalho de avanço melolabial perialar crescente, 87
    retalho de rotação, 87
  grandes ou de várias subunidades, 48
  maciços na testa, 38
  maiores que um terço do lábio superior, 88
    retalho em V-Y (retalho pedicular em ilha), 88
    retalho Estlander, 88
  na hélice superior, 110
  na orelha posterior, 118
Deiscência, 180
Densidade do cabelo, 130
Depressor labial inferior, 97
Dermatite de contato e de estase, 181
Dermatologia, 160
Descoloração em cicatrizes hipertróficas e queloides, 190
Disfunção da válvula nasal interna, 204
  complicações potenciais e seu gerenciamento, 209
  indicações e avaliação da, 205
  instruções pós-operatórias, 209
  introdução, 204
  modalidades/opções de tratamento disponíveis, 205
  seleção de pacientes/considerações, 206
  técnicas
    invasivas, 206, 208, 209
    não invasivas, 206
Dorsal nasal/*bridge*, 42
  abas de transposição, 42
  enxertos de pele de espessura total, 42
  fechamento primário, 42
Dorso da mão, 147
  anatomia, 147
  reconstrução, 148

E

Entrega assistida por *laser*, 192, 194
Enxerto(s), 166
  de Burow, 42
  de cartilagem, 108, 208
  de gordura, 192
  de pele, 67t, 160
    de espessura parcial, 108
    total, 42, 80, 108, 133, 144t
  e substitutos de pele, 148, 152, 154
  split-thickness, 133f
Escroto, 160
Excisão em estágios do melanoma, 200
Expansão
  controlada de tecidos, 142
  de tecido(s), 39, 128
    intraoperatório, 39, 142
Expansores de tecido internos e externos, 39
Extremidades inferiores, 1, 15
  anatomia, 167
  inervação, 16
  unhas dos pés, 19
  vasculatura, 17

F

Fáscia, 14
  de Buck, 160
  de Colles, 160
  de investimento ou de Gallaudet, 160
Fechamento
  da margem da pálpebra, 57f
  primário, 67t, 85, 160
Fisioterapia, 187
Flaps rotativos, 149
Frouxidão do tecido, 130

G

Galeotomia, 128
Genital, 160
Genitália, 19
  anatomia dos órgãos genitais
    femininos, 19
    masculinos, 21
  externa feminina, 160
  externa masculina, 160
Gilles fan flap, 93

H

Hélice, 108
  inferior, 114
  média, 112
  superior, 110
Hematoma, 181
Hemi-Bernard, 93
Hipopigmentação, 192

I

Ilha homodigital, 152
Imobilização pós-operatória, 179
Injeções, 195
Intenção secundária, 148, 152, 154, 157
Irregularidades texturais, 190

K

Keystone, 166

L

Lábio cutâneo, 77
  com ou sem envolvimento do vermelhão, 79
    enxerto de pele de espessura total, 80
    fechamento primário, 79
    menos de 50% de envolvimento, 79
    ressecção em cunha, 81

Laser, 191, 194
Leito
  do prego, 155
  ungueal, 154
    anatomia, 154
    reconstrução, 155
Linhas de tensão relaxada da pele, 63
Littler, 154
Lóbulo da orelha, 108, 114

M

Malignidades cutâneas da mão
  cânceres de pele não melanoma da mão, 146
  melanoma da mão, 147
Mão(s), 1, 12
  anatomia das unhas, 14
  fáscia e tecido mole, 14
  inervação, 12
  vasculatura, 13
Marcos superficiais, 2
Margens positivas, 200
Massagem, 187
Meio da testa, 30
Melanoma, 198
  da mão, 147
  in situ, 198
  maligno, 198
MLIF +avanço da bochecha crescente, 50
MLIF + avanço V-Y, 50
Mohs, 198
  lento, 200
Musculatura do lábio, 77
Músculos, 3

N

Não sebáceo e plano, 48
  columela, 48
  triângulo mole, 48
Nervo
  infraorbital, 78
  mental, 78, 98

O

Olho, 54
Orbicular do olho, 77
Órgãos genitais, 1
Orticochea, 128

P

Paredes laterais nasais, 42
Pars marginalis, 77
Pavilhão auricular, 108
Pele, 54
Pênis, 21
Pequenos defeitos no sulco alar superior, 46
Períneo, 161
  anatomia do, 161
Pescoço, 1
Pinwheel, 128
Placa ungueal, 154
  anatomia, 154
  reconstrução, 155
Plastia em escada/escadaria, 93
Platisma, 123
Polegar, 152
  anatomia, 152
  reconstrução, 154

Índice Remissivo

Ponta nasal, 44
   retalho de avanço leste-oeste, 44
   retalhos de transposição bilobados e trilobados, 44
Ponto de Erb, 122
Preenchimento ácido hialurônico, 192
Prevenção e reparo da disfunção da válvula nasal interna para o cirurgião reconstrutivo, 204
Primeira artéria metacarpiana dorsal, 154
Proteção solar, 187

Q

Queixo
   central, 97, 100
   lateral, 97, 104
   unidade submental, 105
Queloide(s), 186, 193

R

Radiação, 194
Reconstrução
   após margens transparentes de MMS, 201
   da bochecha, 63
      algoritmo para reconstrução da bochecha, 65
      anatomia, 63
         inervação, 64
         suprimento vascular/linfático, 64
         tecido mole, 63
      considerações clínicas, 64
      introdução, 63
      subunidade bucal, 74
         fechamento primário, 74
         retalho de transposição, 75
      subunidade lateral, 73
         retalho de avanço com triângulo de Burow, 73
      subunidade medial, 68
         retalho de avanço, 68
         retalho de avanço em V-Y, 70
         retalho de rotação, 69
      subunidade zigomática, 71
         fechamento primário, 71
         retalho de avanço em V-Y, 72
   da genitália externa
      feminina, 164
      masculina, 162
   da orelha, 108
      anti-hélice e conchal Bowl, 115
      conceitos básicos de, 108
      defeitos na orelha posterior, 118
      hélice
         média, 112
         superior, 110
      lóbulo da orelha/hélice inferior, 114
   da parte inferior das pernas, 166
      abordagens reconstrutivas para defeitos nas extremidades inferiores, 168
      abordagens reconstrutivas, 169
      consulta pré-operatória, 168
      enxertos de pele, 169
      intenção secundária de cura, 169
      reparo linear, 169
      retalhos de padrão aleatório, 173
      retalhos perfurantes, 173
      anatomia da extremidade inferior, 167
         drenagem venosa, 168
         inervação cutânea, 168
         suprimento arterial, 167
      complicações, 179
         deiscência, 180
         dermatite de contato e de estase, 181
         hematoma ou seroma, 181
         infecção, 179
         tratamento de cicatrizes, 181
      cuidados pós-operatórios, 174
         curativos, 174
         bota de Unna, 174
         imobilização pós-operatória, 179
   da unidade da testa, 25
      anatomia, 25
      defeitos maciços na testa, 38
      expansão de tecidos, 39
         internos e externos, 39
         intraoperatório, 39
      inervação da testa, 27
      musculatura da testa, 26
      subunidade(s)
         central, 30
         da sobrancelha, 37
         da têmpora, 35
         estéticas, 28
         lateral, 33
      suprimento de sangue e linfáticos da testa, 26
      e unha após a cirurgia de Mohs, 146
         dorso da mão, 147
         introdução, 146
         malignidades cutâneas da mão, 146
         placa ungueal e leito ungueal, 154
         polegar, 152
         superfície dorsal dos dedos, 150
         tratamento do CPNM da mão, 146
   da unidade do lábio superior e inferior, 77
      abordagem para a reconstrução da unidade labial, 79
      considerações anatômicas, 77
      lábio inferior, 89
         com ou sem envolvimento do vermelhão, 89
      lábio superior, 79
         subunidade filtral, 79
         somente vermelhão do lábio, 85
         subunidades laterais, 86
         vermelhão do lábio isoladamente, 89
      somente envolvimento do vermelhão, 93
         menos de um terço do comprimento do lábio, 93
         maior que um terço do comprimento do lábio, 94
   da unidade do pescoço, 122
      anatomia do pescoço, 122
         platisma, 123
         triângulo cervical anterior, 122
         triângulo cervical posterior, 122
      reconstrução, 124
         cicatrização por segunda intenção, 124
         complicações, 126
         enxertos de pele, 124
         fechamento primário, 124
         retalhos de pele, 126
         substitutos de pele, 125
   da unidade mental, 97
      anatomia, 97
      defeitos e reparos, 99
      queixo
         central, 100
         lateral, 104
         submental, 105
   da unidade nasal, 41
      características da pele, 41
      chaves para o sucesso, 41
      defeitos grandes ou de várias subunidades, 48
      estrutura e função, 41
      reconstrução local de subunidades, 42
      subunidades
         imóveis, 43
         nasais, 41
   das unidades palpebrais, 54
      reconstrução das pálpebras, 54
         localização, 55
         profundidade, 55
         tamanho, 55
      subunidade cantal lateral, 61
         pontos principais, 61
      subunidade cantal medial, 61
         pontos principais, 62
      unidade da pálpebra inferior, 55
         defeitos somente na pele, 55
         defeitos de espessura total (defeitos na pele e no tarso), 56
         pontos principais, 60
      unidade da pálpebra superior, 60
         defeitos somente na pele, 60
         defeitos de espessura total, 60
         pontos principais, 61
   de cicatrizes, 185
      atrofia, 192
      biópsias de excisão/perfuração, 191
      cicatrizes
         atróficas e hipopigmentadas, 190
         hipertróficas e queloides, 193
      cirurgia, 193
      descoloração, 188
         em cicatrizes hipertróficas e queloides, 190
      entrega assistida por laser, 192, 194
      enxerto
         de gordura, 192
         de pele ou não enxerto de pele, 188
      hipopigmentação, 192
      introdução, 185
      laser, 191, 194
      irregularidades texturais, 190
      prevenção de cicatrizes, 186
      revisão de cicatrizes, 188
      terapias adjuvantes, 194
      tipos de cicatrizes, 185
      tratamento a laser
         da pigmentação, 189
         do eritema, 188
      tratamento combinado, 195
      W-plastia, 194
      Z-plastia, 193
   de parte inferior das pernas, 166
   do couro cabeludo, 128
      algoritmo, 142
      anatomia do couro cabeludo, 128
         camadas de tecido mole, 128
         inervação, 129
         suprimentos vascular e linfático, 129
      avaliação pré-operatória, 130
      avaliação do defeito, 130
      conceitos essenciais, 130
         metas de reconstrução, 130
         princípios cirúrgicos, 130
      escolha da abordagem reconstrutiva, 131
         enxerto de pele, 133
         segunda intenção, 131
         fechamento fragmentado, 141
         fechamento primário, 132
         retalhos locais, 135
         retalhos regionais, 139
      técnicas cirúrgicas adjuvantes, 141
         transferência microcirúrgica de tecido livre, 140
         expansão de tecidos, 141
            controlada, 142
            tecido intraoperatório, 142
   do períneo, 164
   do pescoço, 122
   do queixo, 97
   do sistema genital, 160
      anatomia, 160
         da genitália externa
            feminina, 160
            masculina, 160
      anestesia, 161
   local de subunidades, 42
Recorrência local após MMS, 201
Reparo
   enxerto labial, 77
   retalho labial, 77
Reposicionamento e realocação do tecido cicatricial, 209
Ressecção em cunha, 81, 86, 90
Retalho(s), 166
   adipofascial turndown, 152
   bilobado, 68t
   da artéria metacarpiana dorsal reversa, 152
   da virilha e do abdome, 149
   de Abbe, 84
   de avanço, 108
      da mucosa, 86, 89, 94
      em asa de gaivota, 84
      de bochecha crescêntica, 43
      em V-Y, 70, 72, 82, 92, 157
      melolabial perialar crescente, 87
      O-T, 85, 89, 94, 97
      unilaterais ou bilaterais, 91
   de cartilagem, 108
   de Cutler-Beard, 61f
      de dedos cruzados reverso, 152
   de dupla rotação, 97
   de ilha neurovascular, 154
   de interpolação, 108
      melolabial, 48
      paranasal, 48
   de Karapandzic, 92
   de lábio cruzado, 84
   livres, 150
   Moberg, 154
   de padrão aleatório, 173
   de pedículo em ilha, 46
   de pele, 160
   de pipa, 154
   de rotação, 63
      alar, 46
      da mucosa, 93
   de transposição, 42, 63, 108
      bilobados e trilobados, 44
      de banner, 82
      distal, 43
      multilobados com base medial, 46
      proximal, 42
   de troca de lábios, 84
   em espiral, 46
   em V-Y, 88
   interósseo posterior reverso, 149
   melolabial tunelizado, 84
   nasolabial, 82
   paramediano da testa, 48
   pediculado em ilha, 88, 92
      da mucosa, 86
   perfurantes, 173
   periosteal, 61f
   radial reverso do antebraço (pediculado), 149
   regional, 128
   romboides/Limberg, 149
   semicircular de Tenzel, 58f
   tarsoconjuntival de Hughes, 59f
   tenar, 157
   V-Y, 63
Roupas de compressão/pressão, 187

S

Sebáceo e convexo, 43
    asa, 45
    ponta nasal, 44
Segunda intenção, 67t, 143t, 160
Seroma, 181
Silicone, 187
Sistema
    lacrimal, 55f
    musculoaponeurótico superficial, 63
Subcisão, 192
Subunidade(s)
    cosméticas labiais, 77
    da sobrancelha, 37
    filtral, 79
        defeitos maiores que 50% do filtro, 82
        lábio cutâneo com ou sem envolvimento do vermelhão, 79
        mais de 30% de envolvimento, 86
        menos de 30% de envolvimento, 85
    imóveis, 43
    combinação de MLIF e retalhos locais, 50
    MLIF +avanço da bochecha crescente, 50
    MLIF + avanço V-Y, 50
    não sebáceo e plano, 48
    sebáceo e convexo, 43
    labiais, 77, 77f
    laterais, 86
        lábio cutâneo com ou sem envolvimento do vermelhão, 86
    móveis, 42
    nasais, 41
    zigomática, 71
Sulco pós-auricular, 108
Superfície dorsal dos dedos, 150
    anatomia, 150
    reconstrução, 152
Suspensão da válvula nasal em direção
    à borda orbital, 207
    ao lado lateral do osso nasal, 207
    ao tecido local, 207
Suturas de suspensão, 206

T

Tarso, 54
Tecido mole, 14, 63
Terapias passivas e ativas, 187
Testa paramediana, 32
Tragus, 108
Transferência
    de tecido livre microcirúrgica, 144t
    livre de tecido, 128
Transferência microcirúrgica de tecido livre, 140
Tratamento
    a laser da pigmentação, 189
    a laser do eritema, 188
    de cicatrizes, 181
    para melanoma da mão, 147
Triângulo cervical
    anterior, 122
    posterior, 122

U

Unhas
    anatomia das, 14
    dos pés, 19

Unidade(s)
    cosméticas, 1
    estéticas faciais, 41
    submental, 97

V

Vagina, 20
Válvula nasal interna, 204
Vasculatura da cabeça e do pescoço, 8
Vermelhão, 77
Vermelhão do lábio isoladamente, 89
    retalho de avanço da mucosa, 89
    retalho de avanço de O-T da mucosa, 89
Vulva, 19

W

W-plastia, 194

Z

Z-plasty, 193